P. Kugler
Zelle Organ Mensch

Peter Kugler

Zelle Organ Mensch
Bau, Funktion und Krankheiten

1. Auflage

601 farbige Abbildungen

URBAN & FISCHER
München · Jena

Zuschriften und Kritik an:
Elsevier GmbH, Urban & Fischer Verlag, Lektorat Pflege, Karlstraße 45,
80333 München E-Mail: Pflege@elsevier.de

Wichtiger Hinweis für den Benutzer
Die Erkenntnisse in der Medizin unterliegen laufendem Wandel durch Forschung und klinischen Erfahrungen. Herausgeber und Autoren dieses Werkes haben große Sorgfalt darauf verwendet, dass die in diesem Werk gemachten therapeutischen Angaben (insbesondere hinsichtlich Indikation, Dosierung und unerwünschten Wirkungen) dem derzeitigen Wissensstand entsprechen. Das entbindet den Nutzer dieses Werkes aber nicht von der Verpflichtung, anhand der Beipackzettel zu verschreibender Präparate zu überprüfen, ob die dort gemachten Angaben von denen in diesem Buch abweichen und seine Verordnung in eigener Verantwortung zu treffen.

Wie allgemein üblich wurden Warenzeichen bzw. Namen (z. B. bei Pharmapräparaten) nicht besonders gekennzeichnet.

Bibliografische Information
Der Deutschen Bibliothek
Die Deutsche Bibliothek verzeichnet diese Publikation in der Deutschen Nationalbibliografie; detaillierte bibliografische Daten sind im Internet unter http://dnb.ddb.de abrufbar.

Begleitend zum Taschenbuch erscheint:
Arbeitsbuch zu Zelle Organ Mensch
1. Auflage 2006
ISBN-13: 978-3-437-27700-9
ISBN-10: 3-437-27700-6

Alle Rechte vorbehalten
1. Auflage 2006
© Elsevier GmbH, München
Der Urban & Fischer Verlag ist ein Imprint der Elsevier GmbH.

06 07 08 09 10   5 4 3 2 1

Das Werk einschließlich aller seiner Teile ist urheberrechtlich geschützt. Jede Verwertung außerhalb der engen Grenzen des Urheberrechtsgesetzes ist ohne Zustimmung des Verlages unzulässig und strafbar. Das gilt insbesondere für Vervielfältigungen, Übersetzungen, Mikroverfilmungen und die Einspeicherung und Verarbeitung in elektronischen Systemen.

Um den Textfluss nicht zu stören, wurde bei Patienten und Berufsbezeichnungen die grammatikalisch maskuline Form gewählt. Selbstverständlich sind in diesen Fällen immer Frauen und Männer gemeint.

Planung und Lektorat: Hilke Nüssler, München
Redaktion: Nicole Menche, Langen
Herstellung: Christine Kosel; Kerstin Wilk, München
Satz: Mitterweger & Partner, Plankstadt
Zeichnungen: Gerda Raichle, Ulm; siehe auch Abbildungsnachweis
Druck und Bindung: Appl, Wemding
Umschlaggestaltung: SpieszDesign, Neu-Ulm
Titelzeichnung: Gerda Raichle, Ulm
Gedruckt auf 90 g Nopacoat Edition

ISBN-13: 978-3-437-27110-6
ISBN-10: 3-437-27110-5

Aktuelle Informationen finden Sie im Internet unter:
www.elsevier.com und **www.elsevier-deutschland.de**

Vorwort

Der vorliegende Taschenatlas vermittelt übersichtlich, klar und anschaulich das Grundwissen der Anatomie und Physiologie und stellt gleichzeitig einen Bezug zu Krankheitsbildern und damit zur Klinik her.

Die Anatomie, die sich mit Bau und Strukturen des menschlichen Körpers beschäftigt, wird ausgehend von den kleinsten Bauelementen des Körpers, den Zellen, und deren Zellverbänden, den Geweben, bis hin zu den Organen und Organsystemen erörtert. Auch werden die Vererbung des Menschen und die vorgeburtliche Entwicklung berücksichtigt.

Die Beschreibung der Physiologie, also die Lehre von den Lebensvorgängen und Funktionen des menschlichen Körpers, ist den jeweiligen Ausführungen zur Anatomie beigeordnet, sodass Struktur und Funktion im Zusammenhang behandelt werden. In gleicher Weise sind auch an entsprechender Stelle Krankheitsbilder und Funktionsstörungen eingefügt, sodass bei den jeweiligen Organen und Organsystemen eine Gesamtschau normaler Strukturen und ihrer Funktionen bis hin zu krankhaften Veränderungen vermittelt wird.

Dabei wurde darauf geachtet, dass die einzelnen Fachgebiete der Anatomie, Physiologie und Klinik klar voneinander abgegrenzt wurden, indem die Überschriften der einzelnen Fächer eine farbliche Zuordnung erhalten haben: Anatomie rot, Physiologie grün und Klinik blau.

Die Erfahrung im Umgang mit Lernenden hat gezeigt, dass die fachliche Zuordnung von Stoffgebieten für ein wirkungsvolles Lernen wichtig ist. Der Zugang zu den Stoffgebieten und dessen Erlernen wird dadurch erleichtert, dass der Stoff in gegenüberliegende Text-Bild-Seiten gegliedert ist. Der stets linksseitige Text wird jeweils durch eine rechtsseitige Bildtafel begleitet, deren Abbildungen und Tabellen der Veranschaulichung und Erläuterung des Textes dienen. Auch erleichtern zahlreiche Querverweise die Erarbeitung des Wissensstoffs. Jedes Kapitel wird durch Wiederholungsfragen abgeschlossen, mit denen der Benutzer seinen Lernerfolg überprüfen kann.

Das Buch wendet sich an einen breiten Leserkreis, u. a. Auszubildende medizinischer Fachberufe, Studentinnen und Studenten am Anfang des Medizin-, Zahnmedizin-, Biologie-, Pharmazie-, Informatik- oder Psychologiestudiums bis hin zu interessierten Laien. Um diesem breiten Leserkreis gerecht zu werden, wurde eine klare und einfache Ausdrucksweise benutzt. Fachausdrücke werden in Text und Abbildungen überwiegend in Umgangssprache verwendet, wobei der Fachausdruck meist in Klammern folgt.

Allen, die am Zustandekommen dieses Buches mitgewirkt haben, möchte ich herzlich danken. Hierbei gilt mein besonderer Dank Frau Hilke Nüssler, die als Lektorin mit Geduld und stetigem Engagement das Gesamtwerk betreut hat, Frau Gerda Raichle, die mit großer fachlicher Kompetenz die bildliche Gestaltung des Buches ausführte, Frau Dr. Nicole Menche, die kenntnisreich die redaktionelle Überarbeitung der Texte durchgeführt hat und Frau Sabine Katzschmann, die mit großer Sorgfalt die Ausgangstexte zu Papier gebracht hat. Nicht zuletzt danke ich dem Verlag, der die Erstellung dieses Buches möglich gemacht hat.

Würzburg, im Frühjahr 2006
Peter Kugler

Bedienungsanleitung

Damit Sie dieses Taschenbuch optimal nutzen können, werden im Folgenden einige Besonderheiten kurz erklärt:

Inhaltsverzeichnis
Zelle Organ Mensch enthält eine Inhaltskurzübersicht am Anfang des Buches und ein ausführliches Inhaltsverzeichnis zu Beginn eines jeden Kapitels.

Farbleitsystem
Jedes Kapitel ist in einer eigenen Kapitelfarbe gestaltet. Bei Überschriften nutzt das Buch ebenfalls ein durchgängiges Farbleitsystem. Dabei werden folgende Leitfarben verwendet:

Rote Überschriften: Informationsschwerpunkt Anatomie

Grüne Überschriften: Informationsschwerpunkt Physiologie

Blaue Überschriften: Informationsschwerpunkt Erkrankungen

Abbildungen
Bilder sagen oft mehr als Worte – über 600 Abbildungen in diesem Buch machen schwierige Zusammenhänge verständlich. Der linksseitige Text wird jeweils durch eine rechts stehende Bildseite begleitet, deren Abbildungen und Tabellen der Veranschaulichung und Erläuterung des Textes dienen.

Vernetzungen und Querverweise
Die Hilfsmittel für vernetztes Lernen sind Querverweise. Verweise auf Abbildungen, die sich auf der vorigen, gegenüberliegenden und nachfolgenden Bildseite befinden, sind in eckige Klammern gestellt, z.B.: [Abb. 5.3].

Weiterführende und kapitelübergreifende Verweise auf Text und Abbildungen stehen in runden Klammern und sind mit einem Pfeil gekennzeichnet, z.B.: (▶ S. 222), (▶ o.), (▶ Abb. 5.13).

Textauszeichnungen und Terminologie
In der Anatomie, Physiologie und Medizin gibt es eine unendliche Vielzahl von lateinischen, griechischen und neuerdings auch englischen Fachbegriffen. In *Zelle Organ Mensch* sind die großen Bildübersichten wie z.B. auf S. 98 und 99 immer mit den deutschen und darunter in Klammern den lateinischen Bezeichnungen beschriftet. Ansonsten werden Fachausdrücke in Text und Abbildungen überwiegend in deutscher Umgangssprache verwendet, wobei der Fachausdruck meist in Klammern folgt.

Optimal in Verbindung mit Arbeitsbuch Zelle Organ Mensch
Ergänzend zum Taschenlehrbuch gibt es ein Arbeitsbuch mit verschiedenen Aufgabentypen und Lösungen, mit denen die wichtigsten Gebiete von den Auszubildenden und Studenten effektiv wiederholt werden können. Querverweise im Arbeitsbuch auf die betreffenden Seiten im Taschenbuch erleichtern das Lernen und gezielte Nachlesen.

Abbildungsnachweis

Zeichnungen, die in der Bildunterschrift mit unten angegebenen Ziffern in eckigen Klammern bezeichnet sind, wurden von der Zeichnerin Gerda Raichle nach diesen Vorlagen modifiziert neu angefertigt.

B159: U. Renz (Hrsg.): Fünferband – Kleine operative Fächer, 2. Aufl., Jungjohann Verlag Ulm und Lübeck, 1992

C156: J. Vajda: Anatomischer Atlas des Menschen, 1. Aufl., Gustav Fischer Verlag, Stuttgart, 1989

C160: T. Fujita, K. Tanaka, J. Tokunaga: Zellen und Gewebe, 1. Aufl., Gustav Fischer Verlag, Stuttgart, 1986

E179-165: G. Reiss

E179-167: I. Hess

E260: Waugh, Grant: Ross an Wilson: Anatomy and Physiology in Health an Illness, Churchill Livingstone, 9th edition, 2001

E261: Sheenan Kindlen, Physiology for Health Care and Nursing, 2edition, Churchill Livingstone, 2003

L106-R127: H. Rintelen, in Verbindung mit Speckmann/Wittkowski: Bau und Funktionen des menschlichen Körpers, 20. Aufl., Elsevier GmbH, Urban & Fischer Verlag

L123-R127: J. Dimes, in Verbindung mit Speckmann/Wittkowski: Bau und Funktionen des menschlichen Körpers, 20. Aufl., Elsevier GmbH, Urban & Fischer Verlag

L123-S010-1-14: J. Dimes, in Verbindung mit Benninghoff: Anatomie, Bd.1, 14. Aufl., Urban & Schwarzenberg, München 1994

L128-R127: A. Neumann, in Verbindung mit Speckmann/Wittkowski: Bau und Funktionen des menschlichen Körpers, 20. Aufl., Elsevier GmbH, Urban & Fischer Verlag

M123: Th. Dirschka, Ennepetal

M172: P. Dahms, Kiel

O177: S. Schmidt, Ulm

R120: U. Welsch: Sobotta Lehrbuch Histologie, Urban & Fischer, 2003

S007: Sobotta, Atlas der Anatomie des Menschen, Band 1, 20. Auflage, Urban & Schwarzenberg, München, 1993

S007-1-20: Sobotta, Atlas der Anatomie des Menschen, Band 1, 20. Auflage, Elsevier GmbH, Urban & Fischer Verlag, München

S010-1-16: A. Benninghoff: Anatomie, Bd.1, 16. Aufl., Elsevier, Urban & Fischer, München 2003

S010-2-16: A. Benninghoff: Anatomie, Bd.2, 16. Aufl., Elsevier, Urban & Fischer, München 2004

S021: Lippert, Anatomie. Text und Atlas. Urban & Schwarzenberg, 5. Aufl., München, Wien et al., 1989

S018: Sobotta: Histologie. Urban & Schwarzenberg, München – Wien – Baltimore, 5. Aufl., 1997

T127: P. Scriba, München

T132: Th. Schneider, Quedlinburg

T165: H. Höffken, Marburg-Bauerbach

T173: U. Vogel, Tübingen

V137: Siemens AG, Erlangen

X141: W. Frank, Gauting

Inhaltsverzeichnis

1	Grundbegriffe und Organisation des Körpers	1
2	Zellen- und Vererbungslehre	11
3	Gewebelehre	49
4	Skelett- und Muskelsystem	85
5	Herz-Kreislauf- und Gefäßsystem	151
6	Blut	181
7	Abwehrsystem und lymphatische Organe	203
8	Atemsystem	225
9	Verdauungssystem, Ernährung und Stoffwechsel	253
10	Harnsystem	301
11	Genitalsystem	325
12	Entwicklungslehre, Schwangerschaft und Geburt	345
13	Hormonsystem	367
14	Nervensystem	385
15	Sinnesorgane	445
16	Haut	477
17	Abkürzungen, Maße, Einheiten und Laborwerte	489
	Sachverzeichnis	494

1 Grundbegriffe und Organisation des Körpers

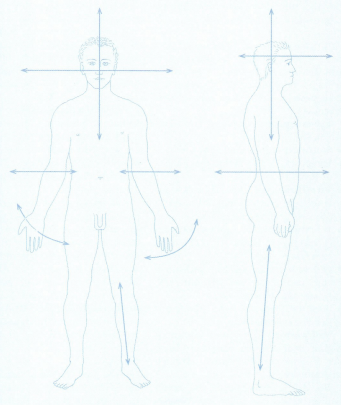

1.1 Organisation des Körpers 2
1.2 Lehre vom Körper 4
1.3 Körperabschnitte 6
1.4 Orientierung am menschlichen Körper 8
    Wiederholungsfragen 10

1.1 Organisation des Körpers

Die kleinsten Baueinheiten des menschlichen Körpers sind die **Zellen** (▶ S. 12). Die Zellen treten zu verschiedenen **Geweben** zusammen (▶ u. und S. 50), die ihrerseits **Organe** aufbauen. Funktionell zusammengehörige Strukturen und Organe formen schließlich **Organsysteme,** die alle zusammen den menschlichen Organismus ausmachen [Abb. 1.1].

Zellen

Zellen, die durch eine Zellmembran von der Umgebung abgegrenzt sind und einen Zellkern als Steuerzentrum enthalten, sind für sich, also auch losgelöst aus dem Gewebe, lebensfähig, d.h. sie sind lebendig.

Lebendigsein. Lebendigsein von Zellen äußert sich durch:
- **Stoffwechsel** (Metabolismus ▶ u.)
- **Erregbarkeit,** also Reaktion auf äußere Reize
- **Vermehrungsfähigkeit,** d.h. dass aus einer Zelle durch Teilung (Mitose ▶ S. 36) zwei Tochterzellen entstehen
- **Wachstum** durch **Zellvermehrung** (Hyperplasie) und/oder **Zellwachstum** (Hypertrophie)
- **Differenzierung,** die zur Ausbildung eines bestimmten Zelltyps führt, z.B. Leber- oder Nervenzellen
- **Kontraktilität,** die Formveränderungen der Zelle zur Folge hat.

Stoffwechsel. Trotz ihrer Eigenständigkeit bedürfen die einzelnen Zellen der Zufuhr von **Elementen, Atomen** und **Molekülen** (Atomverbindungen).

Bei den lebenswichtigen Elementen handelt es sich vor allem um **Wasserstoff, Kohlenstoff, Stickstoff, Sauerstoff** und Mineralien, z.B. **Natrium, Kalium** und **Kalzium.** Keines dieser Elemente kann die Zelle selbst herstellen [Abb. 1.1].

Dabei werden nur die Mineralien von den Zellen als Atome genutzt. Sie sind Bestandteil des Ionenhaushalts.

Die anderen Elemente werden von der Zelle als Moleküle aufgenommen. Zu den wichtigsten Molekülen zählen beispielsweise Sauerstoff als Element sowie Wasser, Aminosäuren, Fettsäuren, Glukose und Vitamine als Verbindungen. Die Moleküle haben unterschiedliche Bedeutung.

Wassermoleküle und damit Wasser bilden die Grundflüssigkeit in der Zelle.

Aminosäuren werden benötigt, um **Proteine** (Eiweiße) aufzubauen oder dienen als Stickstoffquelle für die Herstellung zelleigener stickstoffhaltiger Moleküle, z.B. die Grundbausteine der Erbsubstanz (▶ S. 30).

Fettsäuren und **Glukose** sind energiehaltige Verbindungen. Sie werden u.a. abgebaut, um Energie zu gewinnen. Dabei wird **Sauerstoff** verbraucht. Außerdem ist z.B. Glukose eine Kohlenstoffquelle für die Bildung verschiedener zelleigener Moleküle.

Alle im Körper ablaufenden Reaktionen werden als Stoffwechsel zusammengefasst. Werden Substanzen aufgebaut (etwa Eiweiße), spricht man von **Aufbaustoffwechsel** (Anabolismus), werden Substanzen abgebaut, von **Abbaustoffwechsel** (Katabolismus). Nach einem anderen Kriterium werden der **Strukturstoffwechsel** zum Aufbau von Zellstrukturen und der **Energiestoffwechsel** zur Gewinnung von Energie unterschieden.

Gewebe

Gewebe sind Verbände aus Zellen mit ähnlichem Bau und ähnlicher Funktion (▶ S. 50). Ein Beispiel sind die Zellverbände, welche die inneren und äußeren Körperoberflächen bedecken, die Epithelien. In der Lunge werden z.B. die Lungenbläschen von Epithel ausgekleidet [Abb. 1.1].

Auch die Atemwege (▶ u.) werden von einem Epithel ausgekleidet, das u.a. die Funktion der Atemluftreinigung hat.

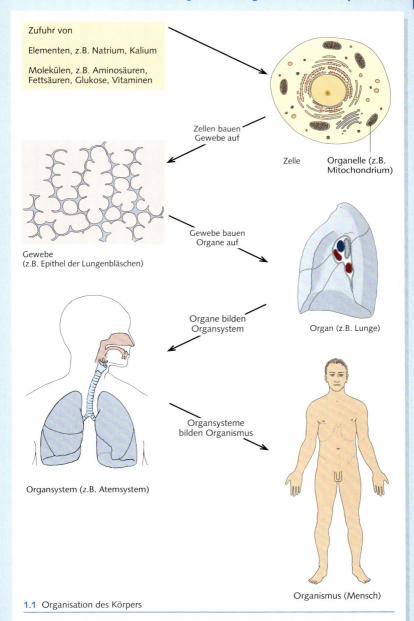

1.1 Organisation des Körpers

Organe
Verschiedene Gewebe treten zusammen, um Organe aufzubauen, z. B. Lunge, Leber oder Gehirn. Das Organ Lunge [Abb. 1.1] setzt sich z. B. aus Epithelien, Muskelgewebe und Bindegewebe zusammen und dient dem Gasaustausch. Das Gewebe, das in Organen deren spezifische Funktion versieht, wird als **Parenchym** bezeichnet. Das übrige Gewebe, meist Bindegewebe, ist das **Stroma**.

Organsysteme
Damit Organe ihre Funktion versehen können, treten sie mit anderen Strukturen oder Organen zusammen und bilden so Organsysteme. Ein typisches Beispiel ist das Atemsystem [Abb. 1.1]. Hier dienen die Atemwege der Beförderung von Luft in die bzw. aus den Lungen, wo dann der Gasaustausch stattfindet. Tab. 1.2 gibt eine Übersicht über Organsysteme.

1.2 Lehre vom Körper
Verschiedene Fachgebiete beschäftigen sich mit Bau und Funktionen des menschlichen Körpers. Grundlegende Fachgebiete der Medizin sind:
- Anatomie
- Pathologie
- Physiologie
- Pathophysiologie
- Biochemie
- Genetik.

Anatomie
Die Anatomie beschäftigt sich vor allem mit Bau und Strukturen des menschlichen Körpers. Hierzu werden zum einen menschliche Leichname zergliedert und präpariert und die Organe und Organsysteme mit dem bloßen Auge betrachtet. Dieses Vorgehen wird als **makroskopische** (gr.: makros = groß) **Anatomie** bezeichnet. Dabei ist die Lehre von der Gestalt der Organe die **Morphologie** und die Lehre über ihre Lokalisation und Lagebeziehungen die **topographische Anatomie**.

Zum anderen wird in der Anatomie auch der gewebliche Bau von Organen mit Hilfe von Mikroskopen studiert. Dies sind **Histologie** (Lehre von den Geweben, ▶ S. 50) und **mikroskopische Anatomie** (gr.: mikros = klein, also Lehre vom Feinbau der Organe). Außerdem befasst sich die Anatomie mit dem Bau von Zellen, der Zelllehre oder **Zytologie** (▶ S. 12). Hierbei wird meist die Elektronenmikroskopie eingesetzt.

Eine weitere Fachrichtung der Anatomie ist die **Embryologie** (Entwicklungslehre), die sich mit Entstehung und Entwicklung des menschlichen Organismus beschäftigt (▶ S. 346).

Pathologie
Die Pathologie ist die Lehre von den Krankheiten, insbesondere ihrer Entstehung und den dadurch hervorgerufenen Veränderungen von Geweben und Organen.

Physiologie und Pathophysiologie
Die Physiologie ist die Lehre von den normalen Lebensvorgängen und Funktionen des menschlichen Körpers, z. B. der Lungen- oder Herzfunktion. Die Pathophysiologie beschäftigt sich demgegenüber mit krankhaften Lebensvorgängen und Funktionsstörungen des Organismus.

Biochemie
Die Biochemie befasst sich mit den Stoffwechselvorgängen im Organismus, z. B. Wirkung von Hormonen und Enzymen.

Genetik
Die Genetik ist die Lehre von der Vererbung. Sie beschäftigt sich mit der Bedeutung des Erbgutes unter normalen und krankhaften Bedingungen sowie mit Erbgängen (▶ S. 38) zur Aufklärung genetisch bedingter Störungen.

1 Grundbegriffe und Organisation des Körpers

Organsystem	Bestandteile	Aufgaben
Skelett- und Muskelsystem	Knochen (Skelett) mit den sie verbindenden Bändern sowie Sehnen und Muskeln	Stütz- und Haltefunktion
		Körperbewegungen
		Ort der Blutzellenbildung (rotes Knochenmark)
		Mineralspeicher
		Wärmeproduktion
Herz-Kreislauf-System, Blut	Herz, Blutgefäße, Blut	Sauerstoff- und Nährstofftransport zu den Zellen
		Abtransport von Stoffwechselendprodukten
		Wärmetransport
		Verschluss von Blutungsquellen (Gerinnungssystem)
Abwehrsystem	weiße Blutkörperchen, Thymus, Knochenmark und sekundäre lymphatische Organe (z.B. Milz, Mandeln, Lymphknoten)	Reinigung des Blutes und der Lymphe von Fremdstoffen
		Erkennung und Ausschaltung von körperfremden Stoffen
		immunologisches Gedächtnis
		Entzündungs- und Heilungsprozesse
Atemsystem	Atemwege (Nase, Rachen, Kehlkopf, Luftröhre, Bronchien) und Lunge	Lufttransport in die/aus der Lunge zum Austausch von Sauerstoff und Kohlendioxid
		Mitwirkung bei der Regulation des Säure-Basen-Haushaltes
Verdauungssystem	Mundhöhle, Speiseröhre, Magen, Darm, Leber, Bauchspeicheldrüse	Aufnahme von Flüssigkeit und Nahrungsmitteln
		Verdauung und Resorption von Nährstoffen
		Ausscheidung
		Leber: u.a. Entgiftung
		Bauchspeicheldrüse: Bildung von Verdauungsenzymen
Harnsystem	Nieren, Harnleiter, Harnblase, Harnröhre	Produktion, Sammlung und Ausscheidung des Harns
		Regulation des Flüssigkeits- und Elektrolythaushalts
		Aufrechterhaltung des Säure-Basen-Gleichgewichts
		Mitwirkung bei der Blutdruckregulation
Genitalsystem	Mann: Hoden, Nebenhoden, Samenleiter, Prostata, Bläschendrüsen, Penis Frau: Eierstock, Eileiter, Gebärmutter, Scheide	Bildung von Keimzellen und Geschlechtshormonen
		Fortpflanzung
		Ernährung des Ungeborenen
Hormonsystem	alle Drüsen und Gewebe, die Hormone produzieren und ins Blut abgeben	Langsame und mittelschnelle Regulation vor allem von Stoffwechselaktivitäten
Nervensystem und Sinnesorgane	Zentralnervensystem (Großhirn, Zwischenhirn, Kleinhirn, Hirnstamm, Rückenmark), peripheres Nervensystem, Sinnesorgane (z.B. Auge, Ohr oder Hautsinnesorgane)	Analyse der Umwelt durch die Sinnesorgane
		Steuerung und schnelle Regulation fast aller Körperaktivitäten durch Nervenimpulse
		Regulationszentrum für das innere Milieu
		„Sitz" der Psyche
Haut (mit Hautanhangsgebilden)	Haut und Hautanhangsgebilde wie z.B. Haare, Nägel, Schweiß- und Talgdrüsen	Schutz des Körpers vor Außeneinflüssen
		Mitregulation der Körpertemperatur
		Synthese des Vitamin-D-Hormons
		Hautsinne für Temperatur, Druck und Schmerz

1.2 Organsysteme des Menschen

1.3 Körperabschnitte

Der menschliche Körper lässt sich nicht nur nach der Funktion in Organsysteme gliedern (▶ o.), sondern auch nach der Lokalisation in Körperabschnitte:
- Kopf
- Hals
- Rumpf
- Gliedmaßen.

Kopf

Das Grundgerüst des Kopfes (Caput) ist der knöcherne Schädel. Der Kopf besteht aus:
- Dem Hirnschädel, in dessen Schädelhöhle sich das Gehirn befindet
- Dem Gesichtsschädel, der Öffnungen für Mund-, Nasen- und Augenhöhlen aufweist.

Hals

Der knöcherne Achsenstab des Halses (Collum) ist der Halsabschnitt der Wirbelsäule. Der Hals umfasst außerdem die Halsmuskulatur und die Halseingeweide. Bei den Halseingeweiden handelt es sich um Leitungsbahnen (Nerven und Gefäße), obere Abschnitte der Atem- und Speisewege sowie Schilddrüse und Nebenschilddrüsen.

Rumpf

Den knöchernen Achsenstab des Rumpfes (Truncus) bilden Brust-, Lenden- und Kreuzbeinabschnitte der Wirbelsäule. In einem Kanal in der Wirbelsäule verläuft das Rückenmark.

Zum Rumpf gehören [Abb. 1.3]:
- Die **Brust,** die die **Brusthöhle** enthält
- Der **Bauch,** der die **Bauchhöhle** beinhaltet
- Das **Becken,** das die **Beckenhöhle** als unteren Teil der Bauchhöhle umfasst
- Der **Rücken,** der vom Nacken bis zum Gesäß reicht.

Brust (Thorax). Der **Brustkorb** wird durch Rippen, Brustbein und Brustabschnitt der Wirbelsäule gebildet und umschließt die Brusthöhle. Über seine obere Öffnung treten Leitungsbahnen, Luft- und Speiseröhre in die Brusthöhle ein. Die untere Öffnung des Brustkorbs ist durch das **Zwerchfell** weitestgehend verschlossen. Durch eine Zwerchfelllücke zieht aber beispielsweise die Speiseröhre in die Bauchhöhle.

Die Brusthöhle enthält Luftröhre, rechte und linke Lunge mit ihren Atemwegen, das Herz, die Speiseröhre und den Thymus.

Bauch und Becken. Die an das Zwerchfell anschließende **Bauchhöhle** wird seitlich und vorne vor allem von Muskulatur der Bauchwand gebildet. Im Oberbauch befinden sich von rechts nach links [Abb. 1.3]: Leber, Magen, Bauchspeicheldrüse sowie die Milz. Im Unterbauch sind verschiedene Darmabschnitte lokalisiert.

Die Bauchhöhle geht kontinuierlich in die **Beckenhöhle** über, die als Wand neben dem knöchernen Beckengürtel nach vorne Bauchwandmuskulatur aufweist. Im Beckenraum sind Darmabschnitte, Harnblase und bei der Frau die inneren Geschlechtsorgane wie beispielsweise die Gebärmutter und die beiden Eierstöcke enthalten.

Obere Gliedmaßen

Die oberen Gliedmaßen (oberen Extremitäten) bestehen aus Schultergürtel, Armen und Händen. Der Schultergürtel dient der Befestigung der oberen Gliedmaßen am Rumpf. Die oberen Gliedmaßen sind durch zahlreiche Muskeln und Gelenke sehr beweglich und dienen vor allem als **Greiforgane.**

Untere Gliedmaßen

Die unteren Gliedmaßen (unteren Extremitäten) setzen sich aus Beckengürtel, Beinen und Füßen zusammen. Der Beckengürtel, der gleichzeitig Bestandteil des Rumpfes ist, verbindet die unteren Gliedmaßen mit dem Rumpf. Die unteren Gliedmaßen sind zu **Stütz-** und **Lauforgan** mit kräftiger Muskulatur ausgebildet.

1 Grundbegriffe und Organisation des Körpers

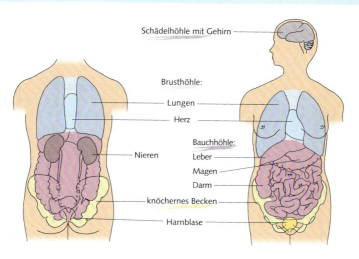

1.3 Körperhöhlen, links von hinten (posterior, dorsal), rechts von vorne (anterior, ventral)

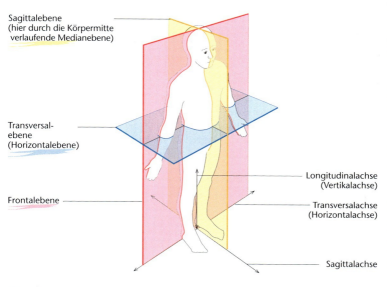

1.4 Achsen und Ebenen

1.4 Orientierung am menschlichen Körper

Zur Orientierung am menschlichen Körper gibt es Achsen und Ebenen sowie Lage- und Richtungsbezeichnungen. Alle Angaben beziehen sich auf den aufrecht stehenden Menschen.

Achsen

Es gibt drei senkrecht aufeinander stehende Achsen durch den Körper [Abb. 1.4]:

- **Longitudinal-** oder **Vertikalachse** (Längsachse) von oben nach unten oder umgekehrt
- **Transversal-** oder **Horizontalachse** (Querachse) von rechts nach links oder umgekehrt
- **Sagittalachse** (Pfeilachse) von vorn nach hinten oder umgekehrt.

Diese drei Achsen verlaufen nicht nur mittig durch den Körper, sondern können in beliebiger Zahl durch den Körper gelegt werden.

Ebenen

Entsprechend der Achsen gibt es drei senkrecht zueinander stehende Ebenen, die ebenfalls in beliebiger Zahl durch den Körper gelegt werden können [Abb. 1.4]:

- **Sagittalebenen.** Sagittalebenen verlaufen entsprechend der Sagittalachse von vorne nach hinten durch den Körper. Eine spezielle Sagittalebene kann durch die Körpermitte gelegt werden, die **Medianebene.** Sie teilt den Körper in zwei Hälften
- **Transversalebenen.** Entsprechend der Transversal- oder Horizontalachse verlaufen diese Ebenen quer durch den Körper
- **Frontalebenen.** Frontalebenen sind parallel zur Stirn (Frons) in Längsachse des Körpers orientiert.

Lagebezeichnungen

Lagebezeichnungen geben die Lage oder auch Richtung an, in der bestimmte Strukturen oder Organe gelegen sind.

Die wichtigsten Lagebezeichnungen sind [Abb. 1.7]:

- **Oben** (superior) oder kopfwärts (kranial, von lateinisch cranium = Schädel)
- **Unten** (inferior) oder steißwärts (kaudal, von lateinisch cauda = Schwanz)
- **Vorn** (anterior) oder bauchwärts (ventral, von lateinisch venter = Bauch)
- **Hinten** (posterior) oder rückenwärts (dorsal, von lat. dorsum = Rücken)
- **Medial:** auf die Medianebene zu
- **Median:** in der Medianebene
- **Seitlich** (lateral): von der Medianebene weg
- **Zentral:** auf das Körperinnere oder das Innere eines Organs zu
- **Peripher:** auf die Oberfläche des Körpers oder eines Organs zu
- **Rechts** (dexter)
- **Links** (sinister)
- **Tief** (profundus)
- **Oberflächlich** (superficialis)

An den Gliedmaßen unterscheidet man zusätzlich folgende Lagebezeichnungen [Abb. 1.7]:

- **Distal:** vom Rumpf weg
- **Proximal:** zum Rumpf hin
- **Ulnar:** zur Elle (Ulna) hin
- **Radial:** zur Speiche (Radius) hin
- **Palmar** (volar): zur Handinnenfläche hin
- **Fibular:** zum Wadenbein (Fibula) hin
- **Tibial:** zum Schienbein (Tibia) hin
- **Plantar:** zur Fußsohle hin
- **Dorsal:** zum Fußrücken bzw. zum Handrücken hin.

Beispielsweise liegt die Leber im Oberbauch rechts (dexter), seitlich (lateral) und steißwärts (kaudal) vom Zwerchfell, während Herz und Lungen sich dagegen kopfwärts (kranial) des Zwerchfells befinden.

Der Unterarm liegt distal vom Oberarm, während die Finger sich distal vom Unterarm befinden.

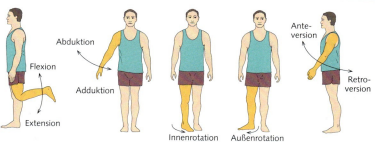

1.5 Bewegungsrichtungen der Gliedmaßen

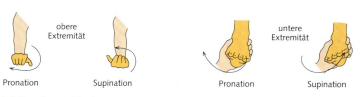

1.6 Pronation und Supination

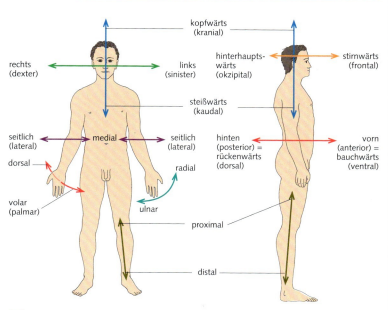

1.7 Lage- und Richtungsbezeichnungen

1 Grundbegriffe und Organisation des Körpers

Richtungsbezeichnungen

Richtungsbezeichnungen betreffen Bewegungsrichtungen des Rumpfes und vor allem der Gliedmaßen [Abb. 1.5]:

- **Drehung** (Rotation) um die Längsachse von Rumpf oder Gliedmaßen nach innen (**Einwärtsdrehung** oder Innenrotation) bzw. außen (**Auswärtsdrehung** oder Außenrotation)
- **Abspreizen** (Abduktion): Bewegung vom Körper weg
- **Heranführen** (Adduktion): Bewegung zum Körper hin
- **Beugung** (Flexion) von Rumpf oder Gliedmaßen
- **Streckung** (Extension) von Rumpf oder Gliedmaßen
- **Vorheben** (Anteversion) des Arms oder Beins
- **Rückführen** (Retroversion) des Arms oder Beins
- **Pronation** und **Supination**: Wendebewegungen des Unterarms mit der Hand bzw. Einwärts- und Auswärtskanten des Fußes [Abb. 1.6].

Wiederholungsfragen

1. Was sind die Kennzeichen für Lebendigsein? (▶ S. 2)
2. Welche Elemente müssen den Zellen zugeführt werden? (▶ S. 2)
3. Worin besteht der Unterschied zwischen Ana- und Katabolismus? (▶ S. 2)
4. Was bedeutet Parenchym? (▶ S. 4)
5. Was ist unter Embryologie zu verstehen? (▶ S. 4)
6. Welche Körperabschnitte gibt es? (▶ S. 6)
7. Welche Achsen und Ebenen können durch den Körper gelegt werden? (▶ S. 8)
8. Welche Bedeutung hat proximal bzw. distal? (▶ S. 8)
9. Wie wird eine Bewegung der Gliedmaßen vom Körper weg bezeichnet? (▶ S. 10)
10. Was ist unter Anteversion zu verstehen? (▶ S. 10)

2 Zellen- und Vererbungslehre

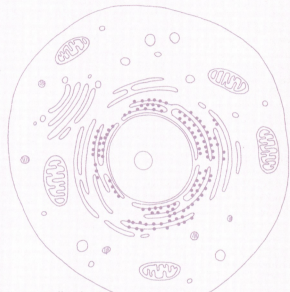

- 2.1 Die Zelle als Organisationseinheit 12
- 2.2 Zellmembran 12
- 2.3 Transport durch Zellmembranen 14
- 2.4 Membranrezeptoren 18
- 2.5 Membranpotenzial 18
- 2.6 Oberflächendifferenzierungen von Zellen 20
- 2.7 Zellkontakte 20
- 2.8 Zytoskelett 22
- 2.9 Zellorganellen 24
- 2.10 Zellkern 30
- 2.11 Teilung von Zellen 36
- 2.12 Vererbungslehre 38
  Wiederholungsfragen 48

2 Zellen- und Vererbungslehre

2.1 Die Zelle als Organisationseinheit

Zellen sind die kleinsten Bauelemente des Körpers und für sich lebensfähige Organisationseinheiten. Die Lehre von den Zellen heißt **Zytologie**.

Die meisten Zellen kommen nicht einzeln vor, sondern in Verbänden, die ein Gewebe bilden, z. B. Epithelgewebe (▶ S. 50). Nur wenige Zellarten, etwa die Zellen des Blutes, kommen einzeln vor.

Zellaufbau

Jede Zelle ist durch eine **Zellmembran** nach außen abgegrenzt, durch die sie mit ihrer Umgebung (auch mit anderen Zellen) in Kontakt steht. Die Zellmembran umgibt das **Zytoplasma**. Es besteht aus:

- Dem **Zytosol** (Hyaloplasma), einer Grundlösung aus Wasser, Elektrolyten und vielen weiteren Molekülen
- Darin verteilten „festen" Strukturen.

Zu den im Zytosol verteilten umschriebenen Strukturen zählen vor allem [Abb. 2.1]:

- Der **Zellkern** (Nucleus), der den Stoffwechsel der Zelle steuert
- Die **Zellorganellen,** die verschiedene Aufgaben wie Energiebildung oder Eiweißproduktion (▶ S. 24) erfüllen
- Das **Zytoskelett** (Zellskelett), ein Gerüst, das der Zelle mechanische Stabilität verleiht
- **Speichersubstanzen** in Form von Fetttropfen und Zuckerverbindungen als Energiereserve
- **Pigmente,** also Farbstoffe.

Zellgröße

Zellen sind sehr unterschiedlich groß. Meist liegt ihr Durchmesser bei 5–20 µm, also einigen tausendstel mm. Daher sind Zellen mit bloßem Auge nicht zu erkennen. Um Zellen und ihre Strukturen darstellen zu können, werden **Licht-** und die noch stärker vergrößernden **Elektronenmikroskope** benutzt [Abb. 2.2].

Zellform

Auch die Form der Zellen ist recht variabel. Einzeln vorkommende Zellen wie die Blutzellen sind kugelig. Im Zellverband geben Zellen sich durch Aneinanderlagerung gegenseitig Form oder sie besitzen Fortsätze, über die sie sich gegenseitig berühren.

Lebensdauer von Zellen

Die Lebensdauer der Zellen ist ebenfalls sehr unterschiedlich. Sie reicht von wenigen Tagen (z. B. Blut-, Darmepithelzellen) bis zu einem ganzen Menschenleben (Nervenzellen).

2.2 Zellmembran

Die Zellmembran (Plasmamembran, Plasmalemm) bildet eine verformbare Hülle um die Zelle. Sie trennt das Zellinnere, den **intrazellulären** Raum, vom äußeren **extrazellulären** Milieu.

Zellmembranen kommen auch im Zellinneren vor. Dort grenzen sie Zellkern und Zellorganellen ab [Abb. 2.1].

Chemisch besteht die Zellmembran zur Hälfte aus Fetten, den **Membranlipiden,** und zur anderen Hälfte aus Proteinen, den **Membranproteinen** (▶ u.).

Membranlipide

Zu den Membranlipiden zählen vor allem **Phospholipide**, die Phosphorsäure (Phosphat) enthalten [Abb. 2.3], sowie **Glykolipide**, die Zuckerseitenketten besitzen.

Bei beiden handelt es sich um **polare Moleküle:**

- Ein Molekülabschnitt verbindet sich mit Wasser, aber nicht mit Fetten. Diese Eigenschaft bezeichnet man als **hydrophil** (Wasser bindend) bzw. **lipophob** (Fett abstoßend)
- Der andere Molekülteil ist Fett bindend (**lipophil**), aber Wasser abweisend (**hydrophob**).

Zwischen den Phospho- und Glykolipiden befindet sich ein weiterer Fettstoff, das **Cholesterin**.

2 Zellen- und Vererbungslehre

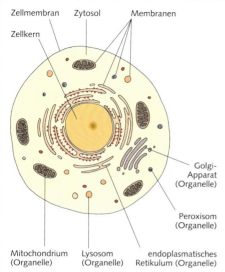

2.1 Zelle und ihre Strukturen

2.2 Zellmembran im Licht- und Elektronenmikroskop

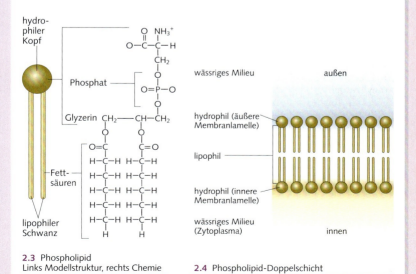

2.3 Phospholipid
Links Modellstruktur, rechts Chemie

2.4 Phospholipid-Doppelschicht

2 Zellen- und Vererbungslehre

Lipid-Doppelschicht. Die polaren Lipide bilden im wässrigen Milieu eine doppelschichtige Membran, wobei die lipophilen Molekülabschnitte aufeinander zu weisen, also den Kern der Membran bilden [Abb. 2.4].

Die hydrophilen Molekülabschnitte zeigen nach außen und grenzen damit an das wässerige Milieu innerhalb beziehungsweise außerhalb der Zelle; sie bilden eine **innere** und eine **äußere Membranlamelle**.

Durch eine solche, im Inneren lipophile Membran können lipophile Substanzen gut, hydrophile Substanzen wie Ionen und Glukose jedoch schlecht oder gar nicht durchtreten. Die Passage hydrophiler Stoffe wird erst durch den Einbau von Proteinen möglich.

Membranproteine
Die Membranproteine gehören im Wesentlichen zu zwei Gruppen [Abb. 2.5, 2.6]:
- **Periphere Membranproteine,** die in innere oder äußere Abschnitte der Lipiddoppelschicht eingelagert sind
- **Transmembranproteine** (integrale Proteine), die die gesamte Membran durchspannen. Sie dienen als **Ionenkanäle, Transporter** und **Pumpen** (▶ S. 18) überwiegend dem Austausch von hydrophilen Substanzen. Zudem bildet ein Teil der Transmembranproteine **Rezeptoren,** um Signale für die Zelle aufnehmen zu können.

Membranstruktur
Die Zellmembran ist im Durchschnitt ca. 8 nm dick und erscheint im Elektronenmikroskop dreischichtig. Die Dreischichtigkeit ist durch die Darstellung der mittleren lipophilen Schicht und der beiden äußeren hydrophilen Schichten bedingt.
Die Lipide und Proteine der Zellmembran bilden kein starres Membrangefüge, sondern werden ständig, je nach Bedarf, in der Membranebene verschoben. Dies wird als **Fluidität** bezeichnet.

Membranglykokalyx
Auch Membranproteine können Zuckerseitenketten besitzen [Abb. 2.5]. Sämtliche Zuckerseitenketten dieser **Glykoproteine** und auch der Glykolipide ragen aus der äußeren Membranlamelle in das äußere wässrige Milieu. Die Gesamtheit der Zuckerseitenketten auf der Membranoberfläche heißt **Glykokalyx.** Sie ist je nach Zelltyp unterschiedlich und bei Austauschvorgängen zwischen Zellen sowie als Ort der Blutgruppeneigenschaften (▶ S. 184) von Bedeutung.

2.3 Transport durch Zellmembranen
Passiver Transport
Der passive Transport durch Zellmembranen verbraucht keine zelleigene Energie. Man unterscheidet **Diffusion, Osmose** und **Filtration.**

Diffusion. Die Zellmembran ist für Gase und lipophile Substanzen gut durchlässig **(permeabel).** Sie können einfach einem Konzentrationsgradienten (Konzentrationsgefälle) folgend durch die Zellmembran treten [Abb. 2.7]. Ist die Konzentration eines Gases oder einer Substanz auf einer Seite der Membran höher als auf der anderen Seite, **diffundieren** (wandern) diese Stoffe so lange auf die Seite niedrigerer Konzentration, bis auf beiden Seiten der Membran gleiche Konzentrationen vorliegen.

Für Ionen (geladene Teilchen, z.B. Na^+, K^+, Cl^-) und andere hydrophile Substanzen hingegen ist die Zellmembran praktisch undurchlässig **(impermeabel).** Auch hier ist Diffusion möglich, allerdings nur durch spezielle Transmembranproteine, die **Membrankanäle und -transporter** [Abb. 2.8]. Diese Form der Diffusion erfolgt aber nicht frei, sondern geregelt, z.B. durch Öffnen und Schließen der Kanäle.

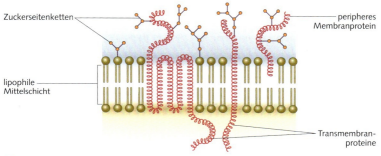

2.5 Membranproteine und Zuckerseitenketten [E261]

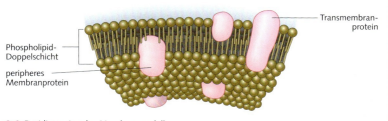

2.6 Dreidimensionales Membranmodell

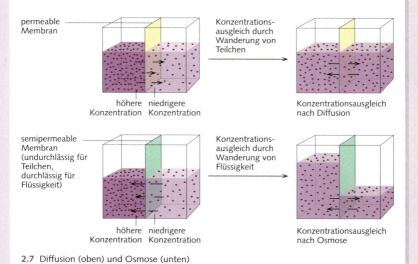

2.7 Diffusion (oben) und Osmose (unten)

Membrankanäle. Membrankanäle bilden einen Proteintunnel, durch den Ionen diffundieren können [Abb. 2.8]. Sie lassen immer nur ein bestimmtes Ion durchtreten (**selektive Durchlässigkeit**). Die Öffnung der Ionenkanäle wird z. B. durch Hormone geregelt. Proteinkanäle für Wasser heißen **Aquaporine**.

Membrantransporter. Membrantransporter (Carrier) erlauben die Diffusion kleiner hydrophiler Moleküle, z. B. Glukose, durch die Zellmembran [Abb. 2.8].

Neben Transportern, die nur eine bestimmte Substanz befördern, gibt es **Cotransporter** für mehrere hydrophile Substanzen gleichzeitig. Beispiel ist der Cotransporter von Na^+ und Glukose.

Osmose. Osmose bedeutet **Wasserdiffusion**, häufig durch Aquaporine. Voraussetzung ist eine **semipermeable** (halb durchlässige) **Membran,** die zwar durchlässig ist für Wasser, nicht jedoch für Ionen und Moleküle (die geringe, geregelte Durchlässigkeit der Zellmembran durch Kanäle und Transporter ist vernachlässigbar).

Sind Moleküle und Ionen auf einer Seite der Membran höher konzentriert als auf der anderen, so diffundiert Wasser auf die Seite höherer Molekülkonzentration, und zwar so lange, bis ein Konzentrationsausgleich erfolgt ist [Abb. 2.7].

Durch den Wassereinstrom auf die Seite mit ursprünglich höherer Molekülkonzentration entsteht ein messbarer Druck, der bei Konzentrationsausgleich hydrostatischer Gleichgewichtsdruck oder **osmotischer Druck** genannt wird. Er ist proportional zur Konzentration aller gelösten Ionen und Moleküle. Maßeinheit des osmotischen Drucks ist die **Osmolalität,** angegeben in mosmol/kg Wasser. Blutplasma hat eine Osmolalität von 300 mosmol. Lösungen mit dieser Osmolarität bezeichnet man als **isoton**.

Steigt oder fällt die Osmolalität außerhalb der Zellen, führt dies zu Wasserverschiebungen [Abb. 2.9]:
- Bei **Hypotonie** (niedrigerer Osmolalität) in der Umgebung fließt Wasser in die Zellen hinein, die Zellen schwellen zur Kugelform an
- Bei **Hypertonie** (höherer Osmolalität) der Umgebung fließt Wasser aus den Zellen heraus, die Zellen schrumpfen.

Auch die großen Proteine unterliegen der Gesetzmäßigkeit der Osmose. Der durch sie erzeugte osmotische Druck heißt **kolloidosmotischer Druck.**

Filtration. Treibende Kraft bei der Filtration ist ein hydrostatischer Druckunterschied. Beispielsweise werden im arteriellen Schenkel der Kapillaren aufgrund des noch recht hohen Blutdrucks Flüssigkeit und kleine Molekülen durch die dünnen Kapillarwände in das umgebende Gewebe gepresst (**filtriert**).

Proteine können aufgrund ihrer Größe nicht filtriert werden, sodass der kolloidosmotische Druck innerhalb der Kapillaren ansteigt (bei gleichzeitig fallendem hydrostatischen Druck). Daher wird im venösen Kapillarschenkel der größte Teil der Flüssigkeit wieder ins Blut aufgenommen (▶ S. 176 und Abb. 2.10).

Aktiver Transport

Aktiver Transport erfolgt stets unter Verbrauch der zelleigenen energiereichen Verbindung **ATP** (**A**denosin**tri**p**h**ophat), die v.a. in Mitochondrien hergestellt wird (▶ S. 24). Unterschieden werden Bläschentransport oder **Zytoseprozesse** und **Membranpumpen.**

Zytoseprozesse. Bei den Zytoseprozessen erfolgt der Transport durch Bildung von Bläschen (**Vesikeln**) der Zellmembran [Abb. 2.11]. Auf diese Weise transportiert werden große Moleküle (z. B. Proteine), und Zellpartikel, für die die Zellmembran nicht durchlässig ist, aber auch Flüssigkeit.

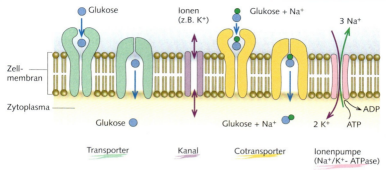

2.8 Transport durch Zellmembran [E261]

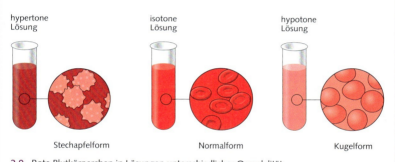

2.9 Rote Blutkörperchen in Lösungen unterschiedlicher Osmolalität

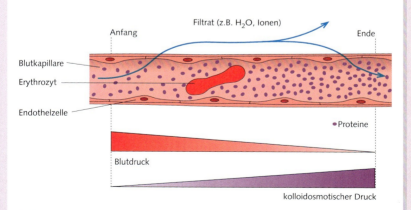

2.10 Flüssigkeitsverschiebungen bei Filtration

2 Zellen- und Vererbungslehre

Endozytose. Durch **Endozytose** werden große Moleküle oder Flüssigkeit ins Zellinnere aufgenommen: Die Zellmembran stülpt sich ein und schnürt sich dann als Bläschen (Vesikel) ab. Bei Flüssigkeitsaufnahme spricht man von **Pinozytose**, bei Teilchen von **Phagozytose**.

Werden große Moleküle erst an **Rezeptoren** (▶ u.) der Zellmembran gebunden und danach durch Endozytose aufgenommen, handelt es sich um **Rezeptor-vermittelte Endozytose**.

Exozytose. Der umgekehrte Vorgang der Endozytose ist die Exozytose. Hierbei werden z. B. mit Proteinen beladene Vesikel des Zytoplasmas, die die Zelle selbst produziert hat, an die Zellmembran befördert. Nach Verschmelzung der Vesikel mit der Zellmembran wird der Vesikelinhalt aus der Zelle rausgeschleust.

Transzytose. Werden Moleküle oder Partikel durch Endozytose in die Zelle aufgenommen, im Bläschen durch die Zelle hindurch transportiert und an anderer Stelle durch Exozytose wieder ausgeschleust, handelt es sich um eine Transzytose.

Membranpumpen. Bestimmte Transmembranproteine sind in der Lage, Na^+-, K^+-, H^+- und Ca^{2+}-Ionen entgegen einem Konzentrationsgefälle durch die Zellmembran zu pumpen. Hierbei wird ebenfalls Energie verbraucht, indem ATP gespalten wird. Die Pumpen halten damit die ionale Verteilung zwischen dem intrazellulären und extrazellulären Milieu aufrecht.

So pumpt die **Na^+/K^+-ATPase** [Abb. 2.8] ständig Na^+-Ionen aus der Zelle und K^+-Ionen in die Zelle, und zwar entgegen der hohen Na^+-Konzentration außerhalb und der hohen K^+-Konzentration in der Zelle. Dies ist Voraussetzung für die Aufrechterhaltung des Membranpotenzials (▶ u.)

2.4 Membranrezeptoren

Membranrezeptoren gehören zu den Transmembranproteinen. Sie binden spezifisch bestimmte Stoffe (**Liganden**), z. B. Hormone, und lösen dadurch definierte Vorgänge in der Zelle aus. So können z. B. angeschlossene **Ionenkanäle** in ihrer Durchlässigkeit verändert [Abb. 2.12] oder Signalwege in der Zelle aktiviert werden (**Signaltransduktion**).

Der spezifische Besatz einer Zelle mit Membranrezeptoren sorgt für ihre Ansprechbarkeit z. B. auf Hormone. Dies ist wichtig, da im Extrazellularraum die verschiedensten Liganden gleichzeitig vorkommen, aber immer nur bestimmte Zielzellen erreicht werden sollen.

2.5 Membranpotenzial

Alle Zellen weisen an der Zellmembran ein **elektrisches Potenzial** auf. Im Ruhezustand, ist die Membraninnenseite negativ und die Außenseite positiv geladen. Dieses **Ruhemembranpotenzial** [Abb. 2.13] liegt bei -50 bis -100 mV. Ursache ist die ungleiche Ionenverteilung im Intra- und Extrazellularraum: Im Zellinneren ist die K^+-Konzentration ca. 35-mal höher und die Na^+-Konzentration ca. 20-mal niedriger als extrazellulär.

Die ungleiche Ionenverteilung entsteht dadurch, dass die Na^+/K^+-ATPase (▶ o.) Na^+-Ionen aus der Zelle und K^+-Ionen in die Zelle pumpt und im Ruhezustand die Membran kaum durchlässig für Na^+-, aber gut durchlässig für K^+-Ionen ist. Daher wandern K^+-Ionen aus der Zelle heraus und das Zellinnere „verarmt" an positiven Ladungen. Außerdem können intrazelluläre, negative Ladungsträger, z. B. anionische Proteine, die Zellmembran nicht passieren, sodass das Zellinnere insgesamt negativ geladen wird. Das Ruhemembranpotenzial ist Voraussetzung für die Entstehung des **Aktionspotenzials** (▶ S. 390).

2 Zellen- und Vererbungslehre

Endozytose

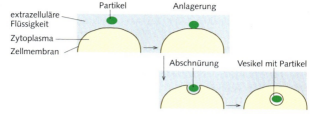

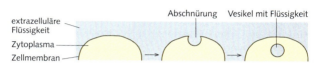

Exozytose

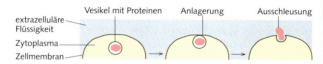

2.11 Aktiver Transport durch Zytoseprozesse

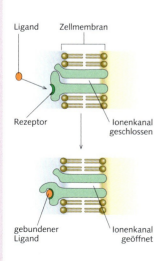

2.12 Membranrezeptor mit angeschlossenem Ionenkanal

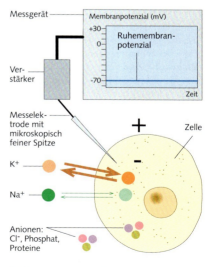

2.13 Ruhemembranpotenzial

2.6 Oberflächendifferenzierungen von Zellen

Die Oberflächen von Zellen sind je nach Zelltyp unterschiedlich gestaltet. Zu dieser **Oberflächendifferenzierung** zählen v.a. Mikrovilli, Stereozilien und Kinozilien. Da diese Differenzierungsformen vor allem bei Epithelien vorkommen, werden sie in Kap. 3 abgehandelt.

2.7 Zellkontakte

Interzelluläre Kontakte, d.h. Verbindungen zwischen einzelnen Zellen, lassen sich nach Bau und Funktion in drei Gruppen zusammenfassen:
- **Haftkontakte** (Adhäsionskontakte) für die mechanische Verhaftung von Zellen
- **Verschlusskontakte** für die Abdichtung von Interzellularräumen (Zwischenzellräumen)
- **Kommunikationskontakte,** z.B. für die ionale Kopplung benachbarter Zellen.

Haftkontakte
Baumerkmale von Haftkontakten sind [Abb. 2.17]:
- **Transmembranproteine** zur Verhaftung benachbarter Membranen
- **Plaqueproteine,** die eine unter der Zellmembran gelegene Verdichtungszone (Plaque) bilden
- **Filamente** des Zytoskeletts (▶ u.), die in den Plaque-Proteinen verankert sind.

Es gibt zwei Typen von interzellulären Haftkontakten: die **Desmosomen** (Macula adhaerens) und die **Zonula adhaerens.**

Desmosomen. Desmosomen sind kleine fleckförmige Zellkontakte [Abb. 2.14, 2.17]. Eine Zelle kann mit benachbarten Zellen zahlreiche Desmosomen ausbilden, die eine starke mechanische Verhaftung ergeben.

Zonula adhaerens. Die Zonula adhaerens (Zonula = Gürtel) ist ein gürtelförmiger Zellkontakt von Epithelzellen, über die eine Zelle ringsum mit Nachbarzellen verbunden ist (Abb. 2.14). Strukturell ähnelt sie dem Desmosom. In die Plaques strahlen Aktinfilamente ein.

Verschlusskontakte
Verschlusskontakte (Zonula occludens, tight junction) kommen als oberflächennahe, gürtelförmige Zellkontakte bei zahlreichen Oberflächenepithelien vor. Spezielle Transmembranproteine bilden hier Verschlussleisten, an denen im Zellinneren Plaque-Proteine und Aktinfilamente haften [Abb. 2.15].
Durch ihre abdichtende Funktion verhindern Verschlusskontakte, dass unkontrolliert Substanzen aus dem äußeren Milieu in den Raum zwischen den Zellen gelangen und umgekehrt.
Bei vielen Oberflächenepithelien kommen die drei beschriebenen Zellkontakte oberflächennah in folgender Abfolge vor: zuerst Verschlusskontakt, dann Zonula adhaerens und schließlich Desmosome.

Kommunikationskontakte
Bei den häufigen Kommunikationskontakten werden **Synapsen** und **Nexus** (gap junction) unterschieden.
Beim Nexus treten benachbarte Zellen in einem kleinen fleckförmigen Bereich sehr eng aneinander. Röhren bildende Transmembranproteine überbrücken den Interzellularraum und die Zellmembranen, sodass das Zytoplasma benachbarter Zellen über diese Röhren (**Connexine**) verbunden ist [Abb. 2.16]. Dies ermöglicht die Weiterleitung kleiner Moleküle, z.B. Glukose oder Ionen. Durch die Passage von Ionen kann dabei eine Erregung (Depolarisation) von einer Zelle auf die nächste weiter geleitet werden. Diese ionale oder **elektrische Kopplung** spielt z.B. in der Herzmuskulatur (▶ S. 160) eine große Rolle.
Synapsen sind spezielle Kontakte zwischen Nervenzellen und werden beim Nervengewebe beschrieben (▶ S. 390).

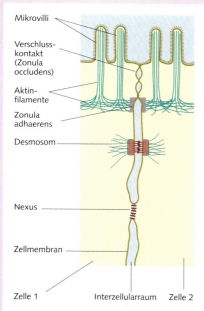

2.14 Zellkontakte in der Übersicht

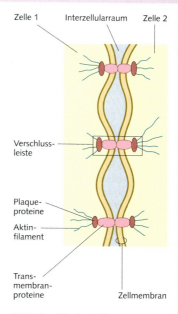

2.15 Verschlusskontakt

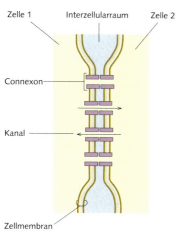

2.16 Nexus

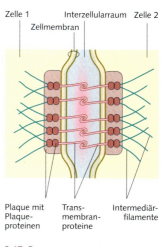

2.17 Desmosom

2.8 Zytoskelett

Im Zytoplasma jeder Zelle gibt es ein dreidimensionales Netzwerk aus feinsten Fäden, den **Filamenten,** und winzigen Röhren, den **Mikrotubuli.** In ihrer Gesamtheit bilden sie das **Zytoskelett,** auch Zellskelett genannt.

Filamente

Die Filamente bilden hauptsächlich das Stützgerüst der Zellen zur Formerhaltung und Anpassung an Formveränderungen.

Man unterscheidet:
- **Aktinfilamente** (Durchmesser 7 nm)
- **Intermediärfilamente,** in größerer Zahl (Durchmesser 8–10 nm).

Aktinfilamente. Aktinfilamente kommen als Stützgerüste praktisch in allen Zellen vor und bilden häufig ein versteifendes Netzwerk unter der Zellmembran, das **Membranskelett** [Abb. 2.18].

Aktinfilamente sind auch an Zellbewegungen beteiligt. So bilden sie zusammen mit **Myosinen** (speziellen Proteinen) den Kontraktionsapparat von Muskelzellen (▶ S. 76). Die Myosine sind in diesem Fall die strukturelle Grundlage für die Bewegung der Aktinfilamente, die **Motorproteine** der Aktinfilamente. Da die Myosinmoleküle der Muskelzellen sehr lang sind, werden sie auch Myosinfilamente genannt.

Intermediärfilamente. Intermediärfilamente sind verschiedene gewebespezifische Eiweißstrukturen, die ebenfalls Stützfunktion haben. Ihr Durchmesser liegt zwischen dem der Aktinfilamente und dem der Mikrotubuli (daher der Name). Beispiele sind:
- **Zytokeratine** oder Tonofilamente in Epithelien
- **Vimentin** in spezifischen Zellen des Binde- und Stützgewebes
- **Gliafilamente** (GFAP) in den Astrozyten des zentralen Nervensystems
- **Neurofilamente** in Nervenzellen.

Mikrotubuli

Mikrotubuli spielen vor allem bei Bewegungsphänomenen in der Zelle eine Rolle. Mikrotubuli sind feinste Röhren, die von dem Protein **Tubulin** aufgebaut werden: Das Tubulin tritt zu langen Fäden zusammen, den **Protofilamenten.** Die Wand der Röhrchen wird meist von 13 solcher Protofilamente gebildet [Abb. 2.19].

Mikrotubuli sind beteiligt an der Bildung von:
- **Kinozilien** und deren Basalkörperchen (Kinetosomen, ▶ S. 50)
- **Zentriol** und **Zentrosom**
- **Spindelapparat.**

Zentriolen. Zentriolen sind zylindrische Strukturen, bei denen neun Dreiergruppen von Mikrotubuli die Zylinderwand bilden [Abb. 2.20]. Zwei rechtwinklig zueinander liegende Zentriolen bilden das **Zentrosom** [Abb. 2.21] oder Diplosom, das das Organisationszentrum für den Mikrotubulusapparat einer Zelle darstellt.

Spindelapparat. Zwischen zwei in der Zelle gegenüber liegenden Zentrosomen und den dazwischen liegenden Chromosomen bildet sich bei der Zellteilung (Mitose) ein Mikrotubulusapparat aus, der als Spindelapparat bezeichnet wird (▶ Abb. 2.40). Dieser spielt eine bedeutende Rolle beim Ablauf der Zellteilung (Mitose ▶ S. 36).

Mikrotubuli als Transportschienen. Einzelne oder gruppierte Mikrotubuli verlaufen im Zytoplasma in unterschiedliche Richtungen. Sie dienen als Transportschienen für membranumhüllte Strukturen in der Zelle, z. B. Vesikel und Mitochondrien. Sind diese Membranstrukturen mit sog. Motorproteinen, nämlich Dynein oder Kinesin, besetzt, so wandern diese zusammen mit den Membranstrukturen entlang der Mikrotubuli zu ihren Zielorten in der Zelle.

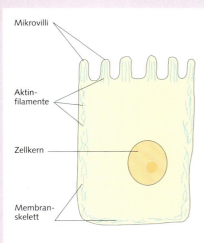

2.18 Verteilung von Aktinfilamenten in einer Epithelzelle

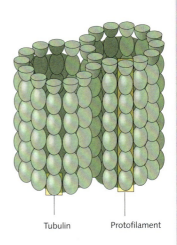

2.19 Wandbau zweier Mikrotubuli

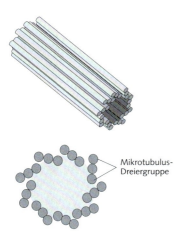

2.20 Zentriol, oben dreidimensional, unten Querschnitt (vergrößert)

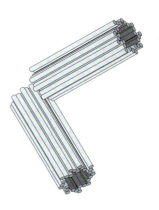

2.21 Anordnung der Zentriolen in einem Zentrosom

2.9 Zellorganellen

Zellorganellen sind ins Zytosol eingelagerte, oft membranumhüllte Strukturen, die für die Zelle spezifische Aufgaben erfüllen [Abb. 2.22]. Am wichtigsten sind:
- Mitochondrien
- Peroxisomen
- Lysosomen
- Ribosomen
- Endoplasmatisches Retikulum (ER)
- Golgi-Apparat

Mitochondrien

Mitochondrien sind die wichtigsten ATP-Produzenten der Zelle und damit deren Kraftwerke. Je mehr Energie eine Zelle verbraucht, desto mehr Mitochondrien besitzt sie. Mitochondrien sind länglich mit einem Durchmesser von ca. 0,5 µm und einer Länge zwischen 10 und 50 µm. Mitochondrien haben zwei Membranen, eine **innere** und eine **äußere Membran.** Dazwischen befindet sich der **intermembranäre Raum** [Abb. 2.23]. Die äußere Membran ist durchlässig für kleine Moleküle. Die innere Membran umschließt den Binnenraum der Mitochondrien, den **Matrixraum.** Je nach Form der inneren Membran werden zwei Mitochondrientypen unterschieden: der **Cristatyp** und der **Tubulustyp.**

Mitochondrien vom Cristatyp. Die häufigen Mitochondrien vom Cristatyp [Abb. 2.23] haben eine leistenförmige innere Membran.

Mitochondrien vom Tubulustyp. Bei den Mitochondrien vom Tubulustyp bildet die innere Membran feine Schläuche oder **Tubuli.**

Mitochondrien vom Tubulustyp enthalten Enzyme der Steroidhormonsynthese. Sie kommen entsprechend nur in Zellen vor, die Steroidhormone produzieren (▶ S. 368 u. Abb. 13.4), etwa den Geschlechtshormone bildenden Zellen in Hoden bzw. Eierstöcken und den glukokortikoidbildenden Zellen in der Nebennierenrinde.

Energiegewinnung in Mitochondrien. In der inneren Membran beider Mitochondrientypen befinden sich Multienzymkomplexe in Form der **Atmungskette.** Die innere Membran beinhaltet H^+- oder **Protonenpumpen** und **Protonenkanäle,** die eine wesentliche Rolle bei der Synthese von **ATP** aus ADP und anorganischem Phosphat (Pi) spielen [Abb. 2.23]. Bei dieser Energiegewinnung wird O_2 verbraucht und H_2O gebildet.

Enzyme in Mitochondrien. Der Matrixraum enthält weitere Enzyme, u. a. die des **Zitratzyklus** und des **Fettsäureabbaus** (Lipolyse). Letztendlich entstehen hier aus Glukose-, Aminosäure- und Fettsäureabbau Protonen und Elektronen, die dann zum Energiegewinn in die Atmungskette überführt werden [Abb. 2.23]. Im Zitratzyklus entsteht außerdem CO_2, das ins Blut diffundiert und über die Lungen abgeatmet wird. Umgekehrt wird in der Lunge O_2 aufgenommen und gelangt auf dem Blutweg zu den Zellen und deren Mitochondrien.

Mitochondrien-DNA und -RNA. In der Matrix kommt auch mitochondriale Desoxy- und Ribonukleinsäure (DNA bzw. RNA, ▶ S. 32, S. 34) sowie Ribosomen (▶ u.) vor, über die ein Teil der mitochondrialen Proteine gebildet wird. Der Rest wird an Ribosomen des Zytoplasmas produziert und in die Mitochondrien eingeschleust.

Peroxisomen

Peroxisomen sind kleinste, membranumhüllte runde Organellen mit zahlreichen Enzymen in ihrem Innenraum (Matrix). Peroxisomen bauen bestimmte Fett- und Aminosäuren sowie Harnsäure ab und dienen allgemein der Entgiftung. Dabei entstehendes giftiges Wasserstoffperoxid (H_2O_2) bauen sie mithilfe des Enzyms **Katalase** zu H_2O und O_2 ab und machen es so unschädlich. Die Enzyme werden an Ribosomen (▶ u.) des Zytoplasmas gebildet und in die Peroxisomen eingeschleußt.

2 Zellen- und Vererbungslehre

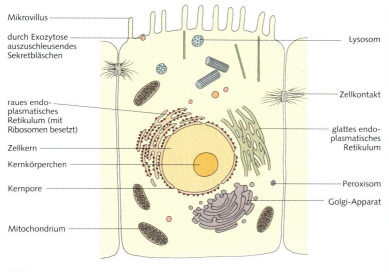

2.22 Zellorganellen

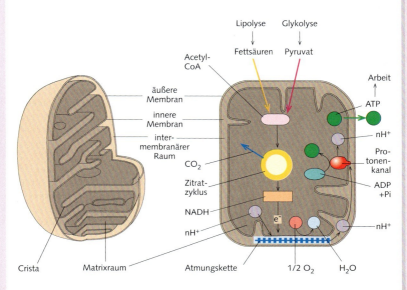

2.23 Mitochondrium von Cristatyp und seine Funktionen im Rahmen der ATP-Gewinnung

Lysosomen

Lysosomen sind der zelleigene Verdauungsapparat. Sie kommen mit Ausnahme der Erythrozyten in allen Zellen vor.
Lysosomen [Abb. 2.24] sind kugelige Organellen mit einem Durchmesser von mindestens 0,1–1 μm. Ihre Membran umgibt einen unterschiedlich dichten Binnenraum (Matrix). Hier liegt ein saures Milieu vor mit einem pH-Wert von 4,5–5.

Lysosomale Enzyme. Der Innenraum der Lysosomen enthält über 40 verschiedene Verdauungsenzyme, die **sauren Hydrolasen**. Diese werden im rauen endoplasmatischen Retikulum gebildet und im Golgi-Apparat mit Membranen umhüllt (▶ u. und Abb. 2.24). Die Enzyme können z.B. Proteine, Lipide und Glykogen abbauen. Deren Spaltprodukte, z.B. Aminosäuren, werden über Transporter der Lysosomenmembran ins Zytoplasma freigesetzt und dort wiederverwertet.

Lysosomen können zellfremdes und zelleigenes Material abbauen.

Heterophagolysosom. Ein **Heterophagosom** entsteht, wenn zellfremdes Material, z.B. Bakterien, durch Phagozytose (▶ S. 18, S. 204) in eine Zelle aufgenommen wird [Abb. 2.24]. Verschmilzt das so gebildete Bläschen (Vesikel) mit einem Lysosom, bildet sich ein **Heterophagolysosom,** in dem das Fremdmaterial abgebaut wird.

Autophagolysosom. Zelleigenes, funktionsloses Material bildet entsprechend **Autophagosome.** Fusionieren diese mit Lysosomen, entstehen **Autophagolysosomen,** in denen das aufgenommene Material dann abgebaut wird.

Telolysosom. In Lysosomen können sich auch unverdauliche Produkte ansammeln. Diese werden durch Exozytose aus der Zelle entfernt oder reichern sich in den Lysosomen an. Im letzteren Fall stellt ein solches Lysosom schließlich seine Verdauungstätigkeit ein und wird zum End- oder Telolysosom, das in der Zelle liegen bleibt. Zu den Telolysosomen gehören auch die **Lipofuszingranula** (▶ u.), die unverdauliche Lipid-Protein-Komplexe enthalten.

Autolyse. Wie andere Organellen verbrauchen auch Lysosomen Energie, also ATP. Bei fehlender ATP-Zufuhr zerfallen sie, wobei ihre Verdauungsenzyme freigesetzt werden. Folge ist eine Selbstverdauung der Zelle (**Autolyse**).

Ribosomen

Aufgabe der Ribosomen ist die **Proteinsynthese**. Wie eine Nähmaschine fügen sie Aminosäuren zu Aminosäureketten und damit zu Proteinen zusammen.
Jedes Ribosom besteht aus einer größeren und kleineren Untereinheit, die jeweils aus ribosomaler Ribonukleinsäure (RNA, ▶ S. 34) und speziellen Proteinen aufgebaut sind. Sie werden im Zellkern synthetisiert, den sie über die Kernporen (▶ S. 32) verlassen.

Ribosomen können im Zytoplasma an zwei Orten lokalisiert sein [Abb. 2.25]:

- Sie können an das **endoplasmatische Retikulum** (ER ▶ u.) anheften und Proteine in dessen Hohlraumsystem hinein synthetisieren
- Sie liegen als **freie Ribosomen** im Zytoplasma vor und synthetisieren lösliche Proteine für das Zytoplasma, Mitochondrien oder Peroxisomen.

Endoplasmatisches Retikulum (ER)

Das endoplasmatische Retikulum (ER) ist ein membranumhülltes Hohlraumsystem, dessen Teile untereinander und mit dem Raum um den Zellkern (perinukleärer Raum, ▶ S. 32) in offener Verbindung stehen. Je nach Form des Hohlraumsystems spricht man von **Zisternen** (abgeplattete Form) oder **Tubuli** (schlauchförmig).

Das ER kommt in zwei Formen mit unterschiedlichen Funktionen vor: das raue und das glatte ER.

2 Zellen- und Vererbungslehre

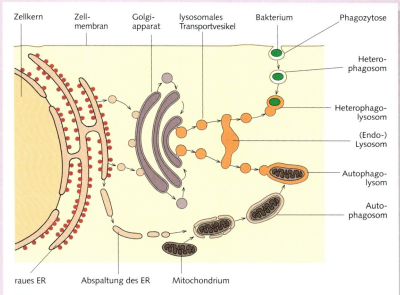

2.24 Bildung von Lysosomen und Entstehung von Hetero- und Autophagolysomen

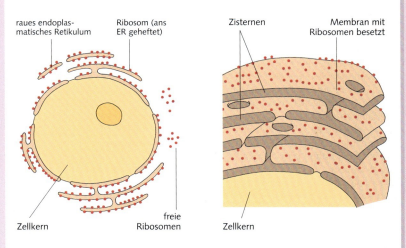

2.25 Ribosomen am endoplasmatischen Retikulum (ER) und freie Ribosomen

2.26 Raues endoplasmatisches Retikulum

Raues endoplasmatisches Retikulum. Das raue endoplasmatische Retikulum (ER) besteht vor allem aus Zisternen, die außen mit Ribosomen besetzt sind [Abb. 2.26].

Die Ribosomen synthetisieren Proteine in das Hohlraumsystem des rauen ER. Diese werden dann aus dem rauen ER in Transportvesikel abgeschnürt und zur weiteren Verarbeitung in den Golgi-Apparat überführt (▶ u.).

Die Proteine können für zelleigene Membranen, für die Ausstattung von Lysosomen oder für die Exozytose, den „Export" aus der Zelle, bestimmt sein.

Eine Anreicherung von rauem ER wird als **Ergastoplasma** und in Nervenzellen als **Nissl-Substanz** (▶ S. 388) bezeichnet.

Glattes endoplasmatische Retikulum. Das glatte endoplasmatische Retikulum besteht vor allem aus Tubuli, die außen nicht mit Ribosomen besetzt sind.

Glattes ER hat verschiedene Synthesefunktionen. So enthält es Enzyme für die Steroidhormonsynthese und kommt daher zusammen mit Mitochondrien vom Tubulustyp in Steroidhormon bildenden Zellen reichlich vor (▶ S. 24). Auch Leberzellen enthalten viel glattes ER, wo es der Synthese von Lipiden und der Entgiftung körpereigener und körperfremder Substanzen dient.

Bei gleichzeitigem Vorkommen von glattem und rauem ER stehen diese in offener Verbindung miteinander.

Golgi-Apparat

Der Golgi-Apparat bildet die Sortier- und Verpackungsräume der Zelle.
Er besteht aus Stapeln von drei bis zehn tellerförmig abgeplatteten und gebogenen, membranumhüllten **Zisternen** oder **Sacculi** (Säckchen), die von kleinen Bläschen (**Vesikeln**), umgeben werden.
Aufgrund der Tellerform der Zisternen unterscheidet man beim Golgi-Apparat eine nach außen gewölbte **Aufnahmeseite** (**Konvexseite**, **Cis-Seite**) und eine napfförmig gebuchtete **Abgabeseite**, die auch als Konkavseite oder Trans-Seite bezeichnet wird [Abb. 2.27].

Der Golgi-Apparat funktioniert wie folgt [Abb. 2.28]:

- Vom rauen endoplasmatische Retikulum empfängt der Golgi-Apparat in Vesikeln abgepackte Proteine. Die Vesikel verschmelzen mit den Zisternen auf der Aufnahmeseite
- Die Proteine „durchwandern" den Golgi-Apparat bis zu seiner Abgabeseite. Während dieser „Wanderung" werden die Proteine nach ihrem Bestimmungsort sortiert, z. B. für Membranen, für Lysosomen oder für den „Export". Darüber hinaus werden ggf. Kohlenhydratseitenketten angebaut
- Auf der Abgabeseite gelangen die fertig gestellten und sortierten Proteine in ein Netzwerk aus Schläuchen, das **Trans-Golgi-Netzwerk**
- Von dort werden in Vesikel verpackte Proteine freigesetzt. Sind die Proteine für den Export bestimmt, spricht man von **Sekretgranula**, die durch Exozytose aus der Zelle ausgeschleust werden. Auf diesem sekretorischen Weg werden auch Membranproteine für die Zelle durchgeschleust. Sind lysosomale Strukturen entstanden, verbleiben diese in der Zelle.

Speichersubstanzen

Zu den Speichersubstanzen zählen vor allem **Glykogen** (Speicherform der Glukose, ▶ S. 294) und **Fette** (▶ S. 292). Beide dienen hauptsächlich als Energiereserven.

Fette in Form von **Triglyzeriden** liegen meist in kleinen Tröpfchen, den **Lipidtröpfchen**, vor. Sie besitzen keine Membran. Lipidtröpfchen kommen nicht nur im Fettgewebe vor (▶ S. 64), sondern auch in vielen anderen Zellen.

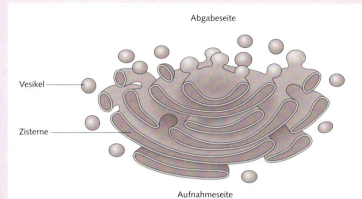

2.27 Golgi-Apparat

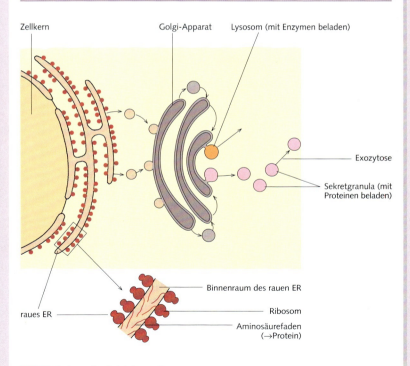

2.28 Bedeutung des Golgi-Apparates

2 Zellen- und Vererbungslehre

Pigmente

Pigmente sind farbige Substanzen in den Zellen mit unterschiedlicher Funktion. Ein Teil der Pigmente wird vom Organismus selbst hergestellt, andere von außen aufgenommen. Von den verschiedensten Pigmenten seien hier nur die Eisenpigmente und Melanin erwähnt. Das Pigment **Lipofuszin** wurde bereits bei den Telolysosomen beschrieben (▶ o.).

Eisenpigmente. Die intrazelluläre Speicherform von Eisenionen ist das fast farblose **Ferritin,** ein Komplex aus Eisen mit einer Proteinhülle. Ferritin kommt darüber hinaus neben dem Eisentransportprotein Ferritin auch im Blut vor. Es gibt in Zellen außerdem Eisenaggregate ohne Proteinhülle, das **Hämosiderin,** das eine braune Eigenfarbe aufweist.

Melanin. Das braun-schwarze Melanin wird in den membranumhüllten **Melanosomen** mithilfe des Enzyms **Tyrosinase** aus der Aminosäure **Tyrosin** gebildet [Abb. 2.29]. Melanosomen kommen z.B. in **Melanozyten** der Oberhaut (▶ S. 478) vor. Melanozyten der Oberhaut können das Melanin speichern oder an die umgebenden Zellen abgeben, die es dann aufnehmen. Daraus resultiert die Haut- und Haarfarbe.

Die Farbe von **Sommersprossen** und roten Haaren ist durch eine spezielle Melaninform bedingt. Menschen mit **Albinismus** haben durch einen genetischen Defekt der Tyrosinase ganz helle Haut und Haare und „rote" Augen.

Sonnenbräune. Unter dem Einfluss von UV-Strahlen bilden Melanozyten vermehrt Melanin, das von den Nachbarzellen aufgenommen wird. So entsteht die Sonnenbräune der Haut. Melanin schützt die Haut vor den UV-Strahlen, indem es diese absorbiert. Dennoch ist zu viel Sonne schädlich und eine noch „gesund" aussehende Bräune oft ungesund.

2.10 Zellkern

Fast jede Zelle enthält einen oder selten auch mehrere Zellkerne (Nuclei). Wichtige Ausnahme sind die Erythrozyten und die Blutplättchen, die aus dem Zytoplasma größerer Zellen abgeschnürt werden. (▶ S. 194).

Kernform

Die Form der Zellkerne ist sehr variabel, z.B. rund, platt oder gelappt. Der Durchmesser beträgt im Durchschnitt ca. 7 µm. Das Volumen des Zellkerns entspricht meist 10% des Zellvolumens, d.h. die **Kern-Plasma-Relation** beträgt 1:10.

Kernzahl

Die meisten Zellen besitzen nur einen Zellkern. Es gibt jedoch auch vielkernige Zellen wie etwa die Knochen abbauenden Osteoklasten (▶ S. 68), die durch Verschmelzung einzelner Zellen entstanden sind. Solche fusionierten Zellen heißen **Synzytium**.

Genom

Der Zellkern enthält die Erbinformation der Zelle, die in Form der Desoxyribonukleinsäure (**DNA**) gespeichert ist. Dadurch ist der Zellkern das Steuerzentrum der Zelle, er enthält alle für die Funktion der Zelle nötigen Informationen.

Das gesamte Erbmaterial einer Zelle heißt Genom. Es besteht in Körperzellen aus 46 „Einheiten", den **Chromosomen** [Abb. 2.32]. Da es sich hierbei um 23 **Chromosomenpaare** handelt, spricht man auch vom doppelten oder **diploiden Chromosomensatz.** Chromosomenpaare mit entsprechenden Erbinformationen heißen **homologe Chromosomen** (▶ S. 38). Keimzellen haben nur 23 Chromosomen (je ein Chromosom von jedem Paar), den einfachen oder **haploiden Chromosomensatz.** In Körperzellen liegt meist ein diploider Chromosomensatz vor. Stoffwechselaktive Zellen, z.B. Leberzellen, enthalten manchmal auch mehrfache Chromosomensätze.

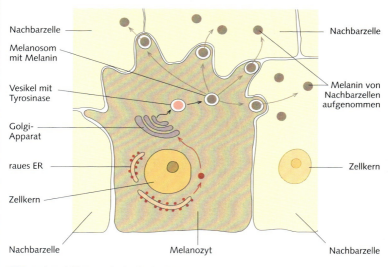

2.29 Melaninbildung und -abgabe durch Melanozyten

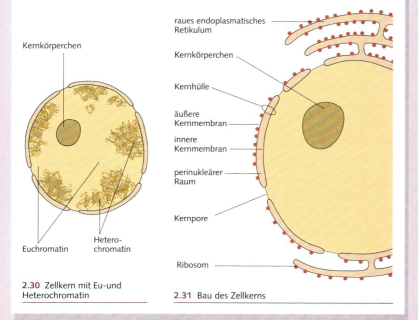

2.30 Zellkern mit Eu- und Heterochromatin

2.31 Bau des Zellkerns

Chromatin

Als Chromatin wird die lichtmikroskopisch anfärbbare Kernsubstanz bezeichnet. Es besteht aus DNA und Kernproteinen.
Chromatin kann in zwei Zustandsformen vorliegen [Abb. 2.30]:
- **Euchromatin** sieht einheitlich aus. Dies entspricht dem Zustand entspiralisierter DNA, die gerade Informationen ins Zytoplasma entlässt (▶ u.)
- **Heterochromatin** ist im Zellkern schollig angeordnet. Es entspricht spiralisierter DNA, von der keine Informationen abgelesen werden.

Kernhülle

Der Binnenraum des Zellkerns, das **Karyoplasma,** wird von einer Kernhülle vom Zytoplasma abgegrenzt. Diese besteht aus zwei Membranen, der **inneren** und der **äußeren Kernmembran.** Dazwischen befindet sich ein Hohlraum, der **perinukleäre Raum.**
Kernhülle und perinukleärer Raum stehen in direkter Verbindung mit dem ER [Abb. 2.31]. Außerdem ist die äußere Kernmembran von Ribosomen besetzt.
Die Kernhülle besitzt **Kernporen** [Abb. 2.31], die nicht vollständig offen sind, sondern einen **Proteinkomplex** enthalten. Dieser besitzt einen zentralen Kanal, der für kleinere Moleküle durchlässig ist. Bei Bedarf kann dieser Kanal erweitert werden, sodass auch größere Moleküle, z. B. Proteine und Teile von Ribosomen, hindurchgeschleust werden können.

Kernkörperchen

In den Zellkernen sind ein bis mehrere lichtmikroskopisch darstellbare Kernkörperchen (Nucleoli) enthalten [Abb. 2.31]. Diese kleinen, runden Körperchen sind für die Bildung ribosomaler RNA (▶ u.) und damit der Ribosomen zuständig. Die fertigen Ribosomenuntereinheiten werden dann durch die Kernporen ins Zytoplasma befördert.

Chromosomen

Die Chromosomen bestehen im Wesentlichen aus riesigen DNA-Fäden. Sie werden nur während der Zellteilung (**Mitose**) so stark spiralisiert, dass sie deutlich in Erscheinung treten.
Jedes Chromosom besteht dann aus zwei schlegelförmigen **Chromatiden** mit einer gemeinsamen Einschnürung, dem **Zentromer** [Abb. 2.32]. Dort haften die beiden Chromatiden aneinander. Die Lage des Zentromers ist für jedes Chromosom charakteristisch. Es unterteilt das Chromosom in einen kurzen **p-Arm** und einen langen **q-Arm.**
Am Zentromer sind Proteinstrukturen angelagert. Dieses **Kinetochor** spielt bei der Zellteilung eine Rolle (▶ u.).

Desoxyribonukleinsäure (DNA)

Die DNA ist ein riesiges fadenförmiges Molekül, das durch starke Spiralisierung zu den kurzen Chromatiden wird [Abb. 2.33]. Jedes DNA-Fadenmolekül ist dabei ein spiralisierter Doppelfaden. Jeder Einzelfaden wiederum besteht aus miteinander verbundenen Molekülen, den **Nukleotiden** [Abb. 2.34].
Ein Nukleotid ist zusammengesetzt aus:
- Einer **Base,** wobei es bei der DNA die vier Basen **Adenin** (A), **Thymin** (T), **Cytosin** (C) und **Guanin** (G) und somit vier verschiedene Nukleotide gibt
- Einer **Phosphatgruppe**
- Einem **Zucker,** hier **Desoxyribose.**

Über die Phosphatgruppen werden die Nukleotide zum Faden verbunden.

DNA-Doppelhelix. Im DNA-Doppelfaden stehen sich jeweils zwei bestimmte Basen gegenüber, die über Wasserstoffbrücken aneinander haften. Der DNA-Doppelfaden liegt dabei nicht gestreckt, sondern spiralig vor, die **Doppelhelix** [Abb. 2.34] Bei Informationsablesung oder Verdoppelung des genetischen Materials werden die Fäden abschnittsweise voneinander gelöst.

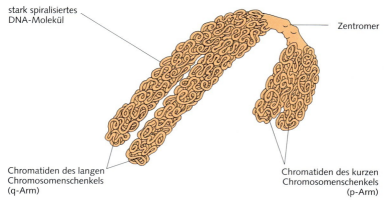

2.32 Struktur eines Chromosoms

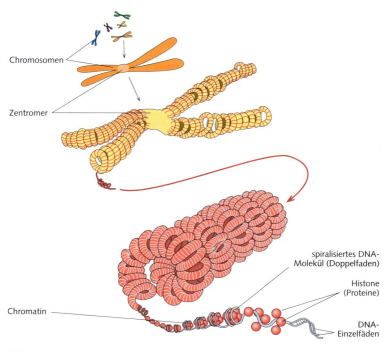

2.33 Aufbau eines Chromosoms aus DNA-Fadenmolekül und Histonen [E260]

Ribonukleinsäuren (RNA)

Auch die Ribonukleinsäure, kurz **RNA,** setzt sich aus Nukleotiden zusammen, die aus je einer von vier verschiedenen Basen, einer Phosphatgruppe und einem Zucker bestehen.

Es gibt aber Unterschiede zur DNA:
- Der Zucker ist immer **Ribose**
- Die Base Thymin ist durch **Uracil** (U) ersetzt
- Die RNA bildet nur **Einzelfäden.**

Außerdem gibt es nicht nur eine, sondern drei verschiedene Ribonukleinsäuren:
- Boten-RNA oder **mRNA** (m = engl. messenger, der Bote), die Kopien der Gene darstellt [Abb. 2.35]
- **R-RNA** (r = ribosomal), die ein Baubestandteil der Ribosomen ist
- **t-RNA** (t = engl. transfer, Überführung), die jeweils eine bestimmte Aminosäure bindet und der Proteinsynthese zuführt [Abb. 2.36]. Entsprechend den 20 verschiedenen Aminosäuren gibt es 20 verschiedene tRNAs (▶ u.)

Genetischer Code

Jeweils ein bestimmter Fadenabschnitt der DNA enthält die Information für die Bildung eines **Proteins.** Dieser Abschnitt wird als **Gen** bezeichnet.

Beim Menschen gibt es ca. 40 000 Gene. Das sind nur etwa 5 % der vorhandenen DNA. Die restlichen 95 % werden nicht zur Informationsübermittlung genutzt.

Die Gene sind dabei auf den Chromosomen nicht wahllos und immer unterschiedlich angeordnet. Vielmehr sind Gene, die das gleiche Protein verschlüsseln, auf den beiden Chromosomen eines Chromosomenpaares an der gleichen Stelle lokalisiert.

Die spezifische Abfolge der Aminosäuren eines Proteins ist durch die Abfolge von Basen in der DNA festgelegt. Dabei verschlüsseln (kodieren) jeweils drei aufeinander folgende Nukleotid-Basen, ein Triplett oder **Codon** [Abb. 2.35], eine spezielle Aminosäure. So kodiert die Basenfolge CCA der DNA die Aminosäure Prolin. Diese Verschlüsselung wird als **genetischer Code** bezeichnet.

Transkription

Da die DNA den Zellkern nicht verlässt, die Ribosomen für die Proteinsynthese aber im Zytoplasma liegen, muss zunächst eine Abschrift von dem Gen für das herzustellende Protein angefertigt werden:
- Die beiden Einzelfäden der DNA weichen auseinander, sodass sich Basen der DNA und Basen von m-RNA gemäß der spezifischen Basenpaarung aneinanderlegen können
- Die einzelnen m-RNA-Nukleotide werden dann zu einem Faden zusammengesetzt [Abb. 2.35].

Die m-RNA verlässt den Zellkern über die Kernporen.

Translation

Unter Translation versteht man die **Synthese der Proteine** nach dem Rezept der m-RNA. Die Untereinheiten der Ribosomen treten zusammen an den m-RNA-Faden und die t-RNA schafft spezifische Aminosäuren herbei [Abb. 2.36]. Dies gelingt der t-RNA dadurch, dass sie an einem Ende ein zu einem m-RNA-Codon genau gegensätzliches Triplett (**Anticodon**) trägt und an ihrem anderen Ende die passende Aminosäure binden kann.

Art und Reihenfolge der Basen-Tripletts der m-RNA entscheiden darüber, welche passenden Tripletts der t-RNA und damit welche Aminosäuren aneinander gereiht und schließlich miteinander verbunden werden.

Meist werden die Proteine von vielen Ribosomen (**Polyribosomen**) entlang eines m-RNA-Fadens gleichzeitig synthetisiert [Abb. 2.37]. Nach Abschluss der Synthese fallen Ribosomen und Proteine von der m-RNA ab.

2 Zellen- und Vererbungslehre

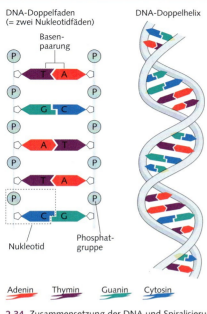

2.34 Zusammensetzung der DNA und Spiralisierung von zwei Nukleotidfäden zur DNA-Doppelhelix

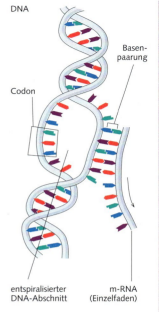

2.35 Transkription

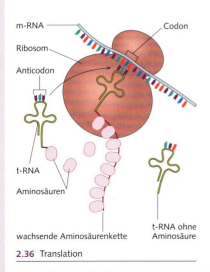

2.36 Translation

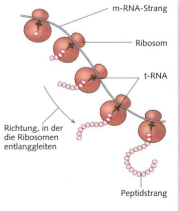

2.37 Ribosomen synthetisieren an einem m-RNA-Strang gleichzeitig dasselbe Protein

2.11 Teilung von Zellen

Körperzellen und die Vorstufen der Keimzellen vermehren sich durch mitotische Teilungen oder kurz **Mitosen**.

Dabei ist die Mitose nur ein kurzer Abschnitt des **Zellzyklus**. Wesentlich länger dauert der verbleibende Abschnitt, die **Interphase** [Abb. 2.38].

Interphase

Der Zeitraum zwischen zwei Mitosen ist die Interphase. Während dieses Zeitraums folgen nacheinander G_1-, S- und G_2-Phase:

G_1-Phase. In der **G_1-Phase** (G = engl. gap, Lücke) wächst die Zelle und es werden Proteine und RNA hergestellt

S-Phase. In der **S-Phase** (S = Synthese) werden die aus der Mitose hervorgehenden Einzelchromatiden der 46 Chromosomen zu Doppelchromatiden verdoppelt (redupliziert): Die Einzelfäden der DNA weichen auseinander, und jeder Einzelfaden wird so ergänzt, dass danach zwei identische Doppelfäden vorliegen, jeder mit einer alten und einer neuen Hälfte. Diese Doppelchromatiden werden dann in der folgenden Mitose wieder getrennt und auf zwei Tochterzellen verteilt.

G_2-Phase. In der **G_2-Phase** wie auch in der G_1-Phase werden vor allem die Chromosomen auf Fehler überprüft und diese ggf. repariert.

G_0-Phase. In der G_1-Phase kann die Zelle aus dem Zellzyklus austreten, ohne sich auf eine erneute Mitose vorzubereiten. Sie differenziert sich dann, d. h. sie entwickelt sich zu einem bestimmten Zelltyp. Dieser Zustand, der dem eigentlichen Arbeitsleben einer Zelle entspricht, heißt G_0-Phase. Die Zelle kann bis zum Zelltod in diesem Stadium verbleiben oder durch verschiedene Reize wieder in die G_1-Phase und damit den Zellzyklus zurückkehren.

Mitose

Eine Mitose dauert ungefähr eine Stunde und lässt sich in sechs Stadien einteilen [Abb. 2.39, 2.40]: **Prophase, Prometaphase, Metaphase, Anaphase, Telophase** und **Zytokinese**.

Prophase. Nach Abrundung der Zelle kommt es zu einer zunehmenden Spiralisierung der DNA, sodass ein Knäuel aus Chromosomen sichtbar wird. Gleichzeitig verdoppeln sich die Zentrosomen und wandern an die gegenüber liegenden Zellpole. Zwischen diesen beginnt sich der **Spindelapparat** aus Mikrotubuli auszubilden.

Prometaphase. In der Prometaphase zerfällt die Kernhülle, sodass sich nun die Mikrotubuli des Spindelapparates an die Kinetochore (▶ o.) der Chromosomen anheften können.

Metaphase. In der Metaphase werden die Chromosomen unter Vermittlung der Mikrotubuli in eine Ebene, die sog. Metaphasen- oder **Äquatorialplatte,** verlagert.

Anaphase. In der Anaphase trennen sich die Chromosomen im Bereich der Zentromere, sodass jeweils zwei Einzelchromatiden entstehen. Dann werden die jeweils 46 Chromatiden durch die Mikrotubuli an die gegenüber liegenden Zellpole „gezogen". In dieser Phase verlängert sich auch die Zelle in Richtung der Zellpole.

Telophase. In der Telophase entspiralisieren sich die an den Zellpolen ankommenden Chromatiden und die Kernhüllen werden wieder ausgebildet.

Zytokinese. Schon während der Telophase erfolgt die Durchschnürung, die Zytokinese, mit Entstehung von zwei Tochterzellen. Dabei verschwindet der Spindelapparat, die Zellorganellen werden auf die beiden Tochterzellen verteilt und wieder vervollständigt.

2 Zellen- und Vererbungslehre

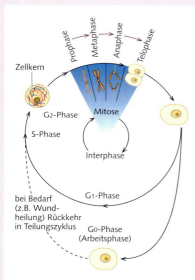

2.38 Zellzyklus (Mitose und Interphase)

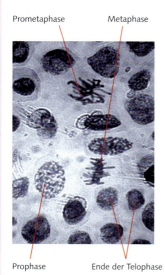

2.39 Verschiedene Mitosestadien in der Wurzelspitze einer Pflanze [O177]

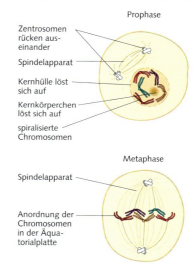

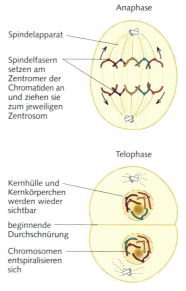

2.40 Mitosestadien

Meiose

Meiose bezeichnet die Reife- oder Reduktionsteilung der Keimzellen. Dabei kommt es zu einer Neuanordnung (**Rekombination**) der Gene auf den Chromosomen und einer Verminderung (**Reduktion**) des diploiden zu einem haploiden Chromosomsatz.

Erste Reifeteilung der Meiose. Die erste Reifeteilung dauert bei männlichen Keimzellen Wochen, bei weiblichen Keimzellen Jahrzehnte. Diese lange Dauer ist vor allem durch die **Prophase** der ersten Reifeteilung bedingt:

- Im **Leptotän** werden die Chromosomen stark spiralisiert und so sichtbar
- Im **Zygotän** paaren sich die einander entsprechenden (**homologen**) Chromosomen eines Chromosomenpaares
- Im **Pachytän** kommt es zur abschnittsweisen Überkreuzung (engl.: **crossing over**) homologer Chromatiden, also identischer Genorte mütterlicher und väterlicher Chromatiden [Abb. 2.41]. Durch Austausch der überkreuzten Abschnitte (mit den darauf liegenden Genen) zwischen mütterlichen und väterlichen Chromatiden entstehen neue Kombinationen des Erbgutes (Rekombination)
- Im **Diplotän** beginnen sich die Chromosomen voneinander zu lösen
- In der anschließenden **Diakinese** verschwindet die Kernhülle und der Spindelapparat wird ausgebildet.

Während der folgenden **Metaphase** und **Anaphase** verschieben sich die Chromosomen (nicht Chromatiden wie bei der Mitose) an die gegenüber liegenden Zellpole [Abb. 2.43, 2.44]. Ergebnis der anschließenden **Telophase** sind zwei Tochterzellen mit je 23 Chromosomen, wobei jedes Chromosom aus zwei Chromatiden besteht. Die Tochterzellen bleiben über eine Zytoplasmabrücke untereinander verbunden.

Zweite Reifeteilung der Meiose. Die zweite Reifeteilung läuft wie eine typische Mitose ab (▶ o.), bei der die Chromosomen in Chromatiden gespalten werden [Abb. 2.43, 2.44]. Dadurch entstehen Tochterzellen mit 23 Chromatiden, was einem haploiden (einfachen) Chromosomensatz entspricht.

2.12 Vererbungslehre

Die Vererbungslehre oder **Genetik** beschäftigt sich mit der Bedeutung der Gene (▶ o.) unter normalen und veränderten Bedingungen. Bei der Befruchtung (▶ S. 346) werden mütterliche und väterliche Gene in Form von Chromosomen an die nächste Generation weitergegeben, die dann in ihrem Genom mütterliche und väterliche Gene enthält.

Geno- und Phänotyp

Die Gene oder Erbmerkmale eines Individuums werden als **Genotyp** oder Erbbild bezeichnet. Die **Expression** (Verwirklichung) des Genotyps durch Transkription und Translation (▶ o.) führt schließlich zum Erscheinungsbild eines Individuums, dem **Phänotyp.** Der Phänotyp wird zusätzlich durch Umweltfaktoren geprägt.

Auto- und Gonosomen

Der menschliche **Chromosomensatz** besteht aus zweimal 23 Chromosomen. Jeweils 23 Chromosomen stammen von der Mutter und vom Vater.
Bei 22 Paaren sehen beide Chromosomen gleich aus und weisen gleiche Genorte auf. Diese doppelten, sich entprechenden Chromosomen sind **homolog** und heißen **Autosomen** [Abb. 2.42].
Zwei weitere Chromosomen sind die **Geschlechtschromsomen** oder Gonosomen [Abb. 2.42]. Sie sind nicht gleich: Beim weiblichen Geschlecht sind zwei **X-Chromosomen** vorhanden, beim männlichen Geschlecht ein X- und ein **Y-Chromosom.**

2 Zellen- und Vererbungslehre

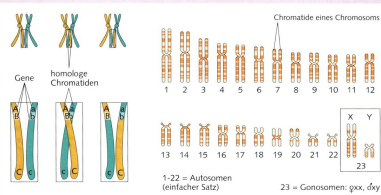

2.41 Crossing over und Rekombination des Erbgutes

2.42 Menschlicher Chromosomensatz

1-22 = Autosomen (einfacher Satz)
23 = Gonosomen: ♀xx, ♂xy

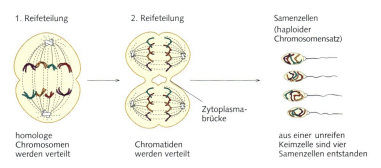

2.43 Meiose männlicher Keimzellen

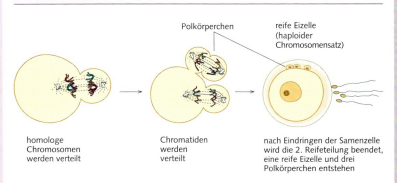

2.44 Meiose weiblicher Keimzellen

Allele

Die Gene, die bei homologen Chromosomen an identischen Genorten liegen, werden **Allele** genannt. Tragen beide Allele die gleiche Erbinformation, bezeichnet man dies als reinerbig oder **homozygot**. Sind sie nicht identisch, spricht man von mischerbig oder **heterozygot**.

Rezessive und dominante Gene

Sind beide Allele gleich, so kommt normalerweise das durch diese Erbinformation kodierte Merkmal zur Ausprägung. Bei Heterozygotie hingegen besteht die Möglichkeit, dass sich ein Gen des Allelpaares durchsetzt. Dieses Gen bezeichnet man als **dominant** (bestimmend), das andere, nicht in Erscheinung tretende als **rezessiv**.

Ein Beispiel für solchen Erbgang sind die Gene für Blutgruppen: Das Gen für Blutgruppe A ist dominant, das für die Blutgruppe 0 rezessiv. Trägt ein Mensch beide Erbinformationen (Genotyp A0), hat er phänotypisch die Blutgruppe A.

Es gibt auch heterozygote Allele, die die gleiche Ausprägungsstärke aufweisen und beide nebeneinander in Erscheinung treten. Man bezeichnet sie als **kodominant**.

Ein Beispiel für Kodominanz sind die Gene für die Blutgruppen A und B. Hat ein Mensch den Genotyp AB, so tragen seine Blutkörperchen beide Merkmale, er hat Blutgruppe AB.

Meist ist allerdings an der phänotypischen Ausprägung von Merkmalen nicht nur ein Gen beteiligt, sondern es wirken viele Gene zusammen (**Polygenie**).

Grundregeln der Vererbung: Mendel-Gesetze

Die **Mendel-Gesetze** stammen von dem Augustinerpater und Naturforscher Gregor Mendel, der Mitte des 19. Jahrhunderts Kreuzungsversuche mit Erbsen und Wunderblumen durchführte. Aus seinen Beobachtungen leitete er drei Grundregeln ab, die im Prinzip auch für die menschliche Vererbung gelten: die **Uniformitätsregel**, die **Aufspaltungsregel** und die **Unabhängigkeitsregel**.

Uniformitätsregel. Die Uniformitätsregel soll am Beispiel der Wunderblume erläutert werden [Abb. 2.45]:

Eine homozygot rot blühende Wunderblume (Genotyp rr) wird mit einer homozygot weiß blühenden (ww) Wunderblume gekreuzt. Die beiden Pflanzen unterscheiden sich nur in diesem einem Merkmal, der Blütenfarbe. Die eine Elternpflanze gibt also über alle ihre Keimzellen ein Allel für die rote Blütenfarbe an die Tochtergeneration weiter (r), die andere für die weiße (w).

Nach der Befruchtung enthalten alle Pflanzen der Tochtergeneration durch Vereinigung dieser Allele (rw) die Merkmale für rote und weiße Farbe. Alle Pflanzen der **ersten Tochtergeneration** sind damit heterozygot.

Hinsichtlich der Farbausprägung der ersten Tochtergeneration bestehen prinzipiell folgende zwei Möglichkeiten:

- Die Allele für rot und weiß sind in ihrer Ausprägung gleich stark [Abb. 2.45]. Hierbei kommt eine Farbmischung aus rot und weiß, nämlich rosa, zur Ausprägung. Einen solchen Erbgang bezeichnet man als **intermediär** (= dazwischen liegend)
- Das Allel für eine der beiden Farben ist dominant, z. B. ist rote Farbe dominant (R) und weiße Farbe (w) rezessiv [Abb. 2.46]. Jetzt sind alle Pflanzen der Tochtergeneration rot, da alle im heterozygoten Zustand das dominante Allel für die rote Farbe enthalten.

Zusammenfassend bedeutet die Uniformitätsregel also: Werden zwei homozygote Pflanzen, die sich nur in einem Merkmal unterscheiden, gekreuzt, so sehen alle Pflanzen der ersten Tochtergeneration gleich aus.

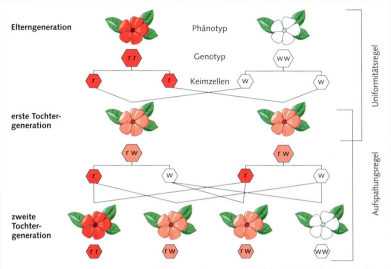

2.45 Kreuzung einer homozygot rot (rr) mit einer homozygot weiß (ww) blühenden japanischen Wunderblume

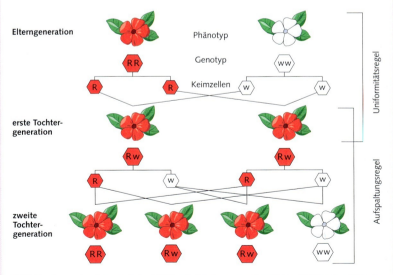

2.46 Kreuzung einer homozygot rot (RR) mit einer homozygot weiß (ww) blühenden Pflanze, wobei die Blütenfarbe rot über weiß dominant ist

Aufspaltungsregel. Werden die Pflanzen der ersten Tochtergeneration miteinander gekreuzt, so spalten sich die Pflanzen der **zweiten Tochtergeneration** phänotypisch in bestimmten Zahlenverhältnissen auf. Dabei treten die Phäno- und Genotypen der ursprünglichen Elterngeneration wieder auf.

Bei der oben beschriebenen ersten Möglichkeit, bei der die Allele für rote und weiße Farbe gleich stark waren, treten also in der zweiten Tochtergeneration die Allel-Kombinationen rr, rw und ww im Zahlenverhältnis von 1:2:1 auf [Abb. 2.45]. Daraus ergibt sich, dass bei der zweiten Tochtergeneration 25 % der Pflanzen rot, 50 % rosa und 25 % weiß blühen.

Anders verhält es sich mit der oben beschriebenen zweiten Möglichkeit, bei der das Allel für rote Farbe (R) dominant ist. Zwar treten bei der zweiten Tochtergeneration die Allel-Kombinationen RR, Rw, Rw und ww auch im Verhältnis 1:2:1 auf [Abb. 2.46]. Dies bedeutet aber eine Verteilung der Blütenfarben im Verhältnis 3:1, das heißt 75 % der Pflanzen blühen rot und 25 % der Pflanzen weiß.

Unabhängigkeitsregel. Werden zwei homozygote Pflanzen gekreuzt [Abb. 2.47], die sich in zwei oder mehr Merkmalen (Allelen) unterscheiden, so werden die einzelnen Merkmale (Allele) bei der Weitergabe durch nachfolgende Generationen unabhängig voneinander und entsprechend der Uniformitäts- und Aufspaltungsregeln vererbt.

Dadurch treten bereits in der zweiten Tochtergeneration neue Merkmalskombinationen auf.

Genetisch bedingte Störungen

Es gibt verschiedene Möglichkeiten für die Entstehung genetisch bedingter Störungen. Hier soll nur auf die **monogene Vererbung** und auf Chromosomenabweichungen eingegangen werden.

Monogene Vererbung

Bei der monogenen Vererbung ist ein einziges Gen verändert. Diese Veränderung geht letztlich auf eine **Mutation** des Gens zurück, d. h. eine spontane oder durch äußere Einflüsse verursachte Änderung in der DNA-Basenfolge eines Gens, die u. a. zur Produktion veränderter bzw. funktionsgestörter Proteine führt.

Für solche veränderten Gene gibt es drei Vererbungsmöglichkeiten: **autosomal-rezessiv, autosomal-dominant** und **X-chromosomal-rezessiv.**

Autosomal-rezessiv. Beim autosomal-rezessiven Erbgang betrifft der Gendefekt ein Autosom, wobei das defekte Gen rezessiv ist gegenüber dem normalen. Der Gendefekt tritt also nur bei Homozygotie phänotypisch in Erscheinung, nicht jedoch im heterozygoten Zustand. Entsprechen müssen beide Elternteile (mindestens) heterozygot für denselben Gendefekt sein [Abb. 2.48]. Nach der Spaltungsregel tritt dann bei 25 % der Nachkommen die Störung auf, 50 % sind heterozygote Träger des veränderten Gens (aber phänotypisch unauffällig), und 25 % besitzen ein normales Genom.

Beide Geschlechter sind betroffen. Bei (enger) Verwandtschaft der Elternteile ist das Risiko erhöht, da dann die Wahrscheinlichkeit besonders groß ist, dass beide Eltern aufgrund gemeinsamer Erbanlagen das gleiche defekte Gen haben.

Viele Stoffwechselstörungen werden autosomal rezessiv vererbt, z. B.:
- **Mukoviszidose** (zystische Fibrose) mit gestörter Sekretbildung vor allem in den Atemwegen und der Bauchspeicheldrüse (▶ S. 236)
- **Phenylketonurie** mit Abbaustörung und Anhäufung der Aminosäure Phenylalanin. Unbehandelt führt dies zu zunehmendem Intelligenzverlust. Durch eine spezielle Diät werden die Symptome (weitgehend) vermieden.

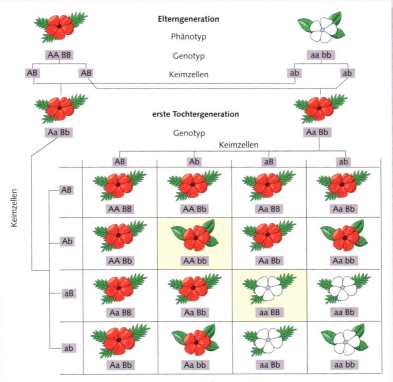

2.47 Unabhängigkeitsregel. Kreuzung einer homozygot rot blühenden Pflanze mit gezackten Blättern und einer homozygot weiß blühenden Pflanze mit glatten Blättern, wobei rot blühend und gezackt jeweils dominant sind

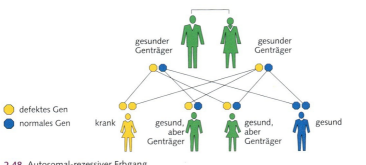

2.48 Autosomal-rezessiver Erbgang

Autosomal-dominant. Auch beim selteneren autosomal dominanten Erbgang betrifft der Gendefekt ein Autosom und können beide Geschlechter betroffen sein.

Im Gegensatz zum autosomal-rezessiven Erbgang tritt aber das defekte Gen aufgrund seiner Dominanz bereits im heterozygoten Zustand phänotypisch in Erscheinung. Ist ein Elternteil Träger des defekten Gens und besitzt der andere Elternteil ein normales Genom, so erben nach der Spaltungsregel 50% der Nachkommen das defekte Gen und sind somit von der Störung betroffen [Abb. 2.49].

Beispiele für autosomal-dominante genetisch bedingte Erkrankungen sind:

- **Polydaktylie:** Vorkommen überzähliger Finger oder Zehen
- **Chondrodystrophie** oder Achondroplasie: Minderwuchs wegen gestörter Knorpelbildung

X-chromosomal-rezessiv. Beim X-chromosomal rezessiven Erbgang befindet sich das defekte Gen auf einem X-Chromosom. Da dieses ein Geschlechtschromosom ist, spricht man auch von geschlechtsgebundener Vererbung [Abb. 2.50].

Heterozygote Frauen besitzen neben dem defekten Gen ein weiteres X-Chromosom mit einem unveränderten Gen. Da das defekte Gen rezessiv ist, tritt die Störung aufgrund des vorhandenen normalen X-Chromosoms nicht in Erscheinung. Die heterozygote Frau gibt jedoch das defekte Gen an die Hälfte ihrer Nachkommen weiter, sie ist eine **Konduktorin** (Übertragerin).

Aus der Verbindung einer Konduktorin mit einem homozygot gesunden Mann gehen phänotypisch normale Töchter hervor, von denen jedoch 50% Konduktorinnen sind. Von den Söhnen erben 50% das normale X-Chromosom ihrer Mutter und sind damit gesund, während die anderen 50% erkranken. In diesem Fall kommt das X-Chromosom mit dem defekten Gen gemeinsam mit einem normalen Y-Chromosom im Genom vor. Das Y-Chromosom besitzt jedoch keinen Genort, der den X-chromosomalen Gendefekt ausgleichen könnte.

Geht ein kranker Mann eine Verbindung mit einer genetisch normalen Frau ein, so sind alle Söhne gesund und alle Töchter sind Konduktorinnen.

Beispiele für X-chromosomal-rezessive genetisch bedingte Erkrankungen sind:

- **Bluterkrankheit** (sog. Hämophilie): Durch Mangel an einem bestimmten Gerinnungsfaktor kommt es zu einer Störung der Blutgerinnung (▶ S. 196), die bei Verletzungen zu schwer stillbaren Blutungen führt. Bei der Hämophilie A fehlt der Gerinnungsfaktor VIII, bei der Hämophilie B wird der Gerinnungsfaktor IX unzureichend gebildet. Durch Verabreichung der entsprechenden Gerinnungsfaktoren ist die Bluterkrankheit behandelbar
- **Progressive Muskeldystrophie:** Bei der progressiven Muskeldystrophie kommt es, meist schon ab dem Kindesalter, zu fortschreitendem Muskelschwund. Bestimmte Formen dieser Erkrankung werden X-chromosomal-rezessiv vererbt
- **Farbsinnstörungen:** Farbsinnstörungen sind relativ häufig und betreffen entsprechend dem Erbgang vor allem Männer. Die Farbwahrnehmung über die Zapfen der Netzhaut (▶ S. 460) ist verändert, wobei meist die Zapfen für Rot- und Grünsehen betroffen sind. Die Ausprägung der Störungen ist unterschiedlich und reicht von einer im Alltag kaum merklichen Farbenschwäche bis zur vollständigen Farbenblindheit.

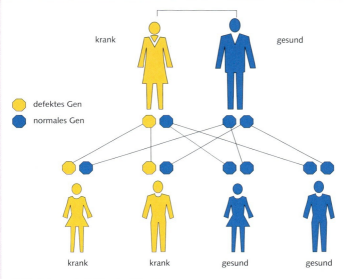

2.49 Autosomal-dominanter Erbgang

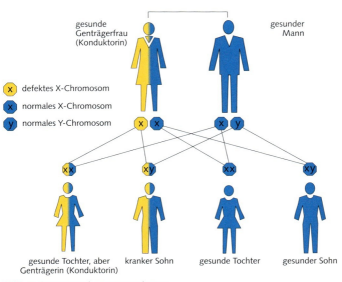

2.50 X-chromosomal-rezessiver Erbgang

Chromosomenaberrationen

Bei den **Chromosomenaberrationen** (Chromosomenabweichungen) unterscheidet man zwischen nummerischen und strukturellen Anomalien.

Nummerische Aberrationen

Bei den nummerischen Aberrationen ist die Zahl der Chromosomen verändert. Ursache ist eine Verteilungsstörung der Chromosomen, meist in der Meiose der Keimzellen oder der ersten Mitose(n) der befruchteten Eizelle (▶ S. 346).

Bei Fehlen eines Chromosoms handelt es sich um eine **Monosomie**. Ist ein zusätzliches Chromosom vorhanden, spricht man von **Trisomie**. Die Rate nummerischer Chromosomenaberrationen nimmt mit dem Alter der Mutter deutlich zu. Von den Aberrationen können sowohl Autosomen als auch Gonosomen betroffen sein.

Nummerische Aberrationen von Autosomen. Das komplette Fehlen eines Autosoms, also eine autosomale Monosomie, ist mit dem Leben nicht vereinbar. Einige autosomale Trisomien wie die der Chromosomen 18 und 13 kommen gelegentlich vor. Am häufigsten aber ist die **Trisomie 21** oder das Down-Syndrom. Sie ist u.a. gekennzeichnet durch Intelligenzminderung, schräge Lidspalte, große Zunge, kurzen Nacken, sog. Vierfingerfurche und kurzen Finger.

Nummerische Aberrationen von Gonosomen. Bei den Geschlechtschromosomen sind je eine Monosomie und eine Trisomie erwähnenswert.

Beim **Turner-Syndrom** ist nur ein X-Chromosom vorhanden. Die phänotypisch weiblichen Personen fallen durch Kleinwuchs und eine Hautfalte von den Ohren bis zur Schulter auf. Da die Eierstöcke unterentwickelt sind, bleibt die Pubertät aus und ist die Frau unfruchtbar.

Beim **Klinefelter-Syndrom** handelt es sich um eine Trisomie der Geschlechtschromosomen mit der Konstellation XXY. Die Jungen bzw. Männer zeigen eine Störung der Geschlechtsentwicklung und sind unfruchtbar.

Strukturelle Aberrationen

Bei strukturellen Aberrationen ist die Zahl der Chromosomen normal, einzelne Chromosomenabschnitte aber strukturell verändert. Häufige Ursache sind Chromosomenbrüche mit Verlust oder Verdopplung der Bruchstücke.

Deletion. Bei einer Deletion bricht ein Chromosomenabschnitt ab und geht verloren [Abb. 2.51, 2.52]. Ein Beispiel ist das **Katzenschrei-Syndrom** mit Verlust von Teilen des kurzen Arms von Chromosom 5. Betroffene Kinder fallen durch katzenähnliche Schreie, kleinen Schädel und geistige Unterentwicklung auf.

Translokation. Bei der Translokation kommt es zu einer Verlagerung von Chromosomenabschnitten [Abb. 2.51].

Bei einer **nicht-reziproken Translokation** bricht ein Chromosom an einer Stelle und das Bruchstück wird an ein anderes Chromosom angeheftet. Bei einer **reziproken Translokation** lagern sich nicht-homologe Chromosomenabschnitte aneinander und werden ausgetauscht, [Abb. 2.54].

Geht beim Abschnittsaustausch kein genetisches Material verloren und kommt auch keines durch Verdopplung hinzu, spricht man von **balancierter Translokation**. Träger einer solchen Translokation sind meist phänotypisch gesund. Ihre Nachkommen haben jedoch ein erhöhtes Risiko für **unbalancierte Translokationen** mit Krankheitserscheinungen.

Duplikation. Als Duplikation [Abb. 2.53] bezeichnet man die Verdopplung eines Chromosomenabschnitts. Ob klinische Erscheinungen auftreten, hängt von der Größe des verdoppelten Abschnittes und den darauf befindlichen Genen ab.

2 Zellen- und Vererbungslehre

Chromosomendeletion
(Stückverlust)

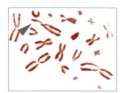

Chromosomentranslokation
(Stückaustausch)

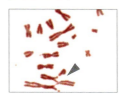

2.51 Strukturelle Chromosomenaberration

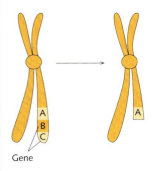

2.52 Entstehung einer Deletion

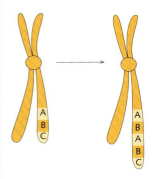

2.53 Entstehung einer Duplikation

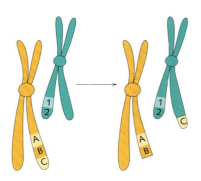

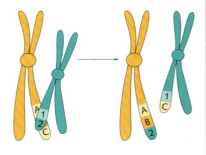

2.54 Entstehung einer Translokation, oben nicht-reziprok, unten reziprok

2 Zellen- und Vererbungslehre

Wiederholungsfragen

1. Welche Geräte werden für die strukturelle Untersuchung von Zellen verwendet? (▶ S. 12)
2. Welche Moleküle sind die Hauptkomponenten der Zellmembran? (▶ S. 12)
3. Wodurch wird die Zellmembran durchlässig für hydrophile Substanzen? (▶ S. 14)
4. Was ist unter Membranglykokalyx zu verstehen? (▶ S. 14)
5. Welche drei Mechanismen liegen dem passiven Transport durch Zellmembranen zugrunde? (▶ S. 14)
6. Was bedeutet kolloidosmotischer Druck? (▶ S. 16)
7. Über welche Mechanismen erfolgt der aktive Transport in und aus Zellen? (▶ S. 18)
8. Welche Bedeutung haben Membranrezeptoren? (▶ S. 18)
9. Wodurch wird das Membranpotenzial aufrechterhalten? (▶ S. 18)
10. Welche drei Gruppen von Zellkontakten gibt es? (▶ S. 20)
11. Welche Strukturen gehören zum Zellskelett? (▶ S. 22)
12. Welche hauptsächliche Bedeutung haben die Mitochondrien? (▶ S. 24)
13. Welche Typen von Mitochondrien sind zu unterscheiden? (▶ S. 24)
14. Worin liegt die Bedeutung von Lysosomen? (▶ S. 26)
15. Welche Moleküle werden im rauen ER synthetisiert? (▶ S. 28)
16. Welche Räume bilden den Golgi-Apparat? (▶ S. 28)
17. In welchen Zustandsformen kommt Chromatin vor? (▶ S. 32)
18. Wie ist der Bau der Kernhülle? (▶ S. 32)
19. Woraus besteht ein Chromosom? (▶ S. 32)
20. Welche Komponenten enthält ein Nucleotid? (▶ S. 32)
21. Worin besteht der Unterschied zwischen DNA und RNA? (▶ S. 34)
22. Was ist der genetische Code? (▶ S. 34)
23. Was unterscheidet Mitose und Meiose? (▶ S. 36, S. 38)
24. Was sind Allele? (▶ S. 40)
25. Wie heißen die drei Mendel-Gesetze? (▶ S. 40)
26. Welche drei monogenen Vererbungsmöglichkeiten gibt es? (▶ S. 42)
27. Welche Erbkrankheit ist die Hämophilie? (▶ S. 44)
28. Welche Formen von Chromosomenaberrationen gibt es? (▶ S. 46)
29. Wodurch ist die Trisomie 21 charakterisiert? (▶ S. 46)
30. Was versteht man unter einer Translokation? (▶ S. 46)

3 Gewebelehre

3.1 Übersicht 50
3.2 Epithelgewebe 50
3.3 Binde- und Stützgewebe 58
3.4 Muskelgewebe 76
3.5 Nervengewebe 82
    Wiederholungsfragen 84

3 Gewebelehre

3.1 Übersicht
Gewebe sind Verbände gleichartig differenzierter Zellen und deren Zwischenzellsubstanz. Die Lehre von den Geweben ist die **Histologie**. Es werden vier **Hauptgewebe** [Abb. 3.1] unterschieden:
- Epithelgewebe
- Binde- und Stützgewebe
- Muskelgewebe
- Nervengewebe.

3.2 Epithelgewebe
Epithelgewebe werden je nach Bau und Funktion weiter unterteilt in:
- Oberflächenepithelien
- Drüsenepithelien
- Sinnesepithelien
- Myoepithelien.

Eigenschaften von Epithelgewebe
Epithelgewebe sind zellreiche Gewebe. Die Zellen trennt nur ein schmaler Spaltraum (**Interzellularraum**) mit wenig Zwischenzellsubstanz (**Interzellularsubstanz,** extrazelluläre Matrix, ECM) und ohne Blutgefäße. Die **Basalmembran,** eine dünne, zellfreie Schicht aus Interzellularsubstanz, trennt das Epithel vom darunter liegenden Gewebe. Die Epithelzellen sind durch zahlreiche verschiedene **Zellkontakte** (▶ S. 20) miteinander verbunden und zeigen Oberflächendifferenzierungen (▶ u.).

Karzinom. Alle bösartigen Geschwülste (maligne Tumoren), die sich von Epithelzellen ableiten, werden Karzinome genannt.

Oberflächenepithelien
Oberflächenepithelien bedecken die äußere Körperoberfläche als Oberhaut (Epidermis) und die inneren Oberflächen, z. B. des Magen-Darm-Kanals, der Atemwege und Blutgefäße.

Einteilung. Eingeteilt werden die Oberflächenepithelien nach ihrer **Schichtenbildung** (ein- oder mehrschichtig) und nach der **Zellform** (platt, kubisch oder säulenförmig). Folgende Oberflächenepithelien sind zu unterscheiden:

- Bei den **einschichtigen Epithelien** das einfache Plattenepithel, einfache kubische Epithel, einfache Säulenepithel und mehrreihige Epithel
- Bei den **mehrschichtigen Epithelien** das mehrschichtige unverhornte sowie verhornte Plattenepithel und das Übergangsepithel (Urothel).

Differenzierungen. Epithelien sind **polar** differenziert, die zur Oberfläche (=**apikal**) weisende Zellseite ist also anders gestaltet als die gegenüberliegende, an die Basalmembran (=**basal**) grenzende Seite. Dies wird besonders bei den Oberflächendifferenzierungen deutlich:
- **Mikrovilli** (▶ auch S. 272 u. Abb. 9.30) sind fingerförmige Zellfortsätze. Dicht stehende, gleich lange Mikrovilli bilden einen **Bürstensaum**
- **Stereozilien** sind überlange Mikrovilli [Abb. 3.3]
- **Kinozilien** oder Flimmerhaare sind eigenbewegliche, fingerförmige Zellfortsätze [Abb. 3.2, 3.4]. Für ihre Eigenbewegungen enthalten sie im Innern Mikrotubuli mit Dynein als Motorproteine (▶ S. 22). Es gibt 9 periphere Doppelmikrotubuli und 2 zentrale Mikrotubuli, sog. 9x2+2 Struktur. Die Mikrotubuli sind unter der Zelloberfläche in den **Basalkörperchen** (Kinetosomen) verankert [Abb. 3.5, 3.6]. Bei Epithelien mit Kinozilien handelt es sich um **Flimmerepithel.**

Einschichtige Oberflächenepithelien
Hierbei befindet sich nur eine Schicht von Zellen auf der Basalmembran.

Einfaches Plattenepithel. Es ist sehr dünn, die Zellen liegen flach ausgebreitet und sind vielkantig [Abb. 3.5]. Die Dünne des Epithels begünstigt den Durchtritt von Gasen und Flüssigkeiten. Dies erklärt auch ihr Vorkommen z. B. als epitheliale Auskleidung der Blutgefäße, hier als **Endothel** bezeichnet, und der Brust- und Bauchhöhle, hier **Mesothel** genannt.

3 Gewebelehre

Binde- und Stützgewebe

lockeres kollagenes Bindegewebe

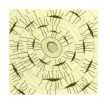

Fettgewebe

Knochengewebe

Muskelgewebe

glatte Muskelzellen

quergestreifte Skelettmuskelzellen

quergestreifte Herzmuskelzellen

Epithelgewebe

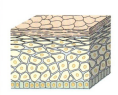

Oberflächenepithel

Nervengewebe

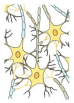

Nervenzellen

3.1 Vier Hauptgewebe des menschlichen Körpers

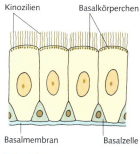

3.2 Mehrreihiges Säulenepithel mit Kinozilien (Flimmerepithel)

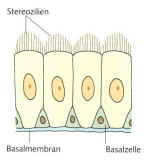

3.3 Mehrreihiges Säulenepithel mit Stereozilien

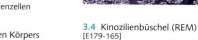

3.4 Kinozilienbüschel (REM)
[E179-165]

Einfaches kubisches und Säulenepithel. Die Zellen des kubischen Epithels besitzen gleiche Kantenlängen. Deshalb wird es auch als isoprismatisches Epithel bezeichnet [Abb. 3.6]. Die Zellen des Säulenepithels sind schmal und hoch. Deshalb heißt es auch Zylinder- oder hochprismatisches Epithel [Abb. 3.8].

Kubische und Säulenepithelien sind meist auf Resorption und Transport oder Bildung und Abgabe von Stoffen spezialisiert. Das große Zellvolumen ist u. a. durch Organellreichtum oder gespeicherte Substanzen bedingt. Resorbierende Epithelzellen besitzen zusätzlich als Oberflächenvergrößerung einen Bürstensaum [Abb. 3.8].

Mehrreihiges Epithel. Beim mehrreihigen Epithel als Sonderform des einschichtigen Epithels berühren alle Zellen die Basalmembran, aber nicht alle die freie Oberfläche. Maßgeblich für die Formbenennung des Epithels sind die Zellen, die die Oberfläche erreichen.

Es gibt fast nur **mehrreihige Säulenepithelen** (mehrreihige hochprismatisches Epithelien). Sie kommen mit Stereozilien z. B. in den männlichen Geschlechtswegen vor, mit Kinozilien z. B. in den Atemwegen [Abb. 3.2, 3.3].

Mehrschichtige Oberflächenepithelien

Bei mehrschichtigen Oberflächenepithelien liegen unterschiedlich viele Zelllagen übereinander, die Formbenennung erfolgt nach der obersten Zelllage. Am wichtigsten sind mehrschichtige Plattenepithelien. Als Sonderform kann das Übergangsepithel betrachtet werden.

Mehrschichtige Plattenepithelien. Mehrschichtige Plattenepithelien sind **Schutzepithelien,** die bei Bedeckung der äußeren Körperoberfläche als Oberhaut verhornt und bei Auskleidung innerer Hohlräume, z. B. der Speiseröhre, unverhornt sind. Je nach mechanischer Beanspruchung kommen dabei unterschiedlich viele Zelllagen vor.

Die Regeneration erfolgt aus der basalen Zellschicht, der aus einer Schicht kubischer bis säulenförmiger Zellen bestehende **Basalzellschicht** oder Stratum basale [Abb. 3.7, 3.9]. Zur Oberfläche schließen sich mehrere Lagen vielkantiger Zellen an, die **Stachelzellschicht** (Stratum spinosum, Stratum intermedium). Vor allem beim verhornten Plattenepithel sind die Zellen hier durch zahlreiche Desmosomen (▶ S. 20) verhaftet, was der Oberhaut hohe mechanischen Widerstandsfähigkeit verleiht.

In den weiteren Schichten unterscheiden sich verhorntes und unverhorntes Plattenepithel:

Mehrschichtiges unverhorntes Plattenepithel. An die Stachelzellschicht schließen sich mehrere Lagen von Zellen an, die zunehmend flacher werden, die **Superfizialschicht** oder Stratum superficiale [Abb. 3.7].

Mehrschichtiges verhorntes Plattenepithel. Hier schließt sich an die Stachelzellschicht eine **Verhornungszone** aus **Körnerschicht** (Stratum granulosum) und **Hornschicht** (Stratum corneum) an [Abb. 3.9]. Auch hier werden die Zellen ausgehend von der Stachelzellschicht immer flacher. Die Interzellularräume dieser Zone sind durch Lipide zum Diffusionsschutz verschlossen. In bestimmten Abschnitten der Oberhaut befindet sich zwischen Körner- und Hornschicht eine schmale helle Schicht (Stratum lucidum).

Die Zellen der Körnerschicht enthalten Granula („Körnchen"), die im Zusammenhang mit dem Verhornungsprozess stehen. In den Zellen der Körnerschicht gehen die Zellkerne und Organellen zugrunde. Zurück bleiben dicht gelagerte, platte „Zellgeister", d. h. kernlose, horngefüllte Zellen. In der Hornschicht bilden diese dicht gelagerte **Hornlamellen** [Abb. 3.9]. Die Dicke der Hornschicht hängt von der mechanischen Beanspruchung ab.

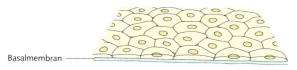
3.5 Einfaches Plattenepithel

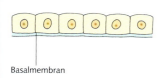
3.6 Einfaches kubisches Epithel

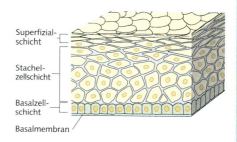
3.7 Mehrschichtiges unverhorntes Plattenepithel

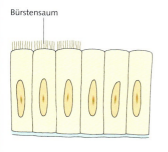
3.8 Einfaches Säulenepithel

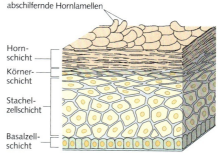
3.9 Mehrschichtiges verhorntes Plattenepithel

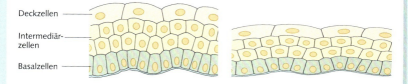
3.10 Übergangsepithel. Links ungedehnt, rechts gedehnt. [E260]

Übergangsepithel. Das Übergangsepithel (Urothel) ist eine Sonderform eines mehrschichtigen Epithels [Abb. 3.10]. Es bildet die epitheliale Auskleidung der ableitenden Harnwege, z.B. von Harnleiter und Harnblase.

Das Übergangsepithel bietet Schutz gegenüber aggressiven Bestandteilen des Harns und ist gut dehnbar. Dadurch kann es sich an unterschiedliche Füllungszustände der Harnblase gut anpassen.

Übergangsepithel ist überwiegend mehrschichtig. Zu unterscheiden sind eine basale Zelllage, die **Basalzellen,** daran anschließend mehrere Lagen vielkantiger Zellen, die **Intermediärzellen,** und eine Lage oberflächlicher bedeckender Zellen, die **Deckzellen.** An der zu den Harnwegen gerichteten Zellmembran der Deckzellen sind spezielle Membranproteine, die **Uroplakine,** wie Schutzschilder angeordnet – ein wichtiger Bestandteil der oben erwähnten Schutzfunktion.

Metaplasie
Die krankhafte Umwandlung einer Epithelform in eine andere, ausgelöst durch chronische Reizung, heißt Metaplasie. Ein bekanntes Beispiel ist die Umwandlung des einfachen Säulenepithels im Bereich des äußeren Muttermundes der Gebärmutter in ein mehrschichtiges unverhorntes Plattenepithel. Metaplasien sind von klinischer Bedeutung, da metaplastische Epithelien zur malignen Entartung, zur Karzinomentwicklung, neigen.

Dysplasie und Tumoren
Bei mehrschichtigen Epithelien erfahren die Zellen von basal nach oberflächlich eine zunehmende Ausdifferenzierung. Wenn sich die Zellen nicht mehr richtig ausdifferenzieren, liegt eine **Dysplasie** vor. Entarten die dysplastischen Zellen bösartig (maligne), so entsteht ein **Plattenepithel-** oder **Urothelkarzinom.**
Die entsprechenden gutartigen (benignen) Tumoren heißen **Papillome.**

Drüsenepithelien
Drüsenepithelien bilden spezifische Substanzen, die **Sekrete.** Chemisch handelt es sich am häufigsten um Peptide (z.B. Peptidhormone), Proteine bzw. Glykoproteine (oft Verdauungsenzyme, Schleime oder Muzine), Lipide und Steroidhormone (▶ S. 368).

Einteilung. Eingeteilt werden Drüsenepithelien v.a. nach zwei Kriterien:
- Werden die Sekrete auf Epitheloberflächen abgegeben, spricht man von **exokrinen Drüsen. Endokrine Drüsen** geben ihr Sekret ins umliegende Gewebe oder Blut ab
- Drüsenepithelien können sich als **endoepitheliale Drüsen** [Abb. 3.11] im Oberflächenepithel befinden oder als unterschiedlich große **exoepitheliale Drüsen** im darunter liegenden Gewebe [Abb. 3.12]. Exoepitheliale Drüsen sind während ihrer Entwicklung aus dem Oberflächenepithel in das darunter befindliche Gewebe ausgewachsen.

Sekretion. Sekretion bezeichnet meist die Sekretbildung und -abgabe [Abb. 3.13], manchmal aber auch nur die Sekretabgabe (Extrusion). Sekretion kommt nicht nur bei Drüsenepithelien vor, sondern bei vielen weiteren Zellen, z.B. sezernieren Plasmazellen Immunglobuline.

Arten der Sekretabgabe
Es gibt folgende Arten der Sekretabgabe:
- **Exozytose** (ekkrine oder merokrine Extrusion)
- **Apozytose** (apokrine Extrusion)
- **Holozytose** (holokrine Extrusion).

Exozytose. Dies ist die häufigste und, da weder Membran noch Zytoplasma verloren geht, die ökonomischste Art der Sekretabgabe [Abb. 3.13]. Membranumhüllte Sekretgranula lagern sich an die apikale Zellmembran. Granulum- und Zellmembran verschmelzen punktuell, das Granulum wird eröffnet, und das Sekret strömt aus.

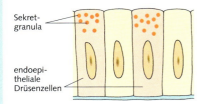

3.11 Endoepitheliale Drüsenzellen (exokrin)

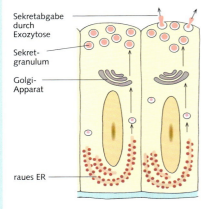

3.13 Bildung und Abgabe eines Sekrets

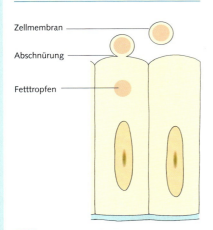

3.14 Apozytose von Fetttröpfchen

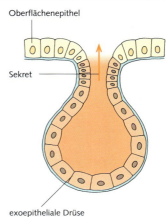

3.12 Exoepitheliale Drüse (exokrin)

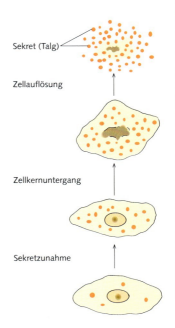

3.15 Holozytose einer Talgdrüsenzelle

Apozytose. Apozytose ist vor allem beim Epithel der Milch sezernierenden **Brustdrüse** zur Abgabe des **Milchfettes** [Abb. 3.14] zu beobachten. Fetttröpfchen lagern sich von innen an die Zellmembran, werden von dieser umhüllt und zusammen mit ihr abgeschnürt.

Holozytose. Bei der Holozytose sind Sekretabgabe und Zelluntergang aneinander gekoppelt. Sie kommt nur bei **Talgdrüsen** vor [Abb. 3.15].

Endoepitheliale exokrine Drüsen

Endoepithelial exokrine Drüsen liegen im Epithel und geben ihr Sekret an dessen Oberfläche ab. Hauptvertreter sind die bauchigen **Becherzellen** [Abb. 3.16], die z. B. als Einzelzellen im Oberflächenepithel des Darms vorkommen. An ihrer schmalen Basis liegt der napfförmige Zellkern. Der Zellleib ist voller Schleimgranula. Der **Schleim**, bestehend aus Muzinen (Proteine mit Kohlenhydratseitenketten), wird durch Einreißen der apikalen Zellmembran in Form einer Massenausschleusung abgegeben. Spezielle Schleim bildende Zellen (keine Becherzellen) können das gesamte Oberflächenepithel bilden, z. B. beim Oberflächenepithel des Magens, oder nur eine Zellart, z. B. im Epithel des Eileiters.

Endoepitheliale endokrine Drüsen

Endokrine Einzelzellen liegen verstreut im Oberflächenepithel des gesamten Verdauungs- und Atmungstraktes und verschiedener Gangsysteme und bilden das **disseminierte endokrine System** (▶ S. 368). Sie produzieren verschiedene Hormone und geben sie ins Blut ab [Abb. 3.17].

Exoepitheliale exokrine Drüsen

Bei exoepithelialen exokrinen Drüsen ist das Drüsengewebe außerhalb des Oberflächelepithels zu Organen zusammengefasst (z. B. Kopfspeicheldrüsen) oder liegt als kleine Einzeldrüsen im Bindegewebe (z. B. Schweißdrüsen). Die Sekrete gelangen über ein Ausführungsgangsystem auf die Epitheloberfläche.

Aufbau. Exoepitheliale exokrine Drüsen sind aufgebaut aus unterschiedlich vielen **Drüsenendstücken** und einem **Ausführungsgangsystem**, in das sich die Endstücke öffnen.

Drüsenendstücke bestehen aus spezifischen Sekret bildenden Zellen und sind verschieden geformt [Abb. 3.18, 3.19]. Die wichtigsten Formen sind **alveolär** (säckchenförmig), **tubulös** (röhrenförmig) und **azinös** (beerenförmig). Eine Drüse kann nur eine oder mehrere Endstückformen enthalten, z. B. tubuloalveolär sein.

Nach der Beschaffenheit des Sekrets und der Endstückform (▶ u.) unterscheidet man **seröse, muköse und gemischte Speicheldrüsen.** Je nach Art des Sekrets kann die ganze Drüse dann rein serös, rein mukös oder seromukös sein.

Seröse Drüsenendstücke. Seröse Drüsenendstücke [Abb. 3.18] bilden ein **dünnflüssiges** und protein-, d. h. enzymreiches Sekret. Ihre Form ist überwiegend azinös. Sie sezernieren u. a. Enzyme für die Verdauung. Eine rein seröse Drüse ist z. B. die Ohrspeicheldrüse.

Muköse Drüsenendstücke. Die überwiegend tubulös geformten mukösen Drüsenendstücke [Abb. 3.18] sezernieren ein **zähflüssiges,** schleimhaltiges Sekret aus Muzinen (▶ o.), das auf Epitheloberflächen einen Gleitfilm bildet. Eine gemischte seromuköse Drüse ist z. B. die Unterkieferspeicheldrüse.

Gemischte Drüsenendstücke. Bei gemischten Drüsen ist eine spezielle Endstückform häufig: Am blinden Ende eines mukösen Drüsenschlauches (Tubulus) sind unterschiedlich viele seröse Drüsenzellen angelagert [Abb. 3.20] und bilden im Idealfall einen **serösen Halbmond.** Vermutlich erleichtert das dünnflüssige Sekret der serösen Drüsenzellen den Abfluss des zähflüssigen Schleimes.

3 Gewebelehre

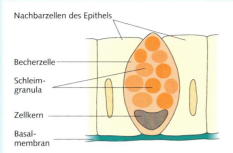

3.16 Endoepitheliale exokrine Drüsenzelle (Becherzelle)

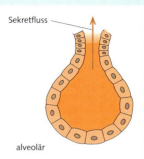

alveolär

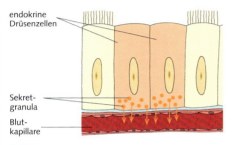

3.17 Endoepitheliale endokrine Drüsenzellen

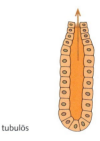

tubulös

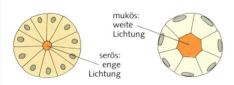

3.18 Seröses und muköses Drüsenendstück (quer)

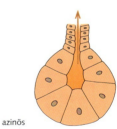

azinös

3.19 Formen von Drüsenendstücken

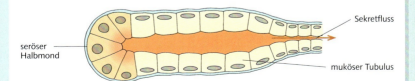

3.20 Gemischtes Drüsenendstück (längs)

Ausführungsgangsystem. Das Ausführungsgangsystem ist vor allem in großen Speicheldrüsen gut entwickelt. Es kann im Anschluss an das Endstück **Schaltstück, Streifenstück** und **Ausführungsgänge** enthalten [Abb. 3.21].

Das Ausführungsgangsystem dient zum einen dem Sekrettransport. Zum anderen wird das Sekret in den Streifenstücken auch noch verändert.

Mündet ein Endstück in einen Ausführungsgang, so ist es eine **einfache Drüse**, z. B. Schweißdrüsen. Münden mehrere Endstücke in einen Ausführungsgang, so ist die Drüse **verzweigt**. Münden mehrere Ausführungsgänge zusammen in einen großen Ausführungsgang, so ist die Drüse **zusammengesetzt**, z. B. große Kopfspeicheldrüsen.

Exoepitheliale endokrine Drüsen
Bei exoepithelialen endokrinen Drüsen bilden endokrine Zellen außerhalb des Oberflächenepithels **Zellgruppen** (z. B. die Langerhans-Inseln der Bauchspeicheldrüse) oder **Organe**, z. B. die Schilddrüse. Sie geben ihr Sekret ins Blut ab und sind daher reichlich mit Blutgefäßen versorgt.

Myoepithel
Myoepithelzellen sind kontraktile Epithelzellen (kontraktile Basalzellen). Wie glatte Muskelzellen besitzen sie kontraktile Proteine (Myofilamente). Die abgeplatteten Zellen liegen zwischen den Zellen der Drüsenendstücke und der Basalmembran [Abb. 3.21] und umgreifen mit ihren Fortsätzen die Endstücke, sodass bei Kontraktion Sekret aus den Drüsenendstücken ausgepresst wird.

Sinnesepithel
Beim Sinnesepithel handelt sich um Rezeptorzellen für Riechen, Schmecken, Hören und Gleichgewicht, die zusammen mit Stützzellen Epithelabschnitte oder kleine Zellkomplexe bilden. Details zu den Sinnesorganen ▶ Kap. 15

3.3 Binde- und Stützgewebe
Bestandteile und Organisation
Alle Binde- und Stützgewebe bestehen aus Zellen und Interzellularsubstanz.
Bei den Zellen des Binde- und Stützgewebes werden unterschieden:
- **Spezifische** (ortsansässige, fixe) **Zellen**. Sie sind für die Bildung der Interzellularsubstanz zuständig
- **Freie** (mobile) **Zellen**. Dies sind Zellen für die spezifische und unspezifische Abwehr.

Die spezifischen Zellen bilden häufig über ihre Fortsätze ein Maschenwerk mit weiten Interzellularräumen. In diesen Räumen sind Interzellularsubstanz und freie Zellen in unterschiedlichen Mengenverhältnissen eingelagert.
Die Interzellularsubstanz besteht aus Fasern und Grundsubstanz (▶ u.)

Bindegewebe
Bindegewebe kommt überall im Körper vor. Das Bindegewebe:
- Verbindet andersartige Gewebe miteinander, z. B. Epithel mit Muskulatur oder Muskulatur mit Knochen
- Umhüllt Organe als Organkapseln
- Bildet das Grundgewebe (**Stroma**) von Organen
- Bindet Blutgefäße und Nerven in umgebende Gewebe ein
- Ist an Abwehr, Wasserhaushalt und Stoffaustausch beteiligt.

Spezifische Zellen des Bindegewebes
Spezifische Zellen des Bindegewebes sind **Mesenchymzellen, Fibroblasten** und **Retikulumzellen** [Abb. 3.22].

Mesenchymzellen. Bei Mesenchymzellen handelt es sich um embryonale Bindegewebezellen, die gleichzeitig die Ursprungszellen für alle spezifischen Zellen des Binde- und Stützgewebes sind.

Fibroblasten. Die Fibroblasten sind die eigentlichen Bindegewebezellen des nachgeburtlichen Bindegewebes.

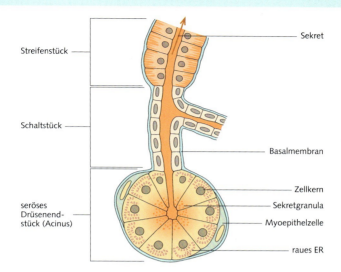

3.21 Seröses Drüsenendstück und Beginn des Drüsenausführungsgangsystems

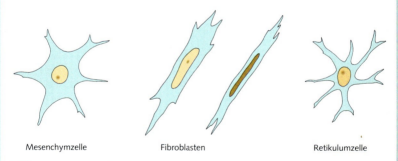

3.22 Spezifische Zellen des Bindegewebes

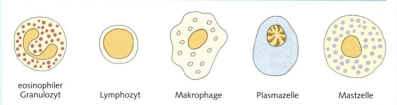

3.23 Freie Zellen des Bindegewebes

Retikulumzellen. Retikulumzellen sind fortsatzreiche Zellen, die zusammen mit retikulären Fasern (▶ u.) ein weiträumiges Maschenwerk bilden.

Tumoren. Von Fibroblasten können Tumoren ausgehen. Bei Gutartigkeit heißen sie **Fibrom**, bei Bösartigkeit **Fibrosarkom**.

Freie Zellen des Bindegewebes

Die beweglichen freien Zellen sind als solche oder als Vorläuferzellen aus dem Blut ins Bindegewebe eingewandert und dienen vor allem der Abwehr. Es handelt sich um [Abb. 3.23]:
- Granulozyten (▶ S. 188)
- Lymphozyten (▶ S. 208)
- Makrophagen (▶ S. 204)
- Antikörper produzierende Plasmazellen (▶ S. 210)
- Mastzellen.

Mastzellen. Mastzellen enthalten Granula, deren Inhalt sie bei entsprechenden Reizen abgeben. Eine Substanz, die hierbei freigesetzt wird, ist Histamin, das vor allem bei allergischen Reaktionen eine große Rolle spielt (▶ S. 212).

Interzellularsubstanz

Sie besteht aus **Fasern** und **Grundsubstanz** und wird durch spezifische Bindegewebezellen sezerniert. Es gibt **kollagene, retikuläre** und **elastische Fasern**.

Fasern des Bindegewebes

Kollagene Fasern. Kollagene Fasern [Abb. 3.24] sind am dicksten und sehr zugfest, aber kaum dehnbar. Kollagene Fasern treten häufig zu Faserbündeln zusammen. Sie kommen überall im Bindegewebe vor, z.B. in Sehnen, Bändern, Knochen und Knorpel. Gebildet werden kollagene Fasern vor allem von Fibroblasten, aber auch von anderen Zellen. Kollagene Fasern bestehen vor allem aus dem Protein Kollagen Typ I, wobei es insgesamt mindestens 18 verschiedene Kollagentypen gibt.

Retikuläre Fasern. Retikuläre Fasern sind deutlich dünner und weniger mechanisch belastbar als kollagene Fasern, dafür aber begrenzt dehnungsfähig. Sie kommen unter anderem vor in Basalmembranen (▶ u.), im Grundgewebe lymphatischer Organe und des Knochenmarks. Ihre Bildung erfolgt bevorzugt durch Retikulumzellen und Fibroblasten, aber auch andere Zelltypen. Retikuläre Fasern bestehen vor allem aus Kollagen Typ III.

Elastische Fasern. Elastische Fasern sind stark **dehnbar**: um mehr als das Doppelte der Ausgangslänge! Sie verzweigen sich zu Netzen und Gittern und kommen überall im Bindegewebe vor, in elastischen Bändern, elastischem Knorpel und Blutgefäßwänden [Abb. 3.25].

Grundsubstanz

Bestandteile der Grundsubstanz sind **Glykosaminoglykane, Proteoglykane** und **Glykoproteine**. Sie bilden ein großmolekulares Maschenwerk, das stark **Wasser** bindet. Dieses Wasser ermöglicht die Diffusion und damit den Stoffaustausch im Zwischenzellraum.

Glykosaminoglykane. Diese sind Polysaccharidketten (Polysaccharide = Vielfachzucker) aus sich wiederholenden Disaccharideinheiten (Disaccharide = Zweifachzucker). Glykosaminoglykane sind oft stark sauer. Glykosaminoglykane mit Sulfatgruppen sind z.B. Heparin und Chondroitinsulfat, ein nicht-sulfatiertes Glykosaminoglykan ist z.B. die Hyaluronsäure.

Proteoglykane. Proteoglykane bestehen aus einem fadenförmigen Protein (Kernprotein) mit langen Seitenketten aus sulfatierten Glykosaminoglykanen [Abb. 3.26].

Glykoproteine. Glykoproteine sind Proteine mit kurzen Kohlenhydratseitenketten. Sie verankern beispielsweise Zellen in der Interzellularsubstanz, bedecken retikuläre Fasern und sind Bestandteil der Glykokalyx von Zellmembranen (▶ S. 14).

3 Gewebelehre

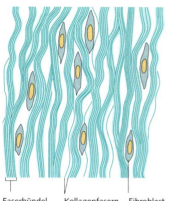

Faserbündel | Kollagenfasern | Fibroblast

3.24 Kollagene Fasern

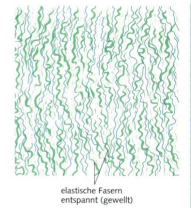

elastische Fasern entspannt (gewellt)

3.25 Elastische Fasern (Wand der Aorta)

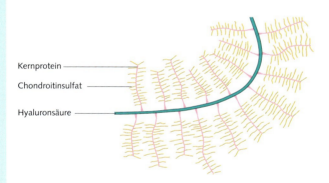

Kernprotein
Chondroitinsulfat
Hyaluronsäure

3.26 Molekularer Bau eines Proteoglykans

faserarmes Bindegewebe	Mesenchym	embryonales Bindegewebe
	gallertartiges Bindegewebe	
	retikuläres Bindegewebe	
	lockeres Bindegewebe	
faserreiches Bindegewebe	straffes geflechtartiges Bindegewebe	
	straffes parallelfaseriges Bindegewebe	
	elastische Bänder	
zellreiches Bindegewebe	spinozelluläres Bindegewebe	

3.27 Bindegewebeformen

Bindegewebeformen

Bindegewebe werden nach ihrem Gehalt an Fasern und spezifischen Zellen in **faserarmes, faserreiches** und **zellreiches Bindegewebe** eingeteilt [Abb. 3.27]. Eine Sonderform ist das Fettgewebe.

Faserarmes Bindegewebe

Faserarmes Bindegewebe bildet weiträumige Bindegewebeverbände.

Mesenchym. Aus diesem embryonalen Bindegewebe geht u. a. das gesamte Binde- und Stützgewebe hervor. Die fortsatzreichen Mesenchymzellen bilden ein Maschenwerk mit weiten Interzellularräumen, die mit visköser, hyaluronsäurereicher Grundsubstanz gefüllt sind.

Gallertiges Bindegewebe. Gallertiges Bindegewebe kommt fast nur in der **Nabelschnur** vor. Die spezifischen Zellen sind fortsatzreiche Fibroblasten. Weite Interzellularräume mit Grundsubstanz enthalten kollagene und retikuläre Fasern. Diese Interzellularsubstanz verleiht dem Gewebe eine gallertige Konsistenz und wird als Wharton-Sulze bezeichnet.

Retikuläres Bindegewebe. Retikuläres Bindegewebe bildet das Grundgewebe **(Stroma)** von lymphatischen Organen und rotem Knochenmark. Fortsatzreiche Retikulumzellen und anhaftende retikuläre Fasern bilden ein weiträumiges Maschenwerk. In den weiten Interzellularräumen befinden sich reichlich freie Zellen [Abb. 3.28]: im roten Knochenmark die Zellen der Blutbildung und in den lymphatischen Organen vor allem Lymphozyten.

Lockeres Bindegewebe. Lockeres Bindegewebe kommt überall vor: als Stroma von Organen, als Binde- und Verschiebeschicht zwischen unterschiedlichen Geweben und Organstrukturen, z. B. in Hüllen und Septen von Sehnen, Muskeln und Nerven. Die Fibroblasten bilden mit ihren Fortsätzen ein weiträumiges Maschenwerk mit locker verteilten kollagenen, retikulären und elastischen Fasern, vielen freien Zellen, Blutgefäßen und Nerven [Abb. 3.29]. Viel Hyaluronsäure und Proteoglykane in der Grundsubstanz sind für den hohen Flüssigkeitsgehalt verantwortlich.

Faserreiches Bindegewebe

Faserreiches Bindegewebe enthält neben wenig Grundsubstanz vor allem kollagene Fasern (= straffes kollagenfaseriges Bindegewebe), seltener vor allem elastische Fasern (= elastische Bänder). Die spezifischen Zellen sind Fibroblasten.

Straffes kollagenfaseriges Bindegewebe. Beim **straffen geflechtartigen Bindegewebe** verlaufen die Fasern in allen Richtungen [Abb. 3.31], woraus hohe Zugfestigkeit in allen Richtungen resultiert. Diese Bindegewebeform bildet u. a. die Kapseln von Gelenken und Organen.

Beim **straffen parallelfaserigen Bindegewebe** verlaufen die Fasern parallel in einer Richtung [Abb. 3.30]. Dadurch ergibt sich hohe Zugfestigkeit in einer Richtung. Es bildet Sehnen, Aponeurosen (d. h. platte Sehnen) und Bänder.

Elastische Bänder. Elastische Bänder sind im Körper selten (z. B. die Zwischenbogenbänder der Wirbelbögen).

Zellreiches Bindegewebe

Es kommt als spinozelluläres Bindegewebe in der Rinde des Eierstocks vor. Dicht gelagerte, spindelförmige Zellen sind in Zügen angeordnet, die in unterschiedlichen Richtungen verlaufen. Es gibt wenig Interzellularsubstanz.

Basalmembranen

Basalmembranen bilden nicht nur die „Unterlage" für Epithelien, sondern sind zum Beispiel auch um Muskel- und Fettzellen anzutreffen. Sie bestehen aus Interzellularsubstanz, die zwei Schichten bildet [Abb. 3.32]: **Basallamina** und **Lamina fibroreticularis** mit retikulären Fasern. Basalmembranen enthalten darüber hinaus Proteoglykane und Glykoproteine.

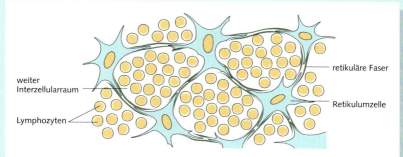

3.28 Retikuläres Bindegewebe mit Lymphozyten im Interzellularraum (lymphatisches Gewebe)

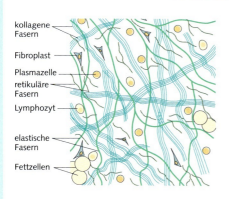

3.29 Lockeres Bindegewebe

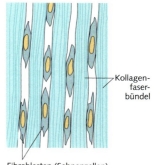

3.30 Straffes parallelfaseriges Bindegewebe

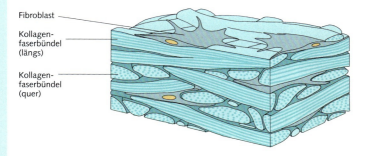

3.31 Straffes, geflechtartiges Bindegewebe

Fettgewebe

Fettgewebe wird unterteilt in **weißes** und **braunes Fettgewebe,** benannt nach dem Farbton des frischen Gewebes. Seine spezifischen Zellen sind die **Fettzellen** oder Adipozyten. Aus den gleichen mesenchymalen Vorläuferzellen, welche die Fibroblasten hervorbringen, entsteht embryonal zunächst braunes Fettgewebe, das vor und nach der Geburt durch weißes Fettgewebe ersetzt wird.

Weißes Fettgewebe (univakuoläres Fettgewebe). Weißes Fettgewebe macht beim Erwachsenen normalerweise 10–25 % des Körpergewichts aus.

(Weiße) Fettzellen, die Neutralfette (Triglyzeride, ▶ S. 288) speichern und wieder abgeben können, kommen einzeln oder in Gruppen nahezu überall im Körper vor [Abb. 3.33, 3.34]. Sie sind einzeln rund, im Verband meist vieleckig. Ein großer, zentraler Fetttropfen (unilokuläre oder **univakuoläre Fettzelle**) wird von einem sehr dünnen Zytoplasmasaum umrahmt. Nahe dem Zellkern ist der Zytoplasmasaum etwas breiter. Eine Vermehrung weißer Fettzellen ist beim Erwachsenen nicht gesichert, sie können aber erheblich an Größe zunehmen.

Fettgewebe sind läppchenartige Gebilde aus unterschiedlich vielen Fettzellen:

- **Baufett** hat v.a. mechanische Aufgaben als Polster- und Füllgewebe, z.B. subkutan in Handteller und Fußsohle und im Bereich von Gesäß und Knie
- **Speicherfett** ist fast überall im Körper zu finden, in größeren Mengen subkutan in der Haut und im großen Netz. Es unterliegt einem ständigen Auf- und Abbau und dient als **Energiespeicher** (der Energiegehalt von Fett beträgt 40 kJ/g). Gleichzeitig bildet Fett einen **Kälteschutz.**

Fettgewebe ist sehr stoffwechselaktiv, Auf- wie Abbau werden hormonell gesteuert. Fettzellen sind zudem selbst hormonell aktiv, z.B. sezernieren sie mit zunehmender Fettspeicherung das Polypeptidhormon **Leptin.** Dieses gelangt mit dem Blut in den Hypothalamus des Gehirns und zügelt auf komplizierte Weise den Appetit.

Tumoren. Von Fettzellen können Tumore ausgehen. Bei Gutartigkeit heißen sie **Lipome,** bei Bösartigkeit **Liposarkome.**

Braunes Fettgewebe (plurivakuoläres Fettgewebe). Braunes Fettgewebe kommt vermehrt beim Säugling an Hals und Brust vor. Beim Erwachsenen ist es nur noch an wenigen Orten zu finden, beispielsweise in der Achsel und im Mediastinum.

(Braune) Fettzellen treten einzeln oder in Gruppen auf [Abb. 3.35]. Sie enthalten zahlreiche Fetttröpfchen (= multilokuläre oder **plurivakuoläre Fettzellen**) und viele Mitochondrien. Der runde Zellkern liegt meist zentral.

Braunes Fettgewebe dient der **Wärmeproduktion.** Die im Fett enthaltene Energie wird bei dessen Abbau nicht zur ATP-Bildung verwendet, sondern als Wärme freigesetzt. Diese wird dann über das Blut im Organismus verteilt.

Stützgewebe

Das Stützgewebe umfasst Knorpel- und Knochengewebe, außerdem bestimmte Zahnhartsubstanzen (▶ S. 256).

Bei den Stützgeweben steht die **Interzellularsubstanz** mengenmäßig im Vordergrund. Sie besteht vor allem aus kollagenen Fasern und Grundsubstanz und verleiht Knorpel und Knochen ihre steife, feste Konsistenz und mechanische Belastbarkeit. Im Vergleich zu den Bindegeweben halten Stützgewebe vor allem mehr Druck stand und sind weniger biegsam, wobei Knorpel biegsamer ist als Knochen. Zusätzlich ist Knochen durch Einlagerung von Kalziumverbindungen in die Interzellularsubstanz sehr hart.

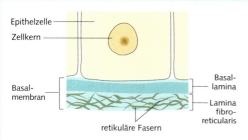

3.32 Bau der Basalmembran

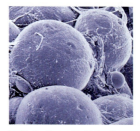

3.33 Große weiße Fettzellen (REM) [E179-167]

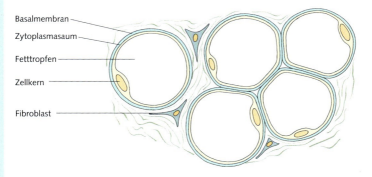

3.34 Gruppe weißer Fettzellen

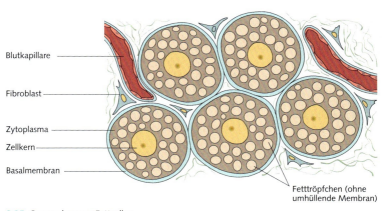

3.35 Gruppe brauner Fettzellen

Knorpelgewebe

Beim Knorpelgewebe werden **hyaliner, elastischer** und **Faserknorpel** unterschieden.

Die spezifischen Zellen des wachsenden Knorpels sind die **Chondroblasten**. Sie sezernieren die gesamte Interzellularsubstanz. Im fertigen Knorpel heißen sie **Chondrozyten** (Knorpelzellen).

Der fertige Knorpel ist blutgefäßarm und kaum regenerationsfähig. Ernährt wird er vor allem über die **Knorpelhaut**, das Perichondrium, die den Knorpel umhüllt.

Hyaliner Knorpel. Hyaliner Knorpel ist der häufigste Knorpel. Er kommt unter anderem als Knorpelmodell des Skeletts vor der Verknöcherung vor (▶ S. 72), als Gelenkknorpel und in der Wand der Atemwege. Der frische Knorpel hat einen weißen, perlmuttartigen Farbton, ist druckfest, begrenzt biegsam und gut schneidbar.

In der **Interzellularsubstanz** ist der Gehalt an kollagenen Fasern und Grundsubstanz etwa gleich hoch. Die Grundsubstanz besteht aus Glykosaminoglykanen und Proteoglykanen, vor allem Chondroitinsulfat. Dadurch kann sie viel Wasser binden.

Die Chondrozyten liegen in Aussparungen der Interzellularsubstanz, den **Knorpelhöhlen**. Mehrere Chondrozyten liegen in einer gemeinsamen oder in mehreren Knorpelhöhlen eng beieinander, alle zusammen werden als **Chondron** bezeichnet [Abb. 3.36, 3.37]. Die Interzellularsubstanz zwischen Chondronen ist das **Interterritorium**.

Faserknorpel. Faserknorpel bildet vor allem die Zwischenwirbelscheiben, die Schambeinfuge und die Menisken des Kniegelenks. Faserknorpel ist derb, druck- und zugbeanspruchbar. In der Interzellularsubstanz ist der Gehalt an kollagenen Fasern sehr hoch [Abb. 3.38, 3.39; LM = Lichtmikroskop]. Die Chondrozyten liegen in vereinzelten kleinen Chondronen.

Elastischer Knorpel. Elastischer Knorpel ist selten, er bildet vor allem den Ohrknorpel und den Kehldeckel. Der frische Knorpel ist gelblich, biegsam und elastisch. Die Interzellularsubstanz ist hyalinem Knorpel ähnlich. Zusätzliche elastische Fasern und Fasernetze verleihen ihm seine Elastizität [Abb. 3.40, 3.41]. Die Chondrozyten kommen meist einzeln in zahlreichen Chondronen vor.

Tumoren

Die aus Chondrozyten hervorgehenden gutartigen Tumoren heißen **Chondrome**, die bösartigen **Chondrosarkome**.

Knochengewebe

Knochengewebe bildet die Skelettknochen. Es besitzt aufgrund des hohen Gehaltes an kollagenen Fasern eine gewisse **Elastizität**, ist jedoch durch Einlagerung von Kalziumverbindungen vor allem sehr **hart**. Außerdem ist das Knochengewebe der größte **Kalziumspeicher** des Organismus. Ca. 99 % des Körperkalziums sind in ihm enthalten.

Knochen ist sehr gut durchblutet. Dies ist eine Voraussetzung dafür, dass Knochen nach Brüchen heilen und sich durch Umbauvorgänge gut an unterschiedliche Belastungen anpassen können.

Bestandteile des Knochens

Knochen besteht aus spezifischen Zellen (Osteoblasten und Osteozyten), Osteoklasten und Interzellularsubstanz.

Osteoblasten. Die Osteoblasten sezernieren bei Knochenentwicklung und -neubildung die organischen Anteile der Interzellularsubstanz (▶ u.) und mauern sich so gewissermaßen selbst ein. Sie werden dadurch zu den weniger stoffwechselaktiven Osteozyten.

Osteozyten. Die Osteozyten sitzen in Aussparungen der harten Interzellularsubstanz, den **Osteozytenhöhlen** [Abb. 3.42]. Über lange Zellfortsätze, die in **Knochenkanälchen** verlaufen, nehmen sie untereinander Kontakt auf.

3 Gewebelehre

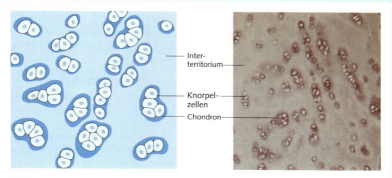

3.36 Hyaliner Knorpel (Schema)

3.37 Hyaliner Knorpel (LM) [X141]

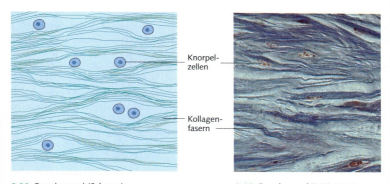

3.38 Faserknorpel (Schema)

3.39 Faserknorpel (LM) [X141]

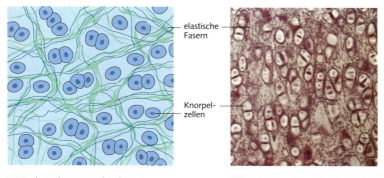

3.40 Elastischer Knorpel (Schema)

3.41 Elastischer Knorpel (LM) [S010-1-16]

Osteoklasten. Osteoklasten sind phagozytierende, vielkernige und lysosomenreiche Riesenzellen. Sie lösen z. B. im Rahmen der erwähnten Umbauvorgänge die verschiedenen Bestandteile der Interzellularsubstanz auf und bauen sie ab. Osteoklasten liegen oft in **Erosionslakunen** [Abb. 3.44] oder Howship-Lakunen.

Interzellularsubstanz. Die Interzellularsubstanz des Knochens setzt sich zusammen aus:
- Ca. 30 % **organischen Bestandteilen,** auch als **Osteoid** bezeichnet. Hierbei handelt es sich hauptsächlich um kollagene Fasern, der Rest sind vor allem Proteine. Gebildet wird das Osteoid von den Osteoblasten
- Ca. 70 % **anorganischen Bestandteile,** im Wesentlichen **Kalziumverbindungen.** Die Hauptkomponente, das Kalziumphosphat, liegt in Form von **Hydroxylapatit-Kristallen** vor. Diese sind den Kollagenfasern angelagert.

Formen von Knochengewebe
Beim ausdifferenzierten Knochengewebe werden **Lamellen-** und **Geflechtknochen** unterschieden.

Lamellenknochen
Lamellenknochen ist die bei weitem überwiegende Knochenform und ermöglicht die sog. **Leichtbauweise** des Skeletts (▶ S. 90). Die Knochen bestehen nämlich nur außen aus kompaktem Knochengewebe, das Kortikalis oder **Kompakta** genannt wird. Im Inneren ist das Knochengewebe zu **Knochenbälkchen** angeordnet. Dieser Teil des Knochens heißt **Spongiosa** [Abb. 3.43].

Bau des Lamellenknochens
Das Bauelement des Lamellenknochens ist die wenige μm dicke **Knochenlamelle** aus Interzellularsubstanz.
Die kollagenen Fasern jeweils einer Lamelle sind parallel angeordnet, ihre Orientierung zur Längsachse des Gesamtknochens wechselt aber von Lamelle zu Lamelle.

Bau der Kompakta. Am deutlichsten wird der Aufbau des Lamellenknochens in der Kompakta.

Es gibt drei **Anordnungsformen** der Lamellen [Abb. 3.45]:
- Röhrenförmige **Osteonlamellen** (Speziallamellen) zur Bildung von Osteonen
- Kleinflächige **Schaltlamellen** (interstitielle Lamellen) zur Lückenfüllung zwischen Osteonen
- Großflächige **Generallamellen** (Zirkumferenzlamellen) zur Bedeckung von Knochenoberflächen

Osteonlamellen. Osteonlamellen bauen **Osteone** (Havers-Systeme) auf. Osteone sind die Baueinheiten der **Kompakta** [Abb. 3.45] und überwiegend längs angeordnet. Im Idealfall ist ein Osteon zylindrisch geformt mit einem Durchmesser von ca. 200 μm und einer Länge von ca. 2,5 mm. Osteone sind durch eine Schicht Grundsubstanz (**Kittsubstanz**) in die Umgebung eingebaut.

Ein Osteon besteht aus etwa 30 röhrenförmigen Osteonlamellen, die kreisförmig umeinander liegen. Die innerste „Röhre" umgibt einen knochenfreien Kanal, den **Havers-Kanal,** der ein Blutgefäß und Nervenfasern enthält. **Volkmann-Kanäle** durchbrechen die Osteonlamellen schräg oder senkrecht und verbinden die Havers-Kanäle. Blutgefäße in den Volkmann-Kanälen verbinden die Havers-Gefäße miteinander und dienen der Blutversorgung.

Die **Osteozyten** sitzen in Osteozytenhöhlen zwischen oder in den Osteonlamellen und stehen über radiäre Fortsätze in Knochenkanälchen miteinander in Kontakt. Über diese Knochenkanälchen diffundieren auch Nährstoffe und Ionen zu den Osteozyten.

3 Gewebelehre

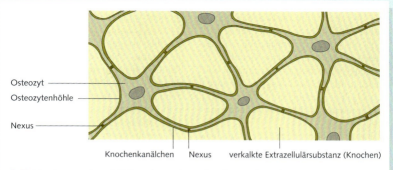

3.42 Knochengewebe mit Osteozyten und umgebender Knochensubstanz

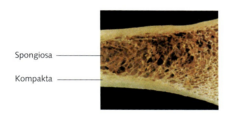

3.43 Kompakta und Spongiosa [S021]

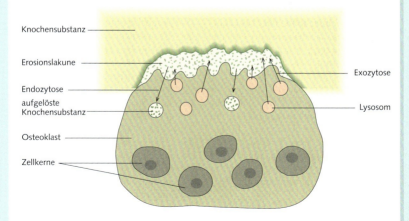

3.44 Vielkerniger Osteoklast. Exozytose lysosomaler Enzyme zum Knochenabbau und Endozytose aufgelöster Knochensubstanz

Schaltlamellen. Schaltlamellen füllen die Zwischenräume zwischen Osteonen [Abb. 3.45]. Sie sind Reste von Osteonen, die bei Umbauvorgängen entstanden sind, und haben keine Gefäße.

Generallamellen. Die Kompakta wird innen und außen abgeschlossen durch großflächige Lamellen [Abb. 3.45], die inneren und äußeren Generallamellen.

Bau der Spongiosa. Die Knochenbälkchen bestehen aus Formationen von Knochenlamellen, die ähnlich Schaltlamellen organisiert sind. Sie enthalten keine Osteone und werden über Blutgefäße des Knochenmarks ernährt.

Hüllgewebe des Knochens
Hüllgewebe des Knochens sind das **Periost** (die Knochenhaut) und das **Endost**.

Periost. Das Periost bedeckt die äußeren Generallamellen. Es fehlt nur am Gelenkknorpel. Periost ist gefäß- und nervenreich und daher schmerzempfindlich. Periost hat zwei Schichten [Abb. 3.46]:
- Dem Knochen liegt eine zellreiche Schicht aus ruhenden Osteoblasten an, die **Keimschicht der Knochenhaut** (Stratum osteogenicum). Bei deren Aktivierung erfolgt Knochendickenwachstum bzw. Knochenregeneration bei Knochenbruchheilung
- Daran schließt sich nach außen als schützende Knochenhülle eine breite Schicht aus straffem geflechtartigem kollagenem Bindegewebe an, die **Faserschicht der Knochenhaut** (Stratum fibrosum). Von hier aus dringen kollagene Fasern (Sharpey-Fasern) in die Kompakta. Sie verankern das Periost am Knochen.

Endost. Entsprechend bedeckt Endost alle inneren Knochenoberflächen, v.a. innere Generallamellen und Spongiosabälkchen. Es besteht aus einem lockeren Verband flacher Zellen, die (etwa bei der Knochenbruchheilung) zu Osteoblasten aktiviert werden können.

Gefäßversorgung des Knochens
Knochen ist gut durchblutet. Blutgefäße des Periosts (**Vasa nutricia**) treten über kleine Löcher (**Foramina nutricia**) in den Knochen ein und gelangen bis ins Knochenmark. Von hier aus verzweigen sich in die Volkmann- und Havers-Kanäle.

Geflechtknochen
Die zweite Form des Knochengewebes ist der Geflechtknochen. Er besteht aus einem Knochengeflechtwerk ohne geordnete Binnenstrukturen, d.h. ohne Lamellen und ohne Osteone. Die Osteozyten liegen eingemauert in der kalzifizierten Interzellularsubstanz. Geflechtknochen ist insgesamt weniger belastbar als Lamellenknochen.

Bei der Knochenentwicklung, Knochenneubildung und -bruchheilung wird zunächst Geflechtknochen gebildet, der dann überwiegend durch Lamellenknochen ersetzt wird. Beim Erwachsenen kommt er nur noch an wenigen Orten vor, beispielsweise im Felsenbein des Schädels und bei Schädelnähten.

Knochenentwicklung (Ossifikation)
Wie bereits erwähnt, wird im Rahmen der Knochenentwicklung stets zuerst Geflechtknochen gebildet. Dies kann auf zwei Arten geschehen: durch **desmale** (direkte) **Ossifikation** oder **chondrale** (indirekte) **Ossifikation.**

Desmale Ossifikation
Bei der desmalen Ossifikation beginnt die Knochenbildung direkt im embryonalen Mesenchym [Abb. 3.47]. Mesenchymzellen wandeln sich zu Osteoblasten um, die Geflechtknochen bilden. Der so gebildete Knochen heißt **Bindegewebeknochen,** Deck- oder Belegknochen. Bindegewebeknochen wird später durch Lamellenknochen ersetzt.

Durch desmale Ossifikation entstehen Knochen des Schädeldaches, Gesichtsschädels und Teile des Schlüsselbeins.

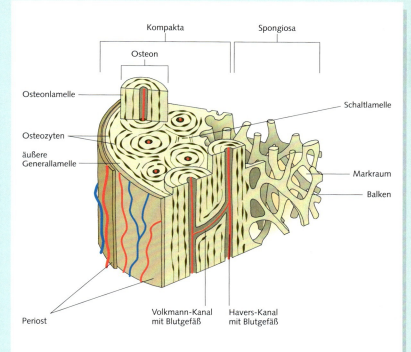

3.45 Aufbau des Lamellenknochens

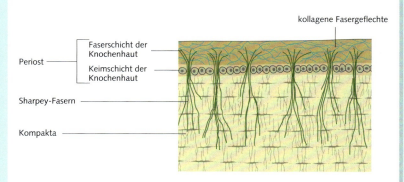

3.46 Aufbau der Knochenhaut (Periost)

Chondrale Ossifikation

Häufiger als die desmale ist die chondrale Ossifikation: Die meisten Knochen werden in der frühen Entwicklung zunächst als **Knorpelmodelle** aus hyalinem Knorpel angelegt [Abb. 3.48a]. In der weiteren Entwicklung wird der Knorpel dann zunächst durch Geflecht- und später durch Lamellenknochen, ersetzt. Die so gebildeten Knochen heißen **Ersatzknochen.**

Bei der chondralen Ossifikation ist die perichondrale von der enchondralen Ossifikation zu unterscheiden.

Perichondrale Ossifikation

Bei der perichondralen Ossifikation wird eine Knochenmanschette um den Knorpel gebildet [Abb. 3.48b]. Die perichondrale Ossifikation ist am Schaft (Diaphyse ▶ S. 86) langer Knochen und an Wirbelbögen zu beobachten.

Enchondrale Ossifikation

Die enchondrale Ossifikation erfolgt im Schaft und in den kolbenförmig verbreiterten Enden (Epiphysen ▶ S. 86) von langen Knochen sowie in kurzen und platten Knochen. Der Ablauf der enchondralen Ossifikation soll am Beispiel langen Knochen beschrieben werden, er ist aber in den kurzen und platten Knochen prinzipiell gleich.

Durch die oben erwähnte Knochenmanschette dringen Blutgefäße in die Diaphyse des Knochens ein und bringen entwicklungsfähige Zellen in den Knorpel. Der Knorpel im Inneren der Diaphyse wird durch Chondroklasten (die identisch sind mit Osteoklasten) abgebaut und durch ein Geflecht aus Knochenbälkchen ersetzt [Abb. 3.48c]. Zwischen den Knochenbälkchen bleiben viele Hohlräume, hier entsteht das Blut bildende **Knochenmark** [Abb. 3.48d, e].

Wachstumsplatte. Dieser Verknöcherungs- und Markbildungsprozess schreitet von der Mitte des Knochenschafts zu den verbreiterten Knochenenden fort. Diese Umbauzonen jenseits der Diaphyse an beiden Enden der langen Röhrenknochen heißen **Wachstumsplatten** (auch Epiphysenfuge oder -platte) [Abb. 3.49]. Der Knorpel der Wachstumsplatte geht kontinuierlich in den der Epiphyse über. Die Epiphysen verbleiben noch als hyaliner Knorpel.

Über die Wachstumsplatten erfolgt das **Längenwachstum** des Knochens. Die Wachstumsplatten bleiben bis zum Abschluss des Längenwachstums erhalten, d.h. bis etwa zum 20. Lebensjahr (bei jungen Männern länger als bei Frauen).

Wachstumsplatten haben einen regelmäßigen Aufbau. Ausgehend von der Epiphyse lassen sich in Richtung Diaphyse fünf Zonen abgrenzen [Abb. 3.50]:

- **Reservezone:** Bei der Reservezone handelt es sich um hyalinen Knorpel, der den größten Teil der Epiphyse bildet
- **Proliferationszone:** Sie ist die Zone des Längenwachstums, da sich hier die Chondrozyten vermehren
- **Hypertrophiezone:** Sie enthält besonders große Chondrozyten, die sich aber nicht teilen
- **Resorptionszone:** Hier sterben die Chondrozyten ab und die verbleibenden Knorpelspangen verkalken
- **Verknöcherungszone:** Die verkalkten Knorpelspangen werden abgebaut, gleichzeitig bauen Osteoblasten Knochen auf.

Ossifikation der Epiphysen. Relativ spät (nach Ausbildung der Wachstumsplatte, vor allem nach der Geburt) bildet sich in den Epiphysen je ein **Knochenkern** [Abb. 3.48]. Von ihm geht die enchondrale Ossifikation der Epiphyse aus, die ähnlich abläuft wie in der Diaphyse. Die Verknöcherung reicht auf der einen Seite bis zur Wachstumsplatte (Ossifikation erst nach Abschluss des Längenwachstums), auf der anderen bis kurz unter den Gelenkknorpel.

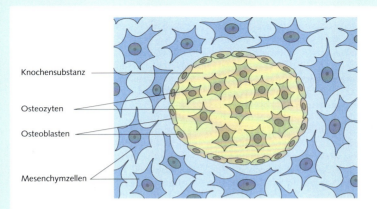

3.47 Desmale Ossifikation

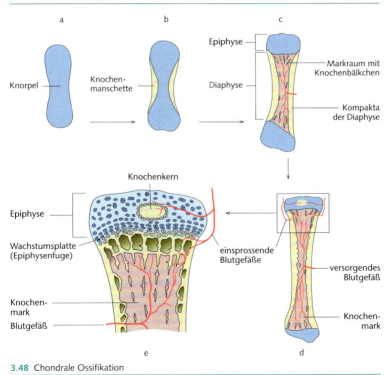

3.48 Chondrale Ossifikation

Wachstum und Umbau des Knochens

Das **Längenwachstum** langer Knochen erfolgt über die Wachstumsplatten (▶ o.) und ist mit deren Verknöcherung abgeschlossen.

Das **Dickenwachstum** der Skelettelemente erfolgt überwiegend durch **appositionelles Wachstum.** Osteoblasten, die sich aus der knochennahen Schicht des Periosts (der Keimschicht) differenzieren, lagern außen Knochengewebe an. Gleichzeitig wird im Innern Knochengewebe durch Osteoklasten abgebaut. Appositionelles Wachstum und damit Dickenwachstum der Knochen ist auch nach Abschluss des Längenwachstums noch möglich.

Auch nach Abschluss des Knochenwachstums wird der Knochen nämlich vor allem entsprechend der mechanischen Knochenbelastung ständig umgebaut:

- Bei vermehrter Beanspruchung, z.B. Gewichtheben, resultiert eine **Hypertrophie** des Knochens. Hierbei vermehrt sich das Knochengewebe durch appositionelles Knochenwachstum sowohl im Bereich der Kompakta als auch der Spongiosabälkchen. Die Spongiosabälkchen werden dabei entsprechend der Hauptbelastungsrichtung ausgerichtet
- Bei Minderbeanspruchung und Ruhigstellung, zum Beispiel infolge eines Gipsverbandes, erfolgt eine **Atrophie,** das heißt Abbau von Knochengewebe.

Einfluss von Hormonen und Vitaminen auf Knochen- und Kalziumhaushalt

Knochenbildung und damit Kalziumhaushalt werden auch von Hormonen und Vitaminen beeinflusst.

Fördernd wirken:

- **Wachstumshormon** (somatotropes Hormon, STH) der Hypophyse (▶ S. 372). Es stimuliert die Bildung von Insulin-ähnlichen Faktoren in der Leber, die sowohl die enchondrale als auch die perichondrale Ossifikation, also Längen- und Dickenwachstum des Knochens anregen
- **Geschlechtshormone** (Östrogene, Androgene) fördern die Knochenbildung und -mineralisierung (▶ S. 330 u. Abb. 11.6)
- **Kalzitonin** aus der Schilddrüse hemmt die Kalziumfreisetzung aus den Knochen und senkt so die Blutkalziumkonzentration (▶ S. 374)
- **Vitamin C** fördert die Kollagensynthese (▶ auch S. 296)
- **Calcitriol** entsteht in der Niere. Es ein Abkömmling von Vitamin D, das unter dem Einfluss von Sonnenlicht in der Haut gebildet wird (▶ S. 314). Calcitriol fördert die Kalzium- und Phosphataufnahme im Darm und deren Einbau in die Knochen.

Hemmend wirken:

- **Glukokortikoide** der Nebennierenrinde hemmen die Bildung von Osteoblasten und damit die Knochenbildung (▶ S. 378)
- **Parathormon** der Nebenschilddrüsen fördert die Aktivität von Osteoklasten und damit die Freisetzung von Kalzium. Die Blutkalziumkonzentration steigt an (▶ S. 376).

Störungen der Ossifikation

Die Knochenneubildung kann auf vielfältige Art gestört sein, etwa genetisch bedingt oder durch ein Zuwenig oder Zu viel an Wachstumshormon (▶ S. 88) Vitamin-D- und damit Calcitriolmangel führt im Kindesalter durch verminderte Mineralisierung zur **Rachitis** und beim Erwachsenen zur **Osteomalazie.** In beiden Fällen ist der Knochen zu weich, sodass es zu Knochenverformungen kommt (Osteoporose ▶ S. 90).

Tumore

Von Osteozyten ausgehende Tumore heißen bei Gutartigkeit **Osteome** und bei Bösartigkeit **Osteosarkome.**

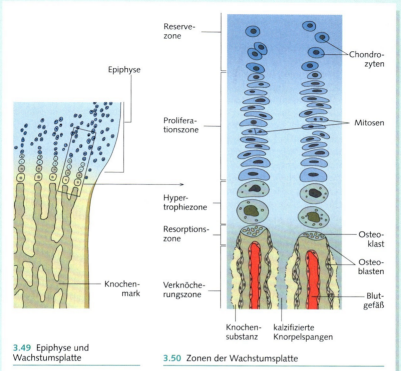

3.49 Epiphyse und Wachstumsplatte

3.50 Zonen der Wachstumsplatte

3.51 Primäre (oben) und sekundäre (unten) Bruchheilung

Knochenbruchheilung

Ein Knochenbruch (eine **Fraktur**) führt zur Eröffnung von Gefäßen in Periost und Knochen und damit zur Blutung ins Gewebe (**Hämatom**). Die Frakturheilung kann primär oder sekundär erfolgen

Primäre Bruchheilung. Liegen die Knochenbruchstücke lücken- und bewegungslos aneinander, heilt die Fraktur ganz ähnlich dem Knochenumbau durch Neubildung von Osteonen über die Frakturstelle hinweg [Abb. 3.51]. Diese primäre Bruchheilung ist nur bei operativer Fixierung der Frakturenden (**Osteosynthese** ▶ Abb. 4.85) möglich, z. B. durch Schrauben.

Sekundäre Bruchheilung. Sind die Frakturenden nicht völlig ruhiggestellt, z. B. bei einem Gipsverband, oder ist der Spalt zwischen ihnen größer als 1 mm, kommt es zur sekundären Bruchheilung über **Kallusbildung** [Abb. 3.51].

In das Frakturgebiet wächst **Granulationsgewebe** ein, gefäßreiches, lockeres Bindegewebe. Das Hämatom wird resorbiert. Die zunehmende Einlagerung von kollagenen Fasern ins Granulationsgewebe führt zu straffem kollagenen Bindegewebe, in dem hyaline Knorpelzellen entstehen. Dieser **bindegewebig-knorpelige Kallus** beginnt die Fraktur zu stabilisieren. Aus Peri- und Endost auswandernde Zellen differenzieren sich zu Osteoblasten und bilden Geflechtknochen, den **knöchernen Kallus.** Dieser wird im Überschuss gebildet, die Bruchstelle ist als Verdickung erkennbar. Der Geflechtknochen wird später durch Lamellenknochen ersetzt und das „Zuviel" an Knochen weitgehend beseitigt.

Pseudarthrose. Bei ungenügender Anlagerung und Ruhigstellung des Bruches entsteht vermehrt hyaliner Knorpel im Kallus. Im Extremfall bildet sich eine gelenkähnliche Verbindung zwischen den Bruchenden, eine **Pseudarthrose.**

3.4 Muskelgewebe

Das **Muskelgewebe** (die Muskulatur) wird eingeteilt in **glattes** und **quergestreiftes Muskelgewebe** mit der Sonderform des **Herzmuskelgewebes.**

Muskelgewebe besteht vor allem aus Muskelzellen (▶ u.). Die Interzellularräume des Muskelgewebes sind meist eng und enthalten nur wenig Bindegewebe, in dem versorgende Blutgefäße und Nerven enthalten sind.

Die spezifischen Zellen des Muskelgewebes sind die **Muskelzellen** (Myozyten). Es gibt [Abb. 3.52]:

- **Glatte Muskelzellen**
- **Quergestreifte Skelettmuskelzellen**
- **Quergestreifte Herzmuskelzellen.**

Muskelzellen liegen ganz überwiegend in Verbänden als Muskelgewebe vor. Kennzeichnende Eigenschaft der Muskelzellen ist es, sich zusammenziehen (kontrahieren) zu können. Dies verdanken sie speziellen Eiweißstrukturen, den **Myofilamenten,** wobei Aktin- und Myosinfilamente unterschieden werden.

Bestimmte Zellabschnitte und -bestandteile sind bei Muskelzellen mit Fachausdrücken belegt: **Sarkoplasma** = Zytoplasma; **sarkoplasmatisches Retikulum** = glattes ER; **Sarkosome** = Mitochondrien und **Sarkolemm** = Zellmembran.

Glattes Muskelgewebe

Glattes Muskelgewebe kommt hauptsächlich in der Wand von Hohlorganen vor, z. B. des Magen-Darm-Trakts, der Harnwege, Blut- und Lymphgefäße. Es dient beispielseise der Weiterbeförderung deren Inhalts.

Die Kontraktionen glatter Muskelzellen werden durch das autonome (vegetative) Nervensystem unbewusst gesteuert (so genannte **visceromotorische Innervation**). Ein großer Teil der Eingeweidemuskulatur (zum Beispiel im Magen-Darm-Trakt) ist jedoch zusätzlich **spontan aktiv,** d. h. der Impuls zur Kontraktion geht von der glatten Muskulatur selbst aus.

3 Gewebelehre

glattes Muskelgewebe

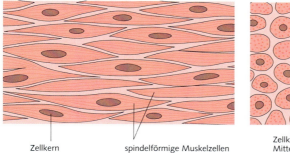
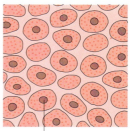

Zellkern — spindelförmige Muskelzellen — Zellkern in der Mitte der Zellen

quergestreiftes Skelettmuskelgewebe

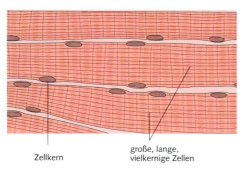
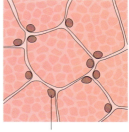

Zellkern — große, lange, vielkernige Zellen — Zellkern am Rand der Zellen

quergestreiftes Herzmuskelgewebe

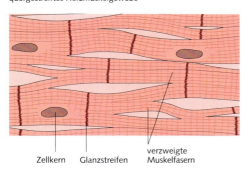
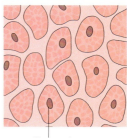

Zellkern — Glanzstreifen — verzweigte Muskelfasern — Zellkern in der Mitte der Zellen

3.52 Die drei verschiedenen Typen von Muskelgewebe. Links Längsschnitt, rechts Querschnitt

Glatte Muskelzellen

Glatte Muskelzellen sind spindelförmige Zellen mit einer Länge von 5–10 µm und einem Durchmesser von 3–10 µm. Der längsovale, große Zellkern liegt in der Mitte der Zelle [Abb. 3.52]. Meist bilden die glatten Muskelzellen Muskelschichten oder sind in Bündeln angeordnet.

Jede glatte Muskelzelle wird von einer **Basalmembran** umgeben, an die sich nach außen neben retikulären auch kollagene und elastische Fasern anschließen. Dieses Bindegewebe um jede einzelne Muskelzelle heißt **Endomysium.**

Der größte Teil des Zytoplasmas ist mit Myofilamenten (▶ u.) angefüllt, die überwiegend in Längsachse der Zellen ausgerichtet sind. Es liegt keine streng geordnete Anordnung der Myofilamente vor, sodass keine Querstreifung (▶ u.) zustande kommt. Glatte Muskelzellen sind durch unterschiedlich viele **Nexus** (= Gap junctions, ▶ S. 20) miteinander verbunden, die der Erregungsleitung zwischen den Muskelzellen dienen.

Tumoren

Von glatten Muskelzellen können Tumoren ausgehen. Sind diese gutartig, werden sie als **Leiomyome** bezeichnet. Bei Bösartigkeit sind es **Leiomyosarkome**.

Skelettmuskelgewebe

Skelettmuskelgewebe (Skelettmuskulatur) bewegt, wie der Name schon sagt, v.a. Skelettelemente und bildet den **aktiven Bewegungsapparat.** Es kommt aber auch in Wand von Rachen und oberer Speiseröhre vor. Die Kontraktionen der Skelettmuskulatur werden (mit Ausnahme von Rachen und Speiseröhre) durch das **somatische Nervensystem** gesteuert, wobei dies willkürlich, sog. **Willkürmotorik,** oder unwillkürlich, über z.B. spinale Reflexe, erfolgen kann (sog. **somatomotorische Innervation**) (▶ S. 398). Die Innervation erfolgt über einen speziellen Synapsentyp, die **motorische Endplatte.**

Quergestreifte Skelettmuskelzellen

Die Zellen des Skelettmuskelgewebes sind quergestreift und werden auch als **Muskelfasern** bezeichnet. Sie sind schlauchförmig, einige Millimeter bis 10 cm lang und 20–80 µm dick [Abb. 3.54].

Unterschiedlich viele Muskelfasern bilden einen Muskel, der über Ursprungs- und Ansatzsehne überwiegend mit Skelettelementen verbunden ist [Abb. 3.53]. Eine Muskelfaser reicht meist nicht vom Ursprung bis zum Ansatz eines Muskels. Vielmehr sind mehrere Muskelfasern in Längsrichtung miteinander verbunden.

Jede Muskelfaser besitzt viele längsovale Zellkerne (ca. 500–10 000), die im Gegensatz zur glatten Muskelzelle am Rand der Muskelfaser liegen. Hauptbestandteil des Zytoplasmas sind die Myofibrillen. Daneben gibt es Membransysteme (▶ u.) und Mitochondrien. Auch die quergestreifte Muskelfaser ist von Basalmembran und Endomysium umhüllt.

Myofibrillen. Die kontraktilen Grundeinheiten der quergestreiften Muskelfaser sind die fadenförmigen Myofibrillen, pro Muskelfaser ca. 2500–3500. Eine Myofibrille erstreckt sich über die gesamte Länge einer Zelle und besteht ihrerseits aus hintereinander liegenden **Sarkomeren** mit Aktin- und Myosinfilamenten:

- **Myosinfilamente** sind 1,5 µm lang und 15 nm dick. Sie bestehen aus fadenförmigen **Myosinmolekülen,** deren Kopfabschnitt (**Myosinkopf**) senkrecht aus dem Filament ragt und bei Kontraktion Querbrücken mit Aktinfilamenten bildet [Abb. 3.55]. Die Myosinköpfe führen dabei Querbrückenschläge aus (▶ u.)
- **Aktinfilamente** sind 1 µm lang und 8 nm dick. Sie bestehen aus kugelförmigen **Aktinmolekülen,** die perlenkettenartig aneinander gereiht sind. **Tropomyosin** stabilisiert die Filamente. Die Myosinfilamente befinden sich zwischen den Aktinfilamenten [Abb. 3.53].

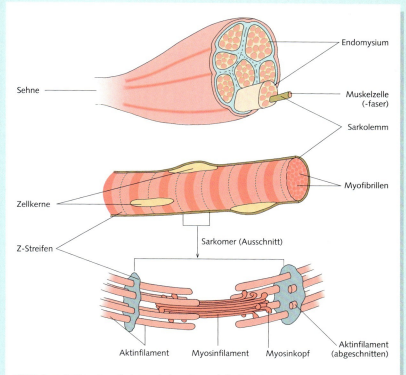

3.53 Organisation eines Skelettmuskels. Jede Muskelzelle hat viele in Sarkomere gegliederte Myofibrillen [oben E260]

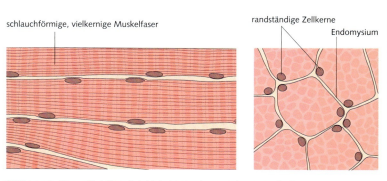

3.54 Ausschnitt aus Skelettmuskel. Links Längsschnitt, rechts Querschnitt.

Querstreifung der Skelettmuskelfasern. Aufgrund der sehr regelmäßigen Anordnung von Aktin- und Myosinfilamenten kommt es zu einer bereits lichtmikroskopisch sichtbaren Querstreifung der Myofibrillen und damit der Muskelfasern [Abb. 3.56].
- Die hellere I-Bande kommt durch die dünneren Aktinfilamente zustande
- Die dunklere A-Bande entspricht der Lokalisation der dickeren Myosinfilamente
- Der Z-Streifen ist die Grenze zwischen zwei Sarkomeren. Er liegt immer in der Mitte einer I-Bande. Hier sind die Aktinfilamente quer miteinander verbunden und dadurch fixiert.

Sarkomere. Ein Sarkomer wird also von zwei benachbarten Z-Streifen begrenzt. Die Aktinfilamente ragen senkrecht aus dem Z-Streifen [Abb. 3.53]. Im Zentrum des Sarkomers befinden sich die Myosinfilamente, die je nach Kontraktionszustand unterschiedlich tief zwischen die Aktinfilamente eintauchen. Ein Myosinfilament wird dabei stets von sechs Aktinfilamenten umgeben.

Intrazelluläre Membransysteme. Transversale oder **T-Tubuli** [Abb. 3.56] sind schlauchförmige Einstülpungen der Zellmembran an der Grenze zwischen A- und I-Banden, wobei die T-Tubuli untereinander in Verbindung stehen. Die T-Tubuli dienen der raschen **Erregungsausbreitung** von der Zelloberfläche ins Innere der Muskelfaser.

Das **sarkoplasmatische Retikulum** (= glattes ER) umspinnt die Myofibrillen vor allem in Längsrichtung der Fibrillen. Daher wird es auch als longitudinale Tubuli oder **L-System** bezeichnet. Die Funktion des L-Systems ist es, Ca^{2+}-Ionen zu speichern. Bei Erregung der Faser kommt es zur Freisetzung der Ca^{2+}-Ionen, die für die Muskelkontraktion benötigt werden. Nach Kontraktion werden die Ionen wieder ins L-System zurückbefördert.

Gleitfilamentmechanismus. Die **Verkürzung** der Sarkomere und damit der Myofibrillen und Muskelfasern erfolgt nach dem Mechanismus des **Filamentgleitens** [Abb. 3.55]. In Anwesenheit von Ca^{2+} und unter ATP-Verbrauch ziehen die Myosinfilamente mittels mehrfacher Querbrückenschläge der Myosinköpfe (▶ o.) die Aktinfilamente an sich vorüber und tauchen damit tiefer zwischen Aktinfilamente ein. Dadurch verkürzen sich das Sarkomere.

Biologisches Verhalten. Verminderte Aktivität führt zur Abnahme der Faserdurchmesser, es resultiert eine **Muskelatrophie.** Umgekehrt führt Muskelbeanspruchung zur Zunahme der Faserdurchmesser, zur **Muskelhypertrophie.** Bei Abriss einzelner Muskelfasern kommt es durch sog. Satellitenzellen zur **Regeneration** der Fasern.

Faser-Sehnen-Verbindung. Jede Muskelfaser ist an den Enden mit Kollagenfasern verbunden, die in ihrer Gesamtheit die Sehnen eines Muskels bilden.

Hüllgewebe des Skelettmuskels

Die äußere Hülle [Abb. 3.57] ist die **Muskelfaszie** aus straffem geflechtartigem Bindegewebe. Sie ist für Schutz und Formerhalt des Muskels wichtig.

Unter der Faszie umgibt **Epimysium,** ein lockeres Bindegewebe, den gesamten Muskel. Vom Epimysium ausgehend ziehen Bindegewebe-Septen, das **Perimysium,** in den Muskel und untergliedern diesen in Bündel aus Muskelfasern. Jede Muskelfaser ist von zartem Bindegewebe, dem **Endomysium** umgeben. Überall in diesem Bindegewebe verlaufen Blutgefäße und Nerven, die den Muskel versorgen.

Tumoren

Gutartige Tumoren der Skelettmuskelzellen heißen **Rhabdomyome,** bösartige **Rhabdomyosarkome.**

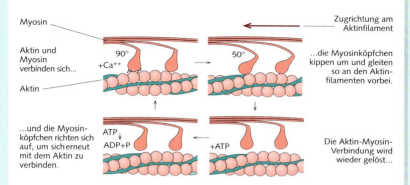

3.55 Querbrückenzyklus bei Muskelkontraktion

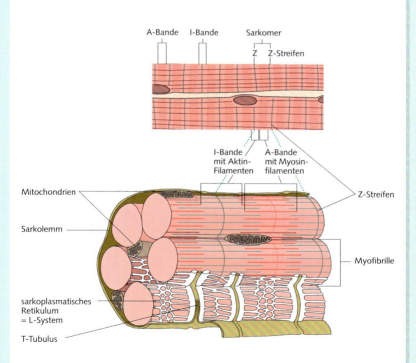

3.56 Querstreifung und intrazelluläre Membransysteme der Skelettmuskelzelle (-faser)

Herzmuskelgewebe

Wie der Name andeutet, ist Herzmuskelgewebe (Herzmuskulatur) auf das Herz beschränkt [Abb. 3.58]. Es heißt auch **Myokard**.

Quergestreifte Herzmuskelzellen

Die spezifischen Zellen des Herzmuskelgewebes sind die quergestreiften Herzmuskelzellen oder Kardiomyozyten.

Die Herzmuskelzellen ähneln in vielen Punkten den quergestreiften Skelettmuskelzellen. Intrazelluläre Membransysteme und kontraktiler Apparat in Form von Myofibrillen, Sarkomeren und Myofilamenten entsprechen sich weitgehend, sodass Herzmuskelzellen ebenfalls quergestreift sind [Abb. 3.52]. Auch wird jede Zelle von einer Basalmembran bedeckt.

Es gibt aber auch deutliche Unterschiede im Vergleich zu Skelettmuskelzellen: Herzmuskelzellen sind viel kleiner und stäbchenförmig (Länge ca. 40–100 µm, Durchmesser ca. 10–20 µm). Jede Zelle besitzt nur einen zentralen, längsovalen Zellkern [Abb. 3.58].

An ihren Enden sind die Herzmuskelzellen durch **Glanzstreifen** (Disci intercalares) kettenartig miteinander verbunden [Abb. 3.52]. Diese Zellketten bilden sich netzartig verzweigende Fasern, die **Herzmuskelfasern** [Abb. 3.59]. Glanzstreifen sind nicht eben, sondern stufen- oder in der Aufsicht noppenförmig. Drei Zellkontaktformen kommen hier vor:

- An den Abschnitten quer zur Längsachse der Zellen kommen **Macula adhaerens** (= Desmosom ▶ S. 20) und **Fascia adhaerens** vor. Letztere ähnelt der Zonula adhaerens (▶ S. 20) und ist die Verankerungszone für die Aktinfilamente. Beide dienen der mechanischen Verhaftung und der Übertragung der Kontraktionskraft zwischen benachbarten Herzmuskelzellen
- In den longitudinalen Abschnitten (parallel zur Längsrichtung der Zelle) befinden sich **Nexus** (= Gap junctions ▶ S. 20) für die elektrische Kopplung, d. h. die rasche Erregungsausbreitung zwischen Herzmuskelzellen.

Biologisches Verhalten. Bei Belastung, z. B. Bluthochdruck, nimmt die Faserdicke zu, es kommt zur **Hypertrophie** der Herzmuskelzellen. Bei Untergang von Herzmuskelzellen, z. B. nach Herzinfarkt, werden diese durch Narbengewebe aus Bindegewebe ersetzt, eine Regeneration von Herzmuskelzellen ist nicht möglich.

Erregungsbildungs- und -leitungszellen

Eine weitere Besonderheit des Herzmuskelgewebes sind die Erregungsbildungs- und -leitungszellen. Diese modifizierten Herzmuskelzellen sind für die automatische Selbsterregung und koordinierte Ausbreitung der Erregung im Herzmuskelgewebe zuständig. Sie machen den Herzschlag unabhängig von äußeren Impulsen, wenn auch Sympathikus und Parasympathikus Einfluss auf die Herztätigkeit haben (▶ auch S. 160).

Erregungsbildungszellen bilden Muskelzellformationen ohne echte Glanzstreifen, da sie nur Nexus und kleine Desmosomen besitzen. Die Zellen enthalten keine T-Tubuli.

Erregungsleitungszellen bilden Bündel. Sie enthalten wenig Myofibrillen und viel Glykogen. Die gebildeten Fasern sind dicker als die anderen Herzmuskelfasern. Glanzstreifen sind vorhanden.

Näheres zum Erregungsbildungs- und -leitungssystem ▶ S. 160

Hüllgewebe des Herzmuskelgewebes

Herzmuskelgewebe enthält kein ausgeprägtes Hüllsystem aus Bindegewebe wie Skelettmuskulatur. Zwischen den netzförmig verzweigten Herzmuskelfasern befindet sich Endomysium aus lockerem Bindegewebe mit reichlich Blutgefäßen [Abb. 3.59].

3.5 Nervengewebe

Das Nervengewebe wird in Kap. 14 (Nervensystem) erörtert.

3 Gewebelehre

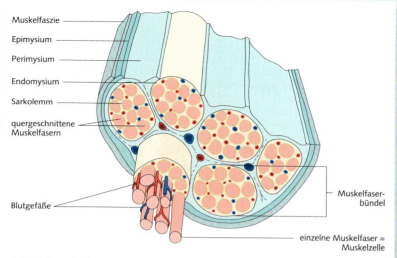

3.57 Hüllgewebe des Skelettmuskels

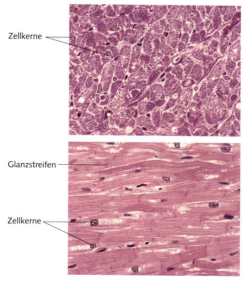

3.58 Ausschnitte aus Herzmuskelgewebe. (LM)
Oben Querschnitt, unten Längsschnitt   [R120]

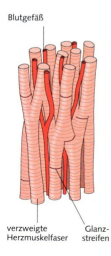

3.59 Herzmuskelfasern

3 Gewebelehre

Wiederholungsfragen

1. Was sind Gewebe? (▶ S. 50)
2. Welche Hauptgewebe gibt es? (▶ S. 50)
3. Was ist ein Karzinom? (▶ S. 50)
4. Was sind Bürstensäume? (▶ S. 50)
5. Welche Baumerkmale hat Endothel? (▶ S. 50)
6. Welche Schichtengliederung weist das mehrschichtige verhornte Plattenepithel auf? (▶ S. 52)
7. Wie ist der Bau des Übergangsepithels? (▶ S. 54)
8. Was ist eine Metaplasie? (▶ S. 54)
9. Welche Arten der Sekretabgabe gibt es? (▶ S. 54)
10. Wie wird das Milchfett der Brustdrüse abgegeben? (▶ S. 56)
11. Welchen Aufbau weist eine exoepitheliale exokrine Drüse auf? (▶ S. 56)
12. Welche Unterschiede bestehen zwischen mukösen und serösen Drüsenendstücken? (▶ S. 56)
13. Wie heißen die spezifischen Zellen des Bindegewebes? (▶ S. 58)
14. Welche Fasertypen gibt es? (▶ S. 60)
15. Was sind die Hauptbestandteile der Grundsubstanz im Bindegewebe? (▶ S. 60)
16. Welche Formen des faserarmen Bindegewebes gibt es? (▶ S. 62)
17. Welche Unterschiede bestehen zwischen weißem und braunem Fettgewebe? (▶ S. 64)
18. In welchen Formen kommt Knorpelgewebe vor? (▶ S. 66)
19. Welche Bestandteile weist Knochen auf? (▶ S. 66)
20. Wie ist Lamellenknochen gebaut? (▶ S. 68)
21. Aus welchen Schichten besteht Periost und welche Bedeutung haben sie? (▶ S. 70)
22. Wie heißt der durch desmale Ossifikation gebildete Knochen? (▶ S. 70)
23. Wie lässt sich die enchondrale Ossifikation in der Wachstumsplatte beschreiben? (▶ S. 72)
24. Wie reagiert Knochen auf vermehrte bzw. verminderte Beanspruchung? (▶ S. 74)
25. Welche Möglichkeiten der Knochenbruchheilung gibt es? (▶ S. 76)
26. Welche Muskelzelltypen gibt es? (▶ S. 76)
27. Wodurch kommt die Querstreifung der Skelettmuskelfasern zustande? (▶ S. 80)
28. Nach welchem Prinzip erfolgt die Verkürzung von Muskelfasern? (▶ S. 80)
29. Welche Bedeutung haben Glanzstreifen des Herzmuskelgewebes? (▶ S. 82)

4 Skelett- und Muskelsystem

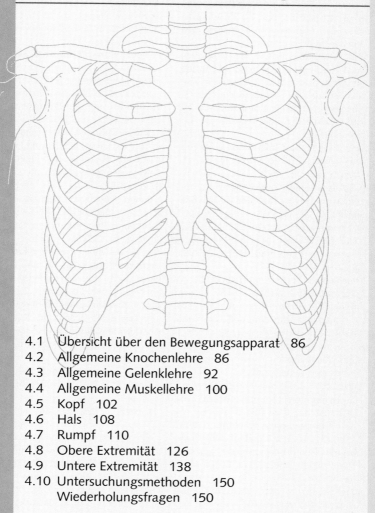

4.1 Übersicht über den Bewegungsapparat 86
4.2 Allgemeine Knochenlehre 86
4.3 Allgemeine Gelenklehre 92
4.4 Allgemeine Muskellehre 100
4.5 Kopf 102
4.6 Hals 108
4.7 Rumpf 110
4.8 Obere Extremität 126
4.9 Untere Extremität 138
4.10 Untersuchungsmethoden 150
Wiederholungsfragen 150

4 Skelett- und Muskelsystem

4.1 Übersicht über den Bewegungsapparat

Skelett- und Muskelsystem bilden zusammen den **Bewegungsapparat**. Das aus Knochen, Knorpeln, Gelenken und verbindenden Bändern bestehende Skelettsystem wird als **passiver Bewegungsapparat** bezeichnet; die die Knochen bewegenden Skelettmuskeln heißen **aktiver Bewegungsapparat**.

Der Bewegungsapparat hat vor allem Stütz- und Bewegungsfunktion. Darüber hinaus nimmt er z. B. Schutzfunktionen (die Schädelknochen etwa schützen das empfindliche Gehirn) und Stoffwechselfunktionen wahr (beispielsweise im Kalziumhaushalt).

Orientierung und Richtungsbezeichnungen am menschlichen Körper ▶ S. 8

4.2 Allgemeine Knochenlehre

Die Lehre von den Knochen ist die **Osteologie** (lat. Os = Knochen, Plural Ossa). Das menschliche Skelett besteht aus über 200 Einzelknochen mit ähnlichem Bau, aber unterschiedlichen Formen [Abb. 4.1].

Knochenbau

Jeder Knochen besteht aus [Abb. 4.2]:
- Einer oberflächlichen Schicht aus kompaktem Knochen, der **Kompakta** (auch Knochenrinde oder Kortikalis)
- Im Innern einem Schwammwerk aus Knochenbälkchen, der **Spongiosa** oder Knochenschwamm
- Zwischen den Knochenbälkchen dem **Knochenmark** (Medulla ossium), wobei zwischen dem Blut bildenden **roten Knochenmark** (Medulla ossium rubra) und dem **gelben Knochenmark** (Medulla ossium flava) aus weißem Fettgewebe unterschieden wird (▶ u.).

Alle Knochen werden von einer Knochenhaut (**Periost**) umhüllt, die nur am Gelenkknorpel fehlt [Abb. 4.2].

Knochenformen

Nach der Form werden vor allem **platte, kurze** und **lange Knochen** unterschieden.

Platte Knochen. Platte Knochen (Ossa plana) sind flach. Sie kommen am Schädeldach, als Schulterblatt, Rippen, Brust- und Darmbein vor. Ihre Kompakta ist häufig dick, ihre Spongiosa nur gering ausgeprägt.

Knochenmarkpunktion. Aus platten Knochen kann für diagnostische Zwecke rotes Knochenmark gewonnen werden. Geeignet für diese Knochenmarkpunktion sind Brustbein und Darmbeinkamm, auch Beckenkamm genannt.

Kurze Knochen. Kurze Knochen (Ossa brevia) sind klein und vielkantig [Abb. 4.3]. Beispiele sind die Hand- und Fußwurzelknochen (▶ S. 130 u. 142). Ihre Kompakta ist unterschiedlich dick.

Lange Knochen. Lange Knochen (Ossa longa) sind röhrenförmig und heißen daher auch **Röhrenknochen**. Sie sind vor allem im Bereich der Extremitäten zu finden. Besonders lang sind die Röhrenknochen von Ober- und Unterarm sowie von Ober- und Unterschenkel. Ein Röhrenknochen besteht aus [Abb. 4.2]:
- Der **Diaphyse,** einem langen Schaft im mittleren Bereich des Knochens
- Zwei **Metaphysen** an beiden Diaphysenenden, die sich zunehmend verbreitern
- Zwei **Epiphysen,** die kolbenförmig verdickten Endstücke des Röhrenknochens. Sie tragen die mit hyalinem Gelenkknorpel (▶ S. 66) überzogenen Gelenkflächen, die mit Nachbarknochen gelenkige Verbindungen bilden.

Zwischen Meta- und Epiphyse liegt die schmale **Wachstumsplatte** (Epiphysenfuge). Bis zum Abschluss des Knochenlängenwachstums besteht sie aus hyalinem Knorpel, danach verknöchert sie zur **Epiphysenlinie** (▶ auch S. 72).

4 Skelett- und Muskelsystem

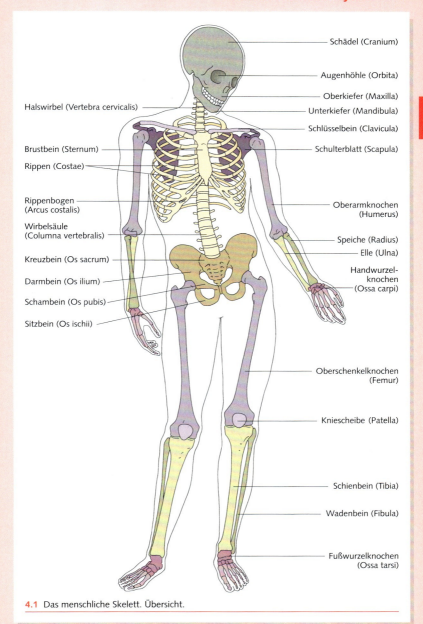

4.1 Das menschliche Skelett. Übersicht.

Verteilung der Knochensubstanz im Röhrenknochen. Beim Röhrenknochen ist die Kompakta der Diaphyse dick. Der im Innern der Diaphyse befindliche Hohlraum, der **Markraum** (Cavitas medullaris), enthält wenig Knochenbälkchen und ist beim Kind mit Blut bildendem rotem Knochenmark erfüllt. Beim Erwachsenen enthält er gelbes Knochenmark aus weißem Fettgewebe. Im Bereich der Meta- und Epiphyse ist die Kompakta dünn, und der Binnenraum enthält Spongiosa mit rotem Knochenmark.

Störungen des Knochenwachstums. Das Wachstumshormon der Hypophyse (somatotropes Hormon, STH ▶ S. 372) stimuliert das Wachstum der noch nicht verknöcherten Wachstumsplatte.

Entsprechend führt eine Überproduktion von STH vor Abschluss des Längenwachstums zu einer abnormen Körpergröße (**hypophysärer Riesenwuchs**). Beim Erwachsenen (also nach Verknöcherung der Epiphysenfugen) entsteht bei STH-Überproduktion (meist durch einen Hypophysentumor, ▶ auch S. 372) die **Akromegalie**. Es wird vermehrt Knochenmaterial eingebaut (appositionelles Knochenwachstum) und die Skelettelemente verplumpen. Dies betrifft insbesondere vorragende Skelettelemente (**Akren**) wie Nase, Stirn und Kinn.

Wird umgekehrt zu wenig STH produziert, kommt es zum **hypophysären Minderwuchs**.

Andere Ursachen für ein gestörtes Knochenwachstum sind z. B. Schilddrüsenstoffwechselstörungen oder genetische Veränderungen.

Weitere Knochenformen

Neben platten, kurzen und langen Knochen gibt es weitere Knochenformen:

- **Unregelmäßig geformte Knochen** (Ossa irregularia), z. B. die Wirbel [Abb. 4.4]
- **Pneumatisierte** (luftgefüllte) **Knochen** (Ossa pneumatica), z. B. Schädelknochen mit Nasennebenhöhlen (▶ S. 106)
- In Sehnen eingelagerte Knochenstücke, die **Sesambeine** (Ossa sesamoidea, ▶ Abb. 4.65 u. Abb. 4.90).

Oberflächenstrukturen von Knochen

Knochen haben unterschiedliche Oberflächenstrukturen, die der Befestigung von Muskeln, Sehnen und Bändern dienen [Abb. 4.4–4.7]:

- **Apophysen:** Apophysen sind unterschiedliche Vorsprünge im Bereich der Metaphysen von Röhrenknochen. Sie heißen **Rollhügel** (Trochanter; nur am Oberschenkelknochen), **Höckerchen** (Tuberculum), **Gelenkknorren** (Condylus), **Obergelenkknorren** (Epicondylus = Knochenfortsatz am Gelenkknorren) und **Knöchel** (Malleolus)
- Knochenrauigkeit (**Tuberositas**)
- Unterschiedlich geformte Knochenerhebungen: **Kamm** (Crista), **Lippe** (Labium), **Linie** (Linea) und **Erhöhung** (Eminentia)
- **Knochenfortsätze** (Processus, bei stachelförmiger Gestalt **Spina** oder **Processus spinosus** genannt)
- **Knocheneinschnitt** (Incisura), **Knochenrinne** (Sulcus) und **eine grabenförmige Vertiefung** (Fossa)
- **Löcher** (Foramen, Plural Foramina), die z. B. dem Ein- und Austritt von ernährenden Blutgefäßen dienen (Foramina nutricia).

Eigenschaften der Knochen

Knochen sind widerstandsfähig gegenüber Druck-, Zug-, Biege- und Drehspannungen (Torsionen). Dies liegt an der Besonderheit des Knochenmaterials, das sehr hart und zugleich elastisch ist und an seiner speziellen Anordnung, das eine Einsparung von Knochenmasse ermöglicht (**Leichtbauweise des Knochens**).

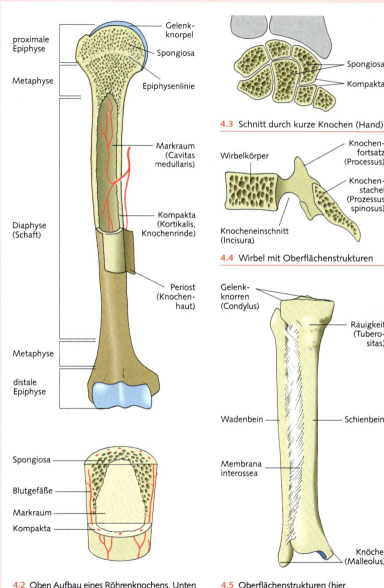

4.3 Schnitt durch kurze Knochen (Hand)

4.4 Wirbel mit Oberflächenstrukturen

4.2 Oben Aufbau eines Röhrenknochens. Unten Detailansicht des Markraums.

4.5 Oberflächenstrukturen (hier der Unterschenkelknochen)

Leichtbauweise des Knochens

Härte und Elastizität bei gleichzeitiger Leichtbauweise des Knochens sind durch sein Baumaterial und eine spezielle Anordnung dieses Baumaterials möglich.

Kompositbauweise. Bei Erwachsenen überwiegt hochwertiger Lamellenknochen (▶ S. 68), der höher beanspruchbar ist als der einfacher gebaute Geflechtknochen (▶ S. 70). Lamellenknochen besteht v.a. aus dicht gelagerten Kollagenfasern, die in den Knochenlamellen speziell angeordnet sind (▶ S. 68). Die Kollagenfasern gewährleisten die Elastizität des Knochens. Die Einlagerung von Kalziumverbindungen in die Knochengrundsubstanz (Interzellularsubstanz ▶ S. 68) führt zur Härte des Knochens. Je mehr Kalziumverbindungen in die Interzellularsubstanz eingelagert sind, desto größer sind Belastbarkeit und Dichte des Knochens (**Knochendichte**). Am höchsten ist die Knochendichte im jungen Erwachsenenalter. Diese besondere Zusammensetzung des Knochenmaterials wird **Kompositbauweise** genannt.

Trajektorielle Bauweise. Die Leichtbauweise des Knochen entsteht außerdem durch eine besondere Ausrichtung des Knochenmaterials: Nur die besonders belasteten Anteile des Knochens bestehen aus dichtem Knochengewebe. Im Innern des Knochens enthalten die wenig belasteten Stellen kein Knochengewebe. Diese trajektorielle Bauweise [Abb. 4.8, 4.9] hat ein geringeres Gewicht, einen verminderten Energiebedarf der Knochen und geringere Leistungsanforderungen an die Skelettmuskeln zur Folge.

So ist die Biegebeanspruchung bei Röhrenknochen im Randbereich der Diaphysen besonders hoch. Folglich ist Knochenmaterial röhrenförmig nur in der Kompakta vorhanden, innen ist die Diaphyse knochenfrei [Abb. 4.8, 4.9].

Auch in der Spongiosa sind die Spongiosabälkchen nach den auf sie wirkenden Zug- und Druckspannungen ausgerichtet, z.B. eher schräg am oberen Ende des Oberschenkelknochens. Spannungsfreie Räume der Spongiosa enthalten kein Knochenmaterial.

Biologisches Verhalten des Knochens

Knochen ist stark mit Blutgefäßen versorgt (vaskularisiert), die in unterschiedlichen Gefäßkanälen innen im und außen am Knochen verlaufen und ihn mit Nährstoffen versorgen (▶ auch S. 70). Knochen weist eine hohe Stoffwechselaktivität auf und ist ständig in der Lage, sich veränderten körperlichen Anforderungen anzupassen. Bereits unter normalen Belastungsbedingungen wird ständig Knochenmaterial ab- und aufgebaut (**Knochenumbau**).

Bei verstärkter Belastung, z.B. häufigem Tragen schwerer Lasten über längere Zeit, wird der Knochen bedarfsgerecht umgebaut: Knochenmaterial wird vermehrt eingebaut, Kompakta wie Knochenbälkchen verdicken sich (**Aktivitätshypertrophie**). Umgekehrt wird bei längerer Ruhigstellung von Knochen, beispielsweise durch Gipsverband, Knochenmaterial abgebaut (**Inaktivitätsatrophie**). Beim älteren Menschen steht die Abnahme von Knochenmaterial im Vordergrund.

Osteoporose. Osteoporose ist ein krankhafter Knochenschwund mit Abnahme von Knochengewebe und Knochendichte (Entkalkung). Der Knochen wird porös und anfällig für Knochenbrüche (Frakturen ▶ S. 76). Häufige Ursache bei Frauen ist die abnehmende Östrogenproduktion nach den Wechseljahren. Vorbeugend wirken körperliche Bewegung und ausreichende Kalziumzufuhr. Die ebenfalls wirksamen Östrogene werden heute wegen ihrer Nebenwirkungen nur noch bei besonders gefährdeten Frauen gegeben.

4 Skelett- und Muskelsystem

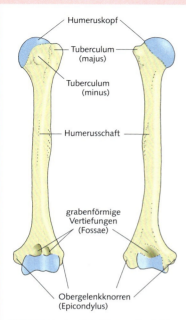

4.6 Oberarmknochen (Humerus) mit Oberflächenstrukturen, links v. vorne, rechts v. hinten

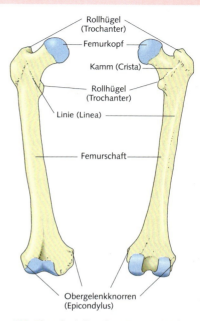

4.7 Oberschenkelknochen (Femur) mit Oberflächenstrukturen, links v. vorne, rechts v. hinten

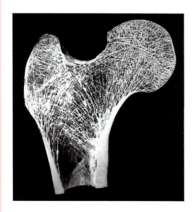

4.8 Aufbau der Spongiosa im Femur
[S010-1-16]

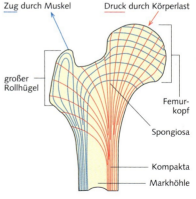

4.9 Trajektorelle Ausrichtung der Spongiosabälkchen entsprechend Druck und Zug

4.3 Allgemeine Gelenklehre

Knochen treten im Skelett in unterschiedlicher Form miteinander in Kontakt. Diese Verbindung zwischen zwei Knochen wird als **Gelenk** (Articulatio oder Arthron) bezeichnet. Die Lehre von den Gelenken ist die **Arthrologie.**
Gelenke verbinden Knochen auf verschiedene Weise:
- **Synarthrosen** (auch Haften, Fugen, unechte Gelenke) verbinden Knochen kontinuierlich, also „ohne Unterbrechung"
- **Diarthrosen** (echte Gelenke) sind diskontinuierliche Knochenverbindungen.

Entsprechend ihrer Bauart unterscheiden sich die Gelenke stark in ihrer Beweglichkeit.

Synarthrosen
Bei Synarthrosen werden die Knochen durch unterschiedliche Gewebe wie Bindegewebe, Knorpel oder Knochen verbunden. Deshalb unterscheidet man folgende vier Synarthrosen [Abb. 4.10]:
- **Syndesmose** (Bandhaft)
- **Synchondrose** (Knorpelhaft)
- **Symphyse** (Knorpelhaft)
- **Synostose** (Knochenhaft).

Durch Synarthrosen verbundene Knochen sind in ihrer Beweglichkeit meist stark eingeschränkt.

Syndesmose. Die Syndesmose verbindet Knochenenden durch faserreiches (straffes) kollagenes Bindegewebe miteinander [Abb. 4.10]. Ein typisches Beispiel sind die nicht verknöcherten Schädelnähte (Suturae) aus Bindegewebe, die die Knochen des Schädeldaches miteinander verbinden.

Synchondrose. Füllgewebe zwischen den Knochenenden bei den Synchondrosen ist hyaliner Knorpel [Abb. 4.10]. Synchondrosen kommen selten vor, z.B. zwischen der sich entwickelnden Knochen der Schädelbasis und zwischen den Knochen des Brustbeins.

Symphyse. Das verbindende Gewebe bei einer Symphyse ist Faserknorpel [Abb. 4.10]. Das Knorpelmaterial ist meist scheibenförmig zwischen den Knochenenden eingebaut. Beispiele hierfür sind die Band- oder Zwischenwirbelscheiben, welche die Wirbelkörper miteinander verbinden [Abb. 4.11], und der Symphysenknorpel der Schambeinfuge.

Synostose. Die Synostose entsteht, wenn Band- und Knorpelhaften keinen Bewegungskräften mehr ausgesetzt sind und verknöchern. Ein typisches Beispiel ist die Verknöcherung der ursprünglich bindegewebigen Schädelnähte (▶ Abb. 4.24) im 3.–4. Lebensjahrzehnt.

Pseudarthrosen. Stehen sich nach einem Knochenbruch die Bruchenden des Knochens nicht eng benachbart und ruhig einander gegenüber, bleibt die Verknöcherung des Frakturspalts aus. Es entsteht eine syndesmosen-ähnliche, instabile Verbindung der Knochenenden, die als Pseudarthrose bezeichnet wird.

Diarthrosen
Bei Diarthrosen handelt es sich um echte Gelenke. Sie enthalten [Abb. 4.12]:
- Gelenkkörper mit Gelenkflächen und Gelenkknorpel
- Gelenkhöhle mit Gelenkspalt
- Gelenkkapsel
- Synovia.

Diarthrosen erlauben Bewegungen zwischen den Gelenk bildenden (artikulierenden) Knochen, wobei die möglichen Bewegungsausschläge je nach Gelenkform unterschiedlich sind. Ausnahme hinsichtlich der Beweglichkeit sind die Amphiarthrosen.

Amphiarthrosen. Amphiarthrosen (straffe Gelenke) sind Sonderformen der Diarthrosen, deren Beweglichkeit durch kräftige Bänder stark eingeschränkt ist. Amphiarthrosen treten häufiger auf, etwa bei den Fuß- und Handwurzelknochen oder beim Kreuzbein-Darmbein-Gelenk.

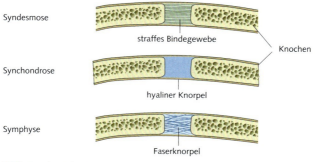

4.10 Einteilung der Synarthrosen [S010-1-16]

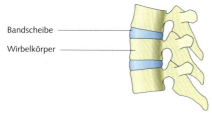

4.11 Beispiel für Symphyse (Ausschnitt aus der Wirbelsäule)

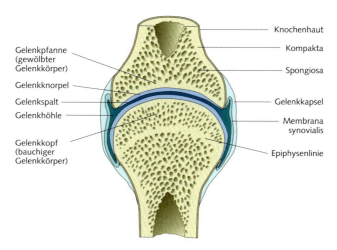

4.12 Schema einer Diarthrose

Aufbau einer Diarthrose im Einzelnen

Im Gelenk stehen sich zwei Knochenenden gegenüber, die **Gelenkkörper**. Sie weisen unterschiedliche, meist abgerundete Formen auf. Der bauchig geformte Gelenkkörper bildet den **Gelenkkopf**, der nach innen gewölbte Gelenkkörper die **Gelenkpfanne** [Abb. 4.12, 4.13].

Überzogen werden die Gelenkkörper von **Gelenkknorpel** (Cartilago articularis, meist aus hyalinem Knorpel, ▶ S. 66). Er bildet somit die eigentliche **Gelenkfläche**. Der Gelenkknorpel liefert die für Bewegungen notwendige glatte Oberfläche und nimmt wie ein Polster die auf die Gelenke wirkenden Belastungen auf.

Die **Gelenkkapsel** (Capsula articularis) verbindet ringsum die Gelenkkörper, an denen sie befestigt ist, und umgibt die spaltförmige **Gelenkhöhle** oder Cavitas articularis [Abb. 4.13].

Die Gelenkkapsel besteht aus zwei Teilen:
- Nach außen aus faserreichem (straffem) kollagenem Bindegewebe (**Membrana fibrosa**) mit bandförmigen Verdichtungen oder zur Verstärkung angelagerten Bändern. Diese äußere Schicht schützt das Gelenk und hält es zusammen
- Nach innen aus sehr zartem Bindegewebe (Membrana synovialis oder **Gelenkinnenhaut**), das u. a. an der Bildung der **Gelenkschmiere** (Synovia) beteiligt ist.

Die Gelenkschmiere ist eine Faden ziehende, klare Flüssigkeit, die die Gelenkhöhle erfüllt. Ihre Menge ist gering. Die Gelenkschmiere ernährt den gefäßfreien Gelenkknorpel und setzt dessen Reibungskräfte bei Bewegungen herab (Schmierfunktion).

Der **Gelenkspalt** ist der Teil der Gelenkhöhle, der sich zwischen den artikulierenden Gelenkknorpeln befindet [Abb. 4.12–4.15]. Er enthält als Gleitfilm die erwähnte Gelenkschmiere.

Arthrose

Bei zu hoher Gelenkbelastung kann Gelenkknorpel zugrunde gehen. Diese Degeneration („Verschleiß") heißt Arthrose. Gelenkknorpel besitzt nur geringe Regenerationsfähigkeit, sodass ein Wiederaufbau bei zerstörter Gelenkstruktur nicht möglich ist.

Gelenkerguss

Eine abnorme Flüssigkeitsansammlung im Gelenk, v.a. bei Gelenkverletzung oder -entzündung, heißt Gelenkerguss. Er ist beim Kniegelenk recht häufig und wird bei stärkerer Ausprägung zur Gelenkentlastung abpunktiert.

Gelenkkapselschrumpfung

Bei längerer Ruhigstellung eines Gelenks kann es zur Schrumpfung der Gelenkkapsel und eingeschränkter Beweglichkeit des Gelenks kommen. Im Extremfall versteift das Gelenk.

Sonderstrukturen von Diarthrosen

In Diarthrosen können Sonderstrukturen aus Faserknorpel und/oder straffem kollagenen Bindegewebe vorkommen.

Disci. Disci (Sing. Discus) sind scheibenförmige Strukturen [Abb. 4.14], die ein Gelenk im Bereich des Gelenkspalts vollständig unterteilen. Sie sind selten.

Menisken. Menisken (Menisci, Sing. Miniskus) sind nur im Kniegelenk enthalten [Abb. 4.15, 4.16]. Sie sind sichelförmig (im Schnittbild keilförmig) und liegen seitlich im Gelenkspalt. Sie unterteilen ein Gelenk nicht, sondern passen die knorpeligen Gelenkenden einander an.

Gelenklippen. Gelenklippen sind Knorpelkeile am Rand von Schulter- und Hüftgelenkpfanne, die die Gelenkfläche vergrößern und Stöße dämpfen.

Schleimbeutel. Schleimbeutel (Bursae synoviales) enthalten Gelenkschmiere und bilden eine Art Polster im Gelenk. Sie kommen häufiger an Orten vor, wo eine Druckverteilung notwendig ist, z. B. zwischen Kniescheibe und Haut.

4 Skelett- und Muskelsystem

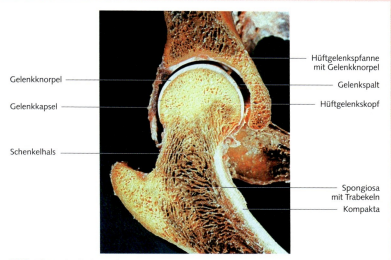

4.13 Schnitt durch das Hüftgelenk (Diarthrose) [C156]

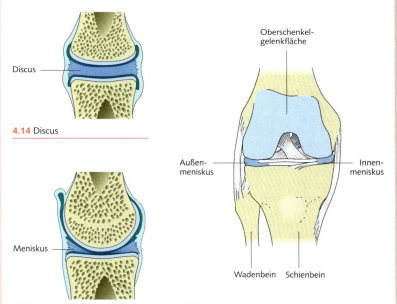

4.14 Discus

4.15 Meniskus

4.16 Menisken des Kniegelenks

Einteilung der Diarthrosen nach Bewegung und Form

Form und Ausdehnung der artikulierenden Gelenkkörper entscheiden in besonderem Ausmaß über die Bewegungsmöglichkeiten in einem Gelenk. In Gelenken sind Bewegungen um maximal drei senkrecht zueinander stehenden Hauptachsen möglich.

Entsprechend lassen sich Diarthrosen nach Zahl ihrer Bewegungsachsen und Form der artikulierenden Gelenkkörper in drei Hauptformen einteilen [Abb. 4.17]:

- Dreiachsiges Gelenk: Kugelgelenk
- Zweiachsige Gelenke: Eigelenk, Sattelgelenk und bikondyläres Gelenk
- Einachsige Gelenke: Scharniergelenk und Rad(Zapfen)gelenk.

Dreiachsiges Gelenk

Das dreiachsige Gelenk ist das beweglichste aller Gelenke. Es lässt nahezu beliebig viele Bewegungen zu, die sich auf sechs Hauptbewegungen um drei senkrecht zueinander stehende Hauptachsen reduzieren lassen.

Die Hauptachsen laufen in folgende Richtungen [Abb. 4.18]:

- **Längsrichtung** des bewegten Knochens. Um diese Achse ist Innen- und Außenkreiselung (Innen- und Außenrotation) möglich
- **Transversalrichtung** mit Vor- und Rückhebung (Ante- und Retroversion) als Bewegungsrichtungen
- **Sagittalrichtung** mit Heranführen und Abspreizen (Ad- und Abduktion) des bewegten Knochens.

Von der Form her ist das dreiachsige Gelenk ein **Kugelgelenk** mit charakteristisch geformten Gelenkkörpern: Der Gelenkkopf ist annähernd kugelförmig und die Gelenkpfanne des artikulierenden Knochens napfförmig gehöhlt [Abb. 4.17].

Typische Kugelgelenke sind Schulter- und Hüftgelenk.

Zweiachsige Gelenke

Bei zweiachsigen Gelenken sind Bewegungen um zwei Hauptachsen (also vier Hauptbewegungen) möglich [Abb. 4.17].

Das **Eigelenk** (z. B. proximales Handgelenk) hat einen eiförmigen Gelenkkopf und eine entsprechend ausgehöhlte Gelenkpfanne. Hier ist eine Rotation um die Längsachse nicht möglich.

Einziges **Sattelgelenk** ist das Daumensattelgelenk. Seine Gelenkflächen haben die Form eines Reitsattels. Es kann nicht um die Längsachse der Knochen bewegt werden, jedoch ermöglichen die beiden verbleibenden Achsen eine starke Beweglichkeit des Daumens.

Wichtigstes **bikondyläres Gelenk** ist das Kniegelenk, weshalb es dort als spezielles Gelenk erörtert wird (▶ S. 142).

Einachsige Gelenke

Einachsige Gelenke kommen am häufigsten als **Scharniergelenke** vor, z. B. das Oberarm-Ellen- (Humeroulnar-)Gelenk des Ellenbogengelenks [Abb. 4.17], das obere Sprunggelenk oder die Mittel- und Endgelenke der Finger. Bei Scharniergelenken sind der Gelenkkopfwalzen- und die Gelenkpfanne entsprechend rinnenförmig. Die einzige Bewegungshauptachse liegt quer zur Längsachse der Knochen und lässt nur Beugung und Streckung der bewegten Knochen zu.

Radgelenke, z. B. zwischen Atlas und Axis sowie oberes und unteres Speichen-Ellen- (Radioulnar-)Gelenk [Abb. 4.17], sind ähnlich gestaltet, ihre Bewegungs-Hauptachse liegt aber in Längsrichtung des Knochens. Daraus resultiert als Bewegungsmöglichkeit nur die Drehung.

Plane Gelenke

Plane Gelenke (ebene Gelenke) haben flache Gelenkflächen, die gleitende Verschiebungen erlauben. Der Bewegungsumfang ist durch straffe Bänder meist stark eingeschränkt. Typisches Beispiel sind die Zwischenwirbelgelenke.

Kugelgelenk

Beispiel:
Hüftgelenk

Innen- und Außendrehung
(Innen- und Außenrotation)

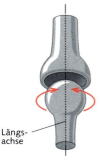

Längs-
achse

Eigelenk

Beispiel:
proximales
Handgelenk

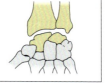

Heranführen und Abspreizen
(Ad- und Abduktion)

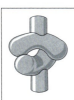
Sattelgelenk

Beispiel:
Daumen-
wurzelgelenk

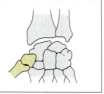

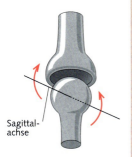

Sagittal-
achse

Scharniergelenk

Beispiel: Oberarm-
Ellen-Gelenk
(am Ellenbo-
gengelenk)

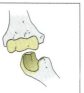

Vor- und Rückhebung
(Ante- und Retroversion)

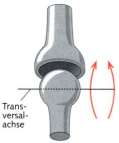

Radgelenk

Beispiel:
oberes Speichen-
Ellen-Gelenk
(am Ellenbogen-
gelenk)

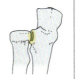

Trans-
versal-
achse

4.17 Formen von Diarthrosen

4.18 Hauptachsen und
Bewegungsrichtungen in
einem Kugelgelenk

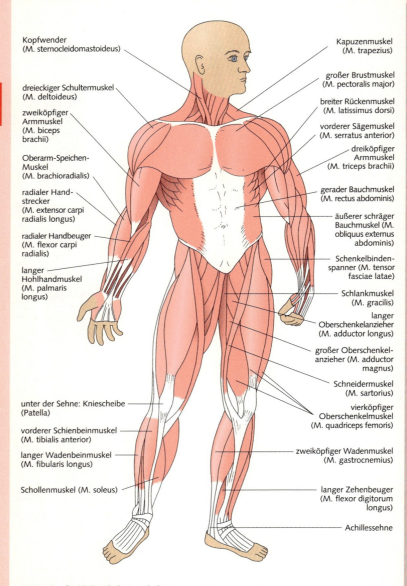

4.19 Oberflächliche Skelettmuskulatur von vorne

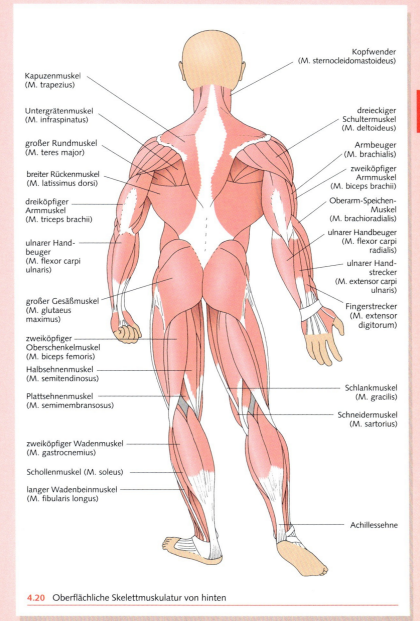

4.20 Oberflächliche Skelettmuskulatur von hinten

4.4 Allgemeine Muskellehre

Die Skelettmuskulatur besteht aus einer Vielzahl einzelner Muskeln, die meist gut abgrenzbar sind und **funktionelle Gruppen** bilden, z. B. Beuger oder Strecker in einem Gelenk. Die Lehre von den Muskeln ist die **Myologie**.

Abb. 4.19 und 4.20 geben eine Übersicht der oberflächlichen Skelettmuskulatur.

Bau der Skelettmuskeln

Jeder Skelettmuskel besteht aus unterschiedlich vielen Skelettmuskelfasern (▶ S. 78). Diese werden durch Bindegewebehüllen zu Bündeln zusammengefasst [Abb. 4.21]. Außen wird der gesamte Muskel von einer straffen, kollagenfaserigen Bindegewebehülle umhüllt, der **Muskelfaszie** (▶ S. 80). Diese bietet dem Muskel Zusammenhalt und Schutz.

Aufgrund des hohen Energieverbrauchs ist Skelettmuskulatur reichlich von Blutgefäßen durchzogen. Für ein geordnetes Kontraktionsmuster (Kontraktion = Zusammenziehen) muss die Skelettmuskulatur außerdem von vielen motorischen und sensorischen Nervenfasern versorgt werden. Diese Innervation (Nervenversorgung) erfolgt über periphere Nerven (▶ S. 436).

Sehnen

An den Muskelenden ist straffes, parallelfaseriges Bindegewebe eingelagert (▶ S. 62). Aus diesem gehen dann unterschiedlich lange und verschieden geformte **Sehnen** hervor, die aus dem Muskel austreten [Abb. 4.21]. Die Sehnen sind an den Oberflächen benachbarter Knochen befestigt und übertragen die Kontraktionskraft der Muskeln auf die zu bewegenden Knochen. Sehnen besitzen an bestimmten Orten, z. B. im Bereich der Endsehnen der Fingerbeuger (▶ u.), ein eigenes Hüllsystem in Form von **Sehnenscheiden**.

Die Befestigungsstelle eines Muskels am weniger bewegten Skelettteil wird als **Ursprung** und am stärker bewegten Skelettteil als **Ansatz** bezeichnet.

Bänder. Bänder weisen einen ähnlichen Bau wie Sehnen auf (▶ S. 62).

Muskeltonus und Muskelkontraktion

Auch in Ruhe ist ein Teil der Muskelfasern kontrahiert, während andere Muskelfasern desselben Muskels entspannt sind. Diese Teilanspannung des Muskels heißt Muskel- oder **Ruhetonus**. Erst bei Innervation sämtlicher Muskelfasern kommt es zur maximalen **Kontraktion** des Muskels.

Man unterscheidet die isometrische und die isotonische Muskelkontraktion. Bei der **isometrischen Kontraktion** bleibt die Länge des Muskels konstant, während seine Spannung steigt [Abb. 4.22]. Die **isotonische Kontraktion** bedeutet, dass sich ein Muskel bei gleich bleibender Spannung verkürzt.

Muskelkater. Werden Muskeln überlastet, tritt Muskelkater auf. Dieser ist durch schmerzhafte kleinste Verletzungen innerhalb eines Muskels bedingt.

Formen von Skelettmuskeln [Abb. 4.23]

Nach der Form von Skelettmuskeln werden **platte**, bauchige bzw. **spindelförmige** und **ringförmige Muskeln** unterschieden. Muskeln können auch durch Zwischensehnen untergliedert sein (**mehrbäuchige Muskeln**), z. B. der gerade Bauchmuskel. **Mehrköpfige Muskeln** haben mehrere Ursprünge, deren Muskelbäuche sich vor dem Ansatz wieder vereinigen, z. B. der zweiköpfige Armmuskel und der vierköpfige Oberschenkelmuskel.

Bei den meisten Muskeln verlaufen die Muskelfasern parallel zur Längsrichtung des Muskels (**parallelfaserige Muskeln**). Verlaufen die Muskelfasern schräg zur Zugrichtung, spricht man von **gefiederten Muskeln**. Die Fiederung kann einfach (M. unipennatus) oder doppelt (M. bipennatus) sein.

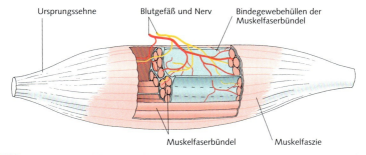

4.21 Bau eines spindelförmigen Muskels [L123-S010-1-14]

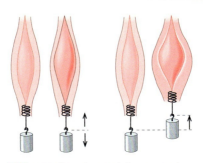

4.22 Kontraktionsformen, links isometrische Kontraktion, rechts isotonische Kontraktion

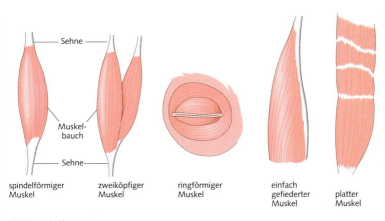

4.23 Muskelformen

Biologisches Verhalten von Skelettmuskeln

Bei länger dauerndem Krafttraining der Muskulatur kommt es zur **Aktivitätshypertrophie**: Die Muskelfasern und damit der Muskel werden dicker, die Kapillaren vermehren sich zur besseren Muskelversorgung.

Mit zunehmendem Alter, v.a. bei über 70-Jährigen, nimmt die Muskelfaserzahl dagegen ab, Fasern und Muskeln werden dünner (**altersbedingte Muskelatrophie**). Auch bei zu geringer Muskelbetätigung, z.B. Ruhigstellung durch Gipsverband, werden Muskelfasern und Muskel dünner (**Inaktivitätsatrophie**).

Die Regenerationsfähigkeit von Skelettmuskeln hängt vom Ausmaß der Verletzung ab. Werden einzelne Muskelfasern verletzt, können diese regenerieren. Bei gleichzeitigem Abriss vieler Fasern entsteht eine bindegewebige Narbe.

Muskelerkrankungen

Muskelerkrankungen äußern sich meist durch Muskelschwäche und bei entzündlicher Ursache zusätzlich Schmerzen. Beispiele sind:

- **Progressive Muskeldystrophie:** Erblich bedingter Untergang von Skelettmuskulatur
- **Polymyositis:** Autoimmun bedingte Muskelentzündung.

4.5 Kopf

Der Kopf setzt sich aus 17 **Schädelknochen** (Ossa cranii) zusammen. Während der Entwicklung wachsen diese aufeinander zu. Nach der Geburt stoßen sie an den **Schädelnähten** (Suturae) aneinander [Abb. 4.24] und verwachsen hier synarthrotisch.

Fontanellen

An den Stellen, an denen in der Entwicklung mehrere Schädelknochen aneinander grenzen, entstehen knochenfreie, zwickelartige Areale, die **Fontanellen** [Abb. 4.24]. Sie sind durch die Haut gut tastbar. Die zwei größten sind **Stirnfontanelle** (große Fontanelle, Fonticulus anterior) und **Hinterhauptfontanelle** (kleine Fontanelle, Fonticulus posterior). Sie verschließen sich im zweiten Lebensjahr.

Zum Kopf gehören auch Unterkiefer und Unterkiefergelenk, Kopfmuskulatur (▶ S. 106) und Anteile von Atem- und Verdauungssystem.

Hirnschädel und Gesichtsschädel

Der **Schädel** (Cranium) hat zwei große Abschnitte [Abb. 4.25]:

- **Hirnschädel** (Neurocranium)
- **Gesichtsschädel** (Viscerocranium).

Hirnschädel. Der Hirnschädel bildet um das Gehirn eine schützende Knochenkapsel. Er setzt sich zusammen aus:

- **Stirnbein** (Os frontale)
- **Zwei Keilbeinen** (Ossa sphenoidalia)
- **Zwei Schläfenbeinen** (Ossa temporalia)
- **Zwei Scheitelbeinen** (Ossa parietalia)
- **Hinterhauptbein** (Os occipitale)
- **Siebbein** (Os ethmoidale).

Im Felsenbein des Schläfenbeins sind Hör- und Gleichgewichtsorgan geschützt untergebracht.

Gesichtsschädel. Zum Gesichtsschädel zählen folgende Knochen:

- **Oberkiefer** (Maxilla)
- **Gaumenbein** (Os palatinum)
- **Zwei Jochbeine** (Ossa zygomatica)
- **Zwei Tränenbeine** (Ossa lacrimalia)
- **Nasenbein** (Os nasale)
- **Zwei untere Nasenmuscheln** (Conchae nasales inferiores)
- **Pflugscharbein** (Vomer)
- **Unterkiefer** (Mandibula)
- **Gehörknöchelchen** (Ossicula auditiva).

Schädelabschnitte

Die Knochen von Hirn- und Gesichtsschädel bilden drei Schädelabschnitte:

- **Schädeldach** (Schädelkalotte)
- **Schädelbasis**
- **Vorderfläche des Schädels.**

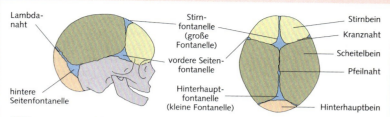

4.24 Fontanellen und Schädelnähte, links von der Seite, rechts von oben

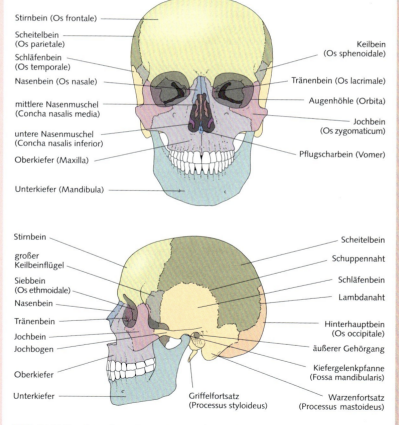

4.25 Schädelknochen, oben von vorne, unten von der Seite (Ansicht von außen)

Schädeldach

Das Schädeldach liegt schalenförmig über dem Gehirn [Abb. 4.26]. Es besteht aus den Scheitelbeinen und Knochenschuppen von Stirn- und Hinterhauptbein. Am Schädeldach gibt es drei große Schädelnähte:
- **Pfeilnaht** (Sutura sagittalis)
- **Kranznaht** (Sutura coronalis)
- **Lambdanaht** (Sutura lambdoidea).

Schädelbasis

Die Schädelbasis [Abb. 4.27] bildet den Boden, auf dem das Gehirn ruht. An seiner Bildung sind vor allem Stirnbein, Keilbein, Schläfenbein und Hinterhauptbein beteiligt. Für das Gehirn hat die Schädelbasis drei grubenförmige Abschnitte (**Fossae cranii**), die stufenförmig versetzt angeordnet sind:
- **Vordere Schädelgrube** (Fossa cranii anterior)
- **Mittlere Schädelgrube** (Fossa cranii media)
- **Hintere Schädelgrube** (Fossa cranii posterior).

Vordere Schädelgrube. Die vordere Schädelgrube beherbergt die unteren Abschnitte des Stirnlappens (▸ S. 402). Kleine Löcher (**Lamina cribrosa**) erlauben den Durchtritt des Riechnervs (Fila olfactoria) in die Nasenhöhle.

Mittlere Schädelgrube. Die mittlere Schädelgrube enthält die unteren Abschnitte des Schläfenlappens. In der mittleren Schädelgrube befindet sich der **Türkensattel** (Sella turcica) mit der Hirnanhangdrüse. Viele kleine Löcher in der Schädelbasis dienen dem Durchtritt von Hirnnerven und Blutgefäßen, unter anderem:
- Der **Sehnervkanal** (Canalis opticus) für den Sehnerv (N. opticus)
- Das **ovale Loch** (Foramen ovale) für den Unterkiefernerv (N. mandibularis)
- Das **runde Loch** (Foramen rotundum) für den Oberkiefernerv (N. maxillaris) Die **obere Augenhöhlenspalte** (Fissura orbitalis superior) für den Augenhöhlennerv (N. ophthalmicus) sowie die Hirnnerven III, IV und VI für die äußeren Augenmuskeln
- Den **Kanal der inneren Halsarterie** (Canalis caroticus) für die innere Halsarterie (A. carotis interna).

Unterkiefer-, Oberkiefer und Augenhöhlennerv sind Äste des V. Hirnnerven (Drillingnerv, ▸ S. 436).

Hintere Schädelgrube. Die hintere Schädelgrube beherbergt vor allem das Kleinhirn. Auch sie hat mehrere Löcher unter anderem für Nerven und Gefäße:
- Das **große Hinterhauptloch** (Foramen magnum), in dem der Übergang vom Gehirn ins Rückenmark erfolgt und durch das die Wirbelarterie (A. vertebralis) zum Gehirn zieht. Beidseits daneben liegen außen die Kondylen (Gelenkknorren) für die Gelenkverbindung mit dem Atlas.
- Das **Drosselloch** (Foramen jugulare) für den Durchtritt der größten abführenden Hirnvene, der inneren Drosselvene (V. jugularis interna), und dreier Hirnnerven: des Zungen- und Rachennervs (IX, N. glossopharyngeus), des Eingeweidenervs (X, N. vagus) und des Zusätzlichen Nervs (XI, N. accessorius)
- Den **Kanal des Unterzungennervs** (Canalis nervi hypoglossi) für den Zungennerv (N. hypoglossus)

Vorderfläche des Schädels

Die Vorderfläche des Schädels ist geprägt durch drei Öffnungen zu Augen-, Nasen- und Mundhöhle [Abb. 4.25].

Obere Gesichtshälfte. Über der Augenhöhle erhebt sich die Stirn, die durch die Schuppe des Stirnbeins gebildet wird. Seitlich schließt sich das Jochbein an, das eine Erhabenheit der oberen Gesichtshälfte bildet. Nach unten folgt nach der Augenhöhle der Oberkiefer, in dem die Oberkieferzähne verankert sind.

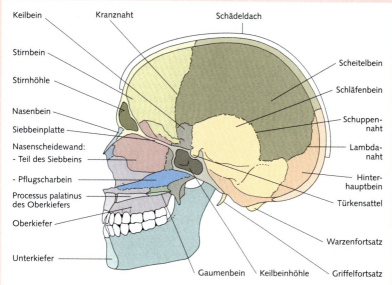

4.26 Schnitt durch den Schädel, Ansicht von innen

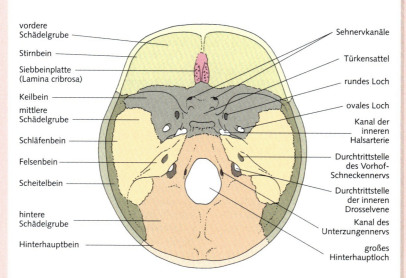

4.27 Innere Schädelbasis nach Entfernung von Schädeldach und Gehirn

Augenhöhle. Die Augenhöhle (Orbita) setzt sich aus sieben Knochen zusammen und besitzt über Spalten und Löcher Verbindungen u. a. zur mittleren Schädelgrube [Abb. 4.27]. Über diese treten Nerven und Gefäße in die Augenhöhle ein. Die Augenhöhle enthält den Augapfel, die ihn bewegende äußere Augenmuskulatur und bettendes Fettgewebe.

Nasenhöhle. Die Nasenhöhle wird von verschiedenen Knochen ummantelt, hauptsächlich von Nasenbein und Oberkiefer [Abb. 4.28]. In der Mitte besitzen die paarigen Nasenhöhlen die knöcherne **Nasenscheidewand** (Septum nasi) aus Pflugscharbein und Siebbein.

Die seitliche Nasenwand wird durch drei übereinander liegende Knochenmuscheln (**Nasenmuscheln,** Conchae nasales) in Etagen gegliedert. Die Nasenhöhle besitzt eine vordere und hintere Öffnung nach außen bzw. zum Rachen.

Mundhöhle. Die knöchernen Begrenzungen der Mundhöhle bilden der Oberkiefer mit den Oberkieferzähnen [Abb. 4.28] und der Unterkiefer mit den Unterkieferzähnen [Abb. 4.30].

Der Unterkiefer ist winkelförmig gebogen. Sein nach oben ziehender Ast endet mit zwei Fortsätzen. Einer von diesen bildet einen Gelenkfortsatz mit quer stehendem, walzenförmigem Kopf, der mit einem pfannenförmigen Abschnitt des Schläfenbeins das **Kiefergelenk** ausbildet [Abb. 4.30]. Das Kiefergelenk ist durch einen Discus (▶ S. 94) vollständig in zwei Abschnitte unterteilt und lässt komplizierte Bewegungen zu. Hauptbewegungen sind das Senken und Heben, Vor- und Zurückschieben des Unterkiefers sowie Mahlbewegungen.

Nasennebenhöhlen. Der Schädel hat mehrere lufthaltige Knochen. Die größten dieser Knochenhöhlen bilden die **Nasennebenhöhlen** (Sinus paranasales). Sie münden über Löcher oder Ausführungsgänge in die Nase, um belüftet zu werden und den von der Schleimhaut gebildeten Schleim abzugeben. Die Nasennebenhöhlen heißen nach den Knochen, in denen sie liegen [Abb. 4.28]:

- **Oberkieferhöhle** (Sinus maxillaris)
- **Stirnhöhle** (Sinus frontalis)
- **Keilbeinhöhle** (Sinus sphenoidalis)
- **Siebbeinzellen** (Cellulae ethmoidales).

Muskeln des Kopfes

Bei den Muskeln des Kopfes handelt es sich um:

- **Mimische Muskulatur** (Gesichtsmuskulatur)
- **Kaumuskulatur**
- **Mundbodenmuskulatur.**

Mimische Muskulatur. Die mimische Muskulatur liegt oberflächlich unter der Haut und ist v.a. für Gesichtsausdruck (Mimik), Verschluss von Lippen und Lidern zuständig. Die Gesichtsmuskeln werden innerviert vom VII. Hirnnerv (Gesichtsnerv, N. facialis ▶ u. und S. 436). Die größten der zahlreichen mimischen Muskeln sind [Abb. 4.29]:

- Der **Stirnmuskel** (M. frontalis), der die Stirn runzelt
- Der **Augenringmuskel** (M. orbicularis oculi), der die Augenlider schließt
- Der **Mundringmuskel** (M. orbicularis oris) für den Lippenschluss
- Der **Halshautmuskel** (Platysma), der vom Unterkiefer über den gesamten vorderen und seitlichen Hals bis zum Brustkorb zieht und die Halshaut spannt [Abb. 4.32].

Zahlreiche Muskeln um den Mund beeinflussen Lippen- und Mundstellung.

Fazialisparese. Bei (einseitiger) Lähmung des N. facialis ist ein Großteil der mimischen Muskulatur einer Gesichtshälfte gelähmt. Dies führt u. a. zum Herabhängen des Mundwinkels und zum unvollständigen Augenschluss der betroffenen Gesichtshälfte.

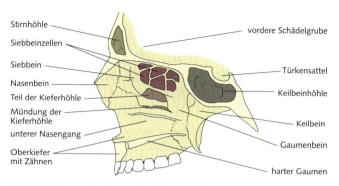

4.28 Schnitt durch die Nasennebenhöhlen, Ansicht von innen

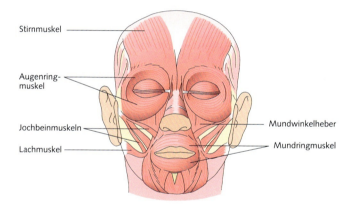

4.29 Mimische Muskulatur

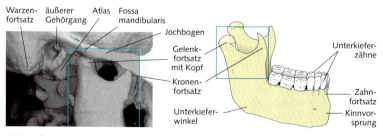

4.30 Links computertomografische Rekonstruktion des Kiefergelenks [V137]. Rechts Unterkiefer seitlich

Kaumuskulatur. Die Kaumuskulatur [Abb. 4.31] wirkt nur auf das Kiefergelenk und bewegt den Unterkiefer. Die Nervenversorgung erfolgt über den Unterkiefernerv des V. Hirnnerven.

Die Kaumuskulatur besteht aus:
- **Kaumuskel** (M. masseter)
- **Schläfenmuskel** (M. temporalis)
- **Mittlerem Flügelmuskel** (M. pterygoideus medialis)
- **Seitlichem Flügelmuskel** (M. pterygoideus lateralis).

Kau-, Schläfen- und mittlerer Flügelmuskel dienen hauptsächlich dem Kieferschluss. Der seitliche Flügelmuskel bewirkt ein Verschieben des Unterkiefers nach vorne und Mahlbewegungen.

Mundbodenmuskulatur. Die Mundbodenmuskulatur wird v.a. von den **oberen Zungenbeinmuskeln** (suprahyalen Muskeln) gebildet, die von der Schädelbasis bzw. Unterkiefer zum Zungenbein ziehen. Sie verschließen die Mundhöhle nach unten muskulär. Die oberen Zungenbeinmuskeln heißen [Abb. 4.32]:
- **Unterkiefer-Zungenbein-Muskel** (M. mylohyoideus)
- **Zweibäuchiger Muskel** (M. digastricus)
- **Griffelfortsatz-Zungenbein-Muskel** (M. stylohyoideus)
- **Kinn-Zungenbein-Muskel** (M. geniohyoideus).

Nerven und Gefäße des Kopfes
Für die Innervation der mimischen Muskulatur ist der VII. Hirnnerv (Gesichtsnerv, N. facialis) zuständig. Die Gesichtshaut wird durch die drei Äste des V. Hirnnerven (Drillingsnervs, N. trigeminus) sensorisch innerviert [Abb. 4.33]. Die motorische und sensorische Innervation der Kau- und z. T. der Mundbodenmuskulatur erfolgt durch den Unterkiefernerv des V. Hirnnerven. Die wichtigsten Gefäße des Gesichts [Abb. 4.34] sind die **Gesichtsarterie** (A. facialis), die **Kieferarterie** (A. maxillaris ▶ u.) und die begleitenden Venen.
Lymphgefäße leiten die Lymphe über Lymphknoten ab, die sich vor und hinter dem Ohr und am Hinterhaupt befinden.

4.6 Hals
Der Hals (Collum) ist das bewegliche Bindeglied zwischen dem Kopf und dem Rumpf. Die Halswirbelsäule sowie die Nackenmuskulatur wird beim Rumpf behandelt (▶ u.). Im Folgenden werden weitere Halsmuskeln sowie Nerven und Gefäßen erörtert.

Muskeln des Halses
Prominentester Muskel vorne seitlich am Hals ist der **Kopfwender** (M. sternocleidomastoideus) [Abb. 4.32], der sich bei Anspannung strangförmig durch die Haut vorwölbt. Bei beidseitiger Kontraktion kippt er den Kopf nach hinten, bei einseitiger Kontraktion hebt er das Gesicht zur Seite.

Zwischen beiden Kopfwendern befindet sich die **untere Zungenbeinmuskulatur** (infrahyale Muskulatur).

Untere Zungenbeinmuskulatur. Die untere Zungenbeinmuskulatur [Abb. 4.32] ist zum einen an Brustbein, Schulterblatt und Kehlkopf befestigt, zum anderen am Zungenbein. Bei Anspannung senken diese Muskeln das Zungenbein oder heben oder senken den Kehlkopf. Im Einzelnen handelt es sich um Brustbein-Zungenbein-Muskel (**M. sternohyoideus**), Brustbein-Schildknorpel-Muskel (**M. sternothyroideus**), Schildknorpel-Zungenbein-Muskel (**M. thyrohyoideus**) und Schulterblatt-Zungenbein-Muskel (**M. omohyoideus**).

Treppenmuskeln. Die Treppenmuskeln (Scalenusmuskeln, Mm. scaleni) ziehen beidseits von der seitlichen Halswirbelsäule zu den oberen beiden Rippen [Abb. 4.35]. Sie heben die Rippen und neigen die Halswirbelsäule zur Seite.

4 Skelett- und Muskelsystem

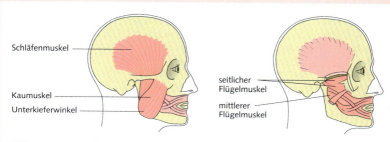

4.31 Kaumuskulatur, links oberflächliche, rechts tiefe Schicht

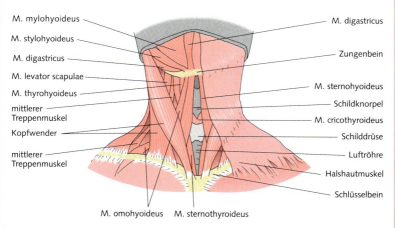

4.32 Vordere Halsmuskulatur und Mundboden

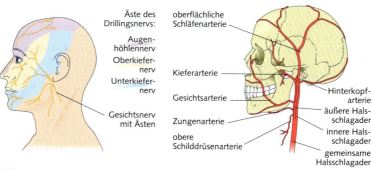

4.33 Nervenversorgung des Gesichts   4.34 Große Kopf- und Halsarterien

Nerven des Halses

Der Hals bildet eine Durchgangsstraße für den X. Hirnnerven (Eingeweidenerv, N. vagus), der auch Äste im Halsbereich abgibt, und den **Zwerchfellnerv** (N. phrenicus), der das Zwerchfell innerviert. Der XI. Hirnnerv (N. accessorius) ist für die Innervation von Kopfwender und Kapuzenmuskel (M. trapezius, ▶ S. 124) zuständig. Der IX. Hirnnerv (Zungen-Rachen-Nerv, N. glossopharyngeus) zieht u. a. zur Rachenmuskulatur.

Der größte Teil des Halses wird sensorisch und motorisch über das Halsgeflecht (Plexus cervicalis, ▶ S. 438), versorgt. Hinter dem Kopfwender treten an einem Nervenpunkt, dem **Punctum nervosum,** die sensorischen Nerven hervor und verzweigen sich dann in alle Richtungen am Hals.

Bei den sensorischen Nerven handelt es sich um:
- Kleinen Hinterhauptnerv (**N. occipitalis minor**)
- Großen Ohrmuschelnerv (**N. auricularis magnus**)
- Queren Halsnerv (**N. transversus colli**)
- Überschlüsselbeinnerven (**Nn. supraclaviculares**).

Gefäße des Halses

Halsarterien. Hauptarterien des Halses sind die **gemeinsame Halsschlagader** (A. carotis communis) und der **Schilddrüsen-Halsarterien-Stamm** (Truncus thyrocervicalis) mit Ästen zur Schilddrüse und weiteren Halsteilen.

Die gemeinsame Halsschlagader [Abb. 4.34], deren Puls seitlich neben dem Kehlkopf getastet werden kann, verzweigt sich hier in die **innere und äußere Halsschlagader** (A. carotis interna und externa). Die innere Halsschlagader zieht ohne vorherige Abgabe von Ästen in den Schädel und versorgt dort das Gehirn (▶ u. und S. 432). Die äußere Halsschlagader gibt zahlreiche Äste im Halsbereich ab, die unter anderem zu Kehlkopf und Schilddrüse, zum Gesicht (Gesichtsarterie) und in die seitliche Gesichtstiefe (Kieferarterie) ziehen [Abb. 4.34].

Halsvenen. Die wichtigsten Halsvenen [Abb. 4.36] sind die **innere und äußere Drosselvene** (V. jugularis interna und V. jugularis externa). Daneben gibt es zahlreiche weitere Venen und Venengeflechte (Venenplexus).

Lymphgefäße des Halses. Lymphgefäßsystem und Lymphknoten sind im Halsbereich stark ausgeprägt [Abb. 4.37]. Ein Drittel aller Lymphknoten des Körpers befindet sich hier. Die Lymphknoten finden sich dabei vor allem entlang der großen Halsgefäße. Auch die Lymphe des Kopfes passiert das Lymphgefäßsystem des Halses.

Lymphknotenentzündung. Bei Infektionen, zum Beispiel von Zähnen oder Mandeln, können Bakterien in die Lymphknoten der Halsregion gelangen. Diese sind dann geschwollen und leicht tastbar.

4.7 Rumpf

Übersicht

Der **Rumpf** (Truncus) lässt sich vorne von oben nach unten in drei Abschnitte gliedern: **Brust, Bauch** und **Becken** [Abb. 4.38]. Hinzu kommt hinten der **Rücken.**

Brust. Knöcherne Grundlage der Brust (Thorax) sind **Brustkorb** (Cavea thoracis) und **Brustwirbelsäule,** die die **Brusthöhle** (Cavitas thoracis) umschließen. Diese ist von der nach unten anschließenden Bauchhöhle durch das **Zwerchfell** (Diaphragma) getrennt.

Bauch. Der Bauch (Abdomen) wird durch die Bauchwand (ventrale und seitliche Bauchmuskulatur) und den Lendenabschnitt des Rückens mit der Lendenwirbelsäule gebildet. Sie umschließen die **Bauchhöhle** (Cavitas abdominalis).

4 Skelett- und Muskelsystem

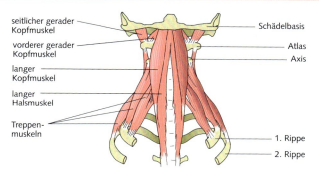

4.35 Treppenmuskeln und Halsmuskulatur

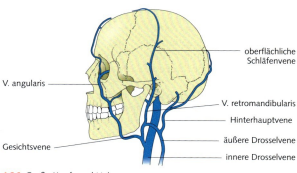

4.36 Große Kopf- und Halsvenen

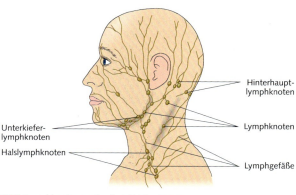

4.37 Lymphknoten an Kopf und Hals [E260]

Becken. Das Becken (Pelvis) besitzt als knöcherne Grundlage den **Beckengürtel** (▶ S. 138), der von der Muskulatur des Beckengürtels bedeckt wird. Der obere, trichterförmige Teil, der von den Darmbeinschaufeln gebildet wird, ist das **große Becken.** Nach unten schließt sich das **kleine Becken** an. [Abb. 4.38].

Innerer Raum des Beckens ist die **Beckenhöhle**, wobei Bauch- und Beckenhöhle in offener Verbindung stehen. Das kleine Becken wird nach unten durch den bindegewebigen, muskulösen **Beckenboden** verschlossen.

Becken mit Beckengürtel sind Bestandteil der unteren Extremität und werden dort erörtert (▶ S. 138).

Rücken. Der Rücken (Dorsum) wird als eigene Region des Rumpfes betrachtet, obwohl er gleichzeitig hinterer Bestandteil von Brust, Bauch und Becken ist.

Der Rücken reicht von der Untergrenze des Nackens bis zum Gesäß. Seitlich geht der Rücken in Brust- und Bauchwand über.

Wirbelsäule

Aus systematischen Gründen wird hier die gesamte Wirbelsäule (also auch die Halswirbelsäule) beschrieben.

Die Wirbelsäule (Columna vertebralis) ist das bewegliche Achsenskelett des Körpers. Sie überträgt die Last von Kopf, Rumpf und oberer Extremität auf die untere Extremität (▶ S. 138).

Die Wirbelsäule besteht aus den **Wirbeln** (Vertebrae) mit deren Gelenken, den Band- oder **Zwischenwirbelscheiben** (Disci intervertebrales), und **Bändern.**

Abschnitte der Wirbelsäule. Die Wirbelsäule hat folgende Abschnitte [Abb. 4.40]:

- **Halswirbelsäule** mit 7 Wirbeln, C I–VII (C von Cervix, Hals)
- **Brustwirbelsäule** mit 12 Wirbeln, T I–XII (T von Thorax)
- **Lendenwirbelsäule** mit 5 Wirbeln, L I–V (L von Lumbus, Lende)
- **Kreuzbein** mit 5 zu einem Knochen verschmolzenen Wirbeln, S I–V (S von Os sacrum, Kreuzbein)
- **Steißbein** mit 3–6 Knochenstücken, Co I–IV (Co von Os coccygis, Steißbein).

Damit besteht die Wirbelsäule aus 28–31 Einzelknochen.

Krümmungen der Wirbelsäule. Die Wirbelsäule ist kein gerader Stab, sondern weist vier natürliche Krümmungen auf, die zusammen mit den Zwischenwirbelscheiben eine federnde, Stoß dämpfende Wirkung haben:

- Hals- und Lendenwirbelsäule sind nach vorn gewölbt, sie heißen **Hals-** und **Lendenlordose**
- Brustwirbelsäule und Kreuzbein haben eine Bogenkrümmung nach hinten, die **Brust-** und **Sakralkyphose.**

Damit hat die Wirbelsäule eine doppelte S-Form, was ihr eine hohe Stabilität verleiht. Die Belastungen, die bei Bewegungen auftreten, werden dadurch auf alle Wirbel gleichmäßig verteilt.

Aufgrund der starken lordotischen Krümmung am Übergang der Lendenwirbelsäule zum Kreuzbein (Os sacrum ▶ u.) springt die obere Vorderkante des Kreuzbeins ins kleine Becken vor. Diesen Vorsprung nennt man **Promontorium.**

Skoliose. Beim Erwachsenen sind geringe Abweichungen der Wirbelsäule in der Frontalebene, also ganz leichte seitliche Verbiegungen, normal. Bei einer Skoliose ist die seitliche Verbiegung zu stark und fixiert, kann also nicht mehr vom Patienten oder von außen ausgeglichen werden [Abb. 4.39]. Skoliosen sind erkennbar an einem Höhenunterschied der Schultern oder einem sog. Rippenbuckel, wenn sich der Patient im Stehen mit dem Rumpf nach vorne beugt.

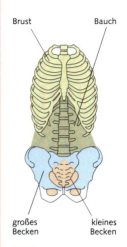

4.38 Rumpfabschnitte

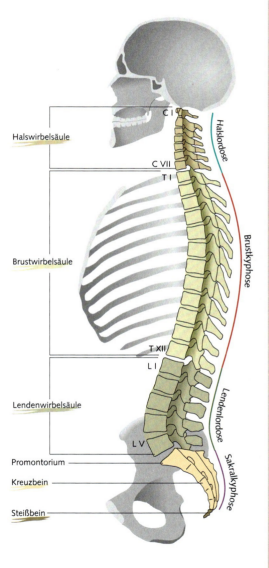

4.40 Wirbelsäule mit ihren natürlichen Krümmungen

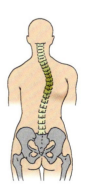

4.39 Skoliose im Bereich der Brustwirbelsäule

Bauplan der Wirbel. Mit Ausnahme des Atlas (▶ u.) besitzt jeder Wirbel folgende Abschnitte [Abb. 4.41]:
- **Wirbelkörper** (Corpus vertebrae)
- **Dornfortsatz** (Processus spinosus)
- **Querfortsätze** (Processus transversi)
- **Gelenkfortsätze** (Processus articulares)
- **Wirbelbogen** (Arcus vertebrae)
- **Wirbelloch** (Foramen vertebrale).

Wirbelkörper. Obwohl die Wirbel insgesamt irreguläre Knochen sind, ist der Wirbelkörper für sich betrachtet ein kurzer Knochen. Er dient der Übertragung der Körperlast. Die Wirbelkörper nehmen deshalb von oben nach unten an Größe zu [Abb. 4.41].

Wirbelfortsätze. Jeder Wirbel hat mehrere Fortsätze [Abb. 4.41]. Der Dornfortsatz und die Querfortsätze (bei Lendenwirbeln Rippenfortsätze genannt) sind v.a. mit Rückenmuskulatur und Bändern verbunden. Die Querfortsätze der Brustwirbel artikulieren zusätzlich mit den Rippen.

Die Gelenkfortsätze stellen gelenkige Verbindung zwischen benachbarten Wirbeln her, die **Zwischenwirbelgelenke.** Überwiegend zwei solcher Fortsätze ragen jeweils nach oben und unten.

Wirbelbögen. Die Ansatzstellen der Wirbelbögen am Wirbelkörper haben oben und unten eine Einschnitte (**Incisura vertebralis superior und inferior**). Die Einschnitte benachbarter Wirbel bilden seitliche **Zwischenwirbellöcher** (Foramina intervertebralia) für den Austritt der Spinalnerven (▶ Abb. 4.44 u. S. 436).

Wirbelloch. Wirbelkörper und Wirbelbogen umfassen ein **Wirbelloch** (Foramen vertebrale). Die Gesamtheit dieser Löcher entlang der Wirbelsäule bildet den **Wirbelkanal** (Canalis vertebralis), in dem Rückenmark und Spinalnervenwurzeln für austretende Spinalnerven geschützt untergebracht sind.

Atlas und Axis. Die ersten beiden Halswirbel, **Atlas** (C I) und **Axis** (C II), nehmen eine Sonderstellung ein, da sie aufgrund von Form, Bandapparat und umgebender Muskulatur zum Tragen und Bewegen des Kopfes spezialisiert sind [Abb. 4.45].

Einen Körper besitzt der Atlas nicht. Er ist ein knöcherner Ring aus **vorderem und hinteren Atlasbogen** (Arcus anterior bzw. posterior atlantis) mit zwei **seitlichen Massen des Atlas** (Massae laterales atlantis). Diese Knochenmassen bilden nach oben ein Gelenk mit den Kondylen der Schädelbasis (**oberes Kopfgelenk** oder Atlantookzipitalgelenk), nach unten mit der Axis (**unteres Kopfgelenk**, Atlantoaxialgelenk).

Der **Axis** entspricht weitgehend dem allgemeinen Bauplan eines Wirbels. Er besitzt jedoch einen dornförmigen, nach oben gerichteten Knochenzahn (**Dens axis**), der in gelenkiger Verbindung mit dem Atlas steht.

Kreuzbein und Steißbein. Auch das **Kreuzbein** (Os sacrum) hat eine Sonderstellung, da die ursprünglichen fünf Wirbel etwa zum 25. Lebensjahr miteinander verschmelzen. Das Kreuzbein ist ein dreieckiger, nach hinten gekrümmter Knochen [Abb. 4.42]. Es besitzt **Kreuzbeinlöcher** (Foramina sacralia) für den Durchtritt von Spinalnerven sowie **Kreuzbeinkämme** (Cristae sacrales), die sich durch die Verschmelzung von Wirbelfortsätzen ergeben haben. Nach oben ist das Kreuzbein über das **Lumbosakralgelenk** mit dem V. Lendenwirbelkörper verbunden, nach unten mit dem Steißbein. Auch besitzt das Kreuzbein seitliche Gelenkflächen für die Artikulation mit dem Hüftbein, das **Kreuzbein-Darmbein-Gelenk** oder Sakroiliakalgelenk (▶ u.).

Die Knochen des **Steißbeins** (Os coccygis) sind nur Rudimente von Wirbeln.

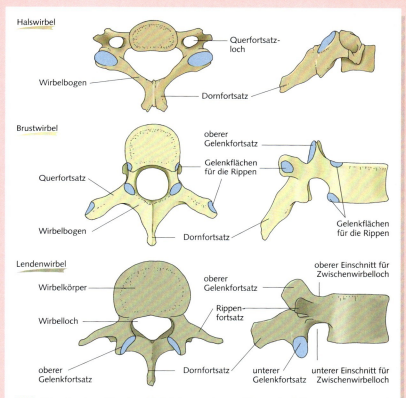

4.41 Hals-, Brust- und Lendenwirbel, links von oben, rechts von der Seite

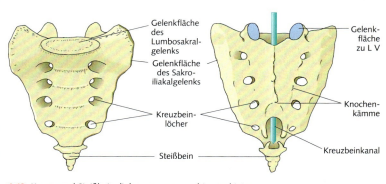

4.42 Kreuz- und Steißbein, links von vorne, rechts von hinten

Zwischenwirbelscheiben. Die Zwischenwirbelscheiben (Disci intervertebrales) befinden sich ab dem Axis bis zum Kreuzbein zwischen den Wirbelkörpern. Sie machen ca. 25 % der Gesamtlänge der Wirbelsäule aus.

Die Zwischenwirbelscheiben bestehen aus zwei Gewebeanteilen [Abb. 4.43, 4.44]:
- Außen liegt allseitig ein Mantel aus Faserknorpel (**Faserring** oder Anulus fibrosus)
- Im Innern befindet sich ein **Gallertkern** (Nucleus pulposus).

Die Zwischenwirbelscheiben sind leicht keilförmig in Sagittalebene und tragen damit zu den physiologischen Krümmungen der Wirbelsäule bei.

Die Zwischenwirbelscheiben funktionieren im Prinzip wie ein Wasserkissen, indem sie druckelastisch die auf die Wirbelsäule wirkenden Kräfte abfedern. Durch die Verbindung der Wirbelkörper über faserknorpelige Zwischenwirbelscheiben entstehen Synarthrosen vom Typ der Symphyse (▶ S. 92).

Bandscheibenvorfall. Der Faserring der Zwischenwirbelscheiben erfährt im Laufe des Lebens Verschleißerscheinungen, sodass der unter Druck stehende Gallertkern sich vorwölben oder sogar ganz austreten kann. Bei einem solchen Bandscheibenvorfall [Abb. 4.44] können die Spinalnervenwurzeln im Bereich der Zwischenwirbellöcher eingeklemmt werden. Bei einem Bandscheibenvorfall ist meist die untere Lendenwirbelsäule betroffen. Entsprechend kommt es zu schmerzhaften Verspannungen der Rückenmuskulatur und häufig zu Gefühlsstörungen an der unteren Extremität. In schweren Fällen treten durch den Druck auf die Nervenwurzeln Lähmungserscheinungen auf. Bei Bandscheibenvorfällen der (unteren) Halswirbelsäule treten die Beschwerden entsprechend an der oberen Extremität auf.

Gelenke und Bewegungen der Halswirbelsäule. Sämtliche Kopfbewegungen werden unter Einbeziehung der gesamten Halswirbelsäule ausgeführt. Von besonderer Bedeutung sind dabei das obere und das untere Kopfgelenk.

Oberes Kopfgelenk. Das obere Kopfgelenk (Atlantookzipitalgelenk) zwischen den seitlichen Massen des Atlas [Abb. 4.45] und den Kondylen der Schädelbasis erlaubt Vor- und Rückwärtsneigen des Kopfes, also Nickbewegungen.

Unteres Kopfgelenk. Das untere Kopfgelenk (Atlantoaxialgelenk) zwischen seitlichen Atlasmassen und Axis einerseits und Dens axis sowie vorderem Atlasbogen andererseits ermöglicht Drehbewegungen des Kopfes [Abb. 4.45].

Gelenke und Bewegungen der übrigen Wirbelsäule. Im Bereich der übrigen Wirbelsäule sind Vor- und Rückbeugung, Seitneigung und Drehung möglich.

Vor-, Rückbeugung und Seitneigen ermöglichen vor allem Hals- und Lendenwirbelsäule. Die Drehung der Wirbelsäule um die Längsachse ist in der Halswirbelsäule möglich und nimmt nach unten stark ab.

Maßgeblich beteiligt an den Bewegungsmöglichkeiten der Wirbelsäule sind die Zwischenwirbelgelenke [Abb. 4.43], die sich zwischen den Gelenkfortsätzen befinden.

Bänder der Wirbelsäule. Entlang der Wirbelsäule verlaufen Bänder sowohl zwischen den einzelnen Wirbeln und ihren Fortsätzen als auch entlang der gesamten Wirbelsäule [Abb. 4.43]. Zu den Ersteren gehören das **Zwischenbogenband** (Lig. flavum), das **Zwischendornfortsatzband** (Lig. interspinale) und das Zwischenquerfortsatzband (Lig. intertransversarium), zu den Letzteren das **vordere und hintere Längsband** (Ligamentum longitudinale anterius und posterius).

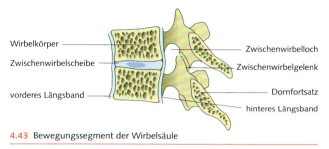

4.43 Bewegungssegment der Wirbelsäule

4.44 Bandscheibenvorfall mit Druck auf Spinalnervenwurzel

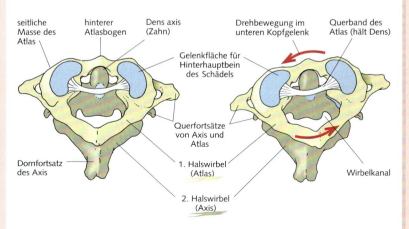

4.45 Links Atlas und Axis in Normalstellung, rechts bei Drehbewegung

Brustkorb

Brustwirbelsäule, Rippen (Costae) und **Brustbein** (Sternum) bilden den **Brustkorb** oder den Rumpfabschnitt Thorax [Abb. 4.46]. Der Brustkorb ist insgesamt queroval. Er hat eine obere und eine untere Öffnung. Die obere Öffnung (**obere Thoraxapertur**) wird vom 1. Rippenpaar, 1. Brustwirbel und Oberkante des Brustbeins gerahmt. Die untere Öffnung (**untere Thoraxapertur**), deutlich weiter als die obere, wird vom Rippenbogen und von den 11./12. Rippen gebildet. In dieser unteren Öffnung ist das Zwerchfell [Abb. 4.49, 4.50] ausgespannt.

Rippen. Es gibt insgesamt 12 Rippenpaare, die eine spangenartige Form aufweisen [Abb. 4.46]. Die **Rippenknochen** gehen nach vorne in **Rippenknorpel** über. Nach hinten weist jede Rippe einen **Rippenkopf** (Caput costae) und ein **Rippenhöckerchen** (Tuberculum costae) auf, die gelenkige Verbindungen mit den Brustwirbeln eingehen.

Über die Rippenknorpel sind die ersten sieben Rippenpaare (**echte Rippen** oder Costae verae) direkt und die Rippenpaare 8–10 indirekt mit dem Brustbein verbunden. So entsteht der **Rippenbogen** (Arcus costalis). Die Rippen 11. und 12. enden frei (**fließende Rippen** oder Costae fluctuantes). Die letzten 5 Rippenpaare werden auch als **falsche Rippen** (Costae spuriae) bezeichnet. Die Länge der Rippen nimmt bis zur 7./8. Rippe zu und dann wieder ab. Die freien Spalträume zwischen den Rippen (**Zwischenrippenräume** oder Interkostalräume) sind durch Muskulatur verschlossen.

Brustbein. Das platte, schwertförmige Brustbein besteht von oben nach unten aus [Abb. 4.46]: **Handgriff des Brustbeins** (Manubrium sterni), **Brustbeinkörper** (Corpus sterni) und **Schwertfortsatz** (Processus xiphoideus). Alle drei sind durch die Haut gut tastbar.

Atemmuskulatur

Zu den Atemmuskeln zählen:
- Die **Zwischenrippenmuskeln** (Interkostalmuskeln, Mm. intercostales) [Abb. 4.47]
- Das **Zwerchfell** (Diaphragma)
- Die **Atemhilfsmuskulatur.**

Zwischenrippenmuskeln. Die Zwischenrippenmuskeln verbinden benachbarte Rippen miteinander. Sie sind in zwei Schichten angeordnet: Die äußere Schicht bilden die **äußeren Zwischenrippenmuskeln** (Mm. intercostales externi). Die Muskelfasern der äußeren Zwischenrippenmuskeln verlaufen schräg von hinten oben nach vorne unten und füllen die Zwischenrippenräume von der Wirbelsäule bis zu den Rippenknorpeln. Die innere Schicht, die **inneren Zwischenrippenmuskeln** (Mm. intercostales interni), haben einen entgegengesetzten Faserverlauf. Sie füllen die Interkostalräume vom Sternum bis zum Rippenwinkel (Angulus costae), an dem sich die Rippe mit nach vorne biegt.

Brustatmung. Es werden zwei Atemtypen unterschieden, Rippen- oder **Brustatmung** einerseits und **Zwerchfellatmung** (Bauchatmung, ▶ u.) andererseits, aber normalerweise zusammenwirken [Abb. 4.48].

Bei der Einatmung (Inspiration) werden die sternalen Rippenenden zur Vergrößerung des Brustraums nach vorne und die unteren Rippen zur Vergrößerung des unteren Brustraums zur Seite hin gehoben [Abb. 4.48]. Hieran beteiligt sind die äußeren Zwischenrippenmuskeln, die Treppenmuskeln und weitere am Brustkorb ansetzende Atemhilfsmuskeln, z. B. kleiner und großer Brustmuskel und die Treppenmuskeln (▶ u.).

Bei der Ausatmung (Exspiration) werden die Rippen wieder gesenkt [Abb. 4.48]. Dies bewirken die inneren Zwischenrippenmuskeln und als Atemhilfsmuskulatur die Bauchmuskulatur (▶ u.).

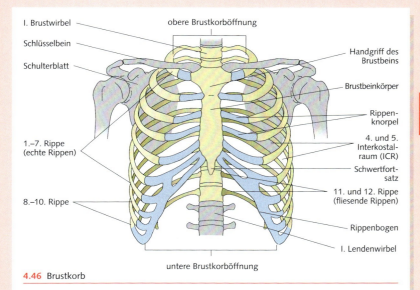

4.46 Brustkorb

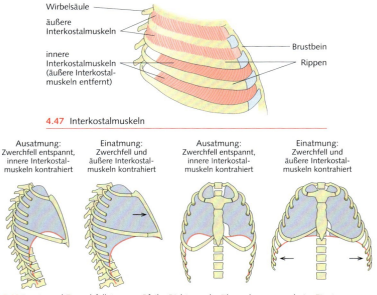

4.47 Interkostalmuskeln

4.48 Brust- und Zwerchfellatmung. Pfeile: Richtung der Thoraxbewegung beim Einatmen [E260]

Zwerchfell. Das flächige Zwerchfell (Diaphragma) trennt als Muskel-Sehnen-Platte Brust- und Bauchraum. Es ist an der unteren Brustkorböffnung, nämlich Rippen, Brustbein und obere Lendenwirbel, angeheftet [Abb. 4.50]. Nach oben wölbt sich das Zwerchfell mit rechter und linker **Zwerchfellkuppel** in den Brustraum vor [Abb. 4.49].

Das Zwerchfell besteht aus einem Muskelteil **(Pars muscularis)** und einer **zentralen Sehnenplatte** (Centrum tendineum) [Abb. 4.50]. Mit der Sehnenplatte ist der Herzbeutel (▶ S. 152) verwachsen. Die Muskulatur gliedert sich entsprechend ihrer Ursprungsbereiche in drei Abschnitte: **Brustbeinteil** (Pars sternalis), **Rippenteil** (Pars costalis) und **Lendenteil** (Pars lumbalis).

Zwerchfellatmung. Bei der Einatmung zieht sich das Zwerchfell zusammen (Kontraktion), die Zwerchfellkuppeln flachen ab, der Brustraum erweitert sich [Abb. 4.48]. Gleichzeitig werden die Oberbauchorgane nach unten gedrängt und wölben die Bauchwand oberhalb des Nabels vor.

Bei der Ausatmung erschlafft das Zwerchfell. Die Zwerchfellkuppeln heben sich, der Brustraum verkleinert sich [Abb. 4.48] und die Bauchwand kehrt in den Ausgangszustand zurück. Da sich die Bauchwand bei der Zwerchfellatmung rhythmisch hebt und senkt, heißt diese auch Bauchatmung.

Atemhilfsmuskulatur. Atemhilfsmuskeln bei der Einatmung sind **großer und kleiner Brustmuskel** (Mm. pectorales major und minor ▶ Abb. 4.52), **hinterer oberer und hinterer unterer Sägemuskel** (M. serratus posterior superior und M. serratus posterior inferior ▶ Abb. 4.57), die Treppenmuskeln (▶ S. 108) und der Kopfwender (▶ Abb. 4.32).

Bei der Ausatmung dient die Bauchmuskulatur als Hilfsmuskel.

Bauchwand und Bauchmuskulatur
Die Bauchwand erstreckt sich von Wirbelsäule und unterer Brustkorböffnung bis zu Darmbeinkamm und Symphyse. Sie wird gebildet von platten Muskeln sowie Sehnen bzw. dicken **Faszien** (Bindegewebehäute). In der Mitte der vorderen Bauchwand sind rechte und linke Bauchwandhälfte über ein derbes, längs verlaufendes Band (**Linea alba**) miteinander verbunden. Die Bauchwandmuskeln werden unterteilt in **seitliche, vordere** und **hintere Bauchmuskeln** [Abb. 4.51, 4.52].

Seitliche Bauchmuskeln. Die seitlichen Bauchmuskeln sind zwischen Faszien des Rückens (Fascia thoracolumbalis), Darmbeinkamm, Leistenband, unteren Rippen und Linea alba ausgespannt. Das **Leistenband** ist ein bindegewebiges, derbes Band zwischen vorderem oberen Darmbeinstachel und Symphyse.

Die seitlichen Bauchmuskeln gehen etwa handbreit von der Linea alba in **Sehnenblätter** (Aponeurosen) über, die in die Linea alba einstrahlen. Die Sehnenblätter umhüllen scheidenförmig (**Rektusscheide**) den **geraden Bauchmuskel** (M. rectus abdominis, ▶ u.).

Die seitlichen Bauchmuskeln haben drei Schichten mit unterschiedlichen Faserverläufen, was der Bauchwand hohe Stabilität verleiht [Abb. 4.52]:
- Außen liegt der **äußere schräge Bauchmuskel** (M. obliquus externus abdominis), dessen Muskelfasern schräg abwärts verlaufen
- Beim nach innen folgenden **inneren schrägen Bauchmuskel** (M. obliquus internus abdominis) ziehen die Fasern entgegengesetzt fächerförmig schräg aufwärts
- Beim innersten der seitlichen Bauchmuskeln, dem **queren Bauchmuskel** (M. transversus abdominis), verlaufen die Fasern nahezu horizontal.

4 Skelett- und Muskelsystem

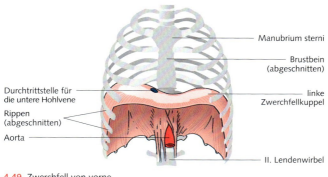

4.49 Zwerchfell von vorne

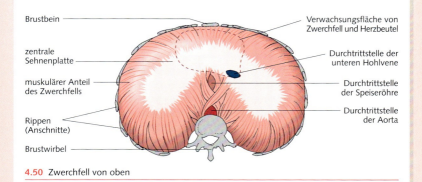

4.50 Zwerchfell von oben

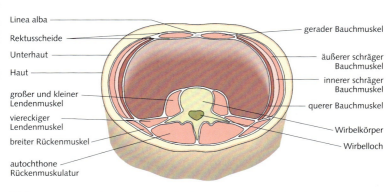

4.51 Querschnitt durch den Rumpf im Lendenbereich, mit Bauch- und Rückenmuskulatur

Vorderer Bauchmuskel. Vorne am Bauch liegt der **gerade Bauchmuskel** (M. rectus abdominis), der längs vom Sternum bis zur Symphyse verläuft und in einer Röhre aus Sehnenblättern, der Rektusscheide, untergebracht ist [Abb. 4.51, 4.52]. Der gerade Bauchmuskel ist ein mehrbäuchiger Muskel (▶ S. 100).

Funktion der seitlichen und vorderen Bauchmuskeln. Die seitlichen und vorderen Bauchmuskeln:
- Passen die Bauchwand an unterschiedliche Volumina der Bauchhöhle an, z.B. bei wechselnder Füllung von Magen und Darm oder bei der Zwerchfellatmung (▶ S. 120)
- Komprimieren bei gemeinsamer Kontraktion den Inhalt der Bauchhöhle. Diese **Bauchpresse** wird bei Harnlassen (Miktion), Stuhlentleerung (Defäkation) und Geburt genutzt. Die Bauchpresse kann auch durch Vorwölben des Zwerchfells bei Exspiration und Husten von Bedeutung sein
- Ermöglichen Vorwärts- und Seitwärtsneigen des Rumpfes.

Hinterer Bauchmuskel. Einziger hinten liegender Bauchmuskel ist der **viereckige Lendenmuskel** oder M. quadratus lumborum [Abb. 4.53]. Er ist zwischen 12. Rippe, Lendenwirbeln und Beckenkamm ausgespannt und bildet den muskulären Abschluss der Bauchwand nach hinten. Seine einseitige Kontraktion führt zur Seitwärtsneigung des Rumpfes.

Leiste. Die Aponeurose des äußeren schrägen Bauchmuskels ist an ihrem unteren Ende bandartig zum **Leistenband** (Lig. inguinale) verstärkt, das entsprechend von oben seitlich schräg nach vorne abwärts verläuft [Abb. 4.52, 4.53, 4.55]. Oberhalb dieses Bandes durchsetzt der **Leistenkanal** (Canalis inguinalis) die vordere Bauchwand [Abb. 4.54] in schräger Richtung von seitlich oben nach medial unten ziehend.

Der Leistenkanal besitzt innere und äußere Öffnungen, die **Leistenringe** (Anuli inguinales), die durch Häute verdeckt sind. Beim Mann tritt aus dem äußeren Leistenring der fingerdicke **Samenstrang** hervor, der vom Leistenkanal zum Hoden zieht [Abb. 4.54]. Der Samenstrang enthält neben Hüllstrukturen und Gefäßen den Samenleiter (▶ S. 326).

Leistenbrüche. Im Leistenbereich ist die Bauchwand nicht so stabil wie in den übrigen Bereichen. Daher können sich Bauchwand und anhängendes Bauchfell hier sackartig zum Leistenkanal (Leistenhernie) ausstülpen [Abb. 4.55]. Auch Darmschlingen können mit austreten.

Folgen die austretenden Strukturen dem Leistenkanal, handelt es sich um einen **indirekten Leistenbruch**. Nehmen sie hingegen den „kürzesten" Weg direkt durch die Bauchwand zum äußeren Leistenring, handelt es sich um einen **direkten Leistenbruch**.

Rückenmuskeln
Bei den Rückenmuskeln unterscheidet man:
- Die **oberflächliche Muskelgruppe**
- Die tiefe Muskelgruppe (autochthone Rückenmuskulatur).

Oberflächliche Muskelgruppe. Die wichtigsten Muskeln der oberflächlichen Muskelgruppe sind diejenigen, welche sich zwischen Wirbelsäule und Oberarm (**Rumpf-Arm-Muskeln**) und Wirbelsäule und Schultergürtel (**Rumpf-Schultergürtel-Muskeln**) ausspannen (▶ S. 124).

Rumpf-Arm-Muskeln. Hauptvertreter der Rumpf-Arm-Muskeln sind:
- Der **breite Rückenmuskel** oder M. latissimus dorsi [Abb. 4.56]
- Der **große Brustmuskel** (M. pectoralis major), der jedoch auf der vorderen Rumpfwand liegt [Abb. 4.52].

Beide Muskeln ziehen bei Kontraktion den erhobenen Arm zum Rumpf hin (Adduktion, ▶ S. 9).

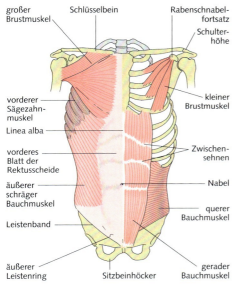

4.52 Muskulatur der vorderen Rumpfwand, linke Körperhälfte tiefe Muskelschichten.

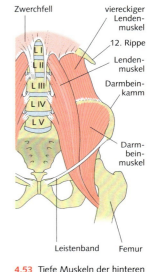

4.53 Tiefe Muskeln der hinteren Bauchwand

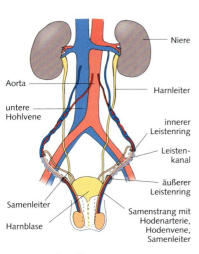

4.54 Leistenkanal beim Mann

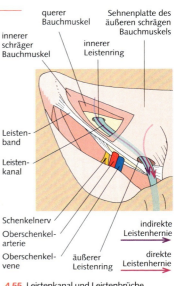

4.55 Leistenkanal und Leistenbrüche

Rumpf-Schultergürtel-Muskeln. Zu den Rumpf-Schultergürtel-Muskeln gehören [Abb. 4.56]:
- Die **Rautenmuskeln** (Mm. rhomboidei)
- Der **Schulterblattheber** (M. levator scapulae)
- Der **Kapuzenmuskel** oder M. trapezius
- Der auf der vorderen Rumpfwand befindliche **kleine Brustmuskel,** auch M. pectoralis minor genannt [Abb. 4.52].

Autochthone Rückenmuskulatur. Die autochthonen Rückenmuskeln werden auch als **Wirbelsäulenaufrichter** (M. erector spinae) zusammengefasst [Abb. 4.57]. Sie erstrecken sich unterschiedlich stark gegliedert vom Kreuz- und Darmbein bis zum Hinterkopf.

Im Lenden- und unteren Brustbereich sind sie von einer derben Bindegeweberöhre umhüllt, der **Fascia thoracolumbalis.**

Die autochthone Rückenmuskulatur besteht aus:
- Einem tiefer gelegenen **medialen Trakt**
- Einem oberflächlichen **lateralen Trakt.**

Medialer Trakt. Der mediale Trakt füllt den Raum zwischen den Dorn- und Quer- (bzw. Rippen-)fortsätzen. Die Muskeln verbinden zwei oder auch mehr Wirbel miteinander.

Das **spinale System** hat einen geraden Faserverlauf. Hierzu gehören die **Zwischendornmuskeln** (Mm. interspinales) und die **Dornmuskeln** (Mm. spinales).

Zum **transversospinalen System** mit schrägem Faserverlauf zählen:
- Die **Drehmuskeln** (Mm. rotatores)
- Die **Halbdornmuskeln** (Mm. semispinales)
- Die **vielgefiederten Muskeln** (Mm. multifidi), die übereinander geschichtet sind.

Funktion. Die Bedeutung des medialen Traktes besteht v.a. in seiner **Haltefunktion,** das heißt Aufrechthaltung entgegen der Schwerkraft und Sicherung der physiologischen Krümmungen der Wirbelsäule. Bei mangelhaftem Training dieser Muskeln resultieren Haltungsschäden.

Lateraler Trakt. Der über und seitlich des medialen Trakts gelegene laterale Trakt der autochthonen Rückenmuskulatur besteht aus langen Muskelzügen. Medial liegt der **längste Muskel** (M. longissimus), seitlich davon der **Darmbein-Rippen-Muskel** (M. iliocostalis). Beide bilden das **sakrospinale System.**

Im Nacken liegen oberflächlich die **Riemenmuskeln** (Mm. splenii), die alle tieferen Anteile überdecken und ein Muskelband bilden, das als **spinotransversale System** bezeichnet wird.

Funktion. Diese Muskeln beugen die Wirbelsäule bei beidseitiger Kontraktion zurück und neigen sie bei einseitiger Kontraktion zur Seite. So tragen sie zur Verspannung der Wirbelsäule bei.

Tiefe Nackenmuskeln. Zu den autochthonen Rückenmuskeln gehören auch die **tiefen Nackenmuskeln** (Mm. suboccipitales), z.B. die **großen hinteren geraden Kopfmuskeln** (Mm. recti capitis posteriores) und die **schrägen Kopfmuskeln** (Mm. obliqui capitis).

Von der Funktion her ähnlich sind die **autochthonen Halsmuskeln** (▶ Abb. 4.35), die ebenfalls nah der Wirbelsäule lokalisiert sind und als prävertebrale und seitliche autochthone Muskulatur des Halses bezeichnet werden:
- Der **seitliche und vordere gerade Kopfmuskel** (M. rectus capitis lateralis und anterior)
- Der **lange Kopf- und lange Halsmuskel** (M. longus capitis bzw. colli).

Die tiefen Nackenmuskeln beeinflussen die Bewegungen und Feineinstellung in den Kopfgelenken.

4 Skelett- und Muskelsystem 125

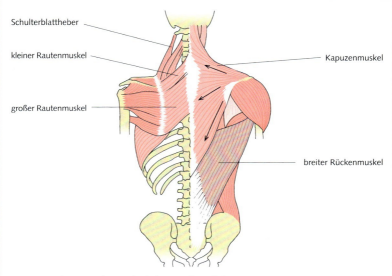

4.56 Rumpf-Arm- und Rumpf-Schultergürtel-Muskeln

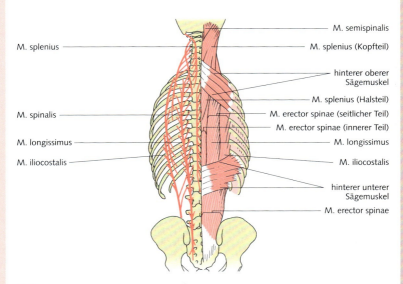

4.57 Autochthone Rückenmuskulatur mit darüber liegenden Sägemuskeln

Nerven des Rumpfes

Die Innervation der oberflächlichen Rückenmuskeln, der seitlichen und vorderen Bauchwand und der Zwischenrippenmuskulatur erfolgt v.a. durch vordere, die der autochthonen Rückenmuskeln durch hintere Äste der Spinalnerven (▶ S. 436). Das Zwerchfell wird vom Zwerchfellnerv (N. phrenicus) aus dem Halsgeflecht innerviert (▶ S. 438).

Gefäße des Rumpfes

Die arterielle und venöse Gefäßversorgung von Rücken- und Nackenpartie erfolgt durch zahlreiche meist kleinere Gefäße.

Die wichtigsten Brustwandgefäße sind die **Zwischenrippenarterien** (Aa. intercostales), die hauptsächlich aus der Aorta entspringen, und die **innere Brustarterie** (A. thoracica interna), die ihren Ursprung in der **Schlüsselbeinarterie** (A. subclavia ▶ Abb. S. 171) hat und auf beiden Seiten hinter der vorderen Thoraxwand verläuft. Parallel zu diesen Arterien verlaufen die gleichnamigen Venen.

Die innere Brustarterie steht dabei mit der auf der Hinterseite der Bauchwand ziehenden **unteren Bauchdeckenarterie** (A. epigastrica inferior) aus der **äußeren Beckenarterie** (A. iliaca externa) in Verbindung. Bauch- und Brustwand sind von oberflächlichen Hautvenen durchzogen.

Der Lymphabfluss von Brust- und Bauchwand erfolgt vor allem zu den Achsel- und Leistenlymphknoten.

4.8 Obere Extremität

Die obere Extremität besitzt ein relativ großes Maß an Beweglichkeit und besteht aus:
- **Schultergürtel** [Abb. 4.58]
- **Freier oberer Extremität** [Abb. 4.60].

Funktionell ist die obere Extremität des Menschen als Greiforgan entwickelt.

Schultergürtel

Der Schultergürtel wird durch das **Schlüsselbein** (Clavicula) [Abb. 4.59a] und das **Schulterblatt** (Scapula) gebildet.

Schlüsselbein. Der Schultergürtel ist nur über das S-förmig gebogene, dünne Schlüsselbein gelenkig am Rumpfskelett befestigt: Das Schlüsselbein bildet Gelenke einerseits mit dem Brustbein des Thorax und andererseits mit der **Schulterhöhe** (Akromion) des Schulterblattes [Abb. 4.59].

Schulterblatt. Das blattförmige, dreieckige Schulterblatt besitzt zwei markante Vorsprünge [Abb. 4.59]:
- Die durch die Haut tastbare **Schulterblattgräte** (Spina scapulae) springt nach hinten vor und endet mit der erwähnten Schulterhöhe
- Der andere Vorsprung ist schnabelartig nach vorn gebogen, der **Rabenschnabelfortsatz** (Processus coracoideus).

Schultergürtelmuskulatur. Die Schultermuskulatur fixiert das Schulterblatt am Rumpf und ermöglicht seine Bewegungen. Der Kapuzenmuskel kann aufgrund seiner unterschiedlichen Faserverläufe das Schulterblatt nach oben, nach medial, und nach unten ziehen [Abb. 4.56] und zusammen mit anderen Muskeln drehen. Schulterblattheber und Rautenmuskeln heben das Schulterblatt nach medial und oben. Der vordere Sägemuskel [Abb. 4.52] dreht das Schulterblatt so stark, dass der Arm über die Horizontale erhoben werden kann.

Schultergelenk. Die äußere Ecke des Schulterblatts bildet die Gelenkpfanne für den Oberarmkopf [Abb. 4.60]. Dieses Gelenk ist das **Schultergelenk** (Articulatio humeri). Im Schultergelenk lässt sich die freie obere Extremität als Ganzes bewegen. Das Schultergelenk ist ein äußerst bewegliches Kugelgelenk (▶ S. 96).

4 Skelett- und Muskelsystem

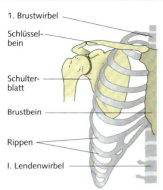

4.58 Rechter Schultergürtel

4.59a Schlüsselbein von oben

4.59 Schulterblatt von hinten

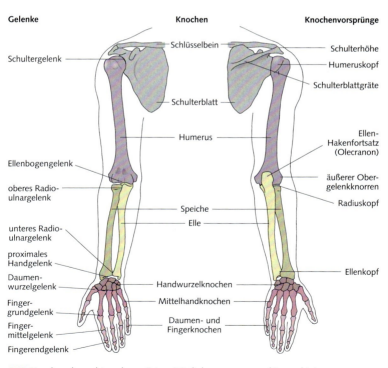

4.60 Knochen der rechten oberen Extremität, links von vorne, rechts von hinten

4 Skelett- und Muskelsystem

Freie obere Extremität

Die freie obere Extremität ist über das Schultergelenk mit dem Schultergürtel verbunden. Sie besteht aus [Abb. 4.60] **Oberarm** (Brachium), **Unterarm** (Antebrachium) und **Hand** (Manus).
Ihre knöchernen Grundlagen sind:
- Beim Oberarm der **Oberarmknochen** (Humerus)
- Beim Unterarm **Speiche** (Radius) und **Elle** (Ulna)
- Bei der Hand die **Handwurzelknochen** (Ossa carpi), **Mittelhandknochen** (Ossa metacarpi) und **Fingerglieder** (Phalangen).

Mit Ausnahme der Handwurzelknochen handelt es sich um Röhrenknochen.

Oberarmknochen. Das proximale Ende des Humerus [Abb. 4.61] bildet den **Oberarmkopf** (Caput humeri), der eine gelenkige Verbindung mit dem Schulterblatt eingeht (▶ o). Eng benachbart liegen **großer und kleiner (Oberarm-)Höcker** (Tuberculum majus und minus).

Es folgt der **Oberarmschaft** (Corpus humeri). Sein distales Ende hat verschiedene Vorsprünge, von denen der **innere und äußere Obergelenkknorren** (Epicondylus medialis bzw. lateralis) durch die Haut gut tastbar sind. Ein Schlag auf den inneren Oberarmknorren („Musikantenknochen") ist sehr schmerzhaft mit Schmerzausstrahlung zur Kleinfingerseite des Unterarms, da der hier vorbeiziehende Ellennerv (N. ulnaris) gereizt wird [Abb. 4.73]. Zwischen beiden Knorren liegt eine Knochenwalze, die aus **Oberarmrolle** (Trochlea humeri) und **Oberarmköpfchen** (Capitulum humeri) besteht. Sie dienen der gelenkigen Verbindung mit den Unterarmknochen (▶ u.). Um diese Knochenwalze liegen drei Gruben [Abb. 4.64]: die **Ellenbogengrube** (Fossa olecrani), die **Kronenfortsatzgrube** (Fossa coronoidea) und die **Speichenkopfgrube** (Fossa radialis).

Elle und Speiche. Elle (Ulna) und Speiche (Radius) liegen je nach Unterarmstellung nebeneinander oder überkreuzen sich [Abb. 4.63]. Sie sind in ihrer gesamten Länge durch eine bindegewebige **Zwischenknochenmembran** (Membrana interossea) miteinander verbunden [Abb. 4.62].

Das proximale Ende der Elle weist folgende Besonderheiten auf [Abb. 4.62]:
- Einen hakenförmiger Fortsatz nach hinten, den **Ellenbogen** (Olecranon), der gut durch die Haut tastbar ist
- Einen hakenförmiger Fortsatz nach vorne, den **Kronenfortsatz** oder Processus coronoideus
- Einen Einschnitt zwischen beiden Fortsätzen für die Oberarmrolle, die **Incisura trochlearis**
- Einen Einschnitt neben dem Kronenfortsatz, die **Incisura radialis,** der eine gelenkige Verbindung mit dem Radiusköpfchen eingeht, das **obere Speichen-Ellen-Gelenk** oder obere Radioulnargelenk (Articulatio radioulnaris proximalis).

Das distale Ende der Elle bildet den **Ellenkopf** (Caput ulnae), an dem sich ein kleiner, gut tastbarer Knochenfortsatz befindet, der **Griffelfortsatz** oder Processus styloideus (der Elle).

Das proximale Ende der Speiche bildet den **Speichenkopf** oder Caput radii [Abb. 4.62], der mit der Incisura radialis der Elle und mit dem Oberarmköpfchen artikuliert. Dieses Gelenk ist das Humeroulnargelenk (Articulatio humeroulnaris).

Das distale Ende der Speiche ist verbreitert und für die Gelenkbildung mit der proximalen Handwurzelreihe (▶ u.) oval ausgehöhlt. Außerdem hat das distale Speichenende einen Griffelfortsatz (der Speiche) sowie einen Einschnitt für die gelenkige Verbindung mit dem Ellenkopf (**Incisura ulnaris**) im **unteren Speichen-Ellen-Gelenk** (unteres Radioulnargelenk, Articulatio radioulnaris distalis).

4 Skelett- und Muskelsystem

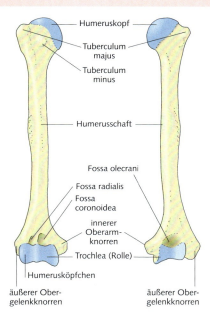

4.61 Rechter Oberarmknochen (Humerus), links von vorne, rechts von hinten

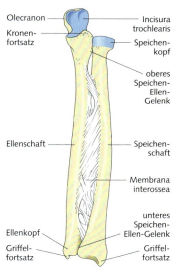

4.62 Linke Elle und Speiche von vorne

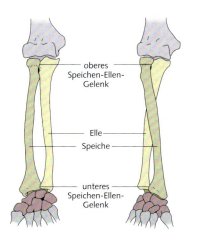

4.63 Supination (links) und Pronation (rechts) in den Speichen-Ellen-Gelenken

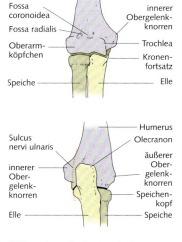

4.64 Rechtes Ellenbogengelenk, oben von vorne, unten von hinten

Ellenbogengelenk. Das **Ellenbogengelenk** (Articulatio cubiti) wird von drei Knochen gebildet [Abb. 4.64]: Oberarm, Elle und Speiche.

Das proximale Ende der Elle umfasst mit der Incisura trochlearis klauenförmig die Oberarmrolle. Dieses Scharniergelenk heißt **Oberarm-Ellen-Gelenk** oder Humeroulnargelenk. Der Speichenkopf ist mit dem Oberarmköpfchen im Humeroradial- oder **Oberarm-Speichen-Gelenk** gelenkig verbunden und artikuliert mit der Incisura radialis der Elle in Form eines Radgelenks, dem erwähnten oberen Speichen-Ellen-Gelenk.

Das Ellenbogengelenk erlaubt Beugung und Streckung sowie Drehung in Form von Pronation und Supination des Unterarms [Abb. 4.63]: Bei **Supinationsstellung** liegen Speiche und Elle parallel und der Blick ruht auf dem Handteller. Bei **Pronationsstellung** überkreuzen sich die Unterarmknochen und man blickt auf den Handrücken.

Proximales Handgelenk. Distal des Ellenkopfes befindet sich ein Discus (Abb. 4.68), der an der Speiche befestigt ist. Dieser Discus bildet zusammen mit der Gelenkfläche des distalen Speichenendes eine querovale Gelenkpfanne, die mit der eiförmig angeordneten, proximalen Handwurzelknochenreihe (▶ u.) als Gelenkkopf ein Eigelenk bildet [Abb. 4.68]. Dieses Gelenk ist das **proximale Handgelenk** (Articulatio radiocarpea), in dem die Hand gebeugt, gestreckt und nach beiden Seiten gekippt (abduziert) werden kann.

Unteres Speichen-Ellen-Gelenk. Nahe dem proximalen Handgelenk befindet sich zwischen der Incisura ulnaris der Speiche und dem Ellenkopf ein Radgelenk, das untere Speichen-Ellen-Gelenk [Abb. 4.63, 4.68]. In diesem Gelenk dreht sich die Speiche bei Supination und Pronation um den Ellenkopf.

Handwurzelknochen. Die Handwurzelknochen (Ossa carpalia) sind in zwei Reihen aus kurzen Einzelknochen angeordnet [Abb. 4.65, 4.67, 4.68].

Die **proximalen Handwurzelknochen** sind:
- **Kahnbein** (Os scaphoideum)
- **Mondbein** (Os lunatum)
- **Dreiecksbein** (Os triquetrum)
- **Erbsenbein** (Os pisiforme).

Man unterscheidet folgende **distale Handwurzelknochen**:
- **Großes Vieleckbein** (Os trapezium)
- **Kleines Vieleckbein** (Os trapezoideum)
- **Kopfbein** (Os capitatum)
- **Hakenbein** (Os hamatum).

Zwischen den Handwurzelknochen bestehen Gelenke, die jedoch durch Bänder in ihren Bewegungen stark eingeschränkt sind (Amphiarthrosen, ▶ S. 92). Die Bewegungen bestehen wie beim proximalen Handgelenk in Beugung und Streckung der Hand.

Eine eingeschränkte Bewegungsmöglichkeit besteht aber zwischen proximaler und distaler Handwurzelknochenreihe (**distales Handgelenk** oder Articulatio mediocarpea).

Mittelhandknochen. An die distalen Handwurzelknochen schließen die fünf Mittelhandknochen an. Jeder von den Mittelhandknochen und den Fingerknochen (▶ u.) hat eine proximale **Basis** und einen distalen **Kopf** [Abb. 4.65, 4.66].

Mit Ausnahme des Daumens gehen die Basen der Mittelhandknochen mit den distalen Handwurzelknochen straffe Gelenke (Amphiarthrosen) ein, sodass hier praktisch keine Bewegungen möglich sind.

Das Gelenk zwischen dem Mittelhandknochen des Daumens und dem großen Vieleckbein ist demgegenüber ein Sattelgelenk. Es ist sehr beweglich und hat entscheidende Bedeutung für die Greiffunktion der Hand.

4 Skelett- und Muskelsystem

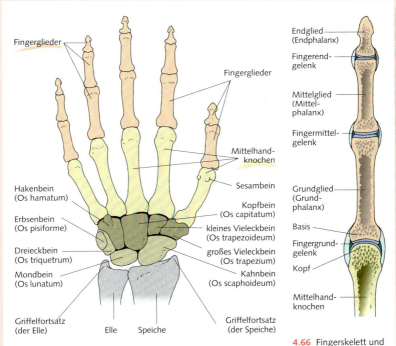

4.65 Rechtes Handskelett (Handinnenfläche)

4.66 Fingerskelett und -gelenke

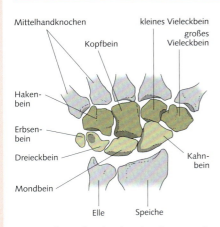

4.67 Handwurzelknochen (auseinandergezogen)

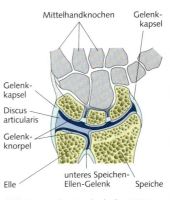

4.68 Proximales Handgelenk [E260]

Fingerglieder und ihre Gelenke. Die Fingerglieder (Phalangen) bestehen mit Ausnahme des Daumens aus drei Gliedern [Abb. 4.66]:
- **Grundglied** (Grundphalanx)
- **Mittelglied** (Mittelphalanx)
- **Endglied** (Endphalanx).

Der Daumen hat nur ein Grund- und Endglied, ihm fehlt das Mittelglied.

Entsprechend haben die dreigliedrigen Fingern drei Gelenke: **Fingergrund-, Fingermittel-** und **Fingerendgelenk** [Abb. 4.66].

Die Grundgelenke der Finger werden jeweils vom Kopf des Mittelhandknochens und der Basis des Grundglieds gebildet [Abb. 4.66]. Die Fingergrundgelenke sind vom Bau her Kugelgelenke, können jedoch aufgrund ihrer Muskel- und Bänderführung die Finger nur beugen und strecken sowie spreizen und zusammenführen. Eine Ausnahme bildet wieder der Daumen. Sein Grundgelenk ist ein reines Scharniergelenk, das lediglich Beugung und Streckung ermöglicht.

Die Mittel- und Endgelenke der Finger sind ebenfalls Scharniergelenke.

Handteller und Handrücken. Handwurzel- und Mittelhandknochen sind im Bereich von Handteller bzw. Übergangsbereich vom Unterarm zum Handteller lokalisiert. Die Handinnenfläche bildet die **Palmarseite** und der Handrücken ist die **Dorsalseite** der Hand.

Muskulatur der oberen Extremität

Die Muskulatur der oberen Extremität wird im Folgenden in funktionelle Gruppen zusammengefasst.

Schultergürtelmuskulatur (▸ S. 126).

Muskeln mit Wirkung auf das Schultergelenk. Hier werden nur die für die jeweilige Bewegungsrichtung wichtigsten Muskeln abgehandelt.

Anteversion. Dem Vorwärtsbewegen der freien oberen Extremität dienen großer **Brustmuskel** (M. pectoralis major) und **dreieckiger Schultermuskel** oder M. deltoideus [Abb. 4.70, 4.71].

Retroversion. Eine Rückwärtsbewegung der freien oberen Extremität wird ausgeführt von [Abb. 4.56, 4.70]:
- **Breitem Rückenmuskel** (M. latissimus dorsi)
- **Dreiköpfigem Armmuskel** (M. triceps brachii)
- **Großem Rundmuskel** (M. teres major).

Adduktion. Das Heranziehen der freien oberen Extremität ermöglichen großer Brustmuskel und breiter Rückenmuskel (Abb. 4.70, 4.71).

Abduktion. Das Abspreizen der freien oberen Extremität erfolgt durch den dreieckigen Schultermuskel (M. deltoideus) und den **Obergrätenmuskel** oder M. supraspinatus (▸ Abb. 4.73).

Innenrotation. Eine Innendrehung der freien oberen Extremität wird von **Unterschulterblattmuskel** (M. subscapularis) und großem Brustmuskel ausgeführt [Abb. 4.71].

Außenrotation. Eine Außendrehung wird hauptsächlich von **Untergrätenmuskel** (M. infraspinatus), **kleinem Rundmuskel** (M. teres minor) und **dreieckigem Schultermuskel** (M. deltoideus) vollzogen (▸ Abb. 4.73).

Muskeln mit Wirkung auf das Ellenbogengelenk. Im Ellenbogengelenk sind zum einen Beugung und Streckung des Unterarms möglich. Die wichtigsten **Unterarmbeuger** (Flexoren) liegen auf der Vorderseite (Ventralseite) des Oberarmknochens, während der wichtigste **Unterarmstrecker** (Extensor) dessen Hinterfläche (Dorsalseite) bedeckt [Abb. 4.70, 4.71].

Im Ellenbogengelenk ist zusätzlich eine Drehung des Unterarms (Pronation und Supination ▸ o.) möglich, die von Pronatoren, Supinatoren und weiteren Muskeln des Armes durchgeführt wird.

4 Skelett- und Muskelsystem

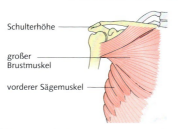

4.69 Rechter großer Brustmuskel und vorderer Sägemuskel

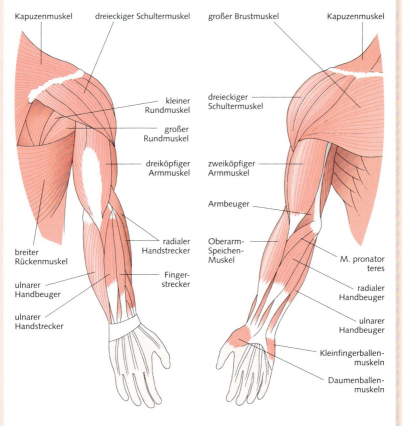

4.70 Hauptmuskeln der rechten oberen Extremität von hinten [E260]

4.71 Hauptmuskeln der rechten oberen Extremität von vorne [E260]

Unterarmbeuger. Für die Beugung des Armes sind zuständig [Abb. 4.71]:
- **Zweiköpfiger Armmuskel** (M. biceps brachii)
- **Armbeuger** (M. brachialis)
- **Oberarm-Speichen-Muskel** (M. brachioradialis).

Unterarmstrecker. Die Streckung wird ausgeführt vom **dreiköpfigen Armmuskel,** auch M. triceps brachii genannt [Abb. 4.72].

Pronation und Supination. Pronation und Supination erfolgen u. a. durch:
- **Runden Einwärtsdreher** oder M. pronator teres [Abb. 4.71]
- **Viereckigen Einwärtsdreher** (M. pronator quadratus)
- **Auswärtsdreher** (M. supinator).

Muskeln mit Wirkung auf das proximale Handgelenk. Muskeln mit Wirkung auf das proximale Handgelenk werden auch als **direkte Beuger und Strecker** bezeichnet. Sie tragen u. a. zur Ulnar- und Radialabduktion der Hand bei.

Die Beuger [Abb. 4.70, 4.71] liegen bei Supinationsstellung des Unterarms auf der Vorderseite des Unterarms und haben ihren Ursprung am inneren Obergelenkknorren (Epicondylus medialis des Humerus). Die Strecker befinden sich auf der Rückseite mit Ursprung am äußeren Obergelenkknorren (Epicondylus lateralis des Humerus).

Handgelenkstreckung. Strecker des Handgelenks sind [Abb. 4.70, 4.75]:
- **Ulnarer Handstrecker** (M. extensor carpi ulnaris)
- **Radialer Handstrecker** (M. extensor carpi radialis).

Handgelenkbeugung. Das Handgelenk wird gebeugt durch [Abb. 4.71]:
- **Radialer Handbeuger** (M. flexor carpi radialis)
- **Ulnarer Handbeuger** (M. flexor carpi ulnaris).

Muskeln mit Wirkung auf die Finger. Bei den Muskeln mit Wirkung auf die Finger unterscheidet man zwischen **langen Fingermuskeln** und **kurzer Handmuskulatur.**

Lange Fingermuskeln. Die langen Fingermuskeln sind vor allem Beuger und Strecker. Sie befinden sich am Unterarm und ziehen meist mit ihren langen Sehnen über das Handgelenk, um schließlich an den Fingern anzusetzen. Dadurch beugen und strecken sie nicht nur die Finger, sondern auch die Hand (sog. **indirekte Beuger und Strecker** der Hand).

Fingerbeugung. Die Beugung der Finger wird ausgeführt von:
- **Tiefem Fingerbeuger** (M. flexor digitorum profundus)
- **Oberflächlichem Fingerbeuger** (M. flexor digitorum superficialis).

Fingerstreckung. Die Streckung der Finger erfolgt durch **Fingerstrecker** (M. extensor digitorum) [Abb. 4.75], **Kleinfingerstrecker** (M extensor digiti minimi) und **Zeigefingerstrecker** (M. extensor indicis).

Daumenmuskeln. Die langen Muskeln des Daumens (**Pollex**) sind [Abb. 4.75]:
- **Langer Daumenbeuger** (M. flexor pollicis longus)
- **Kurzer und langer Daumenstrecker** (M. extensor pollicis brevis und longus)
- **Langer Daumenabspreizer** (M. abductor pollicis longus).

Kurze Handmuskulatur. Die kurze Handmuskulatur liegt im Bereich von mittlerem Handteller, **Daumenballen** (Thenar) und **Kleinfingerballen** (Hypothenar) [Abb. 4.74].

Bemerkenswert sind vor allem die **Daumenballenmuskeln,** die mit für dessen große Beweglichkeit verantwortlich sind.

4 Skelett- und Muskelsystem

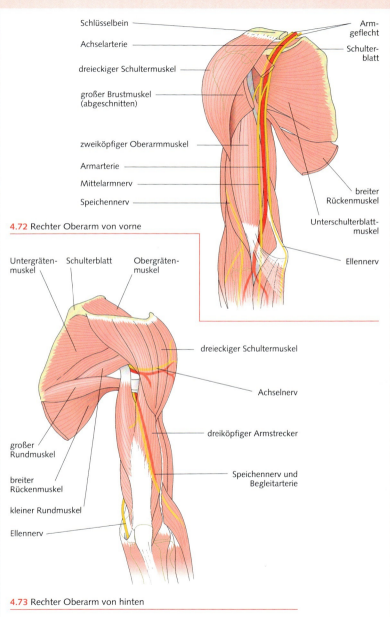

4.72 Rechter Oberarm von vorne

4.73 Rechter Oberarm von hinten

Nerven der oberen Extremität

Die motorische (für Muskulatur) und sensorische (für Haut und Muskulatur) Nervenversorgung der oberen Extremität erfolgt aus dem Armgeflecht (Plexus brachialis ▶ S. 438). Aus diesem gehen u.a. vier große Nerven für die Versorgung der oberen Extremität hervor [Abb. 4.72, 4.73, 4.74, 4.75]:
- **Achselnerv** (N. axillaris)
- **Mittelarmnerv** (N. medianus)
- **Speichennerv** (N. radialis)
- **Ellennerv** (N. ulnaris).

Während der Achselnerv mit seinen Ästen bereits im Schulterbereich endet, ziehen die Äste der übrigen Nerven bis zu den Fingerspitzen. Dabei verlaufen der Mittelarmnerv in der Mitte des Unterarms (Vorderseite in Supinationsstellung), der Speichennerv auf der Speichen- und der Ellennerv auf der Ellenseite.

Arterien der oberen Extremität

Die obere Extremität wird arteriell durch die **Schlüsselbeinarterie** (A. subclavia) versorgt. Diese setzt sich im Bereich der Schulter in die **Achselarterie** (A. axillaris) und im Bereich des Oberarms in die **Armarterie** (A. brachialis) fort [Abb. 4.76].

Die Armarterie teilt sich in der Ellenbeuge in ihre beiden Endäste, die **Speichenarterie** (A. radialis) und die **Ellenarterie** (A. ulnaris). Diese verlaufen am Unterarm ihrem Namen entsprechend an der Speichen- bzw. Ellenseite. In ihrem Verlauf geben die beschriebenen Arterien zahlreiche Äste ab. Die meisten Arterien verlaufen tief im Gewebe.

Venen der oberen Extremität

Das venöse Blut wird abgeleitet durch oberflächliche Venen oder Hautvenen, die durch die Haut gut sichtbar sind, sowie durch tiefe Venen zwischen der Muskulatur [Abb. 4.77].

Die tiefen Venen laufen parallel zu den Arterien und heißen wie diese.

Zwei große Hautvenen sind:
- Die **speichenseitige Hautvene (des Arms)** oder V. cephalica. Sie verläuft auf der Speichenseite des Unterarms und seitlich am Oberarm, um dann im Schulterbereich in die tiefer gelegene Achselvene zu münden
- Die **ellenseitige Hautvene (des Arms)** oder V. basilica. Sie zieht auf der Ellenseite des Unterarms und schließlich auf der inneren Seite des Oberarms, um hier in die Armvene zu münden.

Die beiden großen Hautvenen sind durch zahlreiche, variable Hautvenen miteinander verbunden. Neben den beiden großen Hautvenen gibt es eine mittlere Unterarmvene (V. mediana antebrachii), die in die V. basilica mündet.

Blutentnahme. Die Hautvenen des Armes nutzen Ärzte und medizinisches Fachpersonal vor allem im Bereich der Ellenbeuge häufig zur Blutentnahme oder zur Injektion von Medikamenten. Um die Hautvenen besser sichtbar zu machen, werden sie vorher durch Anlegen einer Manschette um den Oberarm gestaut.

Lymphgefäße der oberen Extremität

Wie jede Körperregion besitzt auch die obere Extremität reichlich Lymphgefäße mit eingeschalteten Lymphknoten, die sich v.a. in Ellenbeuge und Achselhöhle befinden. Bei den zahlreichen Achsellymphknoten unterscheidet man zwischen oberflächlich und tief gelegenen.

Lymphknotenschwellung. Bei Entzündungen der oberen Extremität können die Achsellymphknoten schmerzhaft anschwellen. Da die Achsellymphknoten auch Lymphe aus dem Brustbereich erhalten, können bei Brustkrebs Tumorzellen auf dem Lymphweg in die Achsellymphknoten verschleppt werden und dort Tochtergeschwülste (Metastasen) bilden. Die betroffenen Lymphknoten sind vergrößert, schmerzen aber nicht.

4 Skelett- und Muskelsystem 137

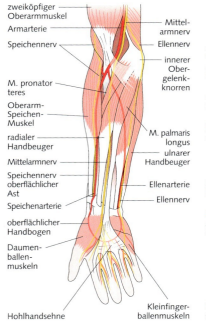

4.74 Rechter Unterarm von vorne

4.75 Rechter Unterarm von hinten

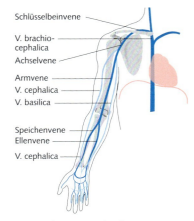

4.76 Wichtige Arterien der oberen Extremität

4.77 Wichtige Venen der oberen Extremität

4.9 Untere Extremität

Die untere Extremität besteht aus **Beckengürtel** und **freier unterer Extremität**. Die freie untere Extremität ist über das **Hüftgelenk** (Articulatio coxae) mit dem Beckengürtel verbunden. Auf dem Beckengürtel ruht die Wirbelsäule, er überträgt die Gesamtlast des Körpers auf die freie untere Extremität.
Funktionell ist die untere Extremität ein Stütz- und Lauforgan.

Beckengürtel

Der Beckengürtel besteht aus dem **Kreuzbein** (Os sacrum ▶ S. 114) und den beiden **Hüftbeinen** (Ossa coxae), die zusammen eine ringförmige Struktur bilden [Abb. 4.79, 4.80]. Da die drei Knochen durch Bänder überwiegend straff miteinander verbunden sind, ist dieser Ring ist sehr stabil.
Hinten bestehen zwei straffe Gelenke (Amphiarthrosen) zwischen Kreuzbein und Hüftbeinen (oder genauer deren Darmbeinanteil, ▶ u.) die **Kreuzbein-Darmbein-Gelenke** oder Sakroiliakalgelenke [Abb. 4.79]. Vorne stoßen die beiden bogenförmigen Hüftbeine in der **Schambeinfuge** (Symphysis pubica) aneinander und bilden eine straffe Synarthrose (Symphyse). Der hier lokalisierte Knorpel ist Faserknorpel.

Hüftbein. Das Hüftbein besteht aus drei Knochen, die in der Entwicklung miteinander verwachsen sind [Abb. 4.78, 4.79]:
- **Darmbein** (Os ilium)
- **Sitzbein** (Os ischii)
- **Schambein** (Os pubis).

Das Hüftbein besitzt ein großes Loch (**Hüftbeinloch** oder Foramen obturatum), das weitgehend durch eine Bindegewebemembran verschlossen ist und als Muskelursprung dient. Bei den beiden Muskeln handelt es sich um den inneren und äußeren Hüftlochmuskel (M. obturatorius internus und externus), die am Oberschenkelknochen ansetzen. Seitlich am Hüftbein liegt die **Hüftgelenkpfanne** (Acetabulum, ▶ u.).

Darmbein. Die Darmbeine bilden die **Darmbeinschaufeln,** die oben mit dem **Darmbeinkamm** (Crista iliaca oder Beckenkamm) enden. Er ist durch die Haut tastbar und eignet sich zur Knochenmarkpunktion. Das Darmbein zeigt mehrere Vorsprünge [Abb. 4.78]:
- **Vorderer oberer Darmbeinstachel** (Spina iliaca anterior superior)
- **Vorderer unterer Darmbeinstachel** (Spina iliaca anterior inferior)
- **Hinterer oberer Darmbeinstachel** (Spina iliaca posterior superior)
- **Hinterer unterer Darmbeinstachel** (Spina iliaca posterior inferior).

Von diesen Knochen ist der vordere obere Darmbeinstachel gut tastbar.

Sitzbein. Das Sitzbein [Abb. 4.78] bildet mit einem bogenförmig nach unten gerichteten Knochenast den **Sitzbeinhöcker** (Tuber ischiadicum). Beim Sitzen kontaktiert der Sitzbeinhöcker – nur durch die Haut getrennt – die Sitzfläche. Nach hinten ragt ein stachelförmiger Knochenfortsatz, der **Sitzbeinstachel** (Spina ischiadica).

Schambein. Das Schambein ist an der Symphysenbildung beteiligt. Es weist vorne den durch die Haut tastbaren **Schambeinhöcker** (Tuberculum pubicum) auf.

Großes und kleines Becken. Der Raum innerhalb des Beckengürtels ist das **Becken** (Pelvis). Die **Linea terminalis** [Abb. 4.80], eine ringförmige Linie auf der Innenseite des Beckengürtels, und eine durch diese Linie festgelegte Ebene, die **Beckeneingangsebene,** trennen das Becken in zwei Etagen. Oberhalb der Beckeneingangsebene liegt das **große Becken,** unterhalb davon das **kleine Becken.** Die Beckeneingangsebene ist annähernd quer oval und stellt bei Frauen während der Geburt einen kritischen Durchtrittsort für den kindlichen Kopf dar.

4 Skelett- und Muskelsystem

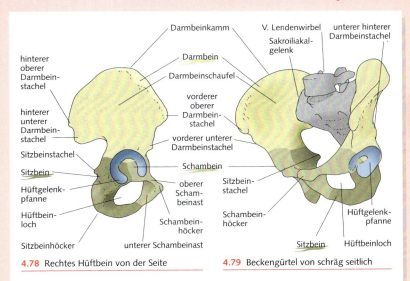

4.78 Rechtes Hüftbein von der Seite

4.79 Beckengürtel von schräg seitlich

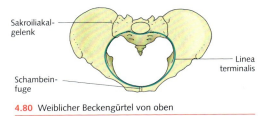

4.80 Weiblicher Beckengürtel von oben

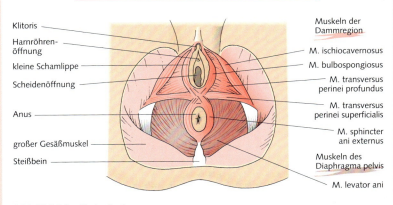

4.81 Weiblicher Beckenboden

Beckenboden. Das kleine Becken wird nach unten durch den Beckenboden verschlossen. Dieser besteht aus Bindegewebeplatten und Muskeln. Sie bilden einerseits das **Diaphragma pelvis** und sind andererseits in der **Dammregion** (Diaphragma urogenitale) angeordnet. Die einzelnen Muskeln des Beckenbodens sind in Abb. 4.81 aufgeführt.

Hüftgelenk. Auf beiden Seiten des Beckengürtels befindet sich eine tiefe napfförmige Einsenkung, die Hüftgelenkpfanne (Acetabulum). An ihrer Bildung sind alle drei Knochen des Hüftbeins beteiligt [Abb. 4.78, 4.82].

Das Hüftgelenk ist ein Kugelgelenk [Abb. 4.82]. In der Hüftgelenkspfanne artikuliert der kugelförmige Kopf des Oberschenkelknochens mit großem Bewegungsumfang. Zahlreiche Verstärkungsbänder der Gelenkkapsel sichern das Gelenk und unterstützen die Standbeinhaltung.

Freie untere Extremität

Die freie untere Extremität setzt sich zusammen aus [Abb. 4.84]:
- Oberschenkel
- Unterschenkel (Crus)
- Fuß (Pes).

Knöcherne Grundlagen hierbei sind:
- **Oberschenkelknochen** (Femur)
- Als Unterschenkelknochen **Schienbein** (Tibia) und **Wadenbein** (Fibula)
- **Fußwurzelknochen** (Ossa tarsi; Tarsus = Fußwurzel)
- **Mittelfußknochen** (Ossa metatarsi; Metatarsus = Mittelfuß)
- **Zehenglieder** (Phalangen).

Diese Knochen sind mit Ausnahme der Fußwurzelknochen Röhrenknochen.

Oberschenkelknochen. Das proximale Ende des Oberschenkelknochens bildet den kugelförmigen **Schenkelkopf** (Hüftkopf, Caput femoris), der mit der Hüftpfanne zur Ausbildung des Hüftgelenks artikuliert [Abb. 4.83]. Der anschließende **Schenkelhals** (Collum femoris) läuft schräg abwärts zu kräftigen Knochenvorsprüngen, dem **großen und kleinen Rollhügel** (Trochanter major und Trochanter minor).

Der **Oberschenkelschaft** (Corpus femoris) ist besonders lang und setzt sich nach distal in zwei rollenförmige Gelenkknorren fort, den **inneren und äußeren Gelenkknorren** (Condylus medialis und Condylus lateralis).

Schenkelhalsbruch. Der Schenkelhals ist beim Laufen und Gehen besonders belastet. Im Alter und bei Osteoporose (▶ S. 90) nimmt die Knochenmasse ab, die Knochen werden brüchiger. Häufige Folge eines Sturzes auf die großen Rollhügel ist ein Schenkelhalsbruch (Schenkelhalsfraktur), der operativ durch Gelenkersatz (Endoprothese) oder Fixierung der Bruchenden (Osteosynthese) behandelt werden muss [Abb. 4.85].

Hüftgelenkarthrose. Von großer klinischer Bedeutung sind auch **Fehlstellungen des Schenkelhalses,** die aufgrund veränderter Gelenkbelastungen zu Zerstörungen des Gelenkknorpels im Hüftgelenk führen, der schmerzhaften Hüftgelenk- oder Coxarthrose. Es kann dann Ersatz durch ein künstliches Hüftgelenk geschaffen werden.

Schienbein. Schienbein (Tibia) und Wadenbein (Fibula) liegen parallel nebeneinander, beide sind in der gesamten Länge durch eine bindegewebige **Zwischenknochenmembran** (Membrana interossea) miteinander verbunden.

Der plumpe proximale **Schienbeinkopf** (Caput tibiae) verschmälert sich nach distal in den langen, dreikantigen **Schienbeinschaft** oder Corpus tibiae [Abb. 4.86]. Die vordere Kante und die mediale Fläche des Schienbeins mit dem bedeckenden Periost liegen direkt unter der Haut. Stoßverletzungen sind hier sehr schmerzhaft. Das distale Schienbeinende ist aufgetrieben und trägt eine mediale Knochenzinke, den **Innenknöchel** (Malleolus medialis).

4 Skelett- und Muskelsystem

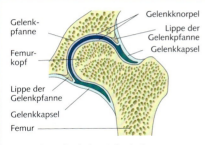

4.82 Schnitt durch das Hüftgelenk

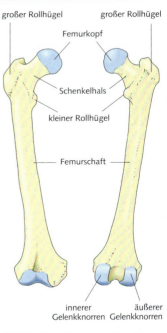

4.83 Rechter Oberschenkelknochen (Femur), links von vorne, rechts von hinten

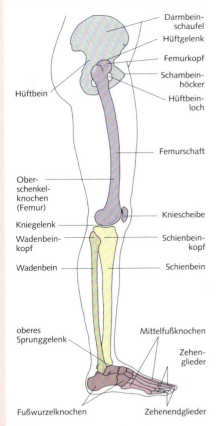

4.84 Knochen der unteren Extremität von der Seite

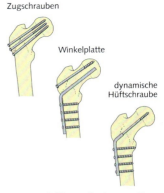

4.85 Möglichkeiten der Osteosynthese bei Schenkelhalsfrakturen

Wadenbein. Seitlich des Schienbeins liegt das Wadenbein, ein langer, dünner Röhrenknochen [Abb. 4.86]. Sein proximales Ende, der **Wadenbeinkopf** (Caput fibulae), ist mit dem Schienbeinkopf in Form einer Amphiarthrose gelenkig verbunden. Hier ist eine Beweglichkeit durch Bänder nahezu ausgeschlossen.

Das distale Wadenbeinende bildet den **Außenknöchel** (Malleolus lateralis). Im Knöchelbereich ist das Wadenbein mit dem Schienbein durch eine feste Syndesmose verbunden. Die hierfür zuständigen Bänder sind **vorderes und hinteres Schienbein-Wadenbein-Band** (Ligamentum tibiofibulare anterius bzw. posterius).

Kniegelenk. Die Gelenkknorren des Oberschenkelknochens artikulieren mit denen des Schienbeinkopfes und mit der **Kniescheibe** (Patella). Dieses aus drei Knochen zusammengesetzte Gelenk ist das **Kniegelenk** oder Articulatio genus [Abb. 4.87].

Zur Anpassung der Gelenkflächen von Oberschenkelknochen und Schienbein ist jeweils **innerer und äußerer Meniskus** (▶ S. 94) aus Bindegewebeknorpel eingefügt [Abb. 4.87]. Außerdem sind Oberschenkelknochen und Schienbein innerhalb des Gelenks durch **vorderes und hinteres Kreuzband** (Lig. cruciatum anterius und posterius) und ein **inneres Seitenband** (Lig. collaterale tibiale) verbunden. Ein **äußeres Seitenband** (Lig. collaterale fibulare) besteht zwischen dem seitlichen Obergelenkknorren und dem Wadenbeinkopf.

Die **Gelenkkapsel** weist Schleimbeutel-ähnliche Strukturen (Bursae ▶ S. 94) auf und ist durch Bänder verstärkt. Außerdem befindet sich in der Vorderwand der Gelenkkapsel die Kniescheibe.

Das Kniegelenk ist vom Bauprinzip ein bikondyläres Gelenk (▶ S. 96), in dem hauptsächlich Beugung und Streckung möglich sind. Im gebeugten Zustand ist geringes Kreiseln (Rotation) nach innen und außen möglich.

Oberes Sprunggelenk. Die distalen Enden der Unterschenkelknochen bilden die Malleolen- oder **Knöchelgabel,** die zusammen mit dem obersten Fußwurzelknochen (Sprungbein ▶ u.) das **obere Sprunggelenk** (Articulatio talocruralis) bilden [Abb. 4.88]. Zur Artikulation besitzt das Sprungbein eine rollenförmige Struktur, die **Sprungbeinrolle** (Trochlea tali). Das Gelenk ist ein Scharniergelenk, das Heben (Dorsalextension; Dorsum = Fußrücken) und Senken der Fußspitze (Plantarflexion; Planta = Fußsohle) zulässt. Zahlreiche lateral und medial gelegene Bänder verbinden die Knöchelgabel mit Fußwurzelknochen.

Verletzungen des oberen Sprunggelenks. Verletzungen im oberen Sprunggelenk sind häufig, etwa Riss der (seitlichen) Seitenbänder durch Umknicken oder Sprengung der Knöchelgabel durch Drehung des Gelenks bei fest stehendem Fuß.

Fußwurzelknochen. Zu den Fußwurzelknochen (Ossa tarsi), die kurze Knochen sind, gehören [Abb. 4.90]:
- **Sprungbein** (Talus)
- **Fersenbein** (Calcaneus)
- **Kahnbein** (Os naviculare)
- **Inneres, mittleres und äußeres Keilbein** (Ossa cuneiformia)
- **Würfelbein** (Os cuboideum).

Das Sprungbein ruht auf dem Fersenbein, das hinten den **Fersenbeinhöcker** (Tuber calcanei) hat.

Zwischen Sprung- und Fersenbein sowie den nach vorne folgenden Fußwurzelknochen liegt das **untere Sprunggelenk.** Es ermöglicht Supination (Heben des medialen Fußrandes) und Pronation (Heben des seitlichen Fußrandes).

Sämtliche Fußwurzelknochen sind durch zahlreiche Bänder verbunden.

4 Skelett- und Muskelsystem

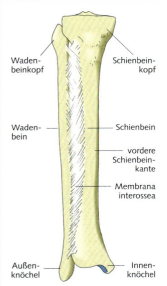

4.86 Unterschenkelknochen v. vorne

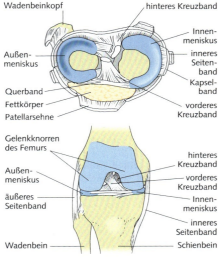

4.87 Eröffnetes Kniegelenk, oben von oben, unten von vorne

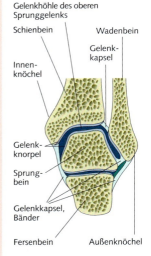

4.88 Längsschnitt durch das obere Sprunggelenk [E260]

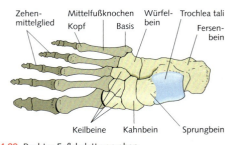

4.89 Rechtes Fußskelett von oben

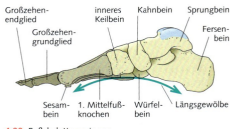

4.90 Fußskelett von innen

Mittelfußknochen und ihre Verbindung mit den Fußwurzelknochen. An die Fußwurzelknochen schließen sich die fünf Mittelfußknochen (Ossa metatarsi) an [Abb. 4.89]. Die Basen der Mittelfußknochen bilden mit den Fußwurzelknochen nahezu unbewegliche Amphiarthrosen.

Zehen und ihre Gelenke. Die Zehenknochen bestehen mit Ausnahme der **Großzeh** (Hallux) aus Grund-, Mittel- und Endglied. Der Großzeh fehlt das Mittelglied [Abb. 4.89].

Die Köpfe der Mittelfußknochen artikulieren mit den Grundgliedern der dreigliedrigen Zehen und der zweigliedrigen Großzehe in Form von Kugelgelenken (jedoch mit eingeschränktem Bewegungsumfang). Die übrigen Gelenke von Mittel- und Endphalangen sind Scharniergelenke und erlauben Beugung und Streckung.

Längs- und Quergewölbe des Fußes. Die Knochen des Fußes sind nicht in einer flachen Ebene angeordnet, sondern bilden ein Längs- und Quergewölbe. Muskeln und zahlreiche Bänder stabilisieren diese Gewölbe, die das Körpergewicht federnd aufnehmen können.

Muskeln der unteren Extremität

Die Muskulatur der unteren Extremität wird im Folgenden in funktionelle Gruppen zusammengefasst.

Muskeln mit Wirkung auf das Hüftgelenk. Die eigentlichen Muskeln des Hüftgelenks wirken nur auf das Hüftgelenk und bilden um es herum eine große Muskelmasse. Darüber hinaus gibt es lange Muskeln, die vom Becken ausgehen und am Unterschenkel ansetzen. Diese Muskeln wirken auf Hüft- und Kniegelenk.

Entsprechend der großen Beweglichkeit des Hüftgelenks, einem Kugelgelenk mit drei Hauptachsen, gibt es Muskeln für Beugung (Flexion), Streckung (Extension), Abspreizen (Abduktion), Heranziehen (Adduktion), Innen- und Außendrehung (-rotation). Im Folgenden werden nur die auf das Hüftgelenk wirkenden Muskeln nach ihrer Hauptfunktion berücksichtigt [Abb. 4.91–4.95].

Hüftstreckung. Der Streckung im Hüftgelenk dienen **großer Gesäßmuskel** (M. gluteus maximus) und **Sitzbein-Unterschenkel-Muskeln** (ischiokrurale Muskeln, ▶ u.).

Hüftbeugung. Eine Beugung wird ausgeführt von **Darmbein-Lenden-Muskel** (M. iliopsoas), **geradem Oberschenkelmuskel** (M. rectus femoris) des **vierköpfigen Oberschenkelmuskels** (M. quadriceps, ▶ u.), **Schneidermuskel** (M. sartorius ▶ u.) und **Schenkelbindenspanner** (M. tensor fasciae latae).

Abspreizen. Zuständig für das Abspreizen der unteren Extremität sind **mittlerer und kleinster Gesäßmuskel** (M. gluteus medius und M. gluteus minimus). Vor allem der mittlere Gesäßmuskel ist auch für die Standbeinphase wichtig, da er ein Abkippen des Beckens zur Spielbeinseite verhindern.

Heranziehen. Das Heranziehen des Beines ermöglicht eine Muskelgruppe, die vom unteren Beckenrand zur Innenseite des Oberschenkels zieht. Diese Muskelgruppe besteht aus **großem, kleinem und langem Oberschenkelanzieher** (M. adductor magnus, brevis und longus) sowie **Schlankmuskel** (M. gracilis).

Innendrehung. Innendrehung führen mittlerer und kleinster Gesäßmuskel aus.

Außendrehung. Die für die Außendrehung zuständigen Muskeln [Abb. 4.95] sind **birnenförmiger Hüftmuskel** (M. piriformis), **innerer und äußerer Hüftlochmuskel** (M. obturatorius internus und externus), **Zwillingsmuskeln** (Mm. gemelli) und **viereckiger Oberschenkelmuskel** (M. quadratus femoris).

4 Skelett- und Muskelsystem

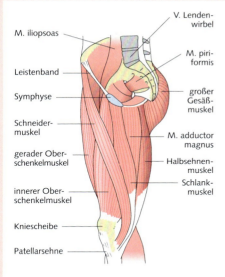

4.91 Hüft- und Oberschenkelmuskulatur von innen

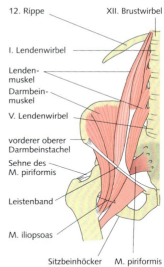

4.92 Innere Hüftmuskulatur von vorne

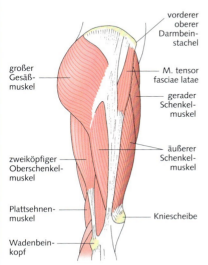

4.94 Hüft- und Oberschenkelmuskulatur von der Seite

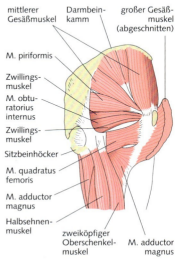

4.95 Äußere Hüftmuskulatur von hinten

Muskeln mit Wirkung auf das Kniegelenk. Entsprechend der Bewegungsausschläge im Kniegelenk sind v.a. Beuger und Strecker und im gebeugten Zustand Dreher (Rotatoren) zu unterscheiden. Die Muskeln entspringen nicht nur am Oberschenkel, sondern auch am Becken (▶ S. 138) und erreichen die Unterschenkelknochen.

Kniestreckung. Strecker ist der mächtige vierköpfige Oberschenkelmuskel (**M. quadriceps femoris,** Abb. 4.96) aus **geradem, innerem, äußerem und mittlerem Oberschenkelmuskel** (M. rectus femoris, M. vastus medialis, lateralis und intermedius). Die vier Köpfe vereinigen sich in der **Patellarsehne** (Lig. patellae), die am Schienbein endet.

Kniebeugung. Die wichtigsten Beuger, die gleichzeitig Rotationen durchführen, heißen wegen ihres Ursprungs und Ansatzes auch Sitzbein-Unterschenkel- oder ischiokrurale Muskeln [Abb. 4.91, 4.94, 4.95]. Dies sind der **zweiköpfige Oberschenkelmuskel** (M. biceps femoris), der gleichzeitig nach außen dreht, sowie der **Halbsehnenmuskel** (M. semitendinosus) und der **Plattsehnenmuskel** (M. semimembranosus), die den Unterschenkel außerdem nach innen drehen.

Muskeln mit Wirkung auf die Sprunggelenke und die Zehen. Im oberen Sprunggelenk erfolgen Dorsalextension und Plantarflexion (▶ o.), im unteren Supination und Pronation. Aufgrund ihres Ansatzes wirken die Muskeln nicht nur auf die Sprunggelenke, sondern auch auf die Zehen [Abb. 4.97–4.99].

Dorsalextension. Die Streckung fußrückenwärts wird ausgeführt vom **vorderen Schienbeinmuskel** (M. tibialis anterior, gleichzeitig Supinator des Fußes), vom **langen Zehenstrecker** (M. extensor digitorum longus, gleichzeitig Zehenstrecker), und vom **langen Großzehenstrecker** (M. extensor hallucis longus, gleichzeitig Strecker der Großzehe). **Muskeln des Fußrückens,** die Strecker sind, wirken ausschließlich auf die Zehen.

Plantarflexion. Die Beugung zur Fußsohle hin erfolgt durch den **langen Wadenbeinmuskel** (M. fibularis longus, gleichzeitig Verspanner des Fußquergewölbes und Pronator), den **kurzen Wadenbeinmuskel** (M. fibularis brevis, gleichzeitig Pronator), den **Zwillingswadenmuskel** (M. gastrocnemius) und den **Schollenmuskel** (M. soleus). Zusammen mit dem Zwillingswadenmuskel wird letzterer als **dreiköpfiger Wadenmuskel** (M. triceps surae) bezeichnet; er wirkt gleichzeitig als Supinator. Die Plantarflexion erfolgt durch den **hinteren Schienbeinmuskel** (M. tibialis posterior, gleichzeitig Verspanner des Quergewölbes), den **langen Großzehenbeuger** (M. flexor hallucis longus) und den **langen Zehenbeuger** (M. flexor digitorum longus, gleichzeitig Unterstützung des Fußlängsgewölbes). Die Endsehne des dreiköpfigen Wadenmuskels bildet die **Achillessehne.**

Muskeln der Fußsohle. Diese kurzen, kräftigen Muskeln dienen weniger der Zehenbewegung als vielmehr der Unterstützung des Fußlängsgewölbes.

Nerven der unteren Extremität

Die motorische und sensorische Innervation erfolgt aus Lenden- und Kreuzgeflecht (Plexus lumbosacralis, ▶ S. 438). Aus diesem gehen unter anderem zwei große Nerven zur Versorgung der unteren Extremität hervor: der **Schenkelnerv** (N. femoralis) und der **Hüftnerv,** auch Ischiasnerv oder N. ischiadicus genannt.

Schenkelnerv. Der Schenkelnerv tritt durch das **Muskelfach** (Lacuna musculorum) unter dem Leistenband aus dem Bauchraum und zieht mit seinen Ästen auf der Vorder- und Innenseite der unteren Extremität nach unten [Abb. 4.100].

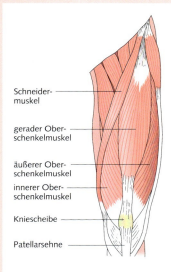

4.96 Oberschenkelmuskulatur v. vorne

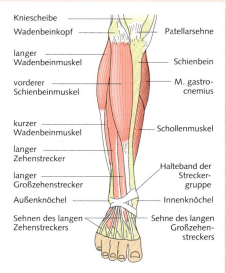

4.97 Unterschenkelmuskulatur von vorne

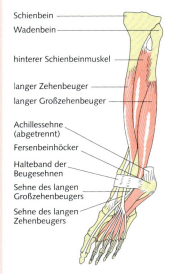

4.98 Tiefe Unterschenkelmuskulatur von seitlich hinten

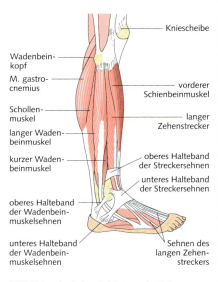

4.99 Unterschenkelmuskulatur von der Seite

Hüftnerv. Der Hüftnerv ist der größte Nerv im menschlichen Körper. Er tritt unter der Gesäßmuskulatur hervor und verläuft hinten zwischen der Oberschenkelmuskulatur [Abb. 4.100]. Der Hüftnerv teilt sich oberhalb der Kniekehle in zwei größere Nerven, den **gemeinsamen Wadenbeinnerv** (N. fibularis communis) und den **Schienbeinnerv** (N. tibialis). Diese Nerven versorgen mit ihren Ästen den größten Teil von Unterschenkel und Fuß.

Arterien der unteren Extremität

Die arterielle Versorgung der unteren Extremität erfolgt aus der **gemeinsamen Beckenarterie** (A. iliaca communis) der Bauchaorta. Diese teilt sich im Bauch-Becken-Bereich in zwei Äste, die **innere und äußere Beckenarterie** (A. iliaca interna und externa).

Innere Beckenarterie. Die innere Beckenarterie [Abb. 4.101] gibt im kleinen Becken nach hinten die **Gesäßarterien** (Aa. gluteae) zur Versorgung der Gesäßmuskulatur ab. Ein weiterer Ast, die **Hüftbeinlocharterie** (A. obturatoria), zieht zu den Adduktoren am Oberschenkel und zur Muskulatur zwischen unterem Beckenabschnitt und großem Rollhügel.

Äußere Beckenarterie. Die äußere Beckenarterie [Abb. 4.101] tritt unter dem Leistenband durch ein Gefäßloch, das **Gefäßfach** oder die Lacuna vasorum. Ab hier heißt sie **Oberschenkelarterie** (A. femoralis) und zieht zwischen der vorderen Oberschenkelmuskulatur weiter. Diese Arterie versorgt mit ihren Ästen nahezu die gesamte untere Extremität. In der Kniekehle tritt sie auf die Beinrückseite und heißt nun **Kniekehlenarterie** (A. poplitea [Abb. 4.102]). Die wichtigsten Äste sind die **tiefe Oberschenkelarterie** (A. profunda femoris) zur Versorgung im Bereich des Oberschenkels, die **vordere Schienbeinarterie** (A. tibialis anterior) und die **hintere Schienbeinarterie** (A. tibialis posterior), beides Äste der Kniekehlenarterie, sowie die **Wadenbeinarterie** (A. fibularis) als Ast der hinteren Schienbeinarterie. Die vordere Schienbeinarterie zieht zum Fußrücken und endet mit ihren Ästen an den Zehen. Die hintere Schienbeinarterie zieht zur Fußsohle [Abb. 4.102].

Venen der unteren Extremität

Das venöse Blut wird durch oberflächliche oder Hautvenen und durch tiefe Venen zwischen der Muskulatur abgeleitet. Beide Venensysteme stehen miteinander in Verbindung.

Die tiefen Venen laufen parallel zu den Arterien und sind wie diese benannt.

Zwei große Hautvenen sind die **große und kleine Rosenvene** oder V. saphena magna und parva [Abb. 4.103]. Sie beginnen im Bereich des Fußrückens. Die große Rosenvene zieht auf der Innenseite des Unterschenkels nach oben und mündet auf der Vorderseite des Oberschenkels in die tiefer gelegene Oberschenkelvene. Die kleine Rosenvene verläuft auf der Rückseite des Unterschenkels und mündet im Bereich der Kniekehle in die Kniekehlenvene.

Krampfadern. Die Venen v.a. des Unterschenkels sind durch den aufrechten Gang einer hohen Druckbelastung ausgesetzt. Dies betrifft besonders die Hautvenen, die nicht wie die tiefen Venen in Muskulatur eingebettet sind. Wenn die Venen ausweiten und die Venenklappen (▶ S. 176) nicht mehr richtig schließen, entstehen **Krampfadern** (Varizen), die als erweiterte Venenabschnitte die Haut vorwölben.

Lymphgefäße der unteren Extremität

Die untere Extremität besitzt reichlich Lymphgefäße, in die Lymphknoten eingeschaltet sind. Hauptlokalisationen für Lymphknoten sind die Kniekehle und vor allem die Leiste. Sie kommen hier als oberflächliche, teils durch die Haut tastbare, und tiefe **Leistenlymphknoten** (Inguinallymphknoten) vor.

4 Skelett- und Muskelsystem 149

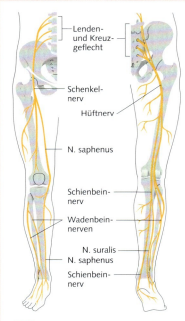

4.100 Wichtige Nerven der unteren Extremität, links von vorne, rechts von hinten

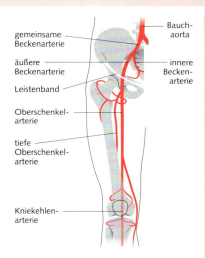

4.101 Becken- und Oberschenkelarterien

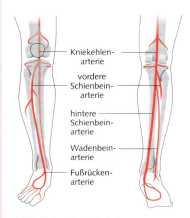

4.102 Unterschenkelarterien links von vorne, rechts von hinten

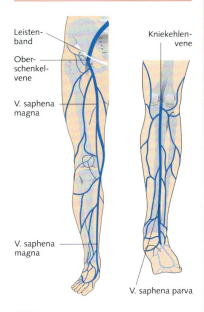

4.103 Oberflächliche Beinvenen links von vorne, rechts von hinten

4.10 Untersuchungsmethoden

Die wichtigsten technischen Untersuchungsverfahren sind:

Röntgenaufnahme. Knochen werden von Röntgenstrahlen schlecht durchdrungen und sind deshalb im Röntgenbild als helle Strukturen erkennbar. Dadurch können z. B. Knochenunterbrechungen bei Knochenbruch gut dargestellt werden.

Computertomograpie (CT). Die Computertomographie ist eine spezielle Form der Röntgenuntersuchung. Hierbei werden viele Röntgenaufnahmen aus Querschnitten, z. B. einer Extremität, mit dem Computer zu einzelnen Querschnittsbildern zusammengesetzt. Mit dem CT können Einzelheiten über Knochen-, Gelenk- und Muskelstrukturen erfasst werden.

Magnet(Kernspin)resonanztomographie (MRT). Bei der Magnetresonanztomographie werden keine Röntgenstrahlen verwendet, sondern starke Magnetfelder. Sie ist eine empfindliche Methode v. a. zur Darstellung krankhafter Weichteilveränderungen.

Sonographie. Ultraschalluntersuchungen werden vor allem bei Gelenkuntersuchungen eingesetzt, um z. B. einen Gelenkerguss festzustellen. Bei dieser Methode werden Schallwellen hoher Frequenz (Ultraschall) eingesetzt, die im Gewebe je nach Beschaffenheit, d. h. Dichte, reflektiert werden. In einem Ultraschallgerät werden dann die reflektierten Schallwellen zu Bildern zusammengesetzt.

Arthroskopie. Durch Einführen einer mit einer Optik versehenen dünnen Röhre (Endoskop) in die Gelenkhöhle kann der Gelenkbinnenraum direkt beobachtet und auch kleinere Eingriffe durchgeführt werden. Hierbei können beispielsweise Knorpeldefekte festgestellt werden.

Wiederholungsfragen

1. Wie ist der allgemeine Bau eines Knochens? (▶ S. 86)
2. Welche Knochenformen gibt es? (▶ S. 86)
3. Welche Abschnitte weist ein Röhrenknochen auf? (▶ S. 86)
4. Welche Synarthrosen gibt es? (▶ S. 92)
5. Welche Formen von Diarthrosen gibt es? (▶ S. 96)
6. Was ist eine isometrische Muskelkontraktion? (▶ S. 100)
7. Welche Knochen zählen zum Hirnschädel? (▶ S. 102)
8. Wie heißen die Gruben der Schädelbasis? (▶ S. 104)
9. Welche Nasennebenhöhlen gibt es? (▶ S. 106)
10. Welcher Nerv innerviert die Gesichtsmuskeln? (▶ S. 106)
11. Wie heißt die hauptsächliche Arterie des Halses? (▶ S. 110)
12. In welche Abschnitte ist die Wirbelsäule gegliedert und welche Krümmungen weist sie auf? (▶ S. 112)
13. Wie ist der allgemeine Bauplan eines Wirbels? (▶ S. 114)
14. Wie laufen Brust- und Zwerchfellatmung ab? (▶ S. 118, 120)
15. Aus welchen Anteilen besteht die autochthone Rückenmuskulatur? (▶ S. 124)
16. Welche Knochen gehören zum Schultergürtel? (▶ S. 126)
17. Wie heißen die Handwurzelknochen? (▶ S. 130)
18. Welche Muskeln sind für die Beugung im Ellenbogengelenk zuständig? (▶ S. 134)
19. Welche vier großen Nerven versorgen die obere Extremität? (▶ S. 136)
20. Welche Röhrenknochen bilden die freie untere Extremität? (▶ S. 140)
21. Welche Bedeutung hat der vierköpfige Oberschenkelmuskel? (▶ S. 144, 146)
22. Wie heißen die großen Hautvenen der unteren Extremität? (▶ S. 148)

5 Herz-Kreislauf- und Gefäßsystem

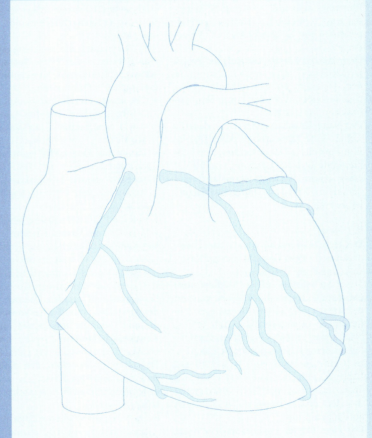

5.1 Übersicht 152
5.2 Herz 152
5.3 Kreislauf- und Gefäßsystem 168
     Wiederholungsfragen 180

5.1 Übersicht

Das **Herz** (Cor) bildet zusammen mit den Blutgefäßen das **Herz-Kreislauf-System** (kardiovaskuläres System). Das Herz-Kreislauf-System dient hauptsächlich dem Transport: Insbesondere versorgt es den ganzen Körper über das Blut mit Sauerstoff (O_2) und Nährstoffen und transportiert Stoffwechselendprodukte wie Kohlendioxid (CO_2) wieder ab.

Dem Herzen kommt die Aufgabe zu, als Druck-Saug-Pumpe den Blutstrom in den Gefäßen aufrechtzuerhalten. Die Gefäße haben Verteiler- und Sammelfunktion für das Blut.

Der Name Kreislauf rührt daher, dass die Gefäße eine kreisförmige Bahn für das Blut darstellen. Dabei werden zwei Teilkreisläufe unterschieden (▶ S. 168): der große Kreislauf (**Körperkreislauf**) und der kleine Kreislauf (**Lungenkreislauf**) [Abb. 5.1].

5.2 Herz

Das Herz (Cor) ist ein muskuläres Hohlorgan mit einem Gewicht von ca. 300 g.

Lage und Form des Herzens

Das Herz befindet sich im **Mediastinum** (Mittelfell), einem Bindegeweberaum in der Brusthöhle. Es liegt überwiegend in der linken Brustkorbhälfte [Abb. 5.2].

Nach unten sitzt das Herz dem Zwerchfell im Bereich der zentralen Sehnenplatte (Centrum tendineum ▶ S. 120) auf [Abb. 5.2]. Rechts und links ist es von den Lungen begrenzt. Nach vorne grenzt das Herz an das Brustbein, nach hinten an die Speiseröhre.

Das Herz hat die Form eines bauchigen Kegels. Die Spitze dieses Kegels (**Herzspitze**) weist nach links, vorne und unten [Abb. 5.1, 5.2]. Im Bereich der gegenüberliegenden Kegelbasis, die nach rechts, hinten und oben ausgerichtet ist, befinden sich die großen Gefäße, die ins Herz eintreten bzw. aus diesem austreten.

Große Herzgefäße

Die **Lungenvenen** (Vv. pulmonales) sowie die **obere** und **untere Hohlvene** (V. cava superior und inferior) treten in das Herz ein und leiten Blut zu ihm hin [Abb. 5.1, 5.2, 5.3].

Die aus dem Herz austretenden Gefäße sind die große Körperschlagader (**Aorta**) und der **Lungenarterienstamm** (Truncus pulmonalis).

Zwei Herzhälften für zwei Teilkreisläufe

Das Herz wird durch die **Herzscheidewand** (Septum cordis) in eine linke und eine rechte Hälfte unterteilt:

- Die **linke Herzhälfte** pumpt sauerstoffreiches Blut aus den Lungen in den Körperkreislauf zur Versorgung sämtlicher Organe [Abb. 5.1, rot]
- Die **rechte Herzhälfte** befördert sauerstoffarmes Blut aus dem Körperkreislauf in den Lungenkreislauf zur Aufnahme von O_2 und Abgabe von CO_2 [Abb. 5.1, blau].

Rechte und linke Herzhälfte bestehen jeweils aus einem **Vorhof** (Atrium) und einer **Kammer** (Ventrikel, lat. Ventriculus) [Abb. 5.1]. Die Vorhöfe sammeln das Blut zur Befüllung der Kammern, während die Kammern das Blut in den Körper- bzw. Lungenkreislauf pumpen. Dadurch sind an der Herzscheidewand eine **Vorhofscheidewand** (Septum interatriale) und eine **Kammerscheidewand** (Septum interventriculare) zu unterscheiden [Abb. 5.3].

Die Grenzen zwischen den Kammern und zwischen den Kammern und Vorhöfen können auch von außen unterschieden werden:

- Die Grenze zwischen rechter und linker Kammer ist vorne und hinten durch je eine seichte Rinne (**Sulcus interventricularis anterior** bzw. **posterior**) sichtbar.
- Vorhöfe und Kammern werden ebenfalls durch eine Rinne (**Kranzfurche** oder Sulcus coronarius) voneinander abgegrenzt.

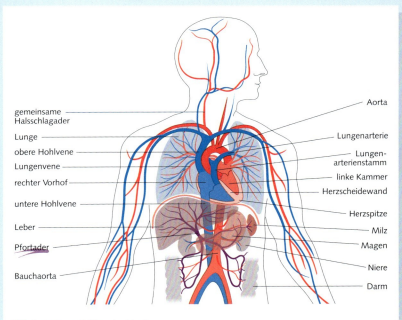

5.1 Lungen- und Körperkreislauf

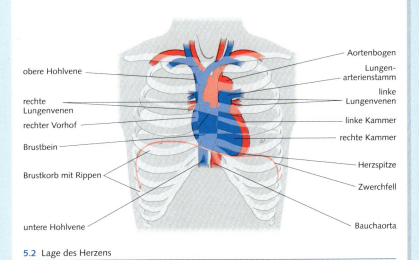

5.2 Lage des Herzens

Binnenräume des Herzens und Blutdurchfluss

Durch die Gliederung des Herzens in zwei Hälften mit jeweils Vorhof und Kammer ergeben sich vier Binnenräume des Herzens: rechter und linker Vorhof und rechte und linke Kammer [Abb. 5.3].

Die obere und untere Hohlvene führen das venöse Blut aus dem Körperkreislauf dem **rechten Vorhof** (Atrium dextrum) und damit der rechten Herzhälfte zu. Die obere Hohlvene leitet vor allem das Blut von Kopf, Hals und oberen Gliedmaßen, die untere Hohlvene das des übrigen Körpers. Vom rechten Vorhof wird das Blut in die **rechte Kammer** (Ventriculus dexter) befördert und von dieser in den Lungenarterienstamm und damit in den Lungenkreislauf gepumpt [Abb. 5.3]. Das Blut passiert dann zur Sauerstoffanreicherung die Lunge. Das sauerstoffreiche Blut wird durch die Lungenvenen dem **linken Vorhof** (Atrium sinistrum) zugeführt. Von dort gelangt das Blut in die **linke Kammer** (Ventriculus sinister), die das Blut über die Aorta in den Körperkreislauf pumpt [Abb. 5.3].

Herzklappen

Die Herzklappen zwischen Vorhöfen und Kammern sowie zwischen Kammern und Arterien ermöglichen einen gerichteten Blutstrom durch das Herz. Aufgrund ihrer unterschiedlichen Form werden Segel- und Taschenklappen unterschieden.

Segelklappen. Die Klappen zwischen Vorhöfen und Kammern erinnern an Segel (Cuspes, daher **Segelklappen** oder Valvae cuspidales) [Abb. 5.4]. Aufgrund ihrer Lage zwischen Vorhöfen und Kammern heißen sie auch Atrioventrikularklappen (**AV-Klappen**). Die linke Segelklappe hat zwei Segel und wird wegen ihrer Ähnlichkeit mit der Mitra eines Bischofs auch **Mitralklappe** (Valva mitralis) genannt. Die rechte Segelklappe besteht aus drei Segeln und heißt deshalb **Trikuspidalklappe** (Valva tricuspidalis) [Abb. 5.5]. Die Segelklappen sind über **Sehnenfäden** an den **Papillarmuskeln** (Mm. papillares) der Kammerwände befestigt [Abb. 5.4], damit die Segel nicht in die Vorhöfe durchschlagen, wenn sich die Kammern zusammenziehen. Die Segelklappen lassen das Blut nur vom Vorhof in die Kammer strömen.

Taschenklappen. Bei den Klappen zwischen Kammern und großen Arterien sind je drei halbmondförmige Taschen so orientiert, dass das Blut nur aus den Kammern in die großen Gefäße fließen kann. Wegen ihrer Form werden diese Klappen als **Taschenklappen** (Valvae semilunares) bezeichnet [Abb. 5.4]. Die **Aortenklappe** (Valva aortae) liegt zwischen linker Kammer und Aorta, die **Pulmonalklappe** (Valva trunci pulmonalis) zwischen rechter Kammer und Lungenarterienstamm [Abb. 5.5].

Herzklappenfehler. Bei der **Klappenstenose** ist die Herzklappe bei Öffnung zu eng und behindert den Blutdurchfluss. Der vorgeschaltete Herzabschnitt (bei einer stenosierten Aortenklappe z. B. die linke Kammer) muss einen höheren Druck aufbringen, um das Blut durch die kleinere Öffnung zu pressen, die sog. **Druckbelastung.**

Bei der **Klappeninsuffizienz** schließen die Herzklappen nicht mehr dicht, und das gerade beförderte Blut fließt zum Teil wieder zurück (bei einer insuffizienten Aortenklappe also aus der Aorta zurück in die linke Kammer). Durch dieses **Pendelblut** muss der vorgeschaltete Herzabschnitt vermehrt Blutvolumen auswerfen, die sog. **Volumenbelastung.**

Das Herz passt sich der Mehrbelastung zunächst durch Dickerwerden der Wandmuskulatur an (**Hypertrophie** ▶ u.). Durch Überforderung kommt es aber schließlich zu einer Herzleistungsschwäche (Herzinsuffizienz ▶ S. 166).

5 Herz-Kreislauf- und Gefäßsystem

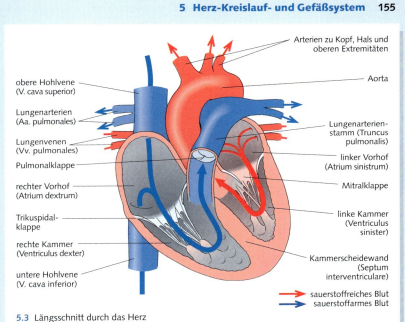

5.3 Längsschnitt durch das Herz

5.4 Funktion der Herzklappen

Ventilebene und Herzskelett
Alle vier Herzklappen befinden sich nahezu in einer Ebene an der Herzbasis, der Klappen- oder **Ventilebene** [Abb. 5.5]. Die Klappen sind in straffes Bindegewebe eingelassen, das auch die austretenden Herzgefäße umgibt und als **Herzskelett** [Abb. 5.5] bezeichnet wird. Es stabilisiert die Klappen und trennt gleichzeitig die Vorhöfe elektrisch von den Kammern.

Aufbau der Herzwand
Die Herzwand besteht von innen nach außen aus drei Schichten:
- **Endokard** (Herzinnenhaut)
- **Myokard** (Herzmuskelschicht)
- **Epikard** (Herzaußenhaut).

Endokard
Das dünne Endokard [Abb. 5.6] kleidet alle Innenräume des Herzens aus. Es besteht aus einer dünnen Endothelschicht (▶ S. 50), die durch Bindegewebe mit der darunter liegenden Muskelschicht verbunden ist. Blutgefäßfreie Endokarddoppelungen (-duplikaturen) bilden die Herzklappen.

Myokard
Das sich anschließende Myokard [Abb. 5.6] wird von quer gestreifter Herzmuskulatur (▶ S. 77) gebildet, die stark mit Blutkapillaren aus den Herzkranzgefäßen (▶ S. 164) versorgt wird.
Der überwiegende Teil dieser Muskulatur ist für die Pumparbeit zuständig und wird daher als **Arbeitsmuskulatur** bezeichnet. Ein kleiner Anteil des Myokards ist auf Erregungsbildung und -leitung (▶ S. 160) spezialisiert.
Wie dick das Myokard ist, hängt davon ab, wie stark es arbeiten muss. Am dünnsten ist das Myokard der Vorhöfe (ca. 1–2 mm), etwas dicker das der rechten Kammer mit 2–4 mm. Da die linke Kammer gegen den hohen Druck des großen Kreislaufs arbeiten muss, ist ihr Myokard mit ca. 10 mm bei weitem am dicksten [Abb. 5.6].

Herzmuskelhypertrophie. Muss das Herz lange Zeit Mehrarbeit leisten (etwa bei Klappenfehlern oder Bluthochdruck), werden die Herzmuskelzellen und damit das ganze Herz größer. Der Mediziner spricht dann von einer Herzmuskelhypertrophie.
Ab einem kritischen Herzgewicht von ca. 500 g aber wird das Myokard nicht mehr ausreichend mit Blut versorgt und es kommt zu Durchblutungsstörungen des Herzens.

Epikard
Äußerste Schicht ist das Epikard [Abb. 5.6]. Es besteht zum Myokard hin aus lockerem Bindegewebe und außen aus glattem Mesothel (▶ S. 50), die zusammen eine seröse Haut bilden.

Perikard
Das Perikard (Herzbeutel) umschließt das Herz schützend und dient gleichzeitig als Gleitlager für die Herzaktionen.
Das Perikard besteht aus zwei verwachsenen Blättern. Das innere Blatt des Perikards wird durch eine seröse Haut, das äußere Blatt durch straffes und reißfestes Bindegewebe (▶ S. 62) gebildet. Zwischen dem serösen Blatt des Perikards und dem Epikard besteht ein dünner, mit ganz wenig Flüssigkeit gefüllter Spaltraum, die **Perikardhöhle**.
Das seröse Blatt des Perikards geht an der Herzbasis in das Epikard über.

Entzündungen des Herzens
Wie andere Organe, so kann sich auch das Herz durch infektiöse Erreger oder immunologische Vorgänge entzünden. Die einzelnen Wandschichten können dabei einzeln oder zusammen erkranken. Am häufigsten sind Entzündungen von Endo- und Myokard, die **Endokarditis** und **Myokarditis.** Bei der Endokarditis sind v.a. die Herzklappen betroffen, mögliche Folge ist ein Herzklappenfehler (▶ S. 154). Eine Myokarditis kann zu einer Herzleistungsschwäche (▶ S. 166) führen.

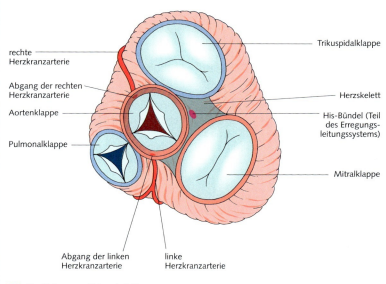

5.5 Ventilebene und Herzskelett

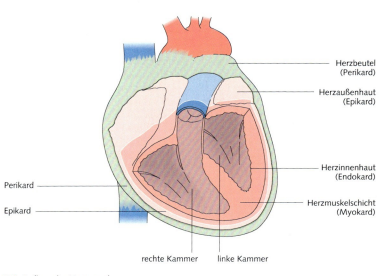

5.6 Aufbau der Herzwand

Schlagvolumen und Herzzeitvolumen

Das gesamte Blutvolumen im Herz-Kreislauf-System beträgt ca. 4–5 l. Hiervon werden mit jeder Herzaktion, d. h. jedem Herzschlag, jeweils ca. 80 ml als **Schlagvolumen** vom rechten und linken Ventrikel gleichzeitig gepumpt. Da das Herz in Ruhe etwa 70-mal pro Minute schlägt (**Herzfrequenz**), befördert es pro Minute jeweils ca. 5,6 l Blut durch den Körper- und Lungenreislauf. Diese Größe heißt Herzminutenvolumen oder allgemein **Herzzeitvolumen** (HZV = Schlagvolumen × Herzfrequenz).

Herzzyklus

Um Blut zu pumpen, arbeiten Vorhöfe und Kammern des Herzens in einem rhythmischen Wechsel von Anspannung (**Kontraktion**) und Erschlaffung.

Die Herzkammertätigkeit läuft in vier Aktionsphasen ab, die gemeinsam einen **Herzzyklus** bilden [Abb. 5.7]:

- **Anspannungs-** und **Austreibungsphase,** die zusammen als **Systole** bezeichnet werden
- **Entspannungs-** und **Füllungsphase,** die zusammen die **Diastole** bilden.

Systole. Zu Beginn der Systole sind die Kammern mit Blut gefüllt. In der **Anspannungsphase** der Systole steigt der Blutdruck in den Kammern durch Anspannung des Herzmuskelgewebes an [Abb. 5.7] und Segel- und Taschenklappen sind geschlossen. Übersteigt der Blutdruck der linken Kammer den Blutdruck in der Aorta von ca. 80 mm Hg (10,6 kPa) und der Blutdruck der rechten Kammer den des Lungenarterienstammes von ca. 10 mm Hg (1,3 kPa), werden Aorten- bzw. Pulmonalklappen aufgedrückt, die **Austreibungsphase** [Abb. 5.7] beginnt. Das Schlagvolumen wird rasch ausgetrieben, wobei der Blutdruck in der Aorta auf ca. 120 mm Hg (16 kPa) und im Lungenarterienstamm auf ca. 20–30 mm Hg (2,7–4 kPa) ansteigt. Dabei werden die Kammern nicht vollständig entleert, sondern es verbleibt ein Restvolumen von etwa 40 ml Blut. Gegen Ende der Austreibungsphase fällt der Druck in beiden Kammern wieder ab.

Während der Systole bewegt sich die Ventilebene zur Herzspitze hin. Dadurch wird Blut aus den Hohl- und Lungenvenen in die Vorhöfe „gesaugt" (das Herz als Druck-Saug-Pumpe). Dadurch wird der Blutrückstrom zum Herz unterstützt.

Diastole. Sinkt der Kammerdruck unter den Druck in Aorta bzw. Lungenarterienstamm, schließen sich Aorten- und Pulmonalklappe. Jetzt beginnt die **Entspannungsphase** [Abb. 5.7] der Diastole. Da der Kammerdruck steil abfällt und der Vorhofdruck angestiegen ist, öffnen sich die Segelklappen, die **Füllungsphase** der Kammern [Abb. 5.7] beginnt. Durch die Rückverlagerung der Ventilebene Richtung Herzbasis strömt das Blut aus den Vorhöfen passiv in die Kammern. Die Diastole wird durch eine abschließende Vorhofkontraktion, bei der nur noch wenig Blut aktiv in die Kammern befördert wird, beendet. Nach Schließen der Segelklappen beginnt ein neuer Herzzyklus.

Herztöne und Herzgeräusche. Durch **Auskultation,** d. h. Abhorchen des Herzens mit dem Stethoskop, können zwei Herztöne wahrgenommen werden [Abb. 5.7, 5.10]: Der dumpfere, längere **erste Herzton** entspricht der Anspannungsphase der Systole (**Anspannungston**). Der kürzere, helle **zweite Herzton** ist durch den Schluss der Taschenklappen zu Beginn der Diastole bedingt (**Klappenton**).

Alle anderen Herztöne heißen **Herzgeräusche.** Je nachdem, wann ein Herzgeräusch zu hören ist, unterscheidet man **systolische** und **diastolische Herzgeräusche.** Beim Erwachsenen sind Herzgeräusche meist krankhaft und oft Ausdruck eines Klappenfehlers.

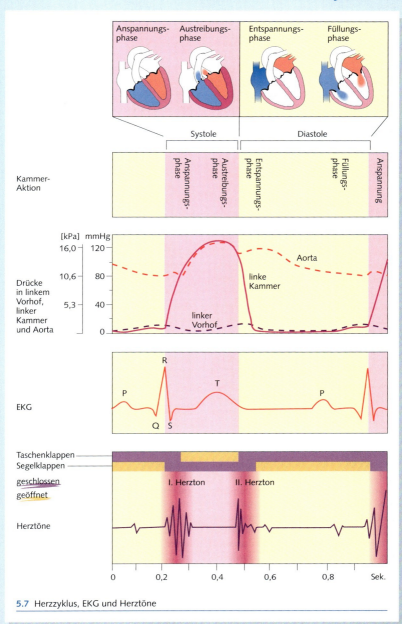

5.7 Herzzyklus, EKG und Herztöne

Erregungsbildungs- und Erregungsleitungssystem

Spezialisierte Herzmuskelzellen bilden das Erregungsbildungs- und Erregungsleitungssystem. Es lässt das Herz unabhängig (**autonom**) vom Nervensystem schlagen und sorgt für eine fast gleichzeitige und damit effektive Kontraktion der Kammermuskulatur.

Das Erregungsbildungs- und Erregungsleitungssystem besteht aus fünf Abschnitten [Abb. 5.8]:
Der erste Abschnitt ist der **Sinusknoten**. Er liegt im rechten Vorhof an der Eintrittsstelle der oberen Hohlvene. Der zweite Abschnitt ist der Atrioventrikular- oder **AV-Knoten** am Boden des rechten Vorhofs. Der dritte Abschnitt ist das Atrioventrikularbündel, kurz AV- oder **His-Bündel**. Es durchdringt den Vorhofboden und teilt sich im oberen Teil der Kammerscheidewand in zwei **Kammer**- bzw. Tawara-Schenkel als vierten Abschnitt. Diese verlaufen auf der linken bzw. rechten Seite der Scheidewand unter dem Endokard zur Herzspitze. Ihre Endaufzweigungen ziehen als **Purkinje-Fasern** (fünfter Abschnitt) in die Arbeitsmuskulatur [Abb. 5.9].
Nur im Bereich der Vorhofmuskulatur wird die Erregung also über Arbeitsmuskulatur weitergeleitet.
Sämtliche Abschnitte des Erregungsleitungssystems sind zu spontanen Erregungen fähig: Ihr Ruhemembranpotenzial (▶ S. 18) wird von selbst immer weniger negativ, bis bei Überschreiten einer gewissen Schwelle ein Aktionspotenzial ausgelöst wird. Im Sinusknoten geschieht diese **spontane Depolarisation** mit ca. 70-mal pro Minute am schnellsten, er hat also **Schrittmacherfunktion**. Fällt der Sinusknoten aus, springt der AV-Knoten als zweitschnellster (40–55 Aktionen pro Minute) ein. Die Eigenfrequenz der übrigen Anteile ist noch niedriger.

Nervenversorgung des Herzens

Das Herz schlägt zwar unabhängig vom Nervensystem, es wird aber vom ZNS über sympathische und parasympathische Nervenfasern (▶ S. 440) beeinflusst. Der Parasympathikus wirkt vor allem auf die Vorhöfe, der Sympathikus auf das ganze Herz.

Regulation der Herzleistung

Durch die Aktivität von Sympathikus (Übertragerstoff Noradrenalin), Parasympathikus (Übertragerstoff Acetylcholin) sowie im Blut vorhandenes Adrenalin aus dem Nebennierenmark wird die Herztätigkeit vor allem an den veränderten Bedarf in Ruhe und bei Belastung angepasst. Beeinflusst werden u. a.:
- Die Schlagfrequenz (**Chronotropie**)
- Die Geschwindigkeit der Erregungsleitung (**Dromotropie**)
- Die Herzmuskelkraft (**Inotropie**).

Das Noradrenalin des Sympathikus und das Adrenalin des Nebennierenmarks wirken leistungssteigernd: Sie erhöhen die Aktionsfrequenz des Sinusknotens, sind also **positiv-chronotrop**. Sie beschleunigen die Erregungsleitung (**positiv-dromotrop**) und steigern die Kraft des Myokards (**positiv-inotrop**). Dies erklärt z. B., dass das Herz bei Erregung und damit erhöhter Sympathikusaktivität schneller schlägt.
Parasympathikus bzw. Acetylcholin wirken entgegengesetzt, vor allem **negativ-chronotrop** und **negativ-dromotrop.**
Darüber hinaus gibt es noch weitere Regulationsmöglichkeiten der Herzleistung. So steigert z. B. eine etwas stärkere Dehnung der Herzmuskelfasern als normal die Herzmuskelkraft, das Schlagvolumen nimmt zu. Über diesen so genannten **Frank-Starling-Mechanismus** werden die Schlagvolumina von rechter und linker Kammer genau aufeinander abgestimmt.
Außerdem bestehen wechselseitige Beziehungen zum Hormonhaushalt.

5 Herz-Kreislauf- und Gefäßsystem

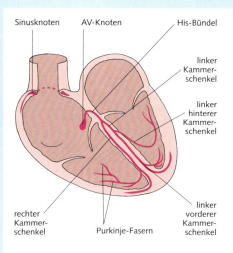

5.8 Erregungsleitungssystem des Herzens

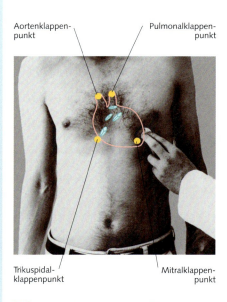

5.10 Auskultationspunkte für die Töne der vier Herzklappen

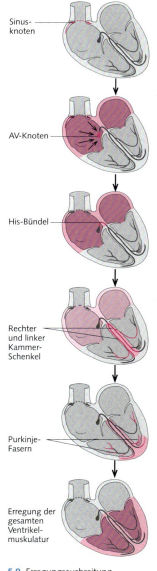

5.9 Erregungsausbreitung (erregte Herzabschnitte violett)

Elektrokardiogramm (EKG)

Während der Herzaktion breitet sich die Erregung ausgehend von den Vorhöfen über das Herz hinweg bis zur Herzspitze aus und bildet sich dann wieder zurück. Die dabei entstehenden elektrischen Spannungsunterschiede werden bis zur Körperoberfläche weitergeleitet und können mittels eines Elektrokardiogramms (**EKG**) in Millivolt (mV) gemessen werden. Ein gar nicht oder vollständig erregtes Myokard ergibt keine Spannungsunterschiede und somit eine Null-Linie (Isoelektrische) im EKG.

Ein EKG kann in Ruhe oder bei körperlicher Belastung abgeleitet werden.

Unterschieden werden Extremitäten- und Brustwandableitungen [Abb. 5.11]:

- Bei den **Extremitätenableitungen** werden die Ableitelektroden an den Extremitäten (Hand- und Fußgelenke) angebracht. Diese Ableiteform heißt Extremitäten-EKG
- Bei den **Brustwandableitungen** werden meist sechs Elektroden (V1–V6) an definierten Punkten der Brustwand angelegt. Diese Ableiteform ist das Brustwand-EKG

Die abgeleiteten **EKG-Kurven** zeigen typische **Zacken, Wellen** und **Komplexe** mit dazwischen liegenden **Strecken,** die in regelhafter Beziehung zur Erregungsausbreitung und zum Herzzyklus stehen [Abb. 5.12]:

Die **P-Welle** entspricht der Vorhoferregung. Es folgt die **PQ-Strecke,** welche die völlige Erregung der Vorhöfe widerspiegelt. Die folgenden drei Zacken werden als **QRS-Komplex** zusammengefasst. Dieser zeigt die Erregung der Kammern an. Die anschließende **ST-Strecke** entspricht der vollständigen Erregung der Kammern, die **T-Welle** deren Erregungsrückbildung. Die Erregungsrückbildung der Vorhöfe ist im EKG nicht darstellbar, da sie in den QRS-Komplex fällt.

Herzrhythmusstörungen

Das EKG spielt eine wesentliche Rolle in der Diagnostik von Herzinfarkt (▶ S. 166) und Herzrhythmusstörungen (**Arrhythmien**).

Aus dem Abstand der QRS-Komplexe kann die Herzfrequenz errechnet oder mit Hilfe eines EKG-Lineals abgelesen werden. Schlägt das Herz zu schnell (beim Erwachsenen schneller als 100 Schläge/Minute), liegt eine **Tachykardie** vor, bei einer Frequenz unter 50 Schlägen/Minute eine **Bradykardie**.

Störungen der Erregungsbildung. [Abb. 5.13]: Gelegentliche Extraschläge (**Extrasystolen**) kommen auch beim Gesunden vor. Sie liegen außerhalb der normalen Schlagfolge und sehen meist anders aus. **Supraventrikuläre Extrasystolen** gehen von den Vorhöfen aus, **ventrikuläre Extrasystolen** von den Kammern.

Bei **Sinusarrhythmien** sehen die Erregungen normal aus, ihre Frequenz wechselt aber. Werden irgendwo in den Vorhöfen schneller als im Sinusknoten Erregungen gebildet, kommt es zur **Vorhoftachykardie** (Vorhofrasen), erkennbar an anders aussehenden P-Wellen. Ab einer Frequenz von ca. 200 pro Minute (**Vorhofflattern**) wird nur noch ein Teil der Vorhofaktionen auf die Kammern übergeleitet. Steigen die Vorhoffrequenzen über 350/Minute, handelt es sich um **Vorhofflimmern**. Die Kammern werden nur ganz unregelmäßig erregt (**absolute Arrhythmie**).

Ventrikuläre Extrasystolen können in ungünstigen Fällen ein Kammerrasen (**Kammertachykardie**) auslösen. Beim **Kammerflattern** liegt die Herzfrequenz über 200/Minute. Es steigert sich oft zum **Kammerflimmern** mit völlig unkoordinierten Myokardzuckungen. Da kaum noch Blut gefördert wird, verläuft ein Kammerflimmern ohne sofortige Gegenmaßnahmen tödlich.

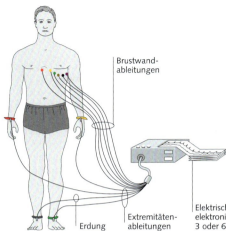

Elektrode	Ableitungs-ort	Farbe
1.	rechter Arm	
2.	linker Arm	
3.	linkes Bein	
4. (Erdung)	rechtes Bein	

Merkregel für 1.–3. Elektrode: Ampelfarben im Uhrzeigersinn, beginnend mit rot beim rechten Arm

Elektrische Signale werden in einem elektronischem Messgerät verarbeitet und meist 3 oder 6 Ableitungen gleichzeitig dargestellt

5.11 EKG-Ableitungsorte

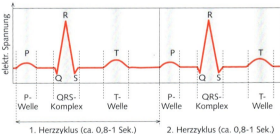

P-Welle: Vorhoferregung

QRS-Komplex: Kammererregung

T-Welle: Erregungsrückbildung in der Kammer

5.12 Standard-EKG (Extremitätenableitung)

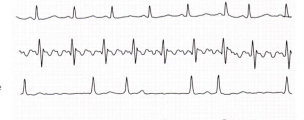

Vorhoftachykardie

Vorhofflattern

Absolute Arrhythmie mit Vorhofflimmern

Kammerflimmern

5.13 EKG-Kurven bei Herzrhythmusstörungen

Störungen der Erregungsüberleitung. Relativ häufig ist die Erregungsleitung vom Vorhof auf die Kammern blockiert. Man spricht von einem atrioventrikulärem Block, kurz **AV-Block.** Dieser wird in unterschiedliche Grade unterteilt [Abb. 5.14]:

- Der **AV-Block I. Grades** ergibt im EKG eine verlangsamte AV-Überleitung, d.h. das PQ-Intervall ist länger als 0,25 Sekunden (normal 0,12–0,20 Sekunden)
- Beim **AV-Block II. Grades** werden nicht mehr alle Vorhoferregungen übergeleitet, z.B. nur noch jede zweite oder dritte
- Beim **AV-Block III. Grades** erfolgt keine Überleitung mehr. Hier übernehmen Schrittmacher in der Kammer die dann deutlich zu langsame Kammererregung.

Um z.B. bei einem AV-Block III. Grades wieder normale Herzfrequenzen therapeutisch zu erzeugen, wird dem Betroffenen operativ ein künstlicher **Herzschrittmacher** eingepflanzt [Abb. 5.15]. Deren Erregungsleiter (Elektroden) werden in der Regel über die obere Hohlvene ins Herz vorgeschoben. Beim Zweikammersystem wird eine Elektrode in den rechten Vorhof und eine in die rechte Kammer geschoben.

EKG-Veränderungen durch Elektrolytstörungen. Da die regelhafte Tätigkeit des Herzens von einer ausgeglichenen Elektrolytzusammensetzung des Blutes abhängt, können auch Elektrolytstörungen zu EKG-Veränderungen und Herzrhythmusstörungen führen. Hierbei spielen **Kalium-** und **Kalziumionen** eine besondere Rolle. So führt zum Beispiel eine zu hohe Kaliumkonzentration im Blut, die **Hyperkaliämie**, in extremen Fällen durch negative Chrono- und Dromotropie zur Herzlähmung. Umgekehrt wirkt ein verringerter Kaliumspiegel im Blut, sog. **Hypokaliämie**, positiv inotrop und chronotrop bis zum Kammerflimmern.

Blutversorgung des Herzens
Das Herz wird über zwei **Herzkranzarterien** (Koronararterien) mit Blut versorgt. Sie dienen nur der Eigenversorgung des Herzens, v.a. des Myokards, da eine Versorgung mit Nährstoffen und Gasen aus dem vorbeiströmenden Blut der Vorhöfe und Kammern nicht ausreichen würde. Den hohen Eigenbedarf des Herzens zeigt auch die Tatsache, dass eine Kapillare der Versorgung einer Herzmuskelzelle dient. Die Herzkranzgefäße können ihre Durchblutungsfunktion vor allem in der Diastole, also bei entspanntem Myokard, wahrnehmen.

Die beiden Herzkranzarterien heißen: [Abb. 5.16]:

- **Linke Herzkranzarterie** (A. coronaria sinistra)
- **Rechte Herzkranzarterie** (A. coronaria dextra).

Beide Arterien entspringen oberhalb der Aortenklappen aus der Aorta. Die linke Herzkranzarterie gibt als Hauptäste den **Ramus interventricularis anterior** und den **Ramus circumflexus** [Abb. 5.16] ab, die im Normalfall v.a. die linke Herzhälfte und die Kammerscheidewand versorgen. Die rechte Herzkranzarterie verläuft nach rechts zwischen Vorhof und Kammer [Abb. 5.16] und mit ihrem Endast (**Ramus interventricularis posterior**) auf der Herzrückseite. Sie liefert Blut v.a. für die rechte Herzhälfte und die hinteren Anteile der Kammerscheidewand.

Etwa 2/3 des **venösen Blutes** gelangt über drei größere Venen, die **große, mittlere** und **kleine Herzvene** (Vv. cardiaca magna, media und parva) zunächst in ein Sammelgefäß, den **Sinus coronarius**. Dieses mündet auf der Herzrückseite in den rechten Vorhof. Etwa 1/3 des venösen Blutes wird direkt über zahlreiche kleine Venen durch die Wände des rechten Herzabschnitts geleitet.

AV-Block I. Grades	
AV-Block II. Grades, Typ Mobitz	
AV-Block III. Grades	

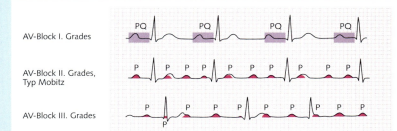

5.14 EKG-Kurven bei AV-Block

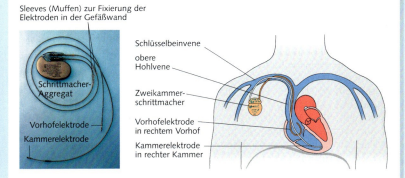

5.15 Herzschrittmacher und Lage von Herzschrittmacheraggregat und -elektroden [Foto V137]

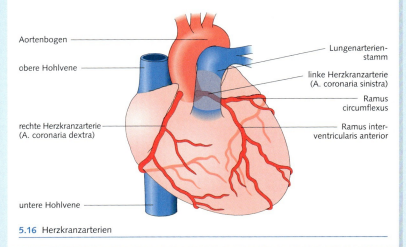

5.16 Herzkranzarterien

Koronare Herzkrankheit (KHK)

Bei der KHK handelt es sich um krankhafte Veränderungen der Herzkranzarterien, die zu deren Verengung bis hin zum vollständigen Verschluss führen. Ursache ist größtenteils eine fortschreitende **Arteriosklerose** (sog. Arterienverkalkung). Die Verengung führt zu einem Sauerstoffmangel des Myokards, der sich durch Schmerzen und Engegefühl in der Herzgegend zeigt und als Angina pectoris (deutsch Brustenge) bezeichnet wird. Die Schmerzen können in linken Arm, Hals und Oberbauch ausstrahlen [Abb. 5.17].

Herzinfarkt

Bei vollständigem Verschluss einer Herzkranzarterie oder einer ihrer Äste stirbt das zu versorgende Myokard ab. Auslöser ist meist die örtliche Bildung eines Blutgerinnsels (**Thrombus**) als Begleiterscheinung einer Arteriosklerose. Das von diesem Gefäß versorgte Herzmuskelgebiet stirbt ab. Dies ist der **Herzinfarkt** oder Myokardinfarkt [Abb. 5.18]. Da Herzmuskelgewebe sich nicht regenerieren kann, wird das abgestorbene Gewebe durch Bindegewebe ersetzt. Ein Herzinfarkt kann durch Herzrhythmusstörungen oder bei großem Infarkt durch zu geringe Pumpleistung des verbliebenen Myokards tödlich verlaufen.

Herzinsuffizienz

Die KHK ist auch eine wichtige Ursache der **Herzinsuffizienz** (Herzleistungsschwäche). Weitere mögliche Ursachen sind Myokarderkrankungen (z. B. Myokarditis) oder Druck- und Volumenbelastungen des Herzens (▶ S. 154). Das Pumpvermögen und damit das Schlagvolumen des Herzens ist so stark vermindert, dass Organe nicht mehr ausreichend mit Blut versorgt werden. Im weiteren Verlauf kommt es zur **Herzerweiterung** (Herzdilatation) und zum Blutrückstau in die dem schwachen Herzabschnitt vorgeschalteten Organe. Im Röntgenbild ist meist eine Vergrößerung des Herzens feststellbar.

Bei einer Herzinsuffizienz ist die körperliche Leistungsfähigkeit zunehmend eingeschränkt, zunächst nur bei Belastung, später auch in Ruhe. Die Einschränkung der Leistungsfähigkeit geht oft mit Attemnot einher. Weitere Symptome sind vermehrtes nächtliches Wasserlassen und Wasseransammlungen im Körper (Ödeme ▶ S. 176), z. B. in der Lunge.

Untersuchungsmethoden des Herzens

Die wichtigsten Untersuchungsmethoden des Herzens sind:
- Die Auskultation des Herzens zur Feststellung von Rhythmusstörungen und Herzgeräuschen (▶ S. 162, S. 158)
- Die Röntgenleeraufnahme des Brustkorbs zur Feststellung von Lage und Größe des Herzens [Abb. 5.19]
- Das EKG zur Rhythmus- und Herzinfarktdiagnostik (▶ o.)
- Ultraschalluntersuchungen (Sonographie) zur Beurteilung der Herzbinnenräume, der Kontraktionskraft des Herzens, der Herzklappen und des Blutflusses
- Herzkatheteruntersuchungen zur Messung der Drücke in den Herzbinnenräumen und zur Koronarangiographie. Für die Rechtsherzuntersuchung wird meist die Oberschenkelvene, für die Linksherzuntersuchung zum Beispiel die Oberschenkelarterie (A. femoralis) punktiert und unter Röntgenkontrolle ein Katheter zum Herzen vorgeschoben. Bei der Linksherzkatheteruntersuchung kann zudem Kontrastmittel in die Herzkranzarterien gespritzt werden. Diese **Koronarangiographie** stellt Verengungen (Stenosen) der Herzkranzgefäße dar
- Bei speziellen Fragestellungen die Computertomographie (CT) und Magnetresonanztomographie (MRT).

5 Herz-Kreislauf- und Gefäßsystem

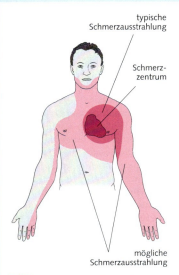

5.17 Angina-pectoris-Schmerz

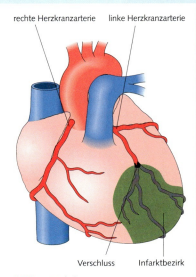

5.18 Herzinfarkt

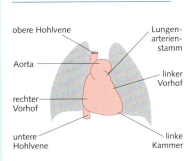

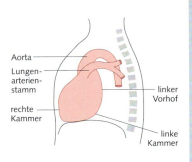

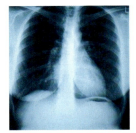

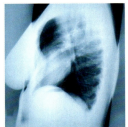

5.19 Röntgenleeraufnahme des Brustkorbs, links posterior-anterior-Bild, rechts linkes Seitenbild

5.3 Kreislauf- und Gefäßsystem

Die Blutgefäße bilden mit dem Herz das kardiovaskuläre oder **Herz-Kreislauf-System**. Der Kreislauf besteht dabei aus zwei hintereinander geschalteten Teilkreisläufen: dem **Körperkreislauf** (großer Kreislauf) und dem **Lungenkreislauf** (kleiner Kreislauf) [Abb. 5.20].

Arten von Blutgefäßen

Beide Teilkreisläufe sind aus den gleichen Arten von Blutgefäßen aufgebaut:
- Das Blut wird vom Herzen in **Arterien** (Schlagadern) gepumpt. Arterien sind alle Gefäße, die Blut vom Herzen wegbefördern, egal ob sie sauerstoffreiches oder sauerstoffarmes Blut führen. Die Arterien verzweigen sich und werden immer dünner. Die dünnsten Arterien sind die **Arteriolen**
- Diese münden schließlich in die feinsten Blutgefäße, die **Kapillaren**
- An die Kapillaren schließen sich wieder größer werdende Gefäße an, zunächst **Venulen** und dann **Venen**, die das Blut wieder zum Herzen zurückführen. Auch hier ist für die Definition allein die Strömungsrichtung ausschlaggebend – alle Gefäße, die Blut zum Herzen hin leiten, heißen Venen.

Arterien und Venen bilden die **Blutleiter**, sie dienen ausschließlich dem **Bluttransport**. Die Kapillaren sind die **Austauschstrecke** des Kreislaufs für Gase und Stoffe. Arteriolen, Kapillaren und Venulen zusammen werden auch als Gefäße der **Mikrozirkulation** bezeichnet.

Körperkreislauf

Die linke Herzkammer pumpt das Blut mit hohem Druck über die Aorta in den Körperkreislauf [Abb. 5.20]. Wegen des hohen mittleren Druckes von 60–100 mm Hg (8–13,3 kPa) heißen die Arterien des Körperkreislaufs auch **Hochdrucksystem**. Um dem hohen Druck standhalten zu können, sind die Wände der Aorta und Arterien verhältnismäßig dick.

Die aus der Aorta abgehenden Arterien leiten das Blut in die parallel geschalteten Gefäßgebiete der unterschiedlichen Organe, z. B. Herz, Gehirn, Leber, Niere oder Haut. Dort erfolgen in den Kapillaren **Gasaustausch** (Abgabe von O_2 und Aufnahme von CO_2), **Abgabe von Nährstoffen** (z. B. Glukose, Fette, Aminosäuren), und **Aufnahme von Stoffwechselprodukten**. Hinter den Kapillaren sammelt sich das Blut in zunehmend größer werdenden Venen, die das Blut schließlich über die obere und untere Hohlvene wieder dem rechten Herzen zuführen.

Das Venensystem zählt aufgrund des hier herrschenden niedrigen Blutdrucks von 5–10 mm Hg (0,7–1,3 kPa) zum **Niederdrucksystem**. Die Wände der Venen sind deshalb relativ dünn, ihr **Lumen** (Gefäßlichtung) ist weit. Im Niederdrucksystem der Venen, der Lunge und im Herz sind in der Diastole ca. 80 % des Blutvolumens gespeichert. Bei Bedarf kann aus den Venen Blut in andere Teile des Körpers verschoben werden, weshalb sie auch **Kapazitätsgefäße** heißen.

Lungenkreislauf

Die rechte Herzkammer pumpt mit relativ niedrigem Druck Blut in den Lungenkreislauf, der somit ebenfalls dem Niederdrucksystem angehört. Der mittlere Blutdruck im Lungenarterienstamm liegt bei ca. 15 mmHg (2 kPa). Dieser und die anschließenden Lungenarterien leiten das Blut in die Kapillaren um die Lungenalveolen (▶ S. 236, S. 246), wo O_2 aufgenommen und CO_2 abgegeben werden. Das Blut wird dann über die Lungenvenen wieder der linken Herzhälfte zugeführt.

Lymphgefäßsystem

Das Lymphgefäßsystem [Abb. 5.20] führt überschüssige Flüssigkeit als **Lymphe** aus dem Zwischenzellraum in das Blutgefäßsystem ab. Die Lymphgefäße werden ausführlich in Kap. 7 behandelt.

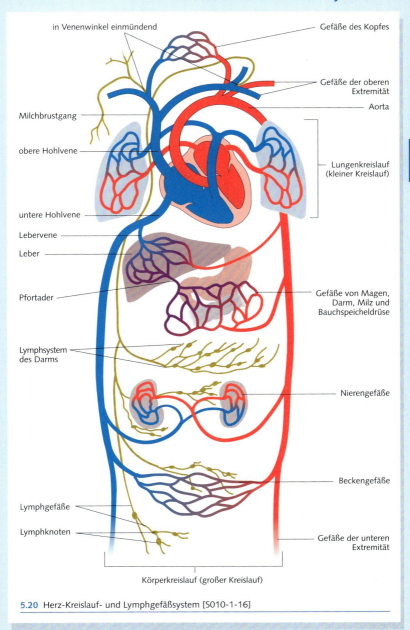

5.20 Herz-Kreislauf- und Lymphgefäßsystem [S010-1-16]

Verteilung des Herzzeitvolumens

Aus der Parallelschaltung der Gefäßgebiete im Körperkreislauf ergibt sich, dass die Organe jeweils nur von einem Teil des Blutes durchflossen werden. Blut bzw. Herzzeitvolumen (HZV ▶ S. 158) müssen daher so auf die einzelnen Organe verteilt werden, dass deren aktueller (und je nach Beanspruchung wechselnder) Bedarf jederzeit gedeckt wird:

- Das **Gehirn** passieren aufgrund seiner hohen Empfindlichkeit gegenüber O_2- und Glukosemangel ca. 15% des HZV
- Durch die **Nieren** fließen wegen ihrer Kontroll- und Ausscheidungsfunktionen ca. 20% des HZV
- Auf **Leber** und **Magen-Darm-Trakt,** entfallen ca. 25% des HZV für Verdauung und Nährstofftransport
- Die Durchblutung der **Skelettmuskulatur** macht in Ruhe ca. 20% des HZV aus und steigt bei körperlicher Aktivität stark an
- Die **Haut,** deren Durchblutung für die Wärmeabgabe eine wichtige Rolle spielt, erhält in Ruhe bereits ca. 10% des HZV
- Auf die Herzkranzarterien entfallen für die Myokardversorgung ca. 4% des HZV.

Schock. Bei einem reduzierten Herzzeitvolumen kommt es zu einer Minderdurchblutung lebenswichtiger Organe und zum **Kreislaufschock.** Die hauptsächlichen Ursachen sind:

- Innerer oder äußerer Blut- bzw. Flüssigkeitsverlust beim **hypovolämischen Schock**
- Herzversagen bei Herzinsuffizienz oder Herzinfarkt (**kardiogener Schock**)
- Allergisch bedingte Gefäßerweiterung beim **anaphylaktischen Schock**
- Durch Bakteriengifte bedingte Gefäßerweiterung beim **septischen Schock.**

Gegenregulatorische Maßnahme des Körpers ist eine vermehrte Sympathikusaktivität, die zu einem schnelleren und stärkeren Herzschlag und zu einer Engstellung der Arterien (nicht bei durch Gefäßerweiterung bedingtem Schock) führt. Folge der Gefäßengstellung ist eine **Zentralisation des Kreislaufs,** d.h. Gehirn und Herz werden bevorzugt mit Blut versorgt. Andere Organe (z.B. Nieren) sind dagegen unterversorgt und können dadurch geschädigt werden.

Wichtige Arterien des Körperkreislaufs

[Abb. 5.21] Die **Aorta** gibt im Bereich des **Aortenbogens** (Arcus aortae) rechts den **Truncus brachiocephalicus** ab. Dieser Gefäßstamm zweigt sich in **Schlüsselbeinarterie** (A. subclavia) und **gemeinsame Halsschlagader** (A. carotis communis) auf. Auf der linken Seite gehen diese direkt aus dem Aortenbogen hervor. Die Schlüsselbeinarterie zieht als **Achselarterie** (A. axillaris) und später als **Armarterie** (A. brachialis) weiter zum Arm. Die gemeinsame Halsschlagader gabelt sich auf in die **äußere Halsschlagader** (A. carotis externa) für Gesicht und äußeren Schädel und die **innere Halsschlagader** (A. carotis interna) zur Versorgung des Gehirns.

Im Bauchraum gibt die Aorta an unpaaren Arterien den **Truncus coeliacus** sowie die **obere** und **untere Eingeweidearterie** (A. mesenterica superior und inferior) ab. Sie versorgen die Verdauungsdrüsen des Bauchraumes, Milz, Magen und Darm. Als paarige Arterien gehen die beiden **Nierenarterien** (Aa. renales) aus der Aorta hervor.

In Höhe der Lendenwirbelsäule teilt sich die Aorta in rechte und linke **gemeinsame Beckenarterie** (A. iliaca communis). Sie teilen sich jeweils in eine **innere Beckenarterie** (A. iliaca interna) für die Versorgung der Beckeneingeweide und in eine **äußere Beckenarterie** (A. iliaca externa), die sich nach Durchtritt unter dem Leistenband in die Oberschenkelarterie (**A. femoralis**) für die Versorgung der unteren Extremität fortsetzt.

5 Herz-Kreislauf- und Gefäßsystem

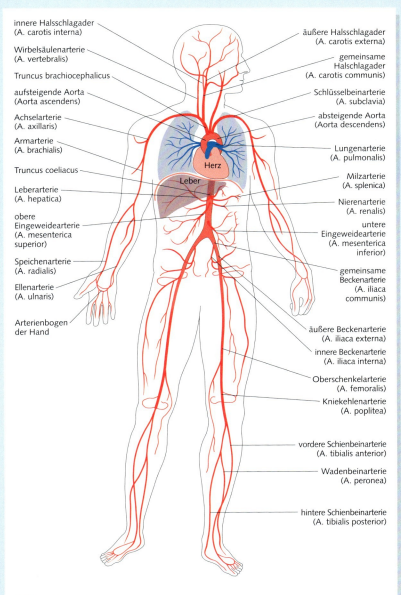

5.21 Wichtige Arterien. Übersicht von vorne

Wandbau der Arterien

Die Arterienwand zeigt von innen nach außen drei Schichten [Abb. 5.22]:
- Tunica interna, kurz **Intima**
- Tunica media, kurz **Media**
- Tunica adventitia, kurz **Adventitia**.

Die **Intima** besteht aus einem Endothel (▶ S. 50), das einer Basalmembran (▶ S. 50) aufsitzt. Sie stellt für größere Moleküle eine Barriere zwischen Blut und Gefäßwand dar und verhindert die Bildung von Blutgerinnseln. Außerdem gibt das Gefäßendothel Stoffe ab, die den Kontraktionszustand der Muskelzellen in der Media und damit die Gefäßweite steuern. Unter dem Endothel können feine Bindegewebsfasern vorkommen.

An die Intima schließt sich die **Media** an, die je nach Größe und Typ der Arterien (▶ u.) unterschiedlich viele glatte Muskelzellen, kollagene und elastische Fasern aufweist. Die Muskelzellen sind überwiegend ringförmig angeordnet.

Die nach außen abschließende **Adventitia** besteht vor allem aus faserreichem Bindegewebe mit kollagenen und elastischen Fasern. Die Adventitia dient dem Einbau der Gefäße in die Umgebung.

Bei Arterien mit einem Durchmesser von mehr als 2 mm reicht die Wandernährung durch das vorbeiströmende Blut nicht mehr aus. Deshalb besitzen diese Arterien sehr kleine Arterien, die **Vasa vasorum** [Abb. 5.22], die meist in der Adventitia verlaufen und die Gefäßwand versorgen.

Bei den Arterien werden je nach Wandbau zwei Typen unterschieden: Arterien vom elastischen und muskulären Typ.

Arterien vom elastischen Typ

Die Aorta und die von ihr abgehenden Arterienstämme (z.B. gemeinsame Halsschlagader, gemeinsame Beckenarterie) sowie der Lungenarterienstamm und die davon abgehenden Lungenarterien sind Arterien vom elastischen Typ. Sie zeichnen sich dadurch aus, dass vor allem die Media mit **elastischen Lamellen** durchsetzt ist. Dies gibt diesen Arterien eine hohe Eigenelastizität, d.h. nach Volumendehnung kehren sie wieder in ihren Ausgangszustand zurück.

Windkesselfunktion von Arterien. Arterien vom elastischen Typ haben eine sog. **Windkesselfunktion** [Abb. 5.23]: Während der systolischen Austreibungsphase (▶ S. 158) wird unter hohem Druck Blut in die Arterien gepresst, welches die Gefäßwände dehnt. Nach Schluss von Aorten- und Pulmonalklappe in der Diastole ziehen sich die Wände aufgrund ihrer Eigenelastizität wieder zusammen und befördern das gespeicherte Blut weiter. Damit wird der stoßweise, systolische Blutauswurf in eine kontinuierliche Blutströmung umgewandelt, die auch in der Diastole anhält.

Arterien vom muskulären Typ

Die übrigen Arterien sind Arterien vom **muskulären Typ.** Ihre Media hat einen vergleichsweise hohen Anteil von Muskelzellen. Bei Arterien vom muskulären Typ kommt elastisches Material vor allem konzentriert in Form zweier elastischer Membranen vor: der **Membrana elastica interna** zwischen Intima und Media und der **Membrana elastica externa** zwischen Media und Adventitia.

Arteriosklerose

Bei der Arteriosklerose (so genannte Arterienverkalkung) verändern sich, gefördert z.B. durch zu hohe Blutfettspiegel, die Arterienwände. Das Endothel erfüllt seine Aufgaben nicht mehr richtig, Fett lagert sich in die Gefäßwand ein, die Muskelzellen wachsen, und die Gefäßlichtung wird immer mehr eingeengt.

Thrombose und Embolie

Aufgrund von Veränderungen an der Intima, beispielsweise bei Arteriosklerose, können sich Blutgerinnsel (**Thromben**) an der Gefäßwand bilden [Abb. 5.24].

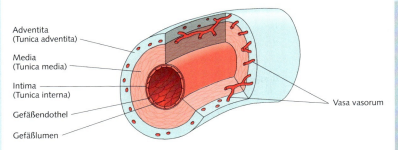

5.22 Wandschichten der Arterie

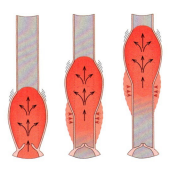

5.23 Windkesselfunktion

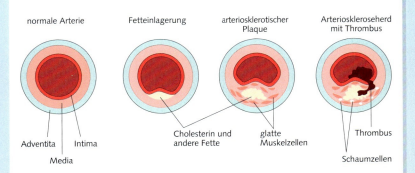

5.24 Entstehung eines Arterioseherds mit Thrombus [E 260]

Werden diese Thromben durch den Blutstrom abgerissen und verschleppt, können sie andere Gefäße verstopfen (**Embolie**). Ein typisches Beispiel ist die Hirnembolie.

Aneurysmen
Aneurysmen sind umschriebene Erweiterungen beziehungsweise Aussackungen von Arterien, an der alle Wandschichten beteiligt sind. Aneurysmen treten häufig an der Aorta und an Hirnarterien auf (▶ S. 432). Lebensbedrohlich sind diese Gefäßerweiterungen, wenn sie reißen und dadurch Blut in die Umgebung austritt.

Kleine Arterien und Arteriolen
Die dünnsten Arterien mit einem Durchmesser von etwa 20 µm heißen **Arteriolen.** Sie haben eine sehr dünne Media, die nur aus einer Schicht glatter Muskelzellen (▶ S. 50) besteht.

Die Wände kleiner Arterien und vor allem der Arteriolen sind reichlich mit sympathischen Nervenfasern versorgt. Bei gesteigerter Sympathikusaktivität kommt es zu einer Verengung dieser Arterien. Dadurch setzen diese dem Blutfluss einen höheren Widerstand entgegen, und der Blutdruck steigt. Die kleinen Arterien und Arteriolen machen etwa die Hälfte des peripheren Widerstands für den Blutdurchfluss im arteriellen Gefäßsystem aus und werden deshalb als **Widerstandsgefäße** bezeichnet.

Puls und Blutdruck
Pulsbeurteilung. Durch den stoßweisen Auswurf von Blut in jeder Systole wird in den Arterien eine **Pulswelle** erzeugt. Diese breitet sich mit **Pulswellengeschwindigkeit** entlang der Gefäße aus und lässt sich in **Pulskurven** aufzeichnen. Die einfachste Methode der Pulsbeurteilung ist die **Pulstastung** an oberflächlichen Arterien, z.B. der Speichenarterie [Abb. 5.26]. Sie ermöglicht vor allem die Bestimmung der Herzfrequenz und die Beurteilung des Herzrhythmus.

Blutdruck. Zwar übt das Blut in allen Gefäßen Druck auf die Gefäßwände aus, unter Blutdruck im engeren Sinne versteht man aber den arteriellen Blutdruck im Körperkreislauf. Der höhere **systolische Blutdruck** kommt durch den Blutauswurf in der Systole zustande; der niedrigere **diastolische Druck** ist der Minimalwert in der Diastole. Die Differenz beider ist die **Blutdruckamplitude.** Beim Erwachsenen normal sind 100–140 mm Hg (13,3–18,6 kPa) für den systolischen und 60–90 mmHg (8–12 kPa) für den diastolischen Blutdruck. Bei der **Hypotonie** ist der Blutdruck zu niedrig (Extremform: Schock ▶ S. 170). Ein zu hoher Blutdruck heißt **Hypertonie** (▶ u.).

Blutdruckmessung. Die Blutdruckmessung [Abb. 5.25] erfolgt üblicherweise nach der Methode des Arztes **Riva-Rocci.** Eine aufblasbare Manschette wird am Oberarm befestigt und ein Stethoskop in die Ellenbeuge gedrückt. Die Manschette wird so lange aufgepumpt, bis die Oberarmarterie ganz zugedrückt wird, erkennbar daran, dass der Puls der Speichenarterie nicht mehr tastbar ist. Dann wird der Druck durch Luftablassen so lange langsam vermindert, bis erstmals wieder Blut durch die Oberarmarterie fließt und dadurch ein pulsierendes Geräusch auftritt. Der jetzt am Druckmessgerät abgelesene Wert entspricht dem systolischen Blutdruck. Nach weiterem Ablassen von Luft verschwinden schließlich diese **Korotkow-Geräusche.** Der jetzt abgelesene zweite Wert ist der diastolische Blutdruck.

Hypertonie. Ein **chronisch erhöhter Blutdruck,** die Hypertonie, kann verschiedene Ursachen haben. Er macht zunächst keine Beschwerden, ist aber auf Dauer durch seine Spätfolgen gefährlich, v.a. eine Herzschwäche und eine beschleunigte Arteriosklerose mit der Gefahr von Herzinfarkt und Schlaganfall.

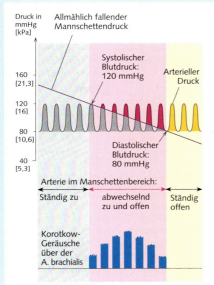

5.25 Blutdruckmessung

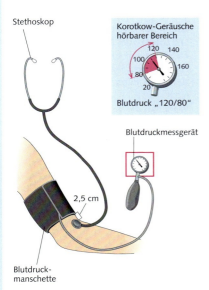

5.26 Tastpunkte zur Pulsbeurteilung

Kapillaren

Die sich an die Arteriolen anschließenden haarfeinen Kapillaren (mittlerer Durchmesser 7 µm) sind die feinsten Blutgefäße.

Ihr Wandbau ist einfach: eine inneres unterschiedlich durchlässiges Endothel und eine dünne Basalmembran (▶ S. 50).

Die Kapillaren bilden in den Organen ein Netzwerk mit langsamem Blutfluss und enormer Oberfläche, was ebenso wie die durchlässige Wand einen Stoff- und Gasaustausch erleichtert.

Besonders weite Kapillaren wie etwa die der Leber heißen **Sinusoide**.

Ödeme. Täglich treten ca. 20 l Flüssigkeit aus den Kapillaren in das umgebende Gewebe. 18 l davon kehren im weiteren Verlauf wieder in die Kapillaren zurück. Die restlichen 2 l verbleiben in den Geweben.

Diese überschüssige Flüssigkeit wird durch ein anderes Gefäßsystem, die Lymphgefäße (▶ S. 214), abgeführt, sog. **Lymphdrainage** [Abb. 5.28]. Überschreitet die Restflüssigkeit die Drainagekapazität der Lymphgefäße, so entsteht eine Flüssigkeitsansammlung im Gewebe, ein Ödem.

Venulen und Venen

Nachdem das Blut die Kapillaren durchflossen hat, sammeln die Venulen das Blut. Die Venulen sind also kleinste Venen. Ihre Media enthält noch wenige einzelne glatte Muskelzellen. Der Wandbau der Venulen entspricht weitgehend dem der Venen (▶ u.). Gelegentlich fließt das Blut ohne vorheriges Passieren von Kapillaren direkt in Venulen – man spricht hier von **Anastomosen**.

Aus den Venulen gelangt das Blut in immer größere Venen. Alle Venen des Körpers leiten das Blut letztlich zur oberen oder unteren Hohlvene. Die obere Hohlvene mündet von oben, die untere von unten in den rechten Vorhof [Abb. 5.27].

Wichtige Venen des Körperkreislaufs

Die obere Hohlvene entsteht durch Zusammenfluss von rechter und linker **V. brachiocephalica**. Diese geht aus der Vereinigung von **Schlüsselbeinvene** (V. subclavia) und **innerer** und **äußerer Drosselvene** (V. jugularis interna bzw. externa) hervor.

Die untere Hohlvene wird durch Zusammenschluss von rechter und linker **gemeinsamer Beckenvene** (V. iliaca communis) in Höhe der Lendenwirbelsäule gebildet. Diese wiederum entsteht durch die Vereinigung von **innerer** und **äußerer Beckenvene** (V. iliaca interna und externa). Weitere Zuflüsse sind die **Nierenvenen** (Vv. renales) und die drei **Lebervenen** (Vv. hepaticae).

Pfortadersystem

Ein wichtiges Venensystem des Bauchraums bildet die **Pfortader** (V. portae) [Abb. 5.27]. Sie nimmt mit der **oberen** und **unteren Eingeweidevene** (V. mesenterica superior und inferior) das nährstoffreiche Blut aus dem Darm auf, außerdem die **Milzvene** (V. splenica). Die Pfortader gibt ihr Blut in die Leber ab, wo es ein zweites Kapillargebiet passiert und dann in die Lebervenen gelangt.

Wandbau der Venen

Auch die Venen haben Intima, Media und Adventitia, deren Aufbau der von Arterien ähnelt. Die Schichten sind jedoch weit weniger deutlich als bei Arterien. Die Venenwände sind aufgrund der niedrigeren Drücke dünner und dehnbarer, die Lichtung ist weiter als die von Arterien. Dadurch eignen sich die Venen gut als Blutspeicher (▶ S. 178).

Sonderstrukturen der Intima sind die **Venenklappen**, die häufig bei Venen der Extremitäten und der oberen Rumpfwand vorkommen. Meist zwei Taschenklappen verhindern einen Rückstrom des Blutes und ermöglichen einen Blutstrom zum Herzen.

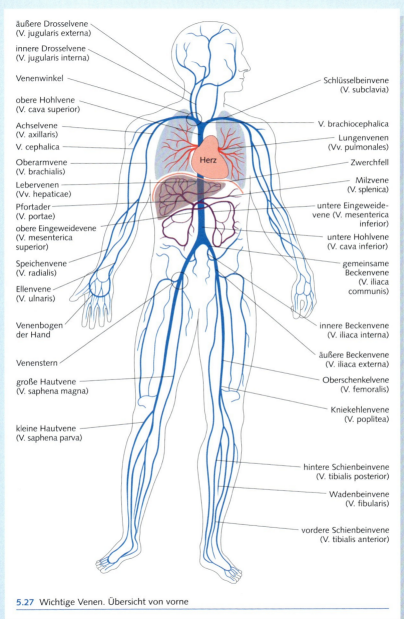

5.27 Wichtige Venen. Übersicht von vorne

Physiologie des venösen Rückstroms

Da der Druck in den Venen mit ca. 15 mmHg (2 kPa; im Liegen) niedrig ist, unterstützen verschiedene Mechanismen den **venösen Rückstrom** zum Herzen:
- Ein **Sog:** Er wird durch Senkung der Ventilebene in der Systole ausgelöst
- Die **Muskelpumpe** [Abb. 5.29]: Die um die tiefen Venen lokalisierte Muskulatur presst bei Kontraktion die Venen zusammen, sodass das Blut aufgrund der Venenklappen in Richtung Herz befördert wird
- Die **Atmung:** Bei der Einatmung entsteht im Brustkorb ein Unterdruck, der hier die Venen erweitert und damit einen Sog ausübt.

Kreislauf-/Durchblutungsregulation

Regulation des Gesamtkreislaufs. Der Gesamtkreislauf wird vor allem über Blutvolumen und Blutdruck gesteuert, wobei letzterer von Herzzeitvolumen (▶ S. 158) und Gefäßweite abhängt.

Dehnungs- und Druckrezeptoren (Pressorezeptoren) in Aorta, gemeinsamer Halsschlagader und Karotissinus [Abb. 5.30] sowie Dehnungsrezeptoren, z. B. in den Hohlvenen, leiten ständig Informationen über Puls, Blutdruck und Venenfüllung an die Kreislaufzentren im verlängerten Mark (▶ S. 412). Bei Blutdruckabfall steigern diese binnen Sekunden die Sympathikusaktivität: Herzfrequenz, Herzkraft und damit Herzzeitvolumen steigen, die Gefäße verengen sich, und der Blutdruck wird stabilisiert. Bei Blutdruckanstieg passiert das Umgekehrte. Dieser **Pressorezeptorenreflex** heißt auch neuronale Kreislaufregulation.

Der Gesamtkreislauf wird außerdem reguliert durch das Renin-Angiotensin-Aldosteron-System (▶ S. 314) sowie verschiedene Hormone, welche die Flüssigkeitsabgabe der Nieren beeinflussen. Diese Mechanismen wirken aber viel langsamer.

Orthostase. Beim Wechsel vom Liegen zum Stehen (**Orthostase**) versacken etwa 0,4 l Blut in den Venen und der venöse Rückstrom zum Herzen fällt ab. Reflektorischer Anstieg von Herzfrequenz und Gefäßengstellung verhindern normalerweise einen starken Blutdruckabfall. Ansonsten kommt es zum **orthostatischen Kollaps** mit Ohnmacht.

Durchblutungsregulation der einzelnen Organe. Um dem unterschiedlichen Bedarf verschiedener Organe bei wechselnder Belastung Rechnung zu tragen, gibt es zusätzlich Regulationsmechanismen in den Organen. Viele davon setzen an der Gefäßweite an, denn während eine Verdoppelung des Blutdrucks nur zu einer Verdoppelung der Durchblutung führt, kommt es bei einer Verdoppelung des Gefäßradius zur 16fachen (2^4) Durchblutung! Regulation des Gesamtkreislaufs und örtliche Durchblutungsregulation sind eng miteinander verbunden.

In vielen Organen, v.a. Nieren und Gehirn, ziehen sich die kleinen Arterien und Arteriolen bei Erhöhung ihres Innendruckes zusammen und halten so die Durchblutung konstant. Diese Reaktion wird nur durch Muskelzellen vermittelt und heißt deshalb **myogene Autoregulation**.

Stoffwechselfaktoren haben ebenfalls Einfluss auf die Durchblutung: O_2-Mangel oder örtliche Anreicherung von Stoffwechselprodukten im Gewebe führen fast immer zu einer Vasodilatation, um durch vermehrten Blutzustrom die O_2-Versorgung zu verbessern.

Auch Hormone können gefäßwirksam sein, so z. B. Adrenalin, Noradrenalin, Histamin, Bradykinin oder Prostaglandine. Eine bedeutsame Rolle spielt hierbei das Endothel, indem es gefäßerweiterndes Stickstoffmonoxid (NO) oder Endotheline freisetzt, die dann auf die benachbarten Gefäßmuskelzellen wirken.

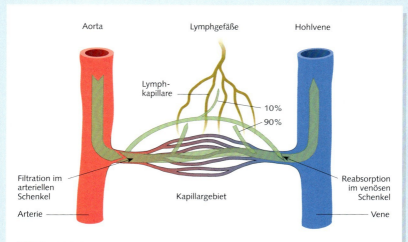

5.28 Lymphdrainage

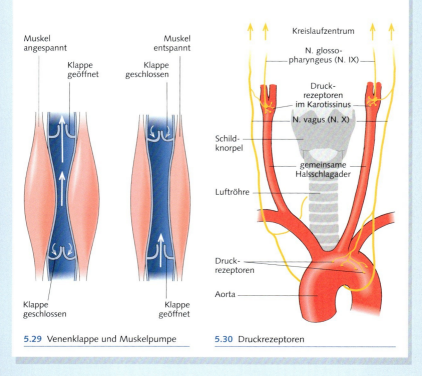

5.29 Venenklappe und Muskelpumpe

5.30 Druckrezeptoren

Wiederholungsfragen

1. Wo ist das Herz lokalisiert? (▶ S. 152)
2. Wohin weist die Herzspitze? (▶ S. 152)
3. Welche großen Gefäße treten in das Herz bzw. aus dem Herzen? (▶ S. 152)
4. In welche Räume ist das Herz gegliedert? (▶ S. 152)
5. Welche Klappen kommen im Herzen vor? (▶ S. 154)
6. Nennen Sie zwei Beispiele für Herzklappenfehler. (▶ S. 154)
7. Aus welchen Schichten besteht die Herzwand? (▶ S. 156)
8. Was bedeutet Herzzeitvolumen? (▶ S. 158)
9. Aus welchen Phasen besteht ein Herzzyklus? (▶ S. 158)
10. Wodurch kommen die Herztöne zustande? (▶ S. 158)
11. Wie heißen die Abschnitte des Erregungsbildungs- und -leitungssystems? (▶ S. 160)
12. Welche Wirkung hat der Sympathikus auf das Herz? (▶ S. 160)
13. Welche Abschnitte weist eine normale EKG-Kurve auf? (▶ S. 162)
14. Wie erfolgt die Blutversorgung des Herzens? (▶ S. 164)
15. Welche Arten von Blutgefäßen gibt es? (▶ S. 168, S. 176)
16. Was unterscheidet den Körper- vom Lungenkreislauf? (▶ S. 168)
17. Welche Formen des Kreislaufschocks gibt es? (▶ S. 170)
18. Welche Arterien entspringen aus dem Aortenbogen? (▶ S. 170)
19. Wie ist der Wandbau von Arterien? (▶ S. 172)
20. Welche Bedeutung haben Arterien vom elastischen Typ? (▶ S. 172)
21. Was ist ein Aneurysma? (▶ S. 174)
22. Welche Gefäße bilden die Widerstandsgefäße? (▶ S. 174)
23. Was ist die Blutdruckamplitude? (▶ S. 174)
24. Wie wird der Blutdruck gemessen? (▶ S. 174)
25. Wie können Ödeme entstehen? (▶ S. 176)
26. Welche Mechanismen unterstützen den venösen Rückstrom zum Herzen? (▶ S. 178)
27. Was ist die Orthostase? (▶ S. 178)
28. Welche Bedeutung haben Dehnungs- und Druckrezeptoren für die Kreislaufregulation? (▶ S. 178)

6 Blut

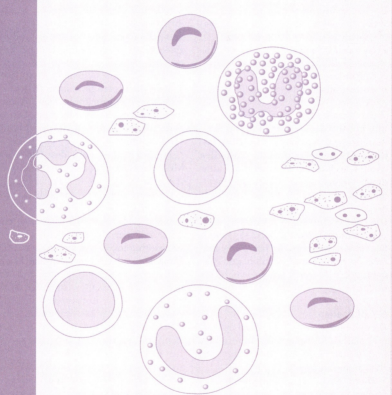

6.1 Aufgaben und Zusammensetzung des Blutes 182
6.2 Blutzellen 182
6.3 Blutplasma 194
6.4 Blutstillung und Blutgerinnung 196
6.5 Untersuchungsmethoden des Blutes 200
  Wiederholungsfragen 202

6 Blut

6.1 Aufgaben und Zusammensetzung des Blutes

Im Herz-Kreislauf-System eines Erwachsenen zirkuliert ein **Blutvolumen** von 4–5 l Blut. Blut hat vielfältige Funktionen:
- **Transport** von Nährstoffen, Stoffwechselprodukten, Gasen, Wärme und Hormonen
- **Abwehrfunktionen** durch einen Teil der Blutzellen (Abwehrzellen ▶ S. 204) und im Blut gelöste Substanzen
- **Gerinnungsfunktion** bei Verletzungen durch die im Blut vorhandenen Gerinnungsfaktoren (▶ u.)
- **Pufferfunktion** durch sog. Puffersysteme im Blut, die Schwankungen des pH-Wertes ausgleichen (▶ u.).

Blut besteht aus einer elektrolyt- und eiweißhaltigen Flüssigkeit, dem **Blutplasma,** und den darin verteilten **Blutzellen** [Abb. 6.1]. Werden aus dem Blutplasma durch Gerinnung die Gerinnungsfaktoren entfernt, entsteht **Blutserum** [Abb. 6.2].

Die Blutzellen werden überwiegend im **roten Knochenmark** [Abb. 6.4] gebildet. Die Plasmaproteine als Hauptbestandteile des Blutplasmas werden mit Ausnahme der Immunglobuline vor allem in der Leber produziert.

6.2 Blutzellen

Bei den Blutzellen (Blutkörperchen, korpuskuläre Blutbestandteile) werden rote und weiße Blutzellen sowie Blutplättchen unterschieden.

Hämatokrit. Der Volumenanteil der Blutzellen am Gesamtblutvolumen heißt Hämatokrit (Hkt, Blutkörperchenvolumen). Da die roten Blutkörperchen bei Weitem dominieren, bestimmen sie den Hämatokritwert. Ungerinnbar gemachtes Blut wird im Glasröhrchen zentrifugiert. Dadurch setzen sich die Blutkörperchen ab und im Überstand verbleibt das Blutplasma [Abb. 6.2]. Der Hämatokrit beträgt durchschnittlich 43%.

Rote Blutkörperchen (Erythrozyten)

Die Erythrozyten machen 99% der Gesamtzellzahl aus. Pro µl Blut hat der erwachsene Mann durchschnittlich 5,4 und die erwachsene Frau 4,8 Millionen Erythrozyten.

Erythrozyten sind von der Form her beidseits eingedellte, also **bikonkave Scheibchen.** Ihr Durchmesser beträgt durchschnittlich 7,5 µm [Abb. 6.3].

Entwicklungsbedingt besitzen Erythrozyten keinen Zellkern und keine Zellorganellen. Die in den Erythrozyten enthaltenen Proteine bestehen zum größten Teil aus dem roten Blutfarbstoff, dem eisenhaltigen **Hämoglobin.** Die **Hämoglobinkonzentration** im Blut beträgt beim Mann ca. 160 mg/ml und bei der Frau ca. 140 mg/ml.

Funktion und Bau des Hämoglobins. Das Hämoglobin ist am Sauerstofftransport sowie an der Pufferwirkung des Blutes (▶ S. 196) maßgeblich beteiligt.

Hämoglobin besteht aus vier Proteinuntereinheiten, von denen jede ein rotes Farbstoffmolekül gebunden hat, das **Häm.** Dieses besitzt ein zentrales **Eisenion,** das Sauerstoff (O_2) binden und wieder abgeben kann. O_2 wird in den Mitochondrien aller Körperzellen bei der ATP-Bildung (▶ S. 24) verbraucht, wobei gleichzeitig Kohlendioxid (CO_2) entsteht. CO_2 wird in Erythrozyten vor allem in Form von Bikarbonat (▶ S. 312) transportiert. Ein Teil von CO_2 wird jedoch auch an Hämoglobin gebunden.

In den **Blutkapillaren** der Gewebe und Organe wird O_2 von Erythrozyten abgegeben und CO_2 von diesen aufgenommen [Abb. 6.5].

In den **Lungen** läuft der umgekehrte Vorgang ab: Das Hämoglobin der Erythrozyten wird nun mit O_2 beladen, CO_2 wird in die Lungenalveolen (Lungenbläschen, ▶ S. 246) abgegeben und dann mit der Atemluft abgeatmet [Abb. 6.6].

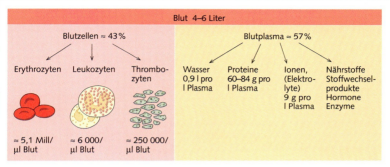

6.1 Zusammensetzung des Blutes

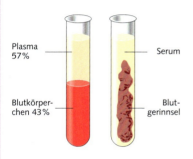

6.2 Hämatokrit (links) und Serum (rechts)

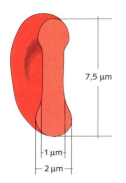

6.3 Erythrozytenmaße

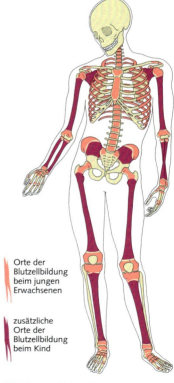

Orte der Blutzellbildung beim jungen Erwachsenen

zusätzliche Orte der Blutzellbildung beim Kind

6.4 Orte der Blutzellbildung

Kohlenmonoxidvergiftung. Das Gas Kohlenmonoxid (CO) besetzt die Bindungsstellen für O_2 am Häm, wodurch Hämoglobin für den O_2-Transport ausfällt. Folgen sind Bewusstseinsstörungen bis zur Bewusstlosigkeit durch den O_2-Mangel des Gehirns. Schwerste CO-Vergiftungen enden u. a. durch Störungen des Atemzentrums im Gehirn tödlich.

Blutkörperchensenkungsgeschwindigkeit

Die Messung der Blutkörperchensenkungsgeschwindigkeit (BSG, BKS) ist ein Suchtest für Entzündungsvorgänge im Körper. Man lässt ungerinnbar gemachtes Blut in einem senkrecht stehenden Röhrchen mit mm-Skalierung stehen. Nach ein und ggf. zwei Stunden wird an der Grenze zwischen Blutkörperchen- und Plasmasäule abgelesen, um wie viel Millimeter sich die Blutzellen abgesetzt haben. Der Normwert beträgt nach einer Stunde für Männer bis 8, für Frauen bis 11 mm (nach zwei Stunden 18 bzw. 20 mm). Bei bestimmten Erkrankungen, z. B. Entzündungen, kommt es zu einer verstärkten **Aggregatbildung** („Verklumpung") von Erythrozyten, die dadurch schneller absinken als einzelne Erythrozyten – die BSG ist erhöht.

Blutgruppen

In der Zellmembran jedes Erythrozyten kommen Bestandteile mit **antigenen Eigenschaften** vor. Gegen diese Antigene gerichtete Antikörper sind der Grund dafür, dass sich Blut verschiedener Menschen nicht immer miteinander mischen lässt, sondern teilweise verklumpt.

Die antigenen Eigenschaften der Erythrozyten werden zu **Blutgruppensystemen** zusammengefasst. Von diesen spielen das **AB0-System** und das **Rhesussystem** eine besondere Rolle. Die Merkmale für die Blutgruppen werden vererbt (für das AB0-System ▶ Tab. 6.8) und bleiben das ganze Leben gleich.

ABO-System. Verantwortlich für die antigenen Eigenschaften im ABO-System sind Zuckerseitenketten von Glykoproteinen (▶ S. 14) in der Zellmembran von Erythrozyten.

Dabei gibt es die **Antigenmerkmale A** und **B**. Jeder Mensch trägt auf seinen Erythrozyten:
- Nur Antigen A (**Blutgruppe A**)
- Nur Antigen B (**Blutgruppe B**)
- Antigen A und B gleichzeitig (**Blutgruppe AB**)
- Keines von beiden (**Blutgruppe 0**).

Gleichzeitig hat jeder Mensch im Serum Antikörper gegen die Blutgruppe, die er selbst nicht hat: Träger der Blutgruppe A besitzen Antikörper gegen Blutgruppe B, abgekürzt **Anti-B**; Menschen der Blutgruppe B weisen **Anti-A** und Träger der Blutgruppe 0 **Anti-A und Anti-B** auf. Träger der Blutgruppe AB haben keine Anti-A oder Anti-B.

Bei einer **Bluttransfusion** muss darauf geachtet werden, dass gruppengleiches (im Notfall auch verträgliches = kompatibles) Blut übertragen wird. Enthält z. B. das Empfängerblut Antikörper gegen die Spendererythrozyten, so werden diese Erythrozyten durch die Antikörper zusammengeballt (**Agglutination**). Eine Auflösung (**Hämolyse**) der Erythrozyten ist die Folge.

In der deutschen Bevölkerung sind die Blutgruppen A und O am häufigsten und die Blutgruppe AB selten vertreten [Abb. 6.7].

Rhesussystem. Im Rhesussystem werden die antigenen Merkmale (Rhesusfaktoren) durch Proteinkomplexe der Erythrozytenmembran vermittelt.

Es gibt mehrere Antigene, wobei Antigen D von praktischer Bedeutung ist, da dieses die stärkste antigene Wirkung hat.

Menschen, die Antigen D auf den Erythrozyten tragen, sind **Rh-positiv** (85 % der mitteleuropäischen Bevölkerung). Die übrigen sind **rh-negativ.**

Normalerweise sind im Blut keine Antikörper gegen Rhesusfaktoren vorhanden.

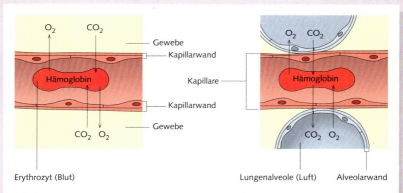

6.5 Gasaustausch zwischen Gewebe und Kapillare

6.6 Gasaustausch zwischen Lungenalveolen und Kapillare

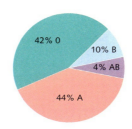

6.7 Häufigkeit der Blutgruppen in der deutschen Bevölkerung

Blutgruppe	Genotyp Erbanlagen	Erythrozyten-Antigene	Serum-Antikörper
0	00	kein A, kein B	Anti-A und Anti-B
A	A0 oder AA	A	Anti-B
B	B0 oder BB	B	Anti-A
AB	AB	A und B	keine

6.8 ABO-System

Rhesus-Inkompatibilität. Die sog. Rh-Inkompatibilität (Inkompatibilität = Unverträglichkeit) tritt dann auf, wenn Rh-positive Erythrozyten in das Blut eines Rh-negativen Empfängers gelangen. Dies kann nicht nur bei Transfusionen, sondern auch bei Schwangerschaft beziehungsweise Geburt eines Kindes geschehen. Dabei ist v.a. das Antigenmerkmal D von Bedeutung.

Gelangen also z.B. Rh-positive Erythrozyten des Feten oder Neugeborenen in das Blut einer rh-negativen Mutter, können bei ihr IgG-Antikörper (▶ S. 212) gegen Rhesusmerkmal D gebildet werden. Bei einer erneuten Schwangerschaft mit einem Rh-positiven Feten gehen die Anti-D-Antikörper durch die Plazenta auf den Feten über und verklumpen (agglutinieren) die fetalen Erythrozyten. Dies kann zur fortschreitenden Hämolyse (Auflösung der Erythrozyten) beim Ungeborenen führen. Dieses Krankheitsbild heißt **fetale Erythroblastose.**

Um solche Ereignisse zu vermeiden, wird bei der geschilderten Rhesus-Konstellation bereits nach der ersten Schwangerschaft eine **Anti-D-Prophylaxe** durchgeführt: Der rh-negativen Mutter werden Antikörper gegen das Rhesusmerkmal D gespritzt. Dadurch werden vom Kind übergetretene Rh-positive Erythrozyten abgefangen und beseitigt, bevor die Mutter Antikörper bildet.

Erythropoese

Unter Erythropoese wird die Bildung von Erythrozyten im roten Knochenmark [Abb. 6.4] verstanden. Im Knochenmark befinden sich Stammzellen, aus denen alle Blutzellen, so auch die Erythrozyten, hervorgehen.

Die verschiedenen Reifungsstadien vom Proerythroblast bis hin zum Erythrozyt sind vereinfacht in Abb. 6.9 dargestellt. Erwähnenswert sind vor allem zwei Stadien:

- Im **Normoblasten-Stadium** wird der Zellkern ausgestoßen [Abb. 6.9], nachfolgend gehen sämtliche Organellen zugrunde
- Nahezu reife Erythrozyten sind die **Retikulozyten.** Sie besitzen noch ein Netzwerk von Ribosomen und tauchen in geringer Zahl im Blut auf.

Für eine normale Erythropoese notwendig sind u.a. Vitamin B_{12}, Folsäure (▶ S. 296), Eisen und das Hormon **Erythropoetin.** Letzteres wird in der Niere gebildet (▶ S. 314) und regt die Erythrozytenabgabe aus dem Knochenmark an [Abb. 6.10].

Lebenszyklus der Erythrozyten

Da Erythrozyten keinen Zellkern und keine Ribosomen mehr besitzen, können sie keine Proteine bilden. Ihre Lebenszeit beträgt nur etwa 120 Tage.

Überalterte Erythrozyten werden bevorzugt in Knochenmark, Milz und Leber von Makrophagen (Fresszellen) abgebaut. Dabei wird ihr Hämoglobin freigesetzt [Abb. 6.10]:

- Der Proteinanteil wird zu Aminosäuren abgebaut
- Das Eisen des Häms wird entweder zunächst als **Ferritin** und **Hämosiderin** in Makrophagen gespeichert oder von **Transferrin** auf dem Blutweg sofort wieder den Zellen der Erythropoese zur Verfügung gestellt
- Das verbleibende Häm wird in das wasserunlösliche **Bilirubin** umgewandelt. Dieses wird an Albumin gebunden in die Leber überführt und dort nach Glukuronierung über die Galle ausgeschieden (▶ S. 284).

Polyglobulie

Bei der Polyglobulie kommt es zu einer zu starken Zunahme der Erythrozyten im Blut. Eine mögliche Ursache ist eine gesteigerte Ausschüttung von Erythropoetin aufgrund von Sauerstoffmangel, etwa bei Lungenerkrankungen oder Aufenthalt im Hochgebirge.

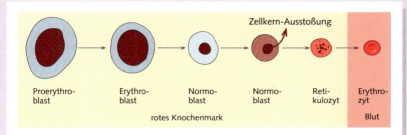

6.9 Erythropoese (vereinfacht)

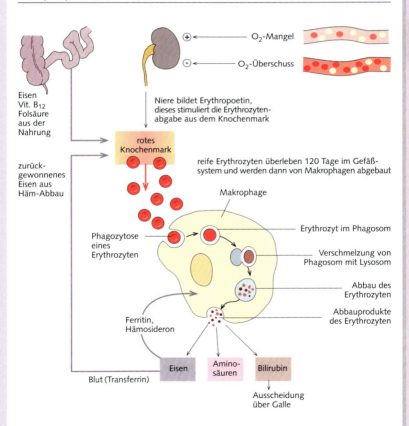

6.10 Lebenszyklus der Erythrozyten und Steuerung der Erythropoese

Anämien

Bei einer Anämie (Blutarmut) sind meist Hämoglobin, Erythrozytenzahl und Hämatokrit gleichzeitig erniedrigt. Sie zeigt sich durch Blässe und verminderte Leistungsfähigkeit. Ursachen sind z. B.:

Eisenmangel. Bei Eisenmangel ist die Hämoglobinbildung gestört. Ursachen sind z. B. Blutverluste, unzureichende Eisenzufuhr mit der Nahrung oder mangelhafte Eisenresorption im Darm.

Vitamin-B_{12}- und Folsäuremangel. Vitamin B_{12} und Folsäure werden für den DNA-Stoffwechsel gebraucht. Fehlen sie, kann sich der Zellkern der werdenden Erythrozyten nicht richtig ausbilden, und es entsteht eine Anämie. Die Vitamin-B_{12}-Mangel-Anämie heißt auch perniziöse Anämie.

Hämolyse. Hämolyse bezeichnet die (vorzeitige) Auflösung von Erythrozyten. Bei **hämolytischen Anämien** gehen so viele Erythrozyten vorzeitig zugrunde, dass nicht mehr ausreichend nachgebildet werden können.

Als Ursache spielen v. a. erbliche Formveränderungen oder Membrandefekte der Erythrozyten eine Rolle. Beispiele sind kugelförmige (**Sphärozytose**) oder elliptische Erythrozyten (**Elliptozytose**). Aufgrund der Formveränderungen werden diese Erythrozyten in der Milz ausgesondert und abgebaut.

Bei der **Sichelzellanämie** werden die Erythrozyten aufgrund eines Hämoglobindefekts bei Sauerstoffmangel sichelförmig. Folge ist zum einen eine Hämolyse, zum anderen Durchblutungsstörungen durch Verstopfung von Kapillaren. Menschen mit zwei Erbanlagen für das veränderte Hämoglobin (▶ S. 44) sind schwer erkrankt. Menschen mit nur einer veränderten Erbanlage sind aber weniger empfindlich gegenüber Malaria, sodass die Sichelzellanämie gehäuft in Malariagebieten vorkommt.

Weiße Blutzellen (Leukozyten)

Eine weitere große Zellgruppe im Blut sind die weißen Blutkörperchen oder Leukozyten. Sie sind größer als Erythrozyten und enthalten im Gegensatz zu diesen einen Zellkern [Abb. 6.12].

Leukozyten sind aktiv beweglich, d. h. sie können den Blutstrom verlassen und aus den Gefäßen in das umgebende Gewebe auswandern. Dort sind sie an der **Abwehr** von Fremdstoffen und Krankheitserregern sowie am Entzündungsprozess beteiligt (▶ S. 204).

Die Beurteilung der Leukozyten erfolgt im gefärbten Blutausstrich. Dabei können auch die relativen Anteile der einzelnen Leukozytentypen an der Gesamtleukozytenzahl von 4000–9000 pro µl Blut ausgezählt werden (**Differenzialblutbild**).

Die Leukozyten werden in drei Hauptgruppen unterteilt [Abb. 6.11]:
- **Granulozyten**
- **Monozyten**
- **Lymphozyten.**

Granulozyten

Alle Granulozyten besitzen in ihrem Zytoplasma „Körnchen" (Granula). Wegen deren unterschiedlichen Anfärbbarkeit unterscheidet man drei Gruppen:
- **Neutrophile Granulozyten**
- **Eosinophile Granulozyten**
- **Basophile Granulozyten.**

Reife Granulozyten haben gelappte Zellkerne, die durch Einschnürungen entstehen und den Kern segmentiert erscheinen lassen. Sie werden deshalb als **segmentkernige Granulozyten** bezeichnet. Vereinzelt gibt es auch Granulozyten mit gebogenen, stabförmigen Zellkernen, sog. **stabkernige Granulozyten.** Diese sind noch nicht voll ausgereift und vorzeitig aus dem Knochenmark freigesetzt worden. Überalterte Zellen haben einen stark segmentierten Kern, sog. **übersegmentierte Granulozyten** [Abb. 6.13].

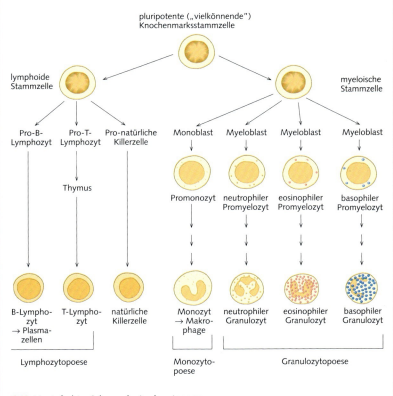

6.11 Typen von Leukozyten und ihr Anteil an der Gesamtleukozytenzahl

6.12 Vereinfachtes Schema der Leukozytopoese

Neutrophile Granulozyten. Die neutrophilen Granulozyten bilden den Hauptanteil aller weißen Blutzellen. Ihr Durchmesser beträgt 10–12 μm, der Zellkern besteht aus 3–4 Segmenten [Abb. 6.14]. Sie enthalten kleine Granula, die überwiegend nur schwach anfärbbar sind, sog. **neutrophile Granula**. Ins Gewebe ausgewanderte neutrophile Granulozyten haben eine Lebensdauer von höchstens drei Tagen [Abb. 6.13].

Funktion der neutrophilen Granulozyten. Die neutrophilen Granulozyten sind die Hauptvertreter der unspezifischen Abwehr (▶ S. 204). Ihre Hauptaufgaben sind:

- Das Abtöten von Bakterien
- Die Phagozytose (Aufnahme und Abbau von Partikeln, ▶ S. 204).

Die Granula der neutrophilen Granulozyten [Abb. 6.14, 6.15] enthalten Enzyme und Bakterien abtötende Stoffe (**Bakterizide**). Die neutrophilen Granulozyten können nun zum einen Bakterien und Zelltrümmer phagozytieren (aufnehmen) und in Lysosomen abbauen. Zum anderen können sie die Inhaltsstoffe der Granula in die Umgebung abgeben, wo diese Bakterien und Zellen zerstören können.

Eiterbildung. Nach Phagozytose stirbt ein Teil der Granulozyten ab. Geschieht dies in größerem Ausmaß, so entsteht aus abgestorbenen neutrophilen Granulozyten, Zelltrümmern und plasmaähnlicher Flüssigkeit Eiter.

Eosinophile Granulozyten. Der Anteil der eosinophilen Granulozyten an der Gesamtleukozytenzahl ist relativ gering. Sie haben einen Durchmesser von 11–14 μm und einen zweilappigen Kern (sog. **Brillenform**). Eosinophile Granulozyten haben große Granula [Abb. 6.16], die Verdauungsenzyme und basische Proteine enthalten. Wegen dieser Proteine binden die Granula gut an saure Farbstoffe, sie sind **eosinophil**.

Funktion der eosinophilen Granulozyten. Der Inhalt der eosinophilen Granula kann Parasiten abtöten, wenn er nach außen abgeben wird. Eosinophile Granulozyten spielen außerdem bei allergischen Reaktionen eine Rolle und sind ein Bestandteil der unspezifischen Abwehr, da sie Antigen-Antikörper-Komplexe phagozytieren können (▶ S. 204).

Basophile Granulozyten. Basophile Granulozyten haben den geringsten Anteil an der Gesamtleukozytenzahl. Ihr Durchmesser beträgt 8–11 μm. Das gesamte Zytoplasma ist von großen Granula erfüllt, sodass der Zellkern im Ausstrichpräparat kaum zu erkennen ist [Abb. 6.18]. Die Granula enthalten Histamin und stark saure Substanzen, z. B. Heparin (▶ S. 198). Deshalb binden die Granula basische Farbstoffe, sie sind **basophil**.

Wie die eosinophilen treten auch die basophilen Granulozyten an Orten allergischer Reaktionen auf. Hier setzen sie den Inhalt ihrer Granula mit dem Hauptwirkstoff Histamin (▶ S. 212) frei. Die Funktion der basophilen Granulozyten entspricht der von Mastzellen, die im Bindegewebe vorkommen (▶ S. 60).

Granulozytopoese. Die einzelnen Entwicklungsstadien der Granulozyten vom Myoblasten bis zum reifen segmentkernigen Leukozyten sind vereinfacht in Abb. 6.13 dargestellt.

Monozyten

Die Monozyten sind mit einem Durchmesser bis 20 μm die **größten Leukozyten** [Abb. 6.17]. Sie enthalten einen großen, nierenförmigen Zellkern und reichlich Lysosomen. Monozyten entfalten ihre Funktion als Fresszellen (Makrophagen) erst nach Austritt aus den Blutgefäßen in das umgebende Gewebe. Sie werden dann auch **monozytäre Phagozyten**, Makrophagen oder Histiozyten genannt.

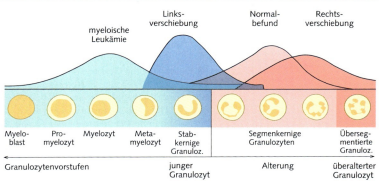

6.13 Entwicklungsstufen der Granulozyten

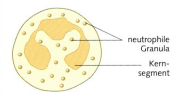

6.14 Neutrophiler (segmentkerniger) Granulozyt

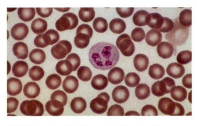

6.15 Neutrophiler Granulozyt, umgeben von Erythrozyten (Blutbild) [M172]

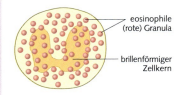

6.16 Eosinophiler Granulozyt

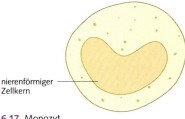

6.17 Monozyt

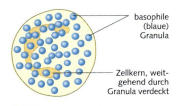

6.18 Basophiler Granulozyt

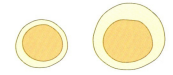

6.19 Kleiner (links), großer (rechts) Lymphozyt

Monozytäres Phagozytensystem. Das monozytäre Phagozytensystem (MPS), zu dem die Monozyten gehören, repräsentiert die Gesamtheit der Makrophagen des Körpers und dient der spezifischen und unspezifischen Abwehr (▶ S. 204).

Zellen des MPS sind neben den Monozyten vor allem Mikrogliazellen des ZNS (▶ S. 396), Kupffer-Zellen der Leber (▶ S. 280), Langerhans-Zellen der Haut (▶ S. 478), Alveolarmakrophagen der Lunge (▶ S. 236), Osteoklasten als Knochen abbauende Zellen (▶ S. 68) und bestimmte dendritische Zellen des lymphatischen Gewebes (▶ S. 214).

Monozytopoese. Abb. 6.12 zeigt die Monozytenbildung (Monozytopoese).

Lymphozyten

Lymphozyten sind zwar unterschiedlich groß (Durchmesser 4–15 μm) [Abb. 6.19], sehen aber einheitlich aus mit dichtem Zellkern und dünnem Zytoplasmasaum. Dahinter verbergen sich drei Typen [Abb. 6.12]:

- Ca. 15 % sind **B-Lymphozyten**
- Ca. 75 % sind **T-Lymphozyten**
- Ca. 10 % sind **natürliche Killerzellen.**

B- und T-Lymphozyten sind Vertreter der spezifischen Abwehr (▶ S. 206). Die natürlichen Killerzellen nehmen Aufgaben der unspezifischen Abwehr (▶ S. 204) wahr.

Lymphozytopoese. Vorläuferzellen der Lymphozyten stammen aus dem Knochenmark [Abb. 6.12] und reifen dann im Knochenmark selbst zu B-Lymphozyten oder im Thymus zu T-Lymphozyten (▶ S. 208).

Leukozytose. Eine Leukozytenzahl über 10 000 pro μl Blut heißt Leukozytose. Sie ist meist durch eine Vermehrung der neutrophilen Granulozyten bedingt. Ursachen sind vor allem bakterielle Infektionen [Abb. 6.20].

Eine Vermehrung der anderen Leukozytentypen heißt je nach Zelltyp **Eosinophilie, Basophilie, Monozytose** und **Lymphozytose.** So ist bei Allergien und Wurminfektionen häufig eine Eosinophilie nachweisbar.

Leukozytopenie und Agranulozytose. Fällt die Gesamtzahl der Leukozyten unter 4000 pro μl Blut, so handelt es sich um eine Leukozytopenie [Tab. 6.20].

Der Leukozytopenie liegt meist eine Abnahme der neutrophilen Granulozyten zugrunde, die **Neutropenie.** Häufige Ursache für eine (vorübergehende) Leukozytopenie ist eine Virusinfektion.

Extremform ist das fast völlige Fehlen der Granulozyten im Blut, die **Agranulozytose.** Sie ist oft Folge einer Knochenmarkschädigung. Mit abnehmender Leukozytenzahl steigt das Infektionsrisiko. Eine Agranulozytose kann aufgrund unbeherrschbarer Infektionen tödlich sein.

Linksverschiebung. Im Rahmen von bakteriellen Infekten kann es im Blut zu einer sog. Linksverschiebung des weißen Blutbildes kommen. Hierbei treten im Blut vermehrt stabkernige, also unreife Granulozyten auf [Abb. 6.13].

Leukämien

Leukämien sind bösartige Entartungen der weißen Blutkörperchen bzw. deren Vorläufer.

Die entarteten Zellen sind nicht normal ausgebildet mit der Folge einer gestörten Abwehr. Sie verdrängen außerdem die normalen Zellen im Knochenmark, sodass zu wenig Erythrozyten und Thrombozyten (▶ u.) gebildet werden.

Myeloische Leukämien betreffen die weiße Zellreihe mit Ausnahme der Lymphozyten [Abb. 6.13], **lymphatische Leukämien** die Lymphozytenreihe. Bei beiden gibt es eine **akute** und eine **chronische Form.**

Der Name Leukämie (= weißes Blut) rührt daher, dass die bösartigen weißen Blutkörperchen bzw. meist schon ihre Vorstufen massenhaft im Blut zu finden sind.

Zahl	Leukozyten	Häufige Ursache
4000–9000/µl	Normbereich	
> 10000/µl	* Leukozytose	(bakterielle) Infektionen
< 4000/µl	* Leukozytopenie	(virale) Infektionen
< 500/µl	* Agranulozytose	Knochenmarkschädigung

* überwiegend neutrophile Granulozyten betroffen

6.20 Veränderungen der Leukozytenzahl

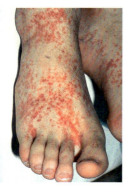

6.21 Petechien [T127]

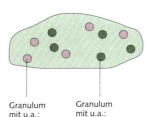

Granulum mit u.a.:
- Serotonon
- Histamin
- Adrenalin

Granulum mit u.a.:
- Fibrinogen
- Gerinnungsfaktor V
- von-Willebrand-Faktor

6.22 Thrombozyt mit Granula (stark vergrößert)

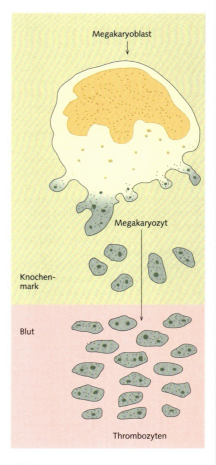

6.23 Thrombozytopoese

Blutplättchen (Thrombozyten)

Blutplättchen oder Thrombozyten sind kleine, beidseits nach außen gewölbte (bikonvexe) Scheibchen ohne Zellkern. Sie haben einen Durchmesser von ca. 2,5 µm [Abb. 6.22]. In 1 µl Blut befinden sich durchschnittlich 250 000 Thrombozyten.

Thrombozyten enthalten Lysosomen, Mitochondrien, Glykogen sowie **Speichergranula**, die u. a. Gerinnungsfaktoren (▶ u.) enthalten. Ihre Funktion besteht darin, bei Verletzungen der Gefäßwand zur **Blutstillung** (Hämostase) einen Plättchenpfropf zu bilden. Die dabei gleichzeitig ablaufende lokale **Gerinnungskaskade** (▶ S. 196) führt zu einem **Blutgerinnsel** und damit zum Wundverschluss.

Thrombozytopoese. Thrombozyten sind abgeschnürte Zellbruchstücke von **Megakaryozyten** [Abb. 6.23]. Diese sind mit einem Durchmesser bis 100 µm die größten Zellen des Knochenmarks. Sie besitzen jeweils einen großen gelappten Zellkern. Für eine reguläre Bildung von Megakaryozyten und damit Thrombozyten ist das in der Leber gebildete **Thrombopoetin** notwendig.

Thrombozytopenie. Eine unter 50 000 pro µl Blut verminderte Thrombozytenzahl wird als Thrombozytopenie bezeichnet. Es besteht dann eine erhöhte **Blutungsneigung,** die sich z. B. durch Nasen- und Zahnfleischbluten und durch punktförmige Einblutungen (**Petechien**) in die Haut, vor allem der unteren Extremitäten äußert [Abb. 6.21]. Ursache ist häufig ein vermehrter Thrombozytenverbrauch oder eine Bildungsstörung von Thrombozyten im Knochenmark aufgrund allergischer Reaktionen, z. B. nach Virusinfektionen oder Medikamentengabe.

Thrombozytose. Umgekehrt kann auch ein Zuviel an Thrombozyten vorkommen mit der Folge einer erhöhten Thrombosegefahr.

6.3 Blutplasma

Das Blutplasma ist eine gelbliche Flüssigkeit, die im Durchschnitt 0,9 l Wasser, 9 g Elektrolyte und 60–84 g Proteine pro Liter enthält. Weitere Bestandteile des Blutplasmas sind Nährstoffe, Stoffwechselprodukte, Hormone und Enzyme.

Plasmaelektrolyte und osmotischer Druck

Die Plasmaelektrolyte oder Plasmaionen zeigt Tab. 6.24. Ionen sind geladene Teilchen, wobei zwischen positiv geladenen **Kationen** und negativ geladenen **Anionen** unterschieden wird.

Die höchste Konzentration haben dabei das Kation Na^+ (Natrium) mit einer Konzentration von 135–145 mmol/l und sein Gegenion, das Anion Cl^- (Chlorid) mit einer Konzentration von 98–106 mmol/l.

NaCl (Natriumchlorid = Kochsalz) ist damit für mehr als 93 % des **osmotischen Drucks** (▶ S. 16) im Blutplasma und im gesamten Extrazellulärraum verantwortlich. Der osmotische Druck ist ein Maß für die Konzentration gelöster Teilchen. Die Osmolalität (▶ S. 16) des Plasmas beträgt 300 mosm/kg Wasser. Lösungen mit gleicher Osmolalität sind (plasma-)**isoton**.

Isotonie ist u. a. für die Formerhaltung der Erythrozyten wichtig (▶ auch S. 16).

Hypertone Lösungen haben einen höheren osmotischen Druck. In ihnen wird den Erythrozyten Wasser entzogen, sie schrumpfen. Lösungen mit niedrigerem osmotischem Druck heißen **hypotone Lösungen:** Wasser diffundiert in die Erythrozyten, diese schwellen an und platzen. Die „Widerstandsfähigkeit" von Erythrozyten gegenüber hypotonen Lösungen bis zum Platzen (Hämolyse) heißt **osmotische Resistenz** [Abb. 6.25]. Deshalb müssen Infusionslösungen oder erythrozytenhaltige Lösungen isoton sein. Eine **isotone Kochsalzlösung** enthält 0,9 g NaCl/l.

	Blutplasma (mmol/l)	Zytoplasma der Zellen (mmol/l)
Kationen (= positiv geladene Ionen)		
Natrium (Na$^+$)	142	12
Kalium (K$^+$)	4,3	140
Calcium (Ca^{2+})	2,5	<0,001
Magnesium (Mg^{2+})	0,9	1,6
Summe der Kationen	ca.150	ca.152
Anionen (=negativ geladene Ionen)		
Chlorid (Cl$^-$)	104	ca. 3
Bicarbonat (HCO^{3-})	24	10
anorganisches Phosphat	1	ca. 30
Proteine	14	ca. 54
Sonstiges	5,9	ca. 54
Summe der Anionen	ca.150	ca.152

6.24 Elektrolyte (= Ionen) im Blutplasma und Zytoplasma von Zellen

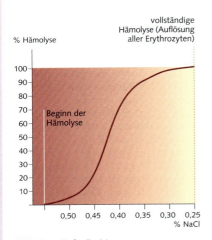

6.25 Osmotische Resistenz von Erythrozyten in Kochsalzlösung

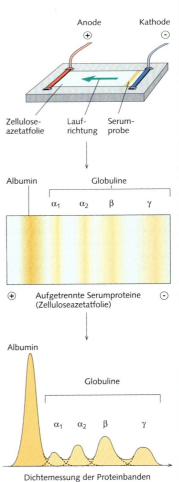

6.26 Serumelektrophorese (Trägerelektrophorese auf Zelluloseazetatfolie)

Plasmaproteine

Die fast 100 verschiedenen Plasmaproteine (-eiweiße) werden mit Ausnahme der Immunglobuline, die aus Plasmazellen stammen, v.a. in der Leber gebildet. Die Proteine lassen sich mittels **Trägerelektrophorese** des Serums [Abb. 6.26] in mehrere Gruppen (Fraktionen) auftrennen [Abb. 6.26, Tab. 6.28]: **Albumin** aus der Leber und γ-**Globuline** (= Immunglobuline) aus Plasmazellen machen den Hauptanteil aus. Kleinere Fraktionen sind die $α_1$-, $α_2$- und β-**Globuline,** die sich aus unterschiedlichen Proteinen zusammensetzen. Gerinnungsfaktoren sind in einer Elektrophorese des Serums nicht darstellbar.

Bedeutung der Plasmaproteine. Die Plasmaproteine haben vielfältige Funktionen [Tab. 6.28]: So dient Albumin als wichtige Trägersubstanz und erhält den kolloidosmotischen Druck (▶ S. 16), sodass die Wasserverteilung zwischen Kapillaren und Gewebe konstant gehalten wird. Plasmaproteine haben Pufferfunktion, sind z.B. wichtige Gerinnungsfaktoren (▶ u.) und dienen als Immunglobuline der spezifischen Abwehr.

Puffersysteme des Blutes

Der **pH-Wert** gibt die Wasserstoffionenkonzentration einer Lösung an. **Säuren** können in Wasser H^+-Ionen abgeben, **Basen** OH^--Ionen abspalten oder, anders ausgedrückt, H^+-Ionen aufnehmen. Dominieren in einer Lösung Säuren, sind also viele H^+-Ionen vorhanden, so liegt der pH-Wert unter 7, die Lösung ist **sauer.** Überwiegen Basen, so liegt der pH-Wert über 7, die Lösung ist **alkalisch** (basisch). Stehen Säuren und Basen im Gleichgewicht, ist der pH 7,0, die Lösung **neutral.**
Der pH-Wert des Plasmas beträgt ca. **7,40 und ist damit schwach alkalisch.** Dieser Wert wird durch Puffersysteme konstant gehalten, um dem Organismus stets gleichbleibend gute Bedingungen für seine Funktionen zu bieten. Die wichtigsten Puffersysteme des Blutes zeigt Abb. 6.27.
Ein zu niedriger pH heißt **Azidose,** ein zu hoher **Alkalose** (Details ▶ S. 248).

6.4 Blutstillung und Blutgerinnung

Bei Verletzungen von Gewebe und Blutgefäßen kommt es normalerweise zur **Blutstillung** (Hämostase). Hieran beteiligt sind Thrombozyten, Gefäßwände und Gerinnungsfaktoren (▶ u.).

Thrombozytenpfropf und Gefäßverengung

Ein erster Notverschluss der verletzten Gefäßwand erfolgt durch die Thrombozyten. Sie heften sich an Kollagenfasern, die durch die Verletzung freigelegt wurden. Durch Freisetzung weiterer Botenstoffe ballen sich die Thrombozyten zu einem **Thrombozytenpfropf** zusammen. Außerdem verengen sich die verletzten Blutgefäße [Abb. 6.29]. Infolge dieser **Vasokonstriktion** wird der Verletzungsbereich vermindert durchblutet.
Dadurch hört die verletzungsbedingte Blutung normalerweise nach 1–2 Minuten auf (sog. **Blutungszeit**).

Gerinnungssystem

Für einen dauerhaften Gefäßverschluss reicht der Thrombozytenpfropf nicht aus. Gleichzeitig muss das Gerinnungssystem des Blutplasmas aktiviert werden und den Pfropf verfestigen [Abb. 6.30]. Dieses System besteht aus den **Gerinnungsfaktoren I-XIII,** wobei es sich mit Ausnahme von Faktor IV um Proteine und Protein abbauende Enzyme handelt. **Faktor IV** steht für **Kalziumionen,** die für eine normale Gerinnselbildung unverzichtbar sind. Die meisten Gerinnungsfaktoren werden in der Leber gebildet, einige davon nur in Anwesenheit von **Vitamin K.**
Am Ende der Gerinnungskaskade steht die Bildung von **Fibrin,** das zu einem Gerinnsel führt (▶ u.).

Bikarbonat-Puffersystem	weitere Puffersysteme
	Proteine

$CO_2 + H_2O \Leftrightarrow HCO_3^- + H^+$

(Kohlendioxyd + Wasser $\Leftrightarrow$ Bikarbonat + Proton)

Die Bikarbonatbildung wird durch das Enzym Carboanhydrase beschleunigt

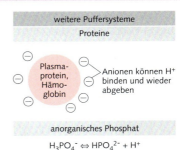

anorganisches Phosphat

$H_3PO_4^- \Leftrightarrow HPO_4^{2-} + H^+$

6.27 Puffersysteme des Blutes

Proteinfraktion	Proteine der Fraktionen	Bedeutung der Proteine
Albumin	Albumin	Aufrechterhaltung des kolloidosmotischen Drucks, Transport von Vitaminen, Hormonen, Bilirubin, Medikamenten
α_1-Globuline	Transcortin	Transport des Hormons Kortisol
	Thyroxin-bindendes Protein	Transport des Hormons Thyroxin
	α_1-Lipoprotein	Transport von Fetten
α_2-Globuline	Haptoglobin	Transport von Hämoglobin
β-Globuline	β-Lipoprotein	Transport von Fetten
	Transferrin	Transport von Eisen
γ-Globuline	Immunglobuline (IgA, M, D, E, G)	Immunabwehr

6.28 Wichtige Plasmaproteine und ihre Bedeutung

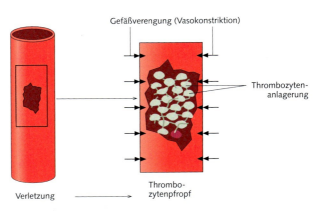

6.29 Thrombozytenpfropf und Gefäßverengung

Intrinsisches und Extrinsisches System der Blutgerinnung. Die Gerinnungskaskade kann auf zwei Wegen in Gang gesetzt werden [Abb. 6.30]:
- Das **Extrinsische System,** dem Aktivierungssystem außerhalb der Gefäße. Hier wird von zerstörten Gewebezellen das **Gewebethromboplastin** (= Faktor III) freigesetzt, der dann Faktor VII aktiviert
- Das **Intrinsische System,** das Aktivierungssystem innerhalb der Gefäße. Das Intrinsische System ist komplizierter. Zuerst wird an verletzten Gefäßstrukturen der Gerinnungsfaktor XII aktiviert, dann nacheinander die Faktoren XI, IX und VIII. Durch die mehreren Schritte braucht das intrinsische System mehr Zeit.

Beide Systeme führen über Faktor-X-Aktivierung zur Umwandlung von Prothrombin in **Thrombin,** das dann Fibrinogen in **Fibrin** überführt. Fibrin wird zu fädigen Strukturen zusammengefügt, vernetzt und verfestigt, so dass schließlich ein Gerinnsel (**Thrombus**) entsteht.

Bei einer Verletzung arbeiten beide Systeme Hand in Hand. Die bis zur Thrombusbildung vergehende Zeit von 5–7 Minuten ist die sog. **Gerinnungszeit.**

Fibrinolyse
Ein Fibrin auflösendes System, die Fibrinolyse, sorgt dafür, dass die Thrombusbildung auf den Ort der Verletzung beschränkt bleibt und der (im Rahmen der Blutstillung zunächst sinnvolle) Gefäßverschluss wieder beseitigt wird. Gleichzeitig leitet die Fibrinolyse die Narbenbildung und die Neubildung der verletzten Gefäßwand ein.

Ein hierbei wichtiges Fibrin abbauendes Enzym ist **Plasmin.** Es entsteht aus Plasminogen, das durch verschiedene Faktoren aus Blut und Gewebe aktiviert werden kann [Abb. 6.31].

Hemmung der Blutgerinnung
Die medikamentöse Hemmung der Blutgerinnung heißt **Antikoagulation.** Sie wird eingesetzt, um ungerinnbares Blut zu gewinnen oder um eine **Thrombose** (▶ S. 172) zu verhindern.

Um Blut für Untersuchungen ungerinnbar zu machen, werden häufig Natriumzitrat oder andere Substanzen verwendet, die Kalziumionen binden, sodass diese für die Gerinnung nicht mehr verfügbar sind.

Medikamente, die am Menschen zur Gerinnungshemmung eingesetzt werden, sind:
- **Heparin.** Heparin wird z. B. im Rahmen einer **Thromboseprophylaxe** subkutan, d. h. unter die Haut, gespritzt. Es verstärkt die Wirkung eines natürlicherweise im Blut vorkommenden Anti-Thrombosefaktors, des sog. **Antithrombin III.** Dieses hemmt an verschiedenen Stellen die Gerinnungskaskade
- **Vitamin-K-Antagonisten** wie etwa Marcumar®. Als Tablette geschluckt hemmen sie die Synthese Vitamin-K-abhängiger Gerinnungsfaktoren und damit indirekt die Thrombusbildung.

Hingegen verhindern **Thrombozytenaggregationshemmer** wie etwa Acetylsalicylsäure (z. B. Aspirin®) das Zusammenballen der Thrombozyten.

Verstärkte Blutungsneigung
Ursachen einer **verstärkten Blutungsneigung** (hämorrhagische Diathese) sind Gefäßerkrankungen, eine verminderte Thrombozytenzahl (Thrombozytopenie ▶ S. 194) oder ein Mangel an Gerinnungsfaktoren.

Ein **angeborener Gerinnungsfaktormangel** liegt z. B. bei der **Bluterkrankheit** oder Hämophilie vor (▶ S. 44). Ein **erworbener Gerinnungsfaktormangel** tritt bei Vitamin-K-Mangel oder Leberschäden auf.

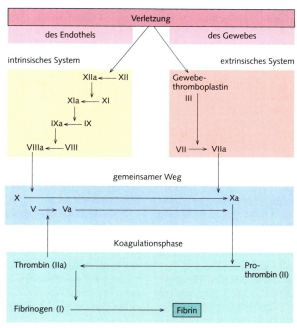

6.30 Gerinnungssystem (vereinfacht). An mehreren Stellen ist außerdem Ca^{2+} notwendig

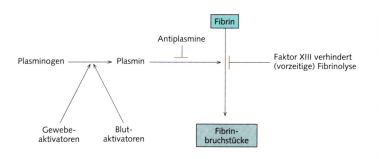

6.31 Fibrinolyse

6.5 Untersuchungsmethoden des Blutes

In der Regel wird **Kapillarblut** aus Fingerbeere oder Ohrläppchen oder **Venenblut** aus oberflächlichen Venen verwendet. Meist wird das Blut durch Heparin oder Kalzium bindende Substanzen im Probenröhrchen ungerinnbar gemacht.

Peripheres Blutbild

Die wichtigsten Parameter des peripheren Blutbilds sind [Abb. 6.32]:

- **Erythrozyten-, Leukozyten-, Thrombozytenzahl:** Diese drei Zellarten können durch Auszählen in einer Zählkammer oder automatisch durch spezielle Analyzer bestimmt werden
- **Hämoglobin:** Zur Hämoglobin(Hb)-Bestimmung wird vor allem die sog. Cyan-Hb-Methode verwendet
- **Hämatokrit** (▶ S. 182): Der Hämatokrit (Hkt) gibt den Volumenanteil der zellulären Blutbestandteile an
- **Mittleres korpuskuläres Hämoglobin** (MCH): Das MCH gibt Auskunft über den Hämoglobingehalt des Einzelerythrozyten. Es wird aus dem Hb und der Erythrozytenzahl berechnet
- **Mittlere korpuskuläre Hämoglobinkonzentration** (MCHC): Das MCHC gibt die Hämoglobinkonzentration der Erythrozyten an und errechnet sich aus Hämoglobinwert und Hämatokrit
- **Mittleres korpuskuläres Volumen** (MCV): MCV bezeichnet das Erythrozyteneinzelvolumen. Es wird aus Hkt und Erythrozytenzahl berechnet
- **Differenzialblutbild:** Die verschiedenen weißen Blutkörperchen können automatisch oder unter dem Mikroskop ausgezählt werden. Hierzu wird ein Tropfen Blut auf einem Objektträger ausgestrichen und gefärbt

Das **kleine Blutbild** umfasst die Bestimmung von Hämoglobin, Zahl der verschiedenen Blutzellen, Hämatokrit, MCH, MCV und MCHC [Abb. 6.32]. Beim **großen Blutbild** kommt noch das Differenzialblutbild hinzu.

Untersuchungen der Blutgerinnung

Neben Thrombozytenzahl werden bei der Basis-Gerinnungsdiagnostik (z. B. vor einer Operation) bestimmt:

Thromboplastinzeit. Die Thromboplastinzeit (TPZ, Quick-Test) gibt Aufschluss über die Intaktheit des **extrinsischen Systems**, d. h. die Gerinnungsfaktoren I, II, V, VII und X. Der Plasmaprobe wird Gewebethromboplastin zugesetzt und die Dauer bis zur Gerinnung bestimmt. Da ein Teil der geprüften Gerinnungsfaktoren in Abhängigkeit von Vitamin K gebildet wird, eignet sich dieser Gerinnungstest zur Überwachung einer Cumarintherapie.

Partielle Thromboplastinzeit. Mithilfe der partiellen Thromboplastinzeit (PTT) lässt sich das **intrinsische System** überprüfen. Da hier Faktor VIII und IX beteiligt sind, eignet sich der Test auch als Suchtest auf eine Bluterkrankheit (▶ S. 44 u. S. 198). Der Plasmaprobe wird sog. partielles Thromboplastin zugegeben und die Dauer bis zur Gerinnung bestimmt.

Thrombinzeit. Mit der Thrombinzeit (PTZ) wird der Gerinnungsschritt von Fibrinogen zu Fibrin überprüft. Thrombin wird der Plasmaprobe zugegeben und die Zeit bis zur Gerinnung bestimmt. Mit diesem Test kann z. B. eine Heparintherapie überwacht werden.

AB0-Blutgruppenbestimmung

Bestimmung mit Testseren. Für die AB0-Blutgruppenbestimmung werden Testseren auf spezielle Platten getropft und dort mit einem Bluttropfen der Testperson vermischt [Abb. 6.33]. **Testserum A** enthält Anti-A, **Testserum B** Anti-B und **Testserum A+B** Anti-A und Anti-B. Hat die Testperson z. B. die Blutgruppe AB, so verklumpen (agglutinieren) ihre Erythrozyten aufgrund der Antikörperbindung mit allen drei Testseren.

Kontrolle mit Testerythrozyten. Zur Kontrolle werden im Gegenversuch die Serumeigenschaften der Testperson mit

	Normalwert
Erythrozyten (Erys)	männlich 4,6–5,9 Mill./µl, weiblich 4,0–5,2 Mill./µl
Leukozyten (Leukos)	4 000–9 000/µl
Thrombozyten (Thrombos)	150 000–350 000/µl
Hämatokrit (Hkt)	männlich 41–50%, weiblich 37–46%
Hämoglobin (Hb)	männlich 14–18 g/100 ml (dl), weiblich 12–16 g/100 ml (dl)
mittleres korpuskuläres Hämoglobin (MCH)	27–34 pg (1 pg = 1 Pikogramm = 10^{-12}g)
Erythrozyteneinzelvolumen (MCV)	80–100 µm^3 (1 µm^3 = 10^{-6} m^3)
mittlere Hb-Konzentration der Erythrozyten (MCHC)	30–36 g Hb/100 ml Erythrozyten

6.32 Normwerte des kleinen Blutbildes

Blutgruppe	Testserum		
	Anti-A	Anti-B	Anti-A+B
A	Agglutination	keine Agglutination	Agglutination
B	keine Agglutination	Agglutination	Agglutination
AB	Agglutination	Agglutination	Agglutination
0	keine Agglutination	keine Agglutination	keine Agglutination

- ● keine Agglutination (keine Verklumpung)
- ◉ Agglutination (Verklumpung)

6.33 Blutgruppenbestimmung mit Testseren

Blutgruppe	Serum-Antikörper	Reaktion mit Testblutkörperchen der Blutgruppe		
		A	B	AB
A	Anti-B	keine Agglutination	Agglutination	Agglutination
B	Anti-A	Agglutination	keine Agglutination	Agglutination
AB	—	keine Agglutination	keine Agglutination	keine Agglutination
0	Anti-A Anti-B	Agglutination	Agglutination	Agglutination

- ● keine Agglutination (keine Verklumpung)
- ◉ Agglutination (Verklumpung)

6.34 Ermittlung von Serumantikörpern mit Testblutkörperchen

A-, B- und AB-**Test-Erythrozyten** überprüft [Abb. 6.34].

Bestimmungen der Serumproteine
Im Allgemeinen werden das Gesamtprotein und mittels **Trägerelektrophorese** die Proteinfraktionen bestimmt. Bei der Trägerelektrophorese werden die Proteine z. B. auf Zelluloseazetatfolien aufgetragen und im elektrischen Feld aufgetrennt [Abb. 6.26]. Die dabei entstandenen Banden werden gefärbt. Die Auswertung ergibt normalerweise eine Kurve mit fünf Spitzen (entsprechend Albumin, α_1-, α_2-, β- und γ-Globulinen).
Die Immunelektrophorese erlaubt eine weitere Differenzierung von Proteinen.

Bestimmung weiterer Blutparameter
Bei Routineuntersuchungen des Blutes werden auch die Aktivitäten verschiedener Organenzyme getestet, z. B. Glutamat-Oxalacetat-Transaminase (GOT), die aus Leberzellen freigesetzt wird.
Dazu kommen die Bestimmungen z. B. von Blutfetten, Harnsäure, Kreatinin und Blutzucker (Glukose).

Wiederholungsfragen

1. Welches sind die beiden Hauptbestandteile des Blutes? (▶ S. 182)
2. Was sind die Funktionen des Blutes? (▶ S. 182)
3. Wie ist der Hämatokrit definiert? (▶ S. 182)
4. Welche beiden Hauptfunktionen hat Hämoglobin? (▶ S. 182)
5. Welche Antikörper gegen Blutgruppenmerkmale kommen bei den Blutgruppen A, B, O und AB vor? (▶ S. 184)
6. Welches Antigenmerkmal spielt im Rhesussystem eine besondere Rolle? (▶ S. 184)
7. Wie kommt die Rhesusinkompatibilität in der Schwangerschaft zustande und was bedeutet Anti-D-Prophylaxe? (▶ S. 186)
8. In welchem Entwicklungsstadium geben Erythrozyten ihren Zellkern ab? (▶ S. 186)
9. Was geschieht mit dem Häm beim Erythrozytenabbau? (▶ S. 186)
10. Welche Ursachen für Anämien gibt es? (▶ S. 188)
11. Welche drei Gruppen von Granulozyten sind zu unterscheiden? (▶ S. 188)
12. Was ist ein Differenzialblutbild? (▶ S. 188)
13. Welche Aufgaben erfüllen neutrophile Granulozyten? (▶ S. 190)
14. Was ist eine Agranulozytose und welche Folgen hat diese? (▶ S. 192)
15. Welche Zellmerkmale haben eosinophile bzw. basophile Granulozyten? (▶ S. 190)
16. Was ist unter dem monozytären Phagozytensystem zu verstehen? (▶ S. 192)
17. Welche drei Lymphozytentypen gibt es? (▶ S. 192)
18. Welche Bedeutung haben Thrombozyten? (▶ S. 194)
19. Welche Puffersysteme gibt es im Blut? (▶ S. 196)
20. Wie viel NaCl enthält eine isotone Kochsalzlösung? (▶ S. 194)
21. Welche Hauptgruppen von Proteinen sind im Serum elektrophoretisch nachweisbar? (▶ S. 196)
22. Worum handelt es sich bei Faktor IV im Gerinnungssystem? (▶ S. 196)
23. Wie kann medikamentös die Synthese von Vitamin K-abhängigen Gerinnungsfaktoren gehemmt werden? (▶ S. 198)
24. Wie wirkt Heparin? (▶ S. 198)
25. Was bedeutet eine hämorrhagische Diathese? (▶ S. 198)
26. Was ist unter MCH, MCHC und MCV zu verstehen? (▶ S. 200)
27. Welche Bestimmungen umfasst das kleine Blutbild? (▶ S. 200)
28. Welcher Teil des Gerinnungssystems wird mit der Thromboplastinzeit (Quick-Test) überprüft? (▶ S. 200)
29. Wie können Blutgruppen des ABO-Systems bestimmt werden? (▶ S. 200)

7 Abwehrsystem und lymphatische Organe

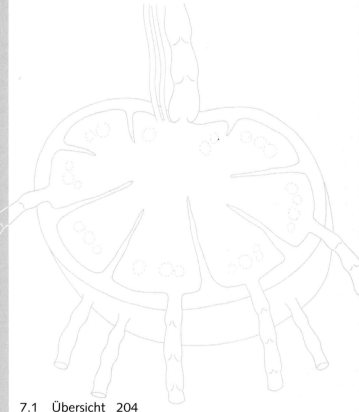

- 7.1 Übersicht 204
- 7.2 Unspezifische Abwehr 204
- 7.3 Spezifische Abwehr 206
- 7.4 Lymphatisches System 214
- 7.5 Untersuchungsmethoden 224
  Wiederholungsfragen 224

7.1 Übersicht

Das körpereigene Abwehr- oder **Immunsystem** schützt den Menschen vor Krankheitserregern und Fremdstoffen, aber auch vor eigenen veränderten (z. B. bösartigen) Zellen. Man unterscheidet dabei zwischen einer **unspezifischen** und einer **spezifischen Abwehr** [Tab. 7.1]:

- Die **unspezifische Abwehr** ist angeboren. Sie ist für den nicht zielgerichteten Erstangriff gegen Krankheitserreger bzw. Fremdstoffe zuständig
- Erst mit Verzögerung reagiert die **spezifische Abwehr.** Sie erkennt bestimmte körperfremde Strukturen (**Antigene**) von Erregern bzw. Fremdstoffen und bildet genau passende, spezifische Abwehrmoleküle (**Antikörper**) zur Ausschaltung dieser Antigene.

Beide Abwehrsysteme verfügen über **zelluläre,** d. h. an Zellen gebundene, und **humorale,** d. h. in Körperflüssigkeiten gelöste, Abwehrmechanismen.

Örtliche Barrieren

Neben dem Immunsystem besitzt der Köper zusätzlich örtliche Barrieren gegenüber Krankheitserregern [Abb. 7.2]. Beispiele hierfür sind **Haut** und **Schleimhäute.** Die Haut besitzt nicht nur eine oberflächliche schützende Hornschicht, sondern durch das saure Sekret der Schweißdrüsen zusätzlich einen **Säuremantel,** der Bakterien hemmt bzw. abtötet.

Der stark saure **Magensaft** vernichtet die meisten Erreger, die in aufgenommenen Speisen und Getränken enthalten sind. Die **Darmschleimhaut** ist oberflächlich mit schützenden Bakterien besetzt (Darmflora ▶ S. 276). Das saure Milieu in der **Scheide** verhindert eine Besiedelung der Schleimhaut mit Erregern und damit Entzündungen der weiblichen Geschlechtsorgane (▶ S. 342).

7.2 Unspezifische Abwehr

Unspezifische zelluläre Abwehr

Bei den Zellen der unspezifischen Abwehr handelt es sich um (▶ auch S. 188–192):

- **Makrophagen**
- **Neutrophile Granulozyten**
- **Natürliche Killerzellen** (NK-Zellen).

Makrophagen und neutrophile Granulozyten. Makrophagen und neutrophile Granulozyten sind Fresszellen, **Phagozyten.** Sie treffen entweder während ihrer „Streife" durch den Körper auf Krankheitserreger bzw. Fremdstoffe oder wandern (migrieren), angelockt durch bestimmte Stoffe (**Chemokine,** ▶ u.) zu den Erregern hin [Abb. 7.3].

Am Schädigungsort „fressen" sie den Erreger und machen ihn so unschädlich. Außerdem locken sie durch Abgabe von **Komplementkomponenten** (▶ u.) und **Zytokinen** (▶ u.) weitere Abwehrzellen und Mastzellen an. Die Phagozyten sind jedoch nicht nur Fresszellen, sondern sie geben auch **bakterientötende** (bakterizide) Substanzen ab (▶ u.).

Phagozytose. Die Phagozytose ist eine Sonderform der Endozytose (▶ S. 18). Der Erreger wird an die Zellmembran des Phagozyten angelagert. Diese stülpt sich ein und umschließt den Erreger. Das so entstandene, erregerhaltige Bläschen verschmilzt mit einem Lysosom (▶ S. 26), und der Erreger wird durch lysosomale Enzyme abgebaut.

Begünstigt und manchmal erst ermöglicht wird die Phagozytose durch Beladung (so genannte **Opsonierung**) der Erreger mit der Komplementkomponente C3b (▶ u.) oder Antikörpern [Abb. 7.3].

Natürliche Killerzellen. Noch relativ wenig bekannt ist über die natürlichen Killerzellen, eine Lymphozytenuntergruppe (▶ S. 192). Sie erkennen opsonierte Antigene (▶ u.) sowie virusinfizierte und Tumorzellen, die sie abtöten.

7 Abwehrsystem und lymphatische Organe

Abwehr	zellulär	humoral
unspezifisch	Makrophagen neutrophile Granulozyten natürliche Killerzellen	Komplement Zytokine, Lysozym Collectine, Pentraxine
spezifisch	zellgebundene Antikörper (T-Lymphozyten)	freie Antikörper (von Plasmazellen sezerniert)

7.1 Abwehrsysteme

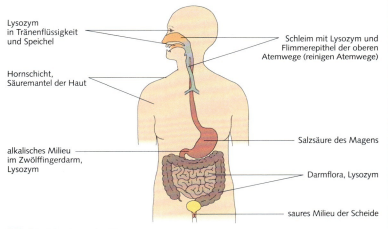

7.2 Schutzbarrieren des Körpers

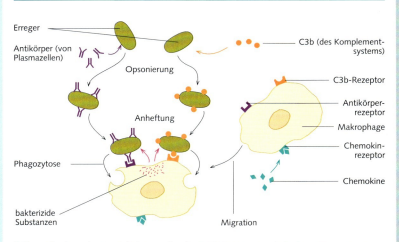

7.3 Durch Chemokine angelockter Makrophage phagozytiert und tötet opsonierte Erreger

Unspezifische humorale Abwehr

Zur unspezifischen humoralen Abwehr zählen vor allem das Komplementsystem, bestimmte Zytokine und Lysozym.

Komplementsystem. Das Komplementsystem ist eine **Abwehrkaskade** aus Proteinen mit den Hauptkomponenten C1–C9. Gebildet vor allem in Leber und Makrophagen, sind sie in Blut wie Gewebe zu finden. Das Komplementsystem kooperiert mit der spezifischen Abwehr und trägt zur Entzündungsreaktion bei.

Die **Komplementkaskade** kann auf zwei Wegen aktiviert werden [Abb. 7.4]:
- Beim **klassischen Weg** wird die Komplementkaskade durch mit Antikörpern besetzte Erreger ausgelöst
- Beim **alternativen Weg** erfolgt die Aktivierung direkt durch Erreger.

Beide Wege münden schließlich in eine gemeinsame Endstrecke:
- Bildung der Komplementkomponenten **C3a, C4a** und **C5a,** die dann Mastzellen, basophile und eosinophile Granulozyten aktivieren. Diese geben z.B. Histamin und lysosomale Enzyme ab, die zu einer Entzündungsreaktion mit einer gesteigerten örtlichen Durchblutung führen
- Bildung der Komplementkomponente **C3b,** die Erreger bzw. Antigene opsoniert (▶ o.)
- Auslösung des Zytolyse-Komplexes (**Membranangriffskomplex**) aus den Komplementkomponenten **C5–C9.** Dieser „durchlöchert" (perforiert) die Bakterienwände und führt damit zu deren Zellauflösung (Zytolyse).

Zytokine. Zytokine sind Proteine, die vor allem auf Leukozyten, Knochenmarkzellen und Zellen der spezifischen Abwehr wirken. Sie haben damit im unspezifischen und spezifischen Abwehrsystem Bedeutung.

Die für die Abwehr wichtigsten Zytokine sind:

- **Interleukine.** Die mindestens 18 verschiedenen Interleukine werden von unterschiedlichen Zelltypen freigesetzt und wirken im Besonderen auf Lymphozyten. Sie aktivieren diese und fördern deren Vermehrung und Ausreifung
- **Interferone.** Interferone werden vor allem von virusinfizierten Zellen abgegeben und haben unter anderem virus- und wachstumshemmende Funktionen
- **Tumor-Nekrose-Faktoren.** Abgegeben u.a. von Makrophagen und Lymphozyten, wirken Tumor-Nekrose-Faktoren auf verschiedene Zellgruppen. Sie können z.B. Tumorzellen abtöten oder die Phagozytose von Fresszellen stimulieren und damit entzündliche Reaktionen fördern
- **Chemokine.** Chemokine werden von zahlreichen Zellen nach Aktivierung abgegeben. Sie leiten Leukozyten zum Ort einer entzündlichen Reaktion. Dieses Phänomen heißt **Chemotaxis.**

Lysozym. Das Enzym Lysozym (Muraminidase) kann die Wände bestimmter Bakterien zerstören. Es wird von neutrophilen Granulozyten und anderen Zelltypen abgegeben und kommt in zahlreichen Körperflüssigkeiten vor [Abb. 7.2].

7.3 Spezifische Abwehr

Die spezifische Abwehr dient der Erkennung und Abwehr ganz bestimmter Fremdmoleküle (Antigene). Grundlage dieses zielgerichteten Vorgehens sind die T- und B-Lymphozyten [Tab. 7.5] und deren exakt zu den Antigenen passende Abwehrmoleküle (Antikörper). Antikörper kommen dabei sowohl auf den Lymphozyten als auch gelöst in den Körperflüssigkeiten vor.

Wesentliche Voraussetzung für die Unterscheidung fremder von eigenen Strukturen sind die MHC-Moleküle und die Antigenpräsentation.

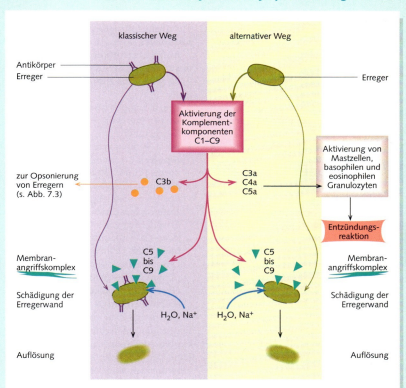

7.4 Klassischer und alternativer Weg der Komplementkaskade

Zelltyp	Funktion
B-Zellen	
B-Lymphozyt	Vorläuferzelle der Plasmazelle
Plasmazelle	Sekretion von Antikörpern
B-Gedächtniszelle	Reserve – B-Lymphozyten nach Antigenkontakt
T-Zellen	
zytotoxischer T-Lymphozyt	Zerstörung von Fremdzellen
T-Helferzellen	Aktivierung und Vermehrung von B-Lymphozyten und zytotoxischen T-Lymphozyten
T-Gedächtniszelle	Reserve – T-Lymphozyten nach Antigenkontakt

7.5 Zellen der spezifischen Abwehr

MHC-Moleküle

MHC-Moleküle (MHC = major histocompatibility complex = Hauptgewebeverträglichkeitskomplex, auch HLA = human leucocyte antigen) sind Proteine auf den Zelloberflächen, die in zwei Klassen vorkommen.

MHC-I-Moleküle sind auf den meisten Zellen zu finden. Sie unterscheiden sich von Mensch zu Mensch und sind für die Erkennung von Fremdzellen wesentlich.

MHC-II-Moleküle sind normalerweise auf Antigen präsentierende Zellen und B-Lymphozyten beschränkt (▶ u.).

Antigenpräsentation

T-Helfer-Zellen (▶ u.) können Fremdmoleküle (Antigene) nicht direkt erkennen, sondern sind darauf angewiesen, dass andere Zellen ihnen die Fremdmoleküle „vorverdaut" anbieten, d. h. **präsentieren.** Anders ist es bei den zytotoxischen T-Zellen (▶ u.). Sie erkennen antigene MHC I-Moleküle von Fremdzellen direkt mit ihrem T-Zellrezeptor (▶ u.).

Antigen-präsentierende Zellen. Zu den Antigen-präsentierenden Zellen zählen vor allem Zellen des monozytären Phagozytensystems (MPS ▶ S. 192), z. B. Makrophagen. Sie phagozytieren Erreger, Fremdzellen bzw. Antigene, bauen diese in Lysosomen ab und präsentieren dann Antigenbruchstücke zusammen mit MHC-II-Molekülen auf ihrer Zelloberfläche [Abb. 7.9]. Diese Kombination kann dann von passenden B-Lymphozyten erkannt werden.

B- und T-Lymphozyten

Entwicklung. Alle Lymphozyten gehen von lymphatischen Knochenmarkstammzellen aus. Diese entwickeln sich zu Vorläuferzellen (▶ auch S. 192). Ein Teil der Vorläuferzellen besiedelt den Thymus und wird zu T-Lymphozyten, künftige B-Lymphozyten reifen im Knochenmark. Thymus und Knochenmark sind **primäre lymphatische Organe** (▶ u.). Dort werden die künftigen B- und T-Lymphozyten während ihrer Reifung mit **Antigenrezeptoren** bestückt und **selektioniert** [Abb. 7.6, 7.7].

Antigenrezeptoren. Bei der Bestückung mit Antigenrezeptoren erhält die Zelle Strukturen zum Anlagern der Antigene:

- Die B-Lymphozyten verankern Antikörper und MHC-II-Moleküle in der Zellmembran
- Bei T-Lymphozyten werden **T-Zellrezeptoren** (= membranständige Antikörper) und **Co-Rezeptoren** in die Membran eingebaut. T-Lymphozyten bedürfen nämlich zum Andocken an Antigen-präsentierende Zellen oder Fremdzellen eines **Co-Rezeptors,** und zwar **CD4** (künftige T-Helferzellen) oder **CD8** (künftige zytotoxische T-Lymphozyten). CD (cluster of differentiation) bezeichnet ein System von Oberflächenmolekülen auf weißen Blutkörperchen (▶ S. 188).

Die riesige Zahl von Antigenrezeptoren für die unterschiedlichsten Antigene entsteht dadurch, dass die beschränkte Zahl der Antigenrezeptor-Gene durch Zerschneiden und Wiederzusammenfügen enorm vergrößert wird.

Selektion. Bei der Selektion werden alle Lymphozyten zerstört, die körpereigene Strukturen und Moleküle als fremd erkennen [Abb. 7.6, 7.7]. Die verbleibenden Lymphozyten besitzen damit nur noch Antigenrezeptoren für Fremdantigene.

Nach Besatz mit Antigenrezeptoren und Selektion, handelt es sich um **immunkompetente Lymphozyten,** die mit Antigenen reagieren können. Sie verlassen Thymus bzw. Knochenmark und gelangen auf dem Blutweg zu den **sekundären lymphatischen Organen** (▶ S. 214). Lymphozyten, die aus einer Vorläuferzelle entstehen, besitzen denselben Rezeptorbesatz und erkennen dasselbe Antigen. Sie bilden eine Familie, d. h. einen **Klon.**

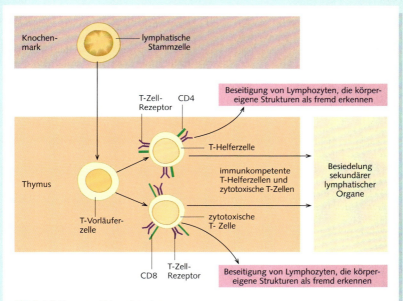

7.6 Entwicklung von T-Lymphozyten

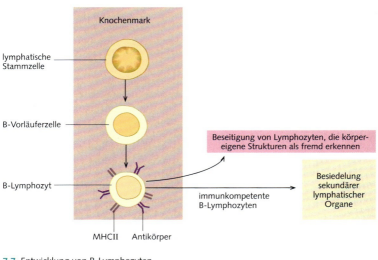

7.7 Entwicklung von B-Lymphozyten

Spezifische zelluläre Abwehr

Die spezifische zelluläre Abwehr wird durch bestimmte **T-Lymphozyten** vermittelt. Folgende Zelltypen werden unterschieden (▶ Tab. 7.5):

T-Helferzellen. T-Helferzellen erkennen mit ihrem T-Zellrezeptor das mittels MHC-II-Molekül angebotene Antigen einer Antigen-präsentierenden Zelle und werden aktiviert. Die aktivierten T-Helferzellen vermehren sich und geben verschiedene, die Abwehrzellen stimulierende Zytokine ab [Abb. 7.9].

Zytotoxische T-Zellen. Zytotoxische T-Zellen (T-Killerzellen) sind die eigentlichen Effektorzellen der spezifischen zellulären Abwehr. Zytotoxische T-Zellen werden aktiviert und zur Vermehrung gebracht durch die Zytokine von bestimmten T-Helferzellen. Zytotoxische T-Lymphozyten erkennen über ihren T-Zellrezeptor die MHC-I-Moleküle von Fremdzellen und schädigen diese. Zum Beispiel setzen sie **Perforine** frei, die die Fremdzellen durchlöchern [Abb. 7.8]. Diese Vorgänge spielen z. B. bei der Abwehr virusinfizierter oder bösartiger Zellen eine große Rolle.

T-Gedächtniszellen. Im Rahmen der Aktivierung und Vermehrung der T-Zellen kommt es außerdem sowohl bei den T-Helferzellen als auch bei den zytotoxischen T-Zellen zur Bildung von **T-Gedächtniszellen,** die bei erneutem Auftreten derselben Fremdzellen sofort reagieren können.

T-Suppressorzellen. Das Immunsystem kann sich auf jeden Fall auch selbst unterdrücken. Ob es aber **T-Suppressorzellen** gibt, die andere Lymphozyten hemmen, oder ob verschiedene Abwehrzellen diese „Bremsfunktion" ausüben, ist unklar.

Spezifische humorale Abwehr

Zweiter Lymphozytentyp sind die **B-Lymphozyten.** Aktivierte B-Lymphozyten differenzieren zu **Plasmazellen**, die Antikörper produzieren. Die Antikörper repräsentieren die spezifische humorale Abwehr (▶ Tab. 7.5).

Bildung von Plasmazellen und Antikörpern. B-Lymphozyten werden durch aktivierte, passende T-Helferzellen stimuliert [Abb. 7.9]. Die stimulierten B-Lymphozyten vermehren sich in den **Sekundärfollikeln** lymphatischer Organe (▶ u.) und heißen hier **Zentroblasten** bzw. **Zentrozyten**. Aus diesem Pool gehen wie bei den T-Zellen **B-Gedächtniszellen** hervor. Die Zentrozyten verlassen die lymphatischen Organe wieder und gelangen auf dem Lymph- und Blutweg ins Bindegewebe der verschiedenen Organe. Hier differenzieren sie zu **Plasmazellen** aus. Diese kehren nicht mehr ins Blut zurück, sondern sezernieren **Antikörper**. Die Antikörper gelangen ins Blut und in andere Körperflüssigkeiten und geben damit dem Körper einen **Immunschutz** gegenüber dem betreffenden Antigen.

Antikörper. Antikörper (Immunglobuline = Ig) lassen sich in fünf Klassen einteilen: **IgG, IgA, IgM, IgD** und **IgE.**

Als Erstreaktion gegenüber Antigenen werden stets die großen IgM-Antikörper gebildet [Abb. 7.11]. Diese großen Moleküle haben etwa zehn Antigen-Bindungsstellen und entsprechend starke Vernetzungsmöglichkeiten. Später werden die viel kleineren IgG-Antikörper gebildet, die häufigsten Antikörper überhaupt [Abb. 7.10].

Antikörper bilden mit dem ihnen entsprechenden Antigen einen Antigen-Antikörper-Komplex, der (evtl. nach Opsonierung mit Komplementkomponenten) von Makrophagen phagozytiert und in deren Lysosomen abgebaut wird. Antikörper sind außerdem als Antigenrezeptoren auf der Oberfläche von Abwehrzellen zu finden. Wichtige Funktionen von Antikörpern sind in Tab. 7.12 zusammengefasst.

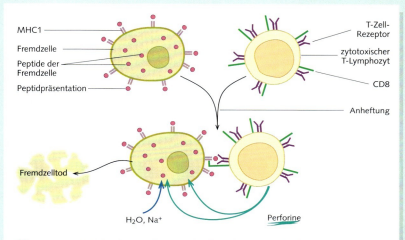

7.8 Spezifische zelluläre Abwehr. Zytotoxischer T-Lymphozyt zerstört Fremdzelle

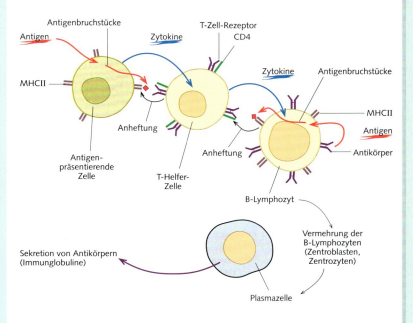

7.9 Spezifische humorale Abwehr. Bildung einer Antikörper sezernierenden Plasmazelle

Immunität und Impfungen

Immunität. Im Rahmen von Infektionen bildet der Körper Gedächtniszellen und Antikörper gegen den Erreger bzw. seine Antigene. Damit besitzt er immunologischen Schutz oder **Immunität** gegen diesen Erreger. Die Immunität bleibt unterschiedlich lang, manchmal (z. B. bei den sog. Kinderkrankheiten) sogar lebenslang, erhalten.

Impfungen. Auch das künstliche Zuführen von abgeschwächten oder toten Erregern, Erregerstücken oder -giften führt zu Antikörperbildung und Immunität. Dieses Vorgehen ist eine **aktive Immunisierung** oder aktive Impfung. Typisches Beispiel ist die Impfung gegen Kinderlähmung.

Bei der **passiven Immunisierung** werden dem Körper Antikörper gegen bestimmte Erreger verabreicht. Da das körpereigene Immunsystem nicht aktiviert wird, besteht der Immunschutz nur solange die verabreichten Antikörper im Organismus vorhanden sind.

Autoimmunreaktion

Bei Autoimmunerkrankungen werden Antikörper gegen körpereigene Strukturen gebildet. Ursache sind beispielsweise virusbedingte Veränderungen körpereigener Strukturen, die dann vom Immunsystem als „fremd" bekämpft werden. In der Regel bleibt der Auslöser aber unklar.

Abwehrschwäche

Bekanntes Beispiel einer erworbenen Abwehrschwäche (Immunschwäche) ist **AIDS** (aquired immunodeficiency syndrome), das durch das **HIV** (humane Immunodefizienzvirus) hervorgerufen wird. Das Virus heftet sich an die CD4-Moleküle von Abwehrzellen (v.a. T-Helferzellen), gelangt in die Zellen und zerstört sie. Da zunehmend Abwehrzellen zerstört werden, resultiert eine Abwehrschwäche mit immer mehr und immer schwereren Infektionen.

Allergien

Allergie bezeichnet in der Regel eine **Überempfindlichkeitsreaktion** des Immunsystems gegenüber bestimmten Antigenen, den **Allergenen.**

Von den **vier Typen allergischer Reaktionen** soll hier nur die **allergische Reaktion vom Typ I** dargestellt werden, die wegen der schnellen Beschwerdeentwicklung auch Soforttyp heißt. Entsprechend veranlagte Menschen bilden nach Kontakt mit bestimmten Antigenen, z. B. Pollen, sehr viel IgE-Antikörper. Diese binden an die Oberfläche von Mastzellen und basophilen Granulozyten. Bei einem erneuten Kontakt mit dem Antigen bildet das Antigen Brücken zwischen benachbarten IgE-Antikörpern, worauf die Mastzellen und basophilen Granulozyten u. a. **Histamin** freisetzen. Histamin führt zur:

- Blutgefäßerweiterung mit Durchblutungszunahme
- Vermehrten Durchlässigkeit von Blutkapillaren, Austritt von Blutflüssigkeit und Ödembildung bzw. Schwellung
- Kontraktion der Bronchialmuskulatur, (Bronchospasmus) mit Atemnot.

Örtlich begrenzt bleibt die allergische Reaktion z. B. beim **Heuschnupfen.** Betrifft die allergische Reaktion aber den ganzen Körper (z. B. nach Bienen- oder Wespenstichen), droht ein starker Blutdruckabfall mit Kreislaufkollaps (**anaphylaktischer Schock**)**,** der sofort behandelt werden muss.

Auf Dauer helfen kann eine **Desensibilisierung:** Dem Allergiker werden die Allergene wiederholt unter die Haut gespritzt. Dadurch werden nicht IgE-, sondern zunehmend IgG-Antikörper gegen die Antigene gebildet. Die IgG fangen bei erneutem Kontakt die Antigene ab und verhindern damit die Antigenbindung an IgE und die Entleerung der Mastzellen und basophilen Granulozyten.

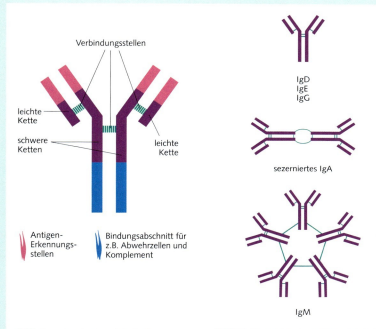

7.10 Bau eines Immunglobulin G

7.11 Strukturmerkmale von Immunglobulinen

Immun-globulinklasse	Anteil am Gesamt-immunglobulin	molekulare Masse	Eigenschaften
IgM	10%	900 000	Komplex aus 5 Immunglobulinen, Erregerbindung, Bildung bei immunologischer Erstreaktion, Komplementaktivierung, opsonierend
IgG	75%	150 000	Hauptklasse von Immunglobulinen im Blut, opsonierend, Komplementaktivierung, Erregerbindung
IgA	15%	160 000	Abgabe in Sekrete (z.B. Speichel, Tränenflüssigkeit), Erregerbindung
IgE	sehr gering	190 000	Bedeutung bei allergischen Reaktionen und Infektion mit Parasiten, führen zur Mastzelldegranulation
IgD	sehr gering	170 000	früher Antigenrezeptor auf B-Lymphozyten

7.12 Bedeutung der verschiedenen Immunglobuline

7.4 Lymphatisches System

Das lymphatische System besteht aus lymphatischen Organen und Geweben sowie Lymphe und Lymphgefäßen. Hauptaufgabe des lymphatischen Systems ist die spezifische Abwehr.

Zu unterscheiden sind:
- Thymus und Knochenmark als **primäre lymphatische Organe/Gewebe**
- Lymphknoten und Milz als **sekundäre lymphatische Organe.** Hinzu kommen die lymphatischen Gewebe der Schleimhäute, das **schleimhautassoziierte lymphatische Gewebe,** z.B. die Mandeln [Abb. 7.22].

Allgemeine Bauprinzipien sekundärer lymphatischer Organe und Gewebe

Sekundär lymphatisches Gewebe besitzt als Grundgewebe **retikuläres Bindegewebe** (▶ S. 62). In seinem Maschenwerk aus Retikulumzellen und retikulären Fasern sind Lymphozyten, monozytäre und dendritische Zellen angesiedelt. **Dendritische Zellen** sind spezielle Antigen-präsentierende Zellen [Abb. 7.15].

B-Region. Die Gebiete des retikulären Bindegewebes, die bevorzugt mit B-Lymphozyten besiedelt sind, heißen B-Regionen. Die B-Lymphozyten sind dort in runden Haufen angeordnet, den **Lymphfollikeln.**

Primärfollikel hatten noch keinen Antigenkontakt. Nach Antigenkontakt werden sie zu **Sekundärfollikeln.** In deren hellem Zentrum (**Keimzentrum**) vermehren sich aktivierte B-Lymphozyten. Es entstehen Zentroblasten und Zentrozyten (▶ o.), die dann außerhalb der Follikel zu Plasmazellen werden. Um das Keimzentrum liegt ein Wall kleiner Lymphozyten, der **Randwall** (Korona ▶ Abb. 7.15).

T-Region. Die außerhalb der Lymphfollikel gelegenen T-Regionen sind v.a. von T-Lymphozyten besiedelt. Ihre Anordnung und Ausprägung sind in den einzelnen Organen unterschiedlich.

Lymphe

Am Anfang der Blutkapillaren wird mehr Flüssigkeit abgepresst als an ihrem Ende wieder aufgenommen. Täglich gelangen so etwa 2 l Flüssigkeit aus den Blutkapillaren in die Zwischenzellräume der Gewebe. Diese **Lymphe** wird über Lymphgefäße ins venöse Blut geleitet (▶ u.).

Die Lymphe enthält als **Blutfiltrat** (Filtration ▶ S. 16) Wasser, Elektrolyte, Plasmaproteine und nach Durchströmen von Lymphknoten Lymphozyten, monozytäre Zellen und vermehrt Immunglobuline. Die Lymphe aus dem Dünndarmbereich enthält zusätzlich resorbierte Fette, die Chylomikronen (▶ S. 274, S. 284).

Lymphgefäße

Lymphkapillaren. Die Lymphe gelangt als Erstes in feinste lückenhafte Endothelröhren, die **Lymphkapillaren.** Sie bilden im ganzen Körper ein dichtes Netz.

Größere Lymphgefäße. Die Lymphkapillaren münden in zunehmend **größere Lymphgefäße.** Ihr Wandbau und der der nachfolgenden Lymphstämme ähneln dem von Venen und enthalten damit eine Media aus glatten Muskelzellen. Deren rhythmische Kontraktionen erlauben zusammen mit Taschenklappen [Abb. 7.16] einen gerichteten Lymphstrom.

Lymphstämme. Aus dem Zusammenfluss größerer Lymphgefäße gehen schließlich **Lymphstämme** hervor, z.B. im Bauchraum drei Lymphstämme aus unteren Extremitäten, Bauch-Becken-Raum und Darm [Abb. 7.13]. Diese drei vereinigen sich auf Höhe des Zwerchfells zur **Lymphzisterne** (Cisterna chyli).

Milchbrustgang. Aus der Lymphzisterne geht der **Milchbrustgang** (Ductus thoracicus, ▶ Abb. 5.20) hervor. Er zieht im hinteren Mediastinum aufwärts und nimmt dabei noch Lymphstämme aus dem linken oberen Körperviertel auf.

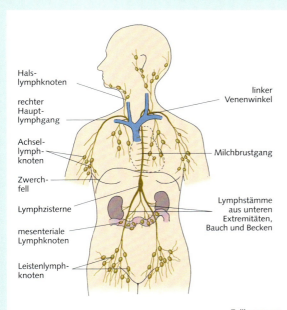

7.13 Große Lymphgefäße und wichtige Lymphknotenstationen

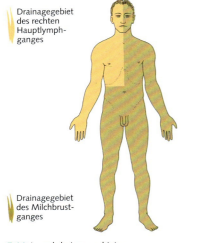

7.14 Lymphdrainagegebiete

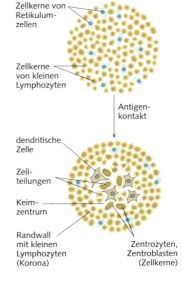

7.15 Bau eines Primärfollikels (oben) und eines Sekundärfollikels (unten)

Linker Venenwinkel. Der Milchbrustgang mündet in den **linken Venenwinkel,** der von innerer Drosselvene und Schlüsselbeinvene gebildet wird [Abb. 7.13]. Damit wird die Lymphe des gesamten Körpers mit Ausnahme des rechten oberen Körperviertels über den Milchbrustgang drainiert [Abb. 7.14].

Rechter Hauptlymphgang. Die Lymphe des rechten oberen Körperviertels sammelt sich ebenfalls in Lymphstämmen und fließt dann über den **rechten Hauptlymphgang** (Ductus lymphaticus dexter) in den rechten Venenwinkel [Abb. 7.13, 7.14].

Lymphknoten

Die in die Lymphgefäße eingebauten Lymphknoten (Nodi lymphoidei) sind immunologische Kontrollstationen für die durchströmende Lymphe [Abb. 7.16].

Dabei sind in den Verlauf eines Lymphgefäßes mehrere Lymphknotenstationen nacheinander eingeschaltet. Der erste Lymphknoten eines Organs oder Gebietes ist der **regionale Lymphknoten.** Lymphknoten dahinter mit Zufluss aus mehreren regionalen Lymphknoten heißen **Sammellymphknoten.**

Von außen tastbar sind vor allem die Lymphknoten in der Leiste [Abb. 7.13]. Die meisten der ca. 300–700 Lymphknoten liegen aber in Becken, Bauch und Mediastinum.

Im Idealfall sind Lymphknoten bohnenförmig, ihr Durchmesser beträgt wenige mm bis über 1 cm. Auf der nach außen gewölbten Seite treten heranführende Lymphgefäße (Vasa afferentia) in den Lymphknoten [Abb. 7.16]. Auf der gegenüberliegenden, eingebuchteten Seite tritt ein abführendes Lymphgefäß (Vas efferens) aus. Außerdem befinden sich hier Blutgefäße.

Feinbau. Von einer äußeren **Bindegewebekapsel** ziehen **Bindegewebetrabekel** nach innen. Das Innere des Lymphknotens gliedert sich von außen nach innen in [Abb. 7.17]:

- **Rinde** aus Sekundärfollikeln – es handelt sich also um eine B-Region
- **Parakortikalzone** (T-Region)
- **Mark,** wo das lymphatische Gewebe in sog. **Marksträngen** [Abb. 7.16, 7.18] angeordnet ist. Häufigste Zellen sind hier Plasmazellen und Makrophagen.

Die Lymphe fließt in einem Spaltraumsystem, den **Sinus** (Rand-, Intermediär- und Marksinus), durch den Lymphknoten. Dort tritt sie mit den Abwehrzellen in Kontakt. Die Marksinus fließen zusammen in das Vas efferens.

Lymphangitis/-adenitis

Gelangen bei Verletzungen Erreger ins Gewebe, können sich die Lymphgefäße dort entzünden. Eine solche Lymphangitis tritt durch rot gefärbte Hautstreifen im Gefäßverlauf in Erscheinung. Dies wird fälschlicherweise auch als „Blutvergiftung" bezeichnet. Erfasst die Entzündung einen Lymphknoten, schwillt dieser schmerzhaft an (Lymphadenitis).

Metastasierung

Aus bösartigen Tumoren verschleppte Zellen gelangen häufig über die Lymphgefäße in die Lymphknoten. Hier bilden sie Tochtergeschwülste, Metastasen.

Lymphödem

Bei Lymphknotenmetastasen oder nach Lymphknotenentfernung, z. B. bei Brustkrebs, kann der Lymphabfluss aus einem Körperabschnitt so beeinträchtigt sein, dass sich die Lymphe vor der Blockade staut und ein Lymphödem entsteht. Vor allem Extremitäten können stark anschwellen.

Lymphome

Lymphome sind bösartige Erkrankungen des lymphatischen Gewebes. Betroffen sind zunächst v.a. Lymphknoten und Milz, später auch andere Organe. Erste Auffälligkeit sind oft vergrößerte, nicht schmerzhafte Lymphknoten.

7 Abwehrsystem und lymphatische Organe

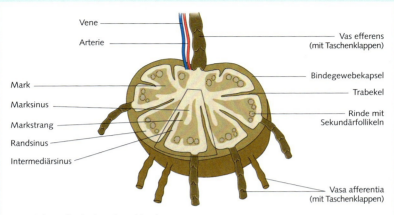

7.16 Schnitt durch einen Lymphknoten

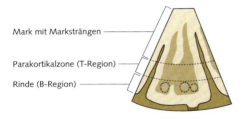

7.17 Gliederung eines Lymphknotens

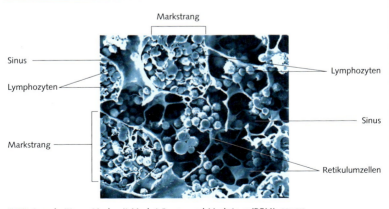

7.18 Ausschnitt aus Mark mit Marksträngen und Marksinus (REM) [C160]

Milz

Die Milz liegt im linken Oberbauch (▶ Abb. 9.35, 9.38), geschützt vom Rippenbogen, unter dem sie normalerweise nicht hervortritt. Die nach außen gewölbte (konvexe) Milzseite grenzt an das Zwerchfell, die nach innen eingebuchtete (konkave) Seite weist zum Magen. Die Milz ist allseits von Peritoneum bedeckt, sie liegt also intraperitoneal (▶ S. 254).

Die Milz (Splen) ist bohnenförmig, etwa 11 cm lang, 7 cm breit, 4 cm dick und 150 g schwer. Der Blutzufluss erfolgt über die **Milzarterie** (A. splenica, A. lienalis), der Blutabfluss über die **Milzvene** (V. splenica, V. lienalis). Beide treten an der **Milzpforte** ein bzw. aus.

Die Milz kontrolliert das sie durchströmende Blut immunologisch. Darüber hinaus beseitigt sie formveränderte und überalterte Erythrozyten („Erythrozytenfriedhof") und dient als Thrombozytenspeicher.

Feinbau. Die Milz wird von einer **Bindegewebekapsel** umgeben, von der aus **Bindegewebebalken** (Milzbalken, -trabekel) ins Innere ziehen und die Milz unvollständig kammern [Abb. 7.19].

Im Inneren besteht die Milz aus **roter** und **weißer Pulpa**:
- Der größte Teil ist rote Pulpa, die ihre rote Farbe durch den Reichtum an Erythrozyten erhält. Diese befinden sich in erweiterten Kapillaren (Sinus) und im Maschenwerk des retikulären Bindegewebes [Abb. 7.20, 7.21]
- Die weiße Pulpa ist die Gesamtheit an lymphatischem Gewebe, das vor allem aus Lymphozytenscheiden um die Arterien und Sekundärfollikeln besteht.

Blutstrom. Die Milzarterie gibt nach Eintritt in die Milz **Balkenarterien** (Trabekelarterien) in die Bindegewebebalken ab [Abb. 7.19, 7.20]. Aus diesen gehen in die Pulpa die **Zentralarterien** hervor. Zentralarterien besitzen im Anfangsabschnitt um sich herum **periarterielle Lymphozytenscheiden** (PALS) aus T-Lymphozyten. Diese sind die T-Regionen der Milz. Zentralarterien und PALS gehen kontinuierlich in Sekundärfollikel über, die B-Regionen.

Die Zentralarterien verzweigen sich schließlich jenseits von PALS beziehungsweise Sekundärfollikeln in **Pinselarteriolen**. Diese gehen in **Hülsenkapillaren** über.

Die an Pinselarteriolen oder Hülsenkapillaren anschließenden **Sinus** sind weitlumige Kapillaren [Abb. 7.20, 7.21]. Ihre Wand besteht aus Endothelzellen, zwischen denen 3–4 µm weite Lücken bestehen. Das Sinusendothel wird außen von ringförmig angeordneten Basalmembranstreifen (Ringfasern) umgeben.

Das Blut aus den Hülsenkapillaren kann:
- In einem **geschlossenen Kreislauf** direkt in die Sinus fließen oder
- Sich durch Wandunterbrechungen in den Gefäßen vor den Sinus in das umgebende retikuläre Grundgewebe mit freien Zellen (z.B. Makrophagen) ergießen (**offener Kreislauf**). Von hier aus müssen die Blutzellen (auch die Erythrozyten) durch die Lücken im Sinusendothel ins Gefäß zurückkehren [Abb. 7.21]. Dazu müssen die Erythrozyten gut verformbar sein. Nicht verformbare, alte oder formveränderte Erythrozyten werden von Makrophagen phagozytiert und abgebaut. Das beim Häm-Abbau entstehende **Bilirubin** erreicht auf dem Blutweg die Leber (▶ S. 284). Das Häm-Eisen wird zunächst in den Fresszellen an **Ferritin** gekoppelt oder als **Hämosiderin** gespeichert oder gelangt sofort an **Transferrin** gebunden mit dem Blut ins Knochenmark.

Die Sinus münden in die **Pulpavenen** und diese in **Balkenvenen**, die sich schließlich zur Milzvene vereinigen.

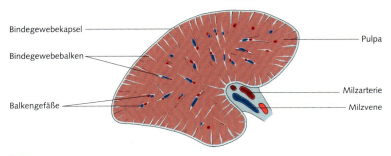

7.19 Schnitt durch die Milz

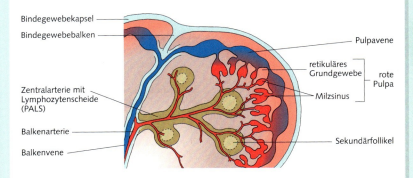

7.20 Innerer Bau der Milz

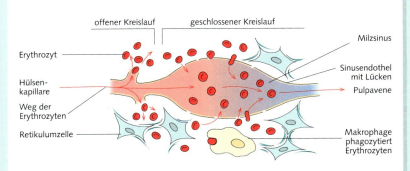

7.21 Offener und geschlossener Kreislauf in der Milz

Formveränderte Erythrozyten

Formveränderte, z. B. kugelige Erythrozyten (▶ S. 186, 188), können im offenen Kreislauf der Milz wegen nicht ausreichender Verformbarkeit nicht in die Sinus zurückkehren. Es werden ständig mehr Erythrozyten als normal phagozytiert. Eine Blutarmut entsteht, genauer eine **hämolytische Anämie** (▶ S. 188).

Milzentfernung

Bei manchen ererbten Erythrozytenverformungen mit sehr ausgeprägten Beschwerden oder bei schweren Milzverletzungen muss die Milz entfernt werden (Splenektomie). Sie ist mit dem Leben vereinbar, das Risiko bestimmter schwerer Infektionen ist aber auf Dauer erhöht.

Schleimhaut-assoziiertes lymphatisches Gewebe

Schleimhaut-assoziiertes lymphatisches Gewebe ist überall im Bindegewebe der Schleimhäute anzutreffen, besonders reichlich im Mund-Rachen-Bereich und im Darm, aber z.B. auch in den Atemwegen.

Es kommen dabei sowohl einzelne Follikel (**Solitärfollikel**) als auch organartige Strukturen wie die **Mandeln** (Tonsillen) und die **Peyer-Plaques** in Dünndarm und Wurmfortsatz vor. Die Sekundärfollikel bilden die B-Region, zwischen diesen liegt die T-Region.

Das lymphatische Gewebe liegt unmittelbar unter dem Oberflächenepithel der Schleimhaut. Dieses **follikel-assoziierte Epithel** besitzt neben normalen Epithelzellen sog. **M-Zellen,** die Antigene von der Schleimhautoberfläche in das lymphatische Gewebe „hinunterreichen". Als Reaktion auf die Antigene werden hier vor allem **IgA-Antikörper** (▶ o.), gebildet, die als **sekretorisches IgA** auf die Epitheloberfläche abgegeben werden. Damit sind alle Schleimhäute nicht nur eine mechanische, sondern auch eine **Immunbarriere** gegenüber Antigenen.

Mandeln

Die Mandeln (Tonsillen) bilden in ihrer Gesamtheit den **lymphatischen Rachenring.** Die Mandeln kontrollieren immunologisch die Atemluft und vorbei gleitende Speisen und Getränke.

Folgende Mandeln werden unterschieden [Abb. 7.22]:

- **Rachenmandel** (Tonsilla pharyngea). Die unpaarige **Rachenmandel** befindet sich am Rachendach in Höhe der rachenwärtigen Öffnung der Nasenhöhle
- **Gaumenmandel** (Tonsilla palatina) Die **Gaumenmandeln** sind auf beiden Seiten am Übergang von der Mundhöhle in den Rachen lokalisiert
- **Zungenmandel** (Tonsilla lingualis). Die unpaarige **Zungenmandel** liegt im Zungengrund.

Außerdem ist beidseits in der seitlichen Rachenwand, vor allem um die Mündung der Ohrtrompete, reichlich lymphatisches Gewebe zu finden, das auch als **Seitenstränge,** Tubenmandeln oder Tonsilla tubaria zusammengefasst wird. Die Oberfläche der Mandeln wölbt sich normalerweise geringradig vor und ist unterschiedlich stark zerklüftet.

Feinbau. Alle Mandeln sind grundsätzlich ähnlich gebaut: Das Oberflächenepithel senkt sich als **Krypten** in das darunter befindliche Bindegewebe [Abb. 7.23]. Unter dem Epithel der Krypten liegen **Sekundärfollikel** (= B-Region), dazwischen unauffällige T-Regionen, die **interfollikuläre Region.**

Das Epithel über den Sekundärfollikeln ist stark ausgedünnt, enthält M-Zellen und ist von freien Zellen des lymphatischen Gewebes, vor allem Lymphozyten, durchsetzt. Das bedeckende Epithel ist bei Gaumen- und Zungenmandel ein mehrschichtiges unverhorntes Plattenepithel, bei der Tonsilla pharyngea respiratorisches Epithel (▶ S. 228) der Luft leitenden Wege.

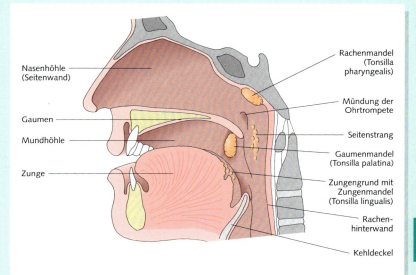

7.22 Lymphatischer Rachenring

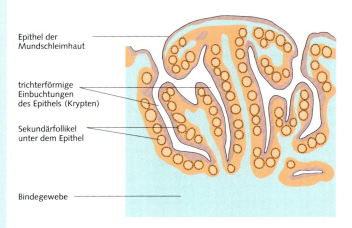

7.23 Feinbau der Gaumenmandel

Mandelentzündung. Das lymphatische Gewebe der Mandeln ist im besonderen Maße Viren und Bakterien ausgesetzt. Entsprechend häufig ist die Mandelentzündung (Angina tonsillaris, Tonsillitis), vor allem der Gaumenmandel. Die Entzündungsreaktion führt zu Rötung, Schwellung und Schmerzen der Mandeln bis hin zum Austritt von Eiter (eitrige Angina).

Polypen. Alle lymphatischen Gewebe sind bei Kindern sehr ausgeprägt. Vor allem aber neigt die Rachenmandel zu verstärkter Wucherung, die als Polypen oder adenoide Vegetationen bezeichnet wird. Das gewucherte Gewebe verlegt die rachenwärtige Öffnung der Nasenhöhle und behindert damit die Nasenatmung. Die Kinder atmen ständig durch den Mund und sprechen näselnd. Dann müssen die Polypen entfernt werden.

Darm-assoziiertes lymphatisches Gewebe

Schleimhaut-assoziiertes lymphatisches Gewebe kommt auch im Darm vor und wird dort zusammenfassend als darm-assoziiertes lymphatisches Gewebe bezeichnet.

Besonders erwähnenswert sind die **Peyer-Plaques** des Dünndarms, bei denen einige wenige bis mehrere Hundert Follikel zu Platten (Plaques) organisiert sind. Die Peyer-Plaques liegen meist auf der dem Mesenterium (▶ S. 274) gegenüberliegenden Seite und können über 10 cm lang sein. Die Peyer-Plaques sind überall im Dünndarm zu finden, vor allem aber im Ileum (▶ S. 274), außerdem im Wurmfortsatz.

Thymus

Im Thymus erfolgt die Prägung von Lymphozyten zu immunkompetenten T-Lymphozyten (▶ o.). Er ist deshalb ebenso wie das Knochenmark (wo die B-Lymphozyten immunkompetent werden) ein primäres lymphatisches Organ. Der Thymus liegt vorne im oberen Mediastinum zwischen Lungen und oberem Herzrand [Abb. 7.24].

Der Thymus entwickelt sich aus dem Keimblatt Endoderm und nicht aus Mesoderm (▶ S. 350). Deshalb besitzt der Thymus im Gegensatz zu sekundären lymphatischen Organen ein Grundgewebe aus fortsatzreichen Epithelzellen, den **Thymusepithelzellen.** Sie bilden ein weiträumiges Maschenwerk, das zahlreiche T-Lymphozyten (**Thymozyten**), aber praktisch keine B-Lymphozyten enthält. Der Thymus ist damit ein **lymphoepitheliales Organ.**

Feinbau. Die zwei ungleich großen **Thymuslappen** sind in eine Vielzahl kleiner **Läppchen** untergliedert, die außen von einer dünnen **Bindegewebekapsel** bedeckt werden [Abb. 7.25]. Aus der Bindegewebekapsel gehen Bindegewebesepten hervor, die in die Rinde ziehen.

Das Thymusinnere ist in eine dunkle **Rinde** und ein helleres **Mark** gegliedert:
- Die Rinde wird durch Bindegewebesepten aus der Kapsel weiter unterteilt. Sie ist sehr dicht mit T-Lymphozyten besiedelt
- Das Mark bildet ein zusammenhängendes, sich verzweigendes Gewebe. Hier herrschen die Thymusepithelzellen vor. Thymusepithelzellen geben Hormone ab, z. B. **Thymosin** und **Thymopoetin**, die die Reifung von T-Lymphozyten zu immunkompetenten Zellen stimulieren. Zwiebelförmige Anordnungen von Thymusepithelzellen heißen **Hassall-Körperchen.** Ihre Bedeutung ist unklar.

Der Thymus ist an Ende des 1. Lebensjahres am größten. Mit zunehmendem Alter bildet sich vor allem die Thymusrinde zurück (**Altersinvolution**) und wird durch Fettgewebe ersetzt. Die Thymusreste reichen jedoch aus, dass bis ins hohe Alter T-Vorläuferzellen (▶ S. 192, S. 208) zu immunkompetenten T-Lymphozyten ausreifen.

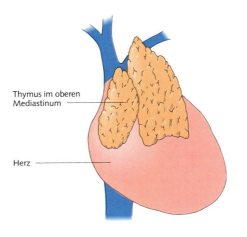

7.24 Thymus eines Jugendlichen

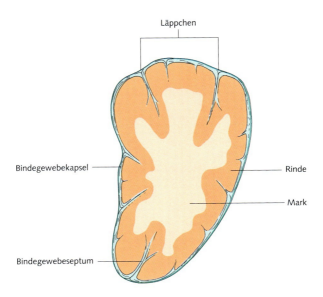

7.25 Schnitt durch einen Lappen des Thymus eines Jugendlichen

7.5 Untersuchungsmethoden

Spezielle Untersuchungsmethoden zur Darstellung von Lymphknoten und Lymphgefäßen sind die Lymphographie und die Lymphszintigraphie. Beide werden heute insgesamt selten durchgeführt.

Lymphographie. Bei der Lymphographie wird Kontrastmittel in ein Lymphgefäß injiziert. Nach einer bestimmten Zeit erfolgen Röntgenaufnahmen zur Darstellung der kontrastmittelhaltigen Lymphgefäße und Lymphknoten. Diese Methode eignet sich u. a. zur Suche nach Lymphknoten, die durch Metastasen verändert sind.

Lymphszintigraphie. Zur Darstellung von Lymphknoten werden radioaktiv markierte Substanzen unter die Haut gespritzt. Nachdem sich diese in den Lymphknoten gesammelt haben, erfolgt deren Darstellung mit einer Gamma-Kamera. Diese Methode wird vor allem zu Verlaufsuntersuchungen krankhaft veränderter Lymphknoten herangezogen.

Wiederholungsfragen

1. Welche Zellen sind an der unspezifischen Abwehr beteiligt? (▶ S. 204)
2. Wodurch werden Erreger opsoniert? (▶ S. 204)
3. Aus wie vielen Proteinen besteht das Komplementsystem? (▶ S. 206)
4. Welche Proteine bilden den Zytolyse-Komplex des Komplementsystems? (▶ S. 206)
5. Welches sind wichtige Vertreter der Zykokine? (▶ S. 206)
6. Welche Bedeutung hat das MHC I-Molekül? (▶ S. 208)
7. Wie entfalten zytotoxische T-Lymphozyten ihre Wirkung? (▶ S. 210)
8. Welche Funktion hat das CD8-Molekül und bei welchen Zellen kommt es vor? (▶ S. 208)
9. Welche Antigen-präsentierenden Zellen gibt es? (▶ S. 208)
10. Was wird mittels MHC II-Molekülen präsentiert? (▶ S. 208)
11. Worin liegt die Bedeutung der T-Helfer-Zellen? (▶ S. 210)
12. Welche Zellen sezernieren Antikörper (Immunglobuline)? (▶ S. 210)
13. Welche Klassen von Immunglobulinen gibt es? (▶ S. 210)
14. Wo werden immunkompetente B- und T-Lymphozyten erzeugt? (▶ S. 208)
15. Wie lässt sich eine allergische Reaktion vom Typ I beschreiben? (▶ S. 212)
16. Welche lymphatischen Organe gibt es? (▶ S. 214)
17. Was ist Schleimhaut-assoziiertes lymphatisches Gewebe? (▶ S. 220)
18. Wo ist die Milz lokalisiert? (▶ S. 218)
19. Aus welchen Körperregionen wird die Lymphe in den Ductus thoracicus (Milchbrustgang) überführt? (▶ S. 214)
20. Wer bildet den lymphatischen Rachenring? (▶ S. 220)
21. Was ist ein Sekundärfollikel? (▶ S. 214)
22. Wie ist ein Lymphknoten gegliedert? (▶ S. 216)
23. Welche Altersveränderungen treten im Thymus auf? (▶ S. 222)

8 Atemsystem

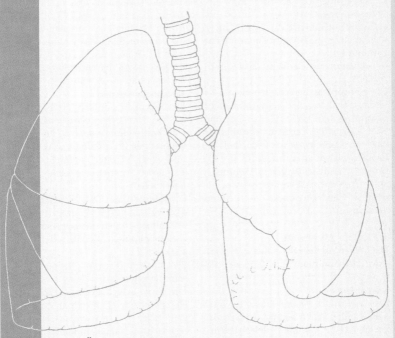

8.1 Übersicht 226
8.2 Obere Atemwege 226
8.3 Untere Atemwege 228
8.4 Lungen 232
8.5 Ventilation (Lungenbelüftung) und Atemmechanik 240
8.6 Alveolärer Gasaustausch 246
8.7 Atmungsregulation 248
8.8 Untersuchungsmethoden 252
Wiederholungsfragen 252

8 Atemsystem

8.1 Übersicht

Das **Atemsystem** oder respiratorische System besteht aus den **Atemwegen** (Luftwegen) innerhalb und außerhalb der Lungen und den **Lungenbläschen** (Alveolen) in den Lungen.

Die Funktionen der Atemwege sind:
- Luftbeförderung bei der Ein- und Ausatmung
- Luftbefeuchtung und -erwärmung
- Reinigung und Kontrolle der Einatmungsluft
- Beteiligung an der Laut- und Stimmbildung.

Die Lungenbläschen dienen dem Gasaustausch: O_2 aus der eingeatmeten Luft gelangt ins Blut und CO_2 aus dem Blut wird ausgeatmet (**äußere Atmung**). O_2 wird in den Mitochondrien bei der Energiegewinnung benötigt (▶ S. 24), wobei CO_2 entsteht (**innere Atmung**).

Das Atemsystem lässt sich in zwei Abschnitte gliedern: **obere** und **untere Atemwege.**

8.2 Obere Atemwege

Die oberen Atemwege umfassen die paarigen **Nasenhöhlen** und **Teile des Rachens.**

Nasenhöhlen

Die Wände der Nasenhöhlen (Cavitates nasi) werden durch Anteile der Schädelknochen (▶ S. 106) und in ihren vorderen Abschnitten durch hyalinen Knorpel gebildet [Abb. 8.2]. Der Boden der Nasenhöhlen ist der Gaumen, er ist gleichzeitig das Dach der Mundhöhle. Zur Mitte hin werden rechte und linke Nasenhöhle durch die knorpelig-knöcherne **Nasenscheidewand** (Septum nasi) getrennt.

Die schrägen seitlichen Wände der Nasenhöhle weisen drei eingerollte Knochenlamellen auf, die **Nasenmuscheln** (Conchae nasales) [Abb. 8.1, 8.2]. Nach ihrer Lage werden **obere, mittlere** und **untere Nasenmuschel** unterschieden.

Unter den Nasenmuscheln befinden sich entsprechend drei **Nasengänge** (Meatus nasi), der **obere, mittlere** und **untere Nasengang.**

Die Nasenhöhlen besitzen je zwei **Öffnungen:** Die äußeren Öffnungen bilden die **Nasenlöcher.** Die hinteren Nasenöffnungen (**Choanen**) öffnen sich in die obere Etage des Rachens (▶ u.).

In die Nasenhöhlen münden außerdem die **Nasennebenhöhlen** [Abb. 8.1, 8.2] und der **Tränennasengang,** der Tränenflüssigkeit von der vorderen Augenoberfläche abführt (▶ S. 466).

Nasennebenhöhlen

Die Nasennebenhöhlen (Sinus paranasales) sind mit Schleimhaut ausgekleidete Knochenhöhlen (▶ auch S. 106). Sie stehen mit den Nasenhöhlen in Verbindung und spielen unter anderem für den Klang der Stimme eine Rolle. Man unterscheidet:

- **Kieferhöhlen** (Sinus maxillares)
- **Stirnhöhle** (Sinus frontalis)
- **Keilbeinhöhlen** (Sinus sphenoidales)
- **Siebbeinzellen** (Cellulae ethmoidales).

Rachen

Der Rachen (Pharynx) ist in drei Abschnitte gegliedert (▶ auch S. 264).

Die obere Etage, der **Nasenrachen** (Naso-, Epipharynx) dient nur der Luftleitung [Abb. 8.3]. An seinem Dach befindet sich die **Rachenmandel** (Tonsilla pharyngea, ▶ S. 220), welche die Atemluft auf Krankheitserreger kontrolliert (▶ auch S. 222). In den Nasenrachen mündet außerdem die **Ohrtrompete** (Eustachii-Röhre, Tuba auditiva), welche zum Mittelohr zieht und dieses belüftet (▶ S. 468).

Im anschließenden **Mundrachen** (Mesopharynx) kreuzen sich Atem- und Speiseweg (▶ S. 264). Die Atemluft gelangt dann über den **Kehlkopfrachen** (Hypopharynx) in den Kehlkopf.

8 Atemsystem

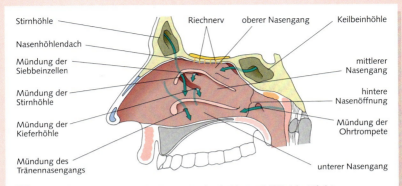

8.1 Nasenhöhle mit Verbindungen zu Nasennebenhöhlen und Mittelohr (Pfeile)

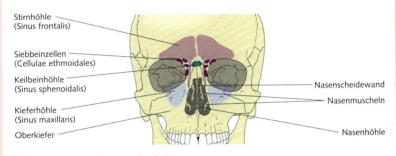

8.2 Nasenhöhlen und Nasennebenhöhlen von vorne

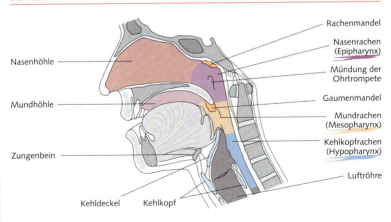

8.3 Etagengliederung des Rachens und Verbindung zur Nasenhöhle

Feinbau der oberen Atemwege

Die Schleimhaut der oberen Atemwege zeigt einige Besonderheiten:

Schleimhautepithel. Kurz hinter den Nasenlöchern geht das verhornte Plattenepithel der Haut in ein mehrreihiges Säulenepithel aus Flimmerepithelzellen und Schleim sezernierenden Becherzellen über (▶ S. 52). Es heißt auch **respiratorisches Epithel,** da es nur in den Atemwegen vorkommt.

Schleimhautbindegewebe. In der Bindegewebeschicht der Schleimhaut liegen **seromuköse Drüsen,** die ebenfalls Schleim abgeben. Der Schleim dient u. a. der Befeuchtung der Einatmungsluft.

Venengeflecht. In der Schleimhaut von Nasenseptum und unteren Nasenmuscheln befinden sich Venengeflechte (Venenplexus). Diese gut durchbluteten Schleimhautpolster sind eine häufige Ursache von Nasenbluten.

Riechschleimhaut. Im oberen Bereich der Nasenhöhle befindet sich die **Riechschleimhaut** oder Regio olfactoria. Hier liegen die Sinneszellen für das Geruchsempfinden (Einzelheiten ▶ S. 450).

Darunter liegende Gewebe. Auf die Schleimhaut folgen nach außen je nach Abschnitt unterschiedliche Gewebe, u. a. Knorpel, Knochen und Muskulatur.

Entzündungen der Nasen- und Nasennebenhöhlenschleimhaut

Zu den häufigsten Erkrankungen des Atemsystems gehört die Entzündung der Nasenschleimhaut, der **Schnupfen** oder die Rhinitis. Häufige Ursachen sind Viren und Allergien (allergische Rhinitis, z. B. beim Heuschnupfen auf Pollen). Die Nasenschleimhaut schwillt an, die Schleimproduktion ist vermehrt, die Nasenatmung behindert.

Mögliche Folge ist eine Beteiligung der Nasennebenhöhlen mit **Nasennebenhöhlenentzündung** (Sinusitis), die sich u. a. durch (zusätzliche) Kopfschmerzen zeigt.

8.3 Untere Atemwege

Die unteren Atemwege umfassen **Kehlkopf, Luftröhre, Hauptbronchien** und **Bronchialbaum** innerhalb der **Lungen.**

Kehlkopf

Der Kehlkopf (Larynx) ist Teil der Halseingeweide. Er umgibt den Abgang der unteren Atemwege und liegt vor dem Kehlkopfrachen (Hypopharynx) [Abb. 8.3]. Unterhalb und seitlich des Kehlkopfs liegt die Schilddrüse.

Binnenraum. Der Binnenraum des Kehlkopfs lässt sich von oben nach unten in drei Etagen gliedern [Abb. 8.4]:

- **Kehlkopfvorhof** (Vestibulum laryngis) zwischen Kehlkopfeingang und **Taschenfalten** (Plicae vestibulares)
- **Kehlkopftasche** (Ventriculus laryngis), eine seitliche Ausbuchtung zwischen den Taschenfalten oben und den **Stimmfalten** (Plicae vocales) unten. Beide Stimmfalten zusammen werden auch **Glottis** genannt. Die Stimmfalten begrenzen die **Stimmritze** (Rima glottidis) und enthalten die **Stimmbänder**
- **Unterer Kehlkopfinnenraum** (Cavitas infraglottica), der Raum unterhalb der beiden Stimmfalten, der nach unten in die Luftröhre übergeht.

Kehlkopfskelett. Der Kehlkopf besteht aus einem Knorpelskelett, das über Gelenke verbunden ist [Abb. 8.5, 8.6]:

- **Kehldeckel** (Epiglottis, Cartilago epiglottica), der beim Schlucken den Eingang in den Kehlkopfvorhof verschließt (Einzelheiten ▶ S. 264)
- **Schildknorpel** (Cartilago thyroidea), der vor allem bei Männern als Adamsapfel bugförmig nach vorne vorsteht
- **Ringknorpel** (Cartilago cricoidea), der wie ein Siegelring (mit der Siegelplatte nach hinten) aussieht
- **Stellknorpel** (Cartilagines arytenoideae), deren Bewegungen die Spannung der an ihnen befestigten Stimmbänder regulieren.

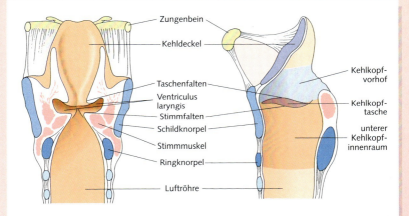

8.4 Längsschnitte durch den Kehlkopf, Ansicht von hinten (links) und von der Seite (rechts)

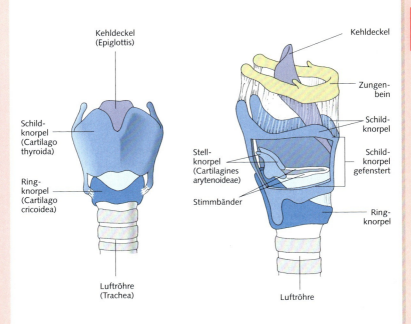

8.5 Kehlkopfskelett von vorne

8.6 Zungenbein und knorpeliges Kehlkopfskelett (Schildknorpel gefenstert)

Kehlkopfmuskulatur. Am Kehlkopfskelett setzt Skelettmuskulatur an. Diese besteht vor allem aus der sog. **inneren Kehlkopfmuskulatur** und beeinflusst Stellung und Spannung der Stimmbänder. Dadurch wird der Eingang in die Luftröhre unterschiedlich weit gestellt. Auch ist die Anspannung der Stimmbänder für deren Tonerzeugung entscheidend.

Von den zahlreichen Kehlkopfmuskeln soll nur derjenige erwähnt werden, der als einziger Muskel die Stimmritze öffnet, der **Stimmritzenöffner** oder M. cricoarytenoideus posterior. Dieser wird klinisch kurz als „Posticus" bezeichnet.

Feinbau. Der Binnenraum des Kehlkopfs wird von einer Schleimhaut mit respiratorischem Epithel (▶ o.) ausgekleidet. Ausnahme sind die Stimmfalten, die aufgrund ihrer mechanischen Beanspruchung bei der Stimmbildung von einem mehrschichtigen unverhornten Plattenepithel (▶ S. 52) bedeckt sind.

Stimm- und Lautbildung

Stimmbildung (Phonation). Für die Stimmbildung sind die Stimmbänder von entscheidender Bedeutung [Abb. 8.7]. Sie werden durch den Luftstrom beim Ausatmen in Schwingungen versetzt:

- Durch die unterschiedliche Anspannung der Stimmbänder werden die Frequenz der Schwingungen und damit die Höhe des Tons bestimmt. Der Frequenzumfang der Stimme beträgt ca. 40 bis über 2000 Hertz
- Die Lautstärke hängt von der Stärke des Luftstroms ab.

Lautbildung. Die Laut- oder Sprachbildung [Abb. 8.8] erfolgt nach der Tonerzeugung im Kehlkopf vor allem über Rachen, Mund- und Nasenhöhle. Für die Lautbildung sind u. a. die Lippen, die Zunge, der Gaumen und die Stellung der Zahnreihen von entscheidender Bedeutung.

Luftröhre und Hauptbronchien

Die Luftröhre (Trachea) ist ein 10–12 cm langes, elastisches Rohr [Abb. 8.9]. Sie beginnt am Ringknorpel, zieht durch die obere Thoraxöffnung in den Brustraum und endet im oberen Mediastinum in der **Luftröhrenaufzweigung** (Bifurcatio tracheae), wo sie in den rechten und linken **Hauptbronchus** (Bronchus principalis) übergeht. Die Hauptbronchien ziehen in rechte und linke Lunge, wo sie sich weiter gabeln (▶ u.). Der rechte Hauptbronchus verläuft steiler als der linke.

Feinbau. Die Luftröhre wird ausgekleidet von einer Schleimhaut mit respiratorischem Epithel (▶ o.), das Schleimdrüsen enthält [Abb. 8.10]. Die Flimmerhaare schlagen stets rachenwärts und befördern Schleim und darin haftende Teilchen, z. B. Staub, in Richtung Rachen, wo er verschluckt wird.

Unter der Schleimhaut wird die Luftröhrenwand durch 16–20 hufeisenförmige **Knorpelspangen** verstärkt, die nach hinten offen sind. Hier wird die Wand durch glatte Muskulatur und Bindegewebe verschlossen [Abb. 8.10]. Zwischen den Knorpelspangen befinden sich elastische Bänder.

Die Hauptbronchien sind ähnlich gebaut wie die Luftröhre [Abb. 8.9].

Husten

Gelangen größere Fremdkörper in Luftröhre und Bronchien oder hat sich Schleim angesammelt, wird durch die Schleimhautreizung ein **Hustenreflex** ausgelöst. Die Ausatmungsluft wird gegen die geschlossene Stimmritze gepresst. Durch plötzliches Öffnen der Stimmritze werden Fremdkörper bzw. Schleim mit dem Ausatmungsstrom in Richtung Mundhöhle mitgerissen.

Bronchialbaum innerhalb der Lungen

Die weiteren Aufzeigungen des Bronchialbaumes werden im Zusammenhang mit den Lungen dargestellt (▶ u.).

8 Atemsystem

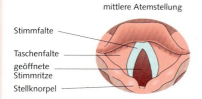

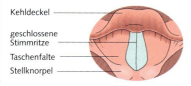

8.7 Stimmritze (Einblick in den Kehlkopf von oben)

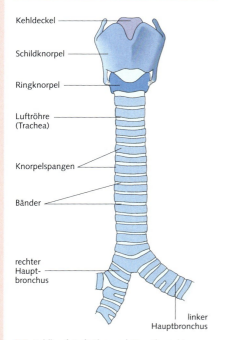

8.9 Kehlkopf, Luftröhre und Hauptbronchien

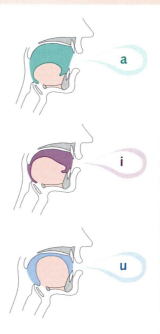

8.8 Zunge, Lippen und Mund beim Sprechen der Vokale a, i und u [B159]

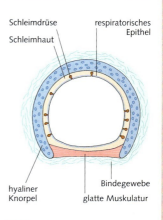

8.10 Luftröhre in Höhe einer Knorpelspange (Querschnitt)

8.4 Lungen

Die Lungen (Pulmones) liegen im Brustkorb [Abb. 8.11]. Jede Lunge grenzt zur Mitte hin an das Mediastinum, nach unten an das Zwerchfell und wird vorne, seitlich und hinten von den Rippen umgeben. Die **Lungenspitze** ragt aus der oberen Brustkorböffnung.

Aufbau der Lunge
Jede Lunge besteht aus [Abb. 8.14]:
- **Lappen** (Lobi). Die rechte Lunge hat drei, die linke zwei Lappen. Die Lappen sind durch Einschnitte, **Fissuren,** voneinander getrennt
- **Segmente.** Die Lappen sind weiter untergliedert in Segmente, die durchnummeriert werden. Die rechte Lunge hat zehn, die linke meist neun (gelegentlich zehn) Segmente
- **Läppchen** (Lobuli) und **Acini.**

Lungenhilum
Zum Mediastinum hin befindet sich das **Lungenhilum.** Hier treten auf jeder Seite folgende Strukturen in die Lunge ein bzw. aus ihr heraus [Abb. 8.12]:
- Hauptbronchus
- Lungenarterie (A. pulmonalis) ▶ Abb. S. 171
- Lungenvenen (Vv. pulmonales) ▶ Abb. S. 177

Diese Strukturen werden zusammen als **Lungenwurzel** bezeichnet. Außerdem sind am Hilum Lymphknoten zu finden.

Brustfell
Jede Lunge ist von einer dünnen serösen Haut bedeckt, die fest mit dem Lungengewebe verwachsen ist und auch in die Fissuren hineinzieht. Sie wird als **Lungenfell** (Pleura visceralis) bezeichnet [Abb. 8.13]. Das Lungenfell geht am Lungenhilum in das **Rippenfell** (Pleura parietalis, Pleura costalis) über, das das Mediastinum, die Brustwand und das Zwerchfell überkleidet. Die beiden Pleurablätter werden zusammen als **Brustfell** (Pleura) bezeichnet.

Zwischen den beiden Pleurablättern befindet sich der **Pleuraspalt,** ein sehr dünner (sog. kapillärer) Spalt, der von einem Flüssigkeitsfilm ausgefüllt ist. Aufgrund der elastischen Rückstellkraft der Lungen, die hilumwärts gerichtet ist, herrscht in dem Spalt ein Unterdruck, der dazu führt, dass die Lungen den Thoraxbewegungen beim Ein- und Ausatmen folgen müssen, sich also ausdehnen und wieder zusammenziehen (▶ S. 240).

Pneumothorax
Beispielsweise bei einer Brustwandverletzung kann von außen Luft in den Pleuraspalt eindringen. Dadurch wird der hier normale Unterdruck ausgeglichen, die Lunge zieht sich in Richtung Hilum zusammen und trägt nur noch wenig oder gar nicht mehr zum Gasaustausch bei. Hauptbeschwerden des Patienten sind Atemnot und Schmerzen im Brustkorb.
Funktioniert die Lufteintrittsstelle dabei wie ein Ventil, so gelangt die Luft beim Einatmen zwar in den Brustkorb, aber nicht mehr hinaus. Dieser **Spannungspneumothorax** ist lebensbedrohlich, weil die kranke Seite „aufgepumpt" und dadurch die gesunde Lunge so zur Gegenseite verlagert wird, dass auch hier der Gasaustausch beeinträchtigt wird.

Brustfellentzündung
Die **Brustfellentzündung** oder Pleuritis ist z. B. Komplikation einer Lungenentzündung. Sie geht mit Fieber, Atemnot und atemabhängigen Brustschmerzen einher.
Mögliche Spätfolgen durch Narbenbildung während der Heilung sind **Pleuraverwachsungen,** welche die Atmung auf Dauer einschränken können.

Pleuraerguss
Beim Pleuraerguss sammelt sich Flüssigkeit zwischen den Pleurablättern an, meist infolge einer Lungen- oder Herzerkrankung. Ein Pleuraerguss kann durch Punktion des Pleuraspalts beseitigt werden.

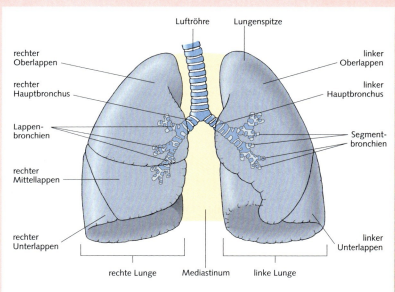

8.11 Lungen

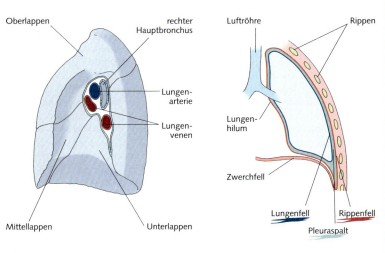

8.12 Innenseite der rechten Lunge mit Lungenhilum [E260]

8.13 Pleuraverhältnisse

Bronchialbaum innerhalb der Lungen

Rechter und linker Hauptbronchus verzweigen sich in immer dünner werdende Bronchien. Diese bilden den Bronchialbaum, ein Luft leitendes Röhrensystem. Die Gliederung des Bronchialbaumes entspricht dabei dem oben dargestellten Aufbau der Lunge [Abb. 8.14, 8.17]:

Lappenbronchien. Die aus den Hauptbronchien hervorgehenden Lappenbronchien versorgen die Lungenlappen. Entsprechend hat die rechte Lunge drei, die linke Lunge zwei Lappenbronchien.

Die Wand der Lappenbronchien besteht von innen nach außen aus [Abb. 8.15]:
- Einer Schleimhaut mit respiratorischem Epithel (▶ o.). Das unter dem Epithel liegende Schleimhautbindegewebe enthält **Bronchialdrüsen** (Gll. bronchiales), die ihr Sekret auf die innere Oberfläche abgeben
- Einer Muskelschicht aus mehr oder weniger ringförmig verlaufender glatter Muskulatur
- Vereinzelte Knorpelblättchen in Bindegewebe eingebettet.

Wie die Wände des gesamten Bronchialbaums enthält auch die Wand der Lappenbronchien reichlich elastisches Material, was zur hohen Eigenelastizität und Rückstellkraft der Lunge beiträgt.

Segmentbronchien. Aus den Lappenbronchien entspringen die Segmentbronchien der Lungensegmente.

Der Wandaufbau der Segmentbronchien gleicht dem der Lappenbronchien.

Bronchioli. Bronchioli sind feine Bronchialäste (Durchmesser < 1 mm). Ihre Endverzweigungen sind die **Endbronchioli** (Bronchioli terminales), die einen Acinus versorgen. Diese geben die **Bronchioli respiratorii** ab, mit denen der rein leitende Teil des Bronchialbaumes aufhört und der respiratorische Abschnitt beginnt.

Bronchioli [Abb. 8.16] werden durch einfaches (einreihiges) Flimmerepithel ausgekleidet. Mit zunehmenden Aufzweigungen werden die Becherzellen weniger und fehlen schließlich. Unter dem Epithel liegt eine relativ dicke Muskelschicht, über die die Lichtung weit oder, z.B. bei Bronchialasthma (▶ u.), sehr eng gestellt werden kann. Knorpel ist nicht mehr vorhanden.

Alveolargänge. Die Bronchioli respiratorii münden in **Alveolargänge** (Ductus alveolares). Der Alveolargang besitzt keine eigene Wand. Vielmehr wird der Alveolargang von dicht stehenden Alveolen gesäumt, die sich in ihn öffnen und seine Wand bilden [Abb. 8.18].

Akute Bronchitis/Bronchiolitis

Bronchitis und Bronchiolitis sind häufige, akute Entzündungen der Atemwege und meist durch Viren bedingt. Hauptbeschwerden sind Husten und Auswurf durch die vermehrte Schleimproduktion.

Chronische Bronchitis

Bei der chronischen Bronchitis bestehen vermehrte Schleimsekretion, Husten und Auswurf während je mindestens drei Monaten zweier aufeinander folgender Jahre. Häufigste Ursache ist Rauchen („Raucherbronchitis"). Die Schadstoffe im Zigarettenrauch führen u. a. zu einer Störung der Kinozilien, einer Vermehrung der Schleim bildenden Becherzellen und einer Entzündung. Schließlich entwickeln sich unumkehrbare Wandveränderungen der Bronchien und Bronchioli.

Bronchialkarzinome

Bronchial- oder Lungenkarzinome sind häufige, vom Epithel der Bronchialschleimhaut ausgehende bösartige Tumoren und in über 90% der Folge des Rauchens. Zu Beschwerden kommt es meist erst spät, oft sind dann schon Metastasen (Tochtergeschwülste) vorhanden.

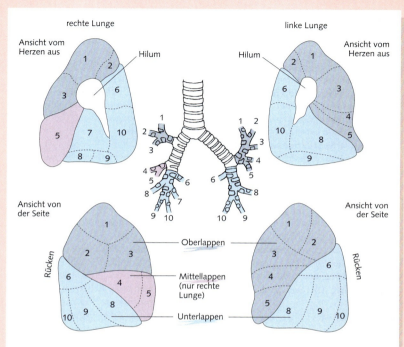

8.14 Lungenlappen und -segmente, Haupt-, Lappen- und Segmentbronchien (Zahlen = Segmentbezeichnung)

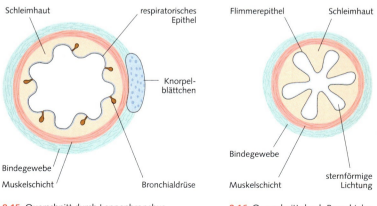

8.15 Querschnitt durch Lappenbronchus

8.16 Querschnitt durch Bronchiolus

Asthma bronchiale

Asthma bronchiale ist durch anfallsweise Atemnot mit erschwerter Ausatmung und Lungenblähung gekennzeichnet. Diese sind durch eine krampfartige Kontraktion der Bronchialmuskulatur, eingedickten Schleim und eine geschwollene Schleimhaut bedingt. Eine solche durch Verengung der Atemwege bedingte Lungenfunktionsstörung heißt auch **obstruktive Ventilationsstörung** (Ventilation = Lungenbelüftung, ▶ auch S. 240).

Allergisches und nicht allergisches Asthma bronchiale. Das nicht allergische Asthma kann durch Infekte, Stäube, kalte Luft oder Anstrengung ausgelöst werden. Beim allergischen Asthma handelt es sich um eine IgE-vermittelte Entzündung, die vor allem durch Histamin aus Mastzellen zustande kommt (▶ S. 212). Häufige Allergene sind Pollen und Stäube.

Bronchiektasien

Bei erworbenen Bronchiektasien ist die Wand der mittleren und kleinen Bronchien aufgrund von lang andauernden Entzündungen verändert. Die Bronchien sind abschnittsweise erweitert und wandinstabil und neigen zu verengenden Narbenbildungen. Typisch ist Husten mit mehr oder weniger Auswurf.

Auch bei der zystischen Fibrose oder **Mukoviszidose** kommt es neben einer Funktionseinschränkung der Bauchspeicheldrüse (▶ S. 286) zu Bronchiektasien. Aufgrund eines genetischen Defekts (▶ S. 42) wird in exokrinen Drüsen wie z. B. den Bronchialdrüsen ein zu zähflüssiges Sekret gebildet. Dies führt zu einem Sekretstau mit abschnittsweisen Bronchialerweiterungen, chronischer Bronchitis und wiederkehrenden Lungenentzündungen (▶ u.). Die Betroffenen werden meist nur um die 40 Jahre alt, Hauptodesursache ist die nachlassende Leistungsfähigkeit der Lungen.

Alveolarsäckchen

Die **Alveolarsäckchen** (Sacculi alveolares) sind traubenförmige Aggregate, wobei jede Einzeltraube einem Lungenbläschen (Lungenalveole oder kurz **Alveole**) entspricht [Abb. 8.18]. Die Alveolarsäckchen eröffnen sich wie die einzeln stehenden Alveolen in die Alveolargänge (▶ o.). Die Alveolaren sind die Orte des Gasaustauschs.

Alveolen

Die Alveolen verleihen der Lunge eine schwammartige Konsistenz und machen volumenmäßig den größten Anteil der Lunge aus: Beide Lungen haben zusammen 300–400 Millionen Alveolen, wobei jede Alveole einen Durchmesser von etwa 250 µm hat.

Die innere Oberfläche der Alveolen wird von **Alveolarepithel** ausgekleidet.

Alveolarepithel. Das Alveolarepithel besteht aus zwei Zelltypen. Sie bilden durch abdichtende Zellkontakte einen geschlossenen Zellverband [Abb. 8.19]:

- Platte, dünn ausgezogene **Alveolardeckzellen** (Pneumozyten Typ I) machen den größten Teil aus und haben vornehmlich eine bedeckende Funktion
- Kubische **Nischenzellen** (Pneumozyten Typ II) kommen in geringerer Anzahl vor. Sie sezernieren eine oberflächenaktive Substanz, den **Surfactant**.

Zusätzlich liegen auf dem Epithel einzelne Fresszellen, die **Alveolarmakrophagen.** Sie beseitigen bis in die Alveolen vorgedrungene Stäube und Krankheitserreger.

Surfactant. Surfactant besteht vor allem aus Phospholipiden (▶ S. 12), die auf der inneren Oberfläche der Alveole einen dünnen Film bilden. Dieser Film setzt die Oberflächenspannung der Alveolen herab und verhindert deren Kollabieren. Im Surfactant kommen auch Proteine vor, die diesen stabilisieren und u. a. als Opsonine (▶ S. 204) wirken.

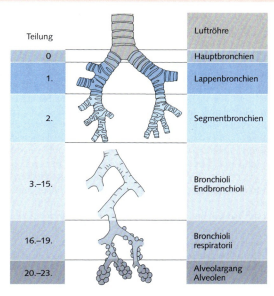

8.17 Aufteilung des Bronchialbaums bis zu den Alveolen

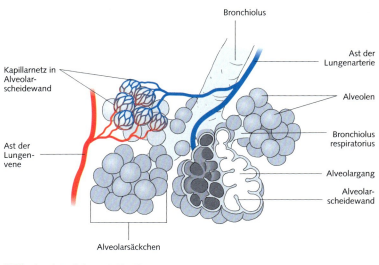

8.18 Alveolarsäckchen mit Alveolen

Alveolarscheidewände. Zwischen den Alveolen befinden sich feine Wände, die **Alveolarscheidewände** oder Interalveolarsepten.

Die Alveolarscheidewände werden von Alveolarepithel bedeckt. Im Inneren enthalten sie wenig Bindegewebe mit elastischen Fasern, in denen die Kapillaren des Lungenkreislaufs eingebettet sind [Abb. 8.19].

Blut-Luft-Schranke
Beim Gasaustausch müssen O_2 und CO_2 somit folgende Schichten durchdringen:
- Surfactant
- (Dünne) Alveolardeckzellen
- Basalmembran
- Dünnes, geschlossenes Endothel der Blutkapillare.

Sie bilden die Blut-Luft-Schranke [Abb. 8.19, 8.20]. Im Mittel ist diese Barriere 0,6 µm dick. O_2 und CO_2 können leicht durch diese Barriere diffundieren.

Atelektasen
Atelektasen sind kollabierte, luftarme oder luftfreie Alveolen, die somit nicht mehr am Gasaustausch teilnehmen.
Häufige Ursache bei Frühgeborenen ist ein Surfactantmangel, so dass sich die Alveolen nicht ausdehnen können. Dies führt zu einem **Atemnotsyndrom.** Mögliche Ursache bei Erwachsenen ist eine Bronchusverlegung (etwa bei Bronchialkarzinom), infolge derer in den dazugehörigen Alveolen die Luft resorbiert wird.

Lungenödem
Lungenödem bedeutet einen Übertritt von Blutflüssigkeit vor allem in die Lungenalveolen, die von dieser schließlich erfüllt werden [Abb. 8.21]. Häufigste Ursache ist eine Herzleistungsschwäche (▶ S. 166). Durch den Blutrückstau steigt der hydrostatische Druck in den Lungenkapillaren und Blutflüssigkeit tritt aus (Transsudat).
Da die befallenen Alveolen nicht mehr am Gasaustausch teilnehmen, treten Atemnot und Blauverfärbung der Haut und Schleimhaut (**Zyanose**) auf, gut erkennbar z. B. an den Lippen.

Lungenemphysem
Beim Lungenemphysem (**Lungenüberblähung**) wird das Lungenbindegewebe v.a. zwischen den Alveolen abgebaut, sodass die einzelnen Alveolen zu größeren **Blasen** und Säckchen verschmelzen [Abb. 8.21]. Die Ursachen sind zahlreich, z. B. eine chronische Bronchitis.
Da auch die Kapillaren der Lungenbläschenscheidewände verloren gehen, steigt der Blutdruck in den Lungenarterien. Es entsteht eine **Rechtsherzbelastung** und schließlich ein Cor pulmonale (▶ u.). Außerdem kommt es durch den Schwund an Alveolen zu einer Abnahme der Gasaustauschfläche und damit Atemnot. Beim Vollstadium sieht der Thorax außerdem fassförmig aus (**Fassthorax).**

Cor pulmonale
Eine Drucksteigerung in den Lungengefäßen bedeutet eine Druckbelastung (▶ S. 154) für die rechte Herzkammer, die stärker pumpen muss, um das Blut vorwärts zu treiben. Die daraus resultierenden Herzveränderungen mit Herzleistungsschwäche werden als Cor pulmonale zusammengefasst. Ein akutes Cor pulmonale wird häufig durch Lungenembolien ausgelöst (▶ u.), ein chronisches z. B. durch ein Lungenemphysem.

Lungenentzündung
Lungenentzündungen oder Pneumonien sind akute oder chronische Entzündungen der Alveolen und Lungenbläschenscheidewände. Sie werden z. B. durch Bakterien, Viren und Pilze ausgelöst.
Befällt eine bakterielle Entzündung einen ganzen Lungenlappen, dann ist dies eine Lappen- oder **Lobärpneumonie.** Verläuft sie herdförmig, so ist es eine **Bronchopneumonie.**
Hauptbeschwerden sind Fieber, Husten, Auswurf und evtl. Brustschmerzen.

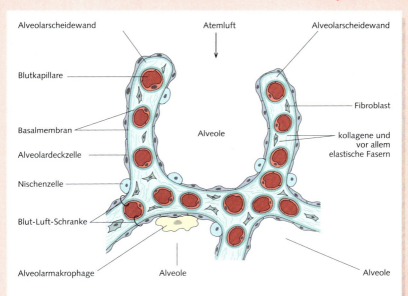

8.19 Schnitt durch Alveole und Alveolarscheidewand

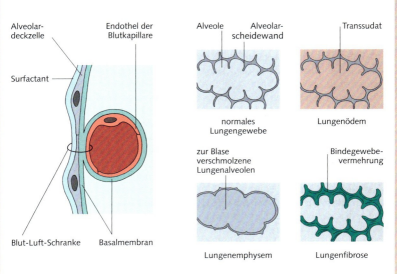

8.20 Bestandteile der Blut-Luft-Schranke

8.21 Schnitt durch Alveolargewebe der gesunden Lunge und bei einigen Lungenerkrankungen

Lungenfibrose

Ursache einer Lungenfibrose sind chronische Entzündungen der Lungenbläschenscheidewände durch Krankheitserreger oder eingeatmete Stäube.

Die chronische Entzündung führt zu einer Bindegewebevermehrung in den Lungenbläschenscheidewänden. Dadurch wird die Blut-Luft-Schranke dicker und die Fläche für den Gasaustausch kleiner [Abb. 8.21].

Eine Lungenfibrose zeigt sich vor allem durch Atemnot, schnelle Atmung und Zyanose.

Die Lungenfibrose zählt zu den **restriktiven Ventilationsstörungen** (▶ S. 244).

Lungengefäße

Die Lunge hat zwei Blutgefäßsysteme:
- Mit dem Bronchialbaum verzweigen sich die **Lungenarterien,** die zum Lungenkreislauf gehören. Die Lungenarterien umspinnen mit ihren feinsten Ästen, den Lungenkapillaren, die Lungenalveolen [Abb. 8.18]. Sie dienen dem Gasaustausch. Die **Lungenvenen** folgen nicht dem Bronchialbaum
- Den Bronchialbaum begleiten außerdem feine **Bronchialarterien.** Diese entspringen aus der Aorta oder den Zwischenrippenarterien, sind also Arterien des Körperkreislaufs, und dienen der Eigenversorgung der Bronchialwände. Das Blut wird über die **Bronchialvenen** in die Lungenvenen oder Venen des Körperkreislaufs geleitet.

Lungenembolie

Insbesondere bei einer Bein- oder Beckenvenenthrombose können sich Teile des Gerinnsels lösen und über den venösen Blutstrom in den rechten Herzabschnitt gespült werden. Von dort gelangen sie in die Lungenarterien und verschließen diese in unterschiedlichem Ausmaß. Eine solche Lungenembolie kann bei Verlegung großer Gefäße unmittelbar zum Tod führen.

8.5 Ventilation (Lungenbelüftung) und Atemmechanik

Ventilation

Ventilation bezeichnet die Belüftung der Lungen durch Einatmung (Inspiration), und Ausatmung (Exspiration). Die Ventilation ist eine der Voraussetzungen für den Gasaustausch.

Maßgeblich für Ein- und Ausströmen der Luft ist ein Druckgefälle zwischen Atemwegen und Außenluft, das durch Bewegungen des Thorax und der Lungen bei Ein- und Ausatmung erzeugt wird.

Einatmung. Bei der Einatmung vergrößert sich der Thoraxbinnenraum durch zwei Mechanismen, die meist kombiniert ablaufen [Abb. 8.22]:
- Hebung der Rippen bei der Brustatmung (▶ S. 118)
- Abflachen des Zwerchfells bei der Zwerchfellatmung (▶ S. 120).

Die Lungen haften infolge des Unterdrucks im Pleuraspalt (▶ S. 232) an der inneren Thoraxwand. Da die Flüssigkeit im Pleuraspalt nicht dehnbar ist, übertragen sich Bewegungen des Thorax auf die Lungen, gleichzeitig erlaubt der Flüssigkeitsfilm ein reibungsloses Gleiten der Lungen an der Thoraxwand. Bei der Einatmung vergrößern sich die Lungen also mit dem Brustkorb. Als Folge nimmt der Druck in ihnen ab (▶ auch S. 244), und O_2-reiche, CO_2-arme Luft strömt von außen in die Atemwege bis in die Alveolen.

Ausatmung. Bei der Ausatmung senken sich umgekehrt die Rippen, und das Zwerchfell wird aufgrund seiner Erschlaffung angehoben [Abb. 8.22]. Außerdem ist die Lunge aufgrund ihrer elastischen Rückstellkräfte bestrebt sich zusammenzuziehen. Somit verkleinern sich Thoraxbinnenraum und Lungenvolumen. Das Druckgefälle kehrt sich um, sodass O_2-arme und CO_2-reiche Luft aus den Atemwegen nach außen strömt.

Einatmung

Ausatmung

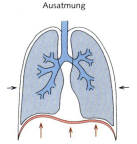

Das Zwerchfell kontrahiert sich, die
Zwerchfellkuppeln werden abgesenkt

Das Zwerchfell entspannt sich, die
Zwerchfellkuppeln werden angehoben

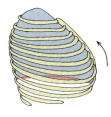

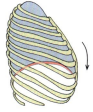

Die äußeren Zwischenrippenmuskeln
kontrahieren sich und heben den Brustkorb
an. Das Thoraxvolumen nimmt zu

Die inneren Zwischenrippenmuskeln
kontrahieren sich und senken den Brustkorb.
Das Thoraxvolumen nimmt ab

8.22 Bewegungen von Brustkorb und Lungen bei der Atmung

Atemzugvolumen	x	Atmungsfrequenz	=	**Atemzeitvolumen**
500 ml	x	14 / min	=	7 l / min

−

2 x Körpergewicht (kg) in ml	x	Atemfrequenz	=	**Totraumventilation**
2 x 75 ml	x	14 / min	=	2,1 l / min

=

Atemzeitvolumen	−	Totraumventilation	=	**alveoläre Ventilation**
7 l / min	−	2,1 l / min	=	4,9 l / min

8.23 Atmungsgrößen (Ventilationsgrößen)

Lungen- und Atemvolumina

Nach einer normalen Ausatmung befinden sich die Lungen in der **Atemruhelage**. Erfolgt aus dieser Lage eine normale Einatmung, so wird das dabei beförderte Luftvolumen als **Atemzugvolumen** bezeichnet.

Es kann jedoch sowohl mehr als „normal" ein- als auch ausgeatmet werden. Allerdings kann trotz stärkster Ausatmung die Luft in den Lungen nicht vollständig ausgeatmet werden.

Definitionsgemäß werden zusammengesetzte Lungen- bzw. Atemvolumina als **Kapazitäten** bezeichnet. Damit ergeben sich [Abb. 8.25]:

- **Atemzugvolumen:** Luftvolumen, das aus der Atemruhelage bei einer normalen Einatmung eingeatmet wird
- **Inspiratorisches Reservevolumen:** zusätzliches Einatemvolumen nach einer normalen Einatmung
- **Exspiratorisches Reservevolumen:** zusätzliches Ausatmungsvolumen nach einer normalen Ausatmung
- **Residualvolumen:** nach maximaler Ausatmung in den Lungen verbleibendes Luftvolumen
- **Vitalkapazität:** Luftvolumen, das nach maximaler Einatmung höchstens ausgeatmet werden kann (▶ unten)
- **Inspirationskapazität:** Luftvolumen, das nach einer normalen Ausatmung maximal eingeatmet werden kann (= Atemzugvolumen + inspiratorisches Reservevolumen)
- **Funktionelle Residualkapazität**: Luftvolumen, das nach einer normalen Ausatmung noch in der Lunge vorhanden ist (= exspiratorischem Reservevolumen + Residualvolumen)
- **Totalkapazität**: Luftvolumen, das nach einer maximalen Einatmung in den Lungen enthalten ist (= Residualvolumen + Vitalkapazität).

Vitalkapazität. Von besonderer Bedeutung ist die Vitalkapazität, die sich aus Atemzugvolumen, inspiratorischem und exspiratorischem Reservevolumen zusammensetzt. Sie gibt Auskunft über die Ausdehnungsfähigkeit von Lunge und Brustkorb.

Die Vitalkapazität hängt von Alter, Geschlecht, Körpergröße und körperlicher Kondition ab. Sie beträgt bei einem jungen Erwachsenen ca. 4,5–5 l.

Atmungsgrößen (Ventilationsgrößen)

Als Atmungs- oder Ventilationsgrößen werden bezeichnet [Abb. 8.23]:

- Atemzeitvolumen
- Totraumventilation
- Alveoläre Ventilation.

Atemzeitvolumen. Das Atemzeitvolumen entspricht dem Produkt aus **Atemzugvolumen** und **Atemfrequenz** (= Anzahl der Atemzüge/min).

In Ruhe beträgt das Atemzugvolumen ca. 500 ml und die Atemfrequenz ca. 14 Atemzüge/min. Daraus ergibt sich ein Atemzeitvolumen von 7 l/min.

Unter körperlicher Belastung nimmt das Atemzeitvolumen zu, je nach Belastung bis über 100 l/min.

Totraumventilation. Da in oberen und unteren Atemwegen kein Gasaustausch erfolgt, werden diese als **anatomischer Totraum** bezeichnet. Werden bei bestimmten Lungenerkrankungen Lungenalveolen zwar belüftet, aber nicht durchblutet, sodass sie nicht am Gasaustausch teilnehmen, handelt es sich um **funktionellen Totraum.**

Näherungsweise beträgt das Volumen des anatomischen Totraums in ml das doppelte Körpergewicht in Kilogramm. (z.B. beim Erwachsenen von 75 kg ca. 150 ml). Bei einem Atemzugvolumen von 500 ml erreichen also nur 350 ml (= 70 % der Einatmungsluft) die Alveolen. Die Totraumventilation beträgt damit 2,1 l/min.

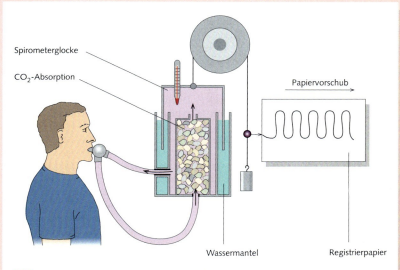

8.24 Bestimmung von Atemvolumina mittels Spirometer

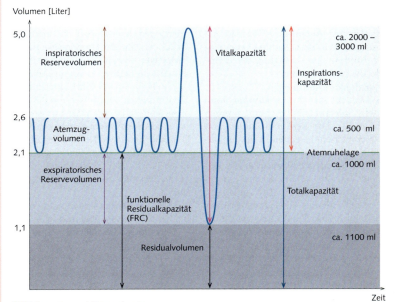

8.25 Lungen- und Atemvolumina

Alveoläre Ventilation. Die alveoläre Ventilation ist die entscheidende Größe, die die Belüftung am Ort des Gasaustauschs beschreibt. Sie ergibt sich, wenn man vom Atemzeitvolumen die Totraumventilation abzieht. Bei dem durchschnittlichen Atemzeitvolumen von ca. 7 l/min (▶ o.) beträgt die Totraumventilation 2,1 l/min und die alveoläre Ventilation somit 4,9 l/min.

Steigt die Atemfrequenz bei gleichzeitiger Abnahme des Atemzugvolumens, so nimmt die Totraumbelüftung zu und die alveoläre Belüftung ab. Bei einer Atemfrequenz von 30/min und einem Atemzugvolumen von 200 ml steigt die uneffektive Totraumbelüftung auf 4,5 l und sinkt die alveoläre Ventilation auf nur noch 1,5 l/min.

Ventilationsstörungen

Störungen der Lungenbelüftung heißen Ventilationsstörungen. Bei restriktiven Ventilationsstörungen wie etwa der Lungenfibrose ist die Dehnbarkeit der Lunge verändert, bei obstruktiven Ventilationsstörungen (z. B. dem Asthma bronchiale) behindert eine Verengung der Atemwege die Luftströmung.

Lungenfunktionsprüfungen

Ein Großteil der Atemvolumina kann mittels **Spirometrie** bestimmt werden [Abb. 8.24]. Das Residualvolumen und die Kapazitäten, in denen dieses enthalten ist, werden mit der **Testgasverdünnung** oder **Bodyplethysmographie** festgestellt.

Beim **Atemstoßtest** (dynamischem Atemtest, Tiffeneau-Test) atmet die Testperson nach einer Einatmung unter Ausnutzung des inspiratorischen Reservevolumens so kräftig wie möglich aus. Mit einem Spirometer wird das während einer Sekunde ausgeatmete Volumen bestimmt. Dieses Volumen wird auch als **exspiratorische Einsekundenkapazität** bezeichnet. Es ist beim Asthmatiker zu gering.

Atemmechanik

Die Atemmechanik beschreibt die **Druck-Volumen-Beziehungen** bei der Atmung. Wie erwähnt wird die Luftströmung durch ein Druckgefälle zwischen Alveolen und Außenwelt erzeugt. Diese Druckdifferenz heißt **intrapulmonaler Druck**. Bei der Einatmung besteht aufgrund der Thoraxerweiterung ein sog. **intrapulmonaler Unterdruck** (d. h. der Druck in der Umgebung ist größer als in den Alveolen), bei der Ausatmung ein intrapulmonaler Überdruck [Abb. 8.26]. Atmungsdrücke und beförderte Luftvolumina hängen besonders von den **Atmungswiderständen** ab.

Elastische Widerstände. Bei den normal im Thorax entfalteten Lungen sind deren elastische Fasern gedehnt. Die Fasern und somit die Lungen sind bestrebt, sich zu verkleinern: Die Lungen weisen eine zum Hilum gerichtete Rückstellkraft auf. Diese Zugspannung wird auf den flüssigkeitsbenetzten Pleuraspalt übertragen, sodass dort ein niedrigerer Druck als in der Außenwelt herrscht (**negativer** intrapleuraler oder **Pleuradruck**). Er beträgt in Atemruhelage ca. -5 cm H_2O ($= 0,5$ kPa), am Ende der Einatmung ca. -8 cm H_2O ($= 0,8$ kPa).

Außerdem besitzen die Lungenalveolen eine **Oberflächenspannung**, die ungebremst zu einem Kollaps der Alveolen führen würde. Dieser Oberflächenspannung wirkt der Surfactant entgegen (▶ S. 236) und verhindert deren Kollabieren.

Diese elastischen Widerstände müssen bei der Einatmung überwunden werden.

Strömungswiderstände. Die Strömungswiderstände (Atemwegswiderstand) hängen von Querschnitt und Länge des Atemwegsabschnitts ab. Sie werden v. a. von Luftröhre und Bronchien bestimmt [Abb. 8.27].

Die Strömungswiderstände sind bei Ein- wie Ausatmung bedeutsam.

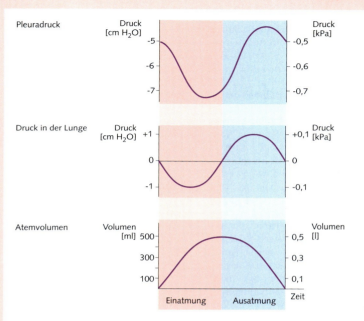

8.26 Druck-Volumen-Beziehungen bei Ein- und Ausatmung

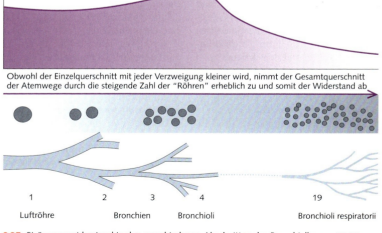

8.27 Strömungswiderstand in den verschiedenen Abschnitten des Bronchialbaums [E261]

8.6 Alveolärer Gasaustausch

Beim alveolären Gasaustausch diffundiert O_2 aus der Alveolarluft durch die Blut-Luft-Schranke (▶ S. 238) ins Blut und umgekehrt CO_2 aus dem Blut in die Alveolarluft [Abb. 8.29].

Der Gasaustausch hängt u. a. ab von Belüftung und kapillärer Durchblutung der Alveolen sowie weiteren Einflussfaktoren auf den Gasaustausch wie etwa einer ausreichenden Gasaustauschfläche.

Gasanteile in Atemluft und Alveolen

Die O_2- und CO_2-Anteile der Alveolarluft hängen von der Alveolarbelüftung und der O_2-Aufnahme bzw. CO_2-Abgabe des alveolären Kapillarbluts ab.

In der Einatmungsluft beträgt der O_2-Anteil 20,9 Vol.% und der CO_2-Anteil 0,03 Vol.% [Tab. 8.28]. In der Lungenalveole diffundiert O_2 aus der Atmungsluft ins Blut und CO_2 aus dem Blut in die Luft der Alveole. Dadurch beträgt beim Erwachsenen in Ruhe der O_2-Anteil in der Alveolarluft 14 Vol.% und der CO_2-Anteil 5,6 Vol.%. Der Rest in der Einatmungs- wie Alveolenluft ist vor allem Stickstoff (N_2).

Gaspartialdrücke in Atemluft und Alveolen. Jedes Gas übt in einem Gasgemisch einen Teildruck (= **Partialdruck**) aus, der seinem Anteil am Gesamtvolumen des Gasgemisches entspricht.

In der Einatmungsluft beträgt der Partialdruck [Tab. 8.28] für O_2 150 mm Hg (= 20 kPa) und CO_2 0,2 mm Hg (= 0,03 kPa). Da sich die Gasanteile in der Alveole durch O_2 Aufnahme ins Blut und CO_2-Abgabe aus dem Blut in die Alveolen ändern (▶ o.), ergibt sich in der Alveoarluft ein Partialdruck von O_2 von 100 mmHg (= 13,3 kPa) und für CO_2 40 mmHg (= 5,3 kPa).

Gasanteile in der Ausatmungsluft ▶ Tab. 8.28.

Diffusion der Atemgase

Die Diffusion der Atemgase hängt von der **Differenz der Gaspartialdrücke** ab. Die Gase diffundieren stets vom Ort des höheren Partialdrucks zu dem mit niedrigerem Partialdruck.

Da der O_2-Partialdruck im arteriellen Schenkel der Alveolarkapillaren mit 40 mm Hg im Vergleich zur Alveolarluft zunächst sehr niedrig ist, diffundiert O_2 aus der Alveole ins Blut, bis die Partialdrücke ausgeglichen sind. Dann liegt der O_2-Partialdruck in Alveolenluft und kapillärem Blut bei ca. 100 mmHg.

Umgekehrtes gilt für die CO_2 Diffusion. Der CO_2-Partialdruck beträgt in der Kapillare zunächst 46 mm Hg. CO_2-diffundiert dann so lange aus dem Blut in die Alveolarluft, bis in beiden ein CO_2 Partialdruck von 40 mmHg vorliegt.

Gastransport im Blut. Der **Gastransport** im Blut erfolgt v.a. durch die Erythrozyten (▶ S. 182). Dabei wird O_2 an Hämoglobin gebunden, CO_2 liegt vor allem als Bikarbonat (HCO_3^-) vor (▶ S. 194). Nur ein kleiner Teil von CO_2 und O_2 wird physikalisch gelöst transportiert [Abb. 8.29].

Weitere Einflussfaktoren

Wie gut der Gasaustausch in der Lunge funktioniert, hängt außerdem von folgenden Faktoren ab:

- **Gasaustausfläche.** Je größer die zur Verfügung stehende Oberfläche, desto besser der Gasaustausch. Zu einer Verkleinerung der Austauschfläche kommt es zum Beispiel beim Lungenemphysem
- **Diffusionsweg.** Je länger der Diffusionsweg (je dicker die Blut-Luft-Schranke) ist, desto schlechter können die Atemgase diffundieren. Dies spielt zum Beispiel bei der Lungenfibrose eine Rolle
- **Passagezeit.** Die Passagezeit eines Erythrozyten durch die Kapillare der Alveole ist mit ca. 0,3 Sekunden sehr kurz. Diese Zeit reicht jedoch für einen völligen Ausgleich der Gaspartialdrücke.

	Volumenanteil		Partialdruck	
	O_2	CO_2	O_2	CO_2
Einatmungsluft	20,9 Vol.%	0,03 Vol.%	150 mmHg (20 kPa)	0,2 mmHg (0,03 kPa)
Alveolarluft	14 Vol.%	5,6 Vol.%	100 mmHg (13,3 kPa)	40 mmHg (5,3 kPa)
Ausatmungsluft	16 Vol.%	4 Vol.%	114 mmHg (15,2 kPa)	29 mmHg (3,9 kPa)

8.28 Volumenanteile und Partialdrücke der Atemgase bei Ruheatmung

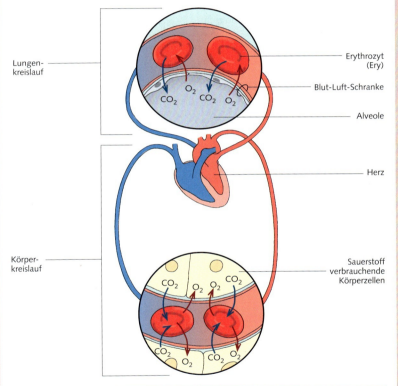

CO_2-Transport im Blut		O_2-Transport im Blut
45% als HCO_3^- im Plasma		1,5% gelöst im Plasma
45% im Ery	35% als HCO_3^-	98,5% als HbO_2 im Ery
	10% als $HbCO_2$	
10% gelöst im Plasma		

8.29 Gastransport im Blut

Lungendurchblutung

Sauerstoffaufnahme und Kohlendioxidabgabe hängen außerdem ab von einer intakten Lungendurchblutung, die den ständigen Nachschub bzw. Abtransport von Blut sicherstellt. Die Lungendurchblutung beträgt in Ruhe ca. 5–6 l/min.
Dabei besteht eine Blutdruckdifferenz zwischen Pulmonalarterien und linkem Vorhof von ca. 8 mm Hg. Diese kleine Blutdruckdifferenz erklärt sich dadurch, dass der Strömungswiderstand in den Lungengefäßen sehr gering ist.
Bei einem niedrigen alveolären O_2-Partialdruck (**Hypoxie**) nimmt aufgrund einer Gefäßverengung (= Vasokonstriktion) im Bereich dieser Alveolen deren Durchblutung ab. Durch diese Hypoxiebedingte Vasokonstriktion wird die Durchblutung schlecht belüfteter Lungenalveolen vermindert (**Euler-Liljestrand-Mechanismus**) und der Blutstrom in besser belüftete Lungenalveolen umgeleitet.

Arterielle Blutgaswerte

Die Güte des alveolären Gasaustauschs spiegelt sich in den O_2- und CO_2-Partialdrücken des Blutes wider. Letztere können bestimmt und zur Beurteilung der **Lungenfunktion** herangezogen werden. Mit zunehmendem Alter nimmt der O_2-Partialdruck im Blut ab: Beim Jugendlichen beträgt der **arterielle O_2-Partialdruck** ca. 95 mmHg, beim 70-jährigen nur noch ca. 70 mmHg.
Da die **Sauerstoffsättigung** der Erythrozyten, das heißt deren Beladung mit O_2, in den Alveolen keiner hohen O_2-Partialdrücke bedarf, ist die Sauerstoffsättigung jedoch bei Jugendlichen und Älteren nahezu gleich hoch. Dies zeigt die **Sauerstoffbindungskurve** des Hämoglobins [Abb. 8.31]: Ab etwa 75 mmHg verläuft sie sehr flach, das heißt eine Zunahme des O_2-Partialdruckes führt kaum noch zu einer Steigerung der Sauerstoffsättigung.

8.7 Atmungsregulation

Die Atmungsregulation dient vor allem dazu, Atmung und damit Lungenbelüftung den Ruhe- und Belastungsbedingungen anzupassen und dabei die Partialdrücke von O_2 und CO_2 und den pH-Wert des Blutes konstant zu halten.
Die Atmungsregulation erfolgt über das ZNS (**zentrale Atmungssteuerung**), über **Mechano- und Chemorezeptoren**.

Zentrale Atmungssteuerung

Für die zentrale Atmungssteuerung sind Nervenzellen im **Hirnstamm** (Brückenhirn und verlängertes Rückenmark, ▶ S. 412) und im oberen Halsabschnitt des Rückenmarks zuständig. Diese Bereiche werden auch als **Atemzentrum** zusammengefasst [Abb. 8.30].
Dabei gibt es Nervenzellen, die die Einatmung auslösen (**inspiratorische Neurone**), und solche, die während der Ausatmung aktiv sind (**exspiratorische Neurone**). Die Impulse dieser Nervenzellen werden über Zwerchfellnerv- und Zwischenrippennerven zur Atemmuskulatur weitergeleitet. Aus dem Zusammenspiel der Nervenzellen ergibt sich der rhythmische Wechsel von Ein- und Ausatmung.

Mechanorezeptive Steuerung

Dehnungsrezeptoren im Lungengewebe [Abb. 8.30] werden bei der Dehnung der Lunge während der Einatmung erregt und geben ihre Impulse über den N. vagus an die Atmungszentren weiter. Diese lösen dann eine Gegenbewegung und damit die Ausatmung aus.
Dieser Vorgang erfolgt reflektorisch und wird als Hering-Breuer-Reflex oder als **Lungendehnungsreflex** bezeichnet. Mit diesem Reflex werden die Atmungsbewegungen begrenzt und eine Überdehnung der Lungen verhindert.
Es gibt weitere Mechanorezeptoren in der Atemmuskulatur, die mit für die Regelung des Atmungsablaufs zuständig sind.

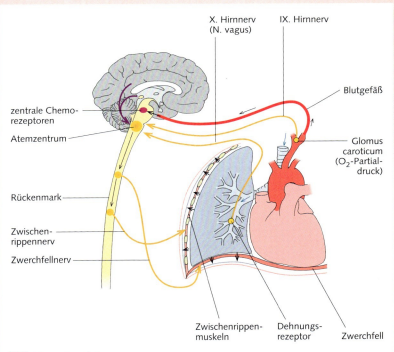

8.30 Atmungsregulation

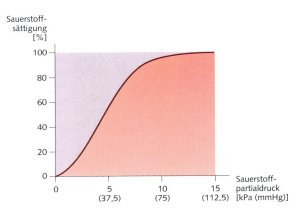

8.31 Sauerstoffbindungskurve des Hämoglobins

Chemorezeptive Steuerung

Die chemische Atmungsregulation passt die Atemtätigkeit an die Stoffwechselbedürfnisse des Körpers an. Hierbei werden der O_2- und CO_2-Partialdruck und der pH-Wert (▶ S. 196) im arteriellen Blut durch die Atemtätigkeit geregelt:
Bei Ansteigen des CO_2-Partialdruckes wird die Atemtätigkeit, d. h. das Atemzeitvolumen (▶ S. 242), gesteigert, damit mehr CO_2 abgeatmet werden kann. Auch bei Absinken des arteriellen pH-Wertes erfolgt eine Steigerung der Atemtätigkeit, während bei Absinken des arteriellen O_2-Partialdruckes die Atemtätigkeit nur gering zunimmt.
Die für die Steuerung notwendige Registrierung der Gas-Partialdrücke und des pH-Wertes erfolgt über periphere und zentrale Chemorezeptoren.

Periphere Chemorezeptoren. Die peripheren Chemorezeptoren befinden sich in Zellansammlungen, sog. **Paraganglien**. Ein solches Paraganglion ist z. B. das **Glomus caroticum** [Abb. 8.30] an der Teilungsstelle der gemeinsamen Halsschlagader in die innere und äußere Halsschlagader. Die Nervenimpulse werden dann über den N. glossopharyngeus (▶ S. 436) zu den Atmungszentren geleitet. Weitere Paraganglien liegen u. a. im Bereich des Aortenbogens (**Glomera aortica**), ihre Impulse werden über den N. vagus weitergeleitet.

Die peripheren Chemorezeptoren sind von besonderer Bedeutung für die Registrierung des O_2-Partialdrucks.

Zentrale Chemorezeptoren. Die zentralen Chemorezeptoren befinden sich im Hirnstamm [Abb. 8.30] und registrieren vor allem CO_2-Partialdruck und pH-Wert.

Atmungssteuerung durch Muskeltätigkeit

Bei Muskelarbeit ist eine Steigerung der Atemtätigkeit zu beobachten, die nicht allein durch die Tätigkeit der Chemorezeptoren erklärt werden kann.
Da die Muskeltätigkeit durch sog. motorische Zentren im Gehirn ausgelöst wird, ist anzunehmen, dass diese motorischen Zentren nicht nur die Muskeltätigkeit auslösen, sondern auch mit den Atemzentren „verschaltet" sind und so zu einer Zunahme der Atmungstätigkeit führen.
Darüber hinaus gibt es zahlreiche weitere sog. **unspezifische Atemreize,** welche die Atmung beeinflussen, z. B. Angst, Schmerz, Wärme- und Kältereize.

Fachbegriffe für die Atmungstätigkeit

- **Normoventilation:** Normale Atmung, normale Blutgase
- **Hyperventilation:** Gesteigerte Atmung mit veränderten Blutgasen
- **Hypoventilation:** Verminderte Atmung mit veränderten Blutgasen
- **Eupnoe:** Beschwerdefreie Ruheatmung
- **Hyperpnoe:** Vertiefte Atmung
- **Tachypnoe:** Zu schnelle Atmung
- **Bradypnoe:** Zu langsame Atmung
- **Apnoe:** Atemstillstand
- **Dyspnoe:** Erschwerte Atmung mit dem Gefühl der Atemnot
- **Asphyxie:** Atem- und Herz-Kreislauf-Stillstand infolge Atemstörung

Atemstillstand

Ein Atemstillstand ist unmittelbar lebensbedrohlich. Mit Beginn eines Atmungs- und Kreislaufstillstands tritt der sog. **klinische Tod** ein.
Ein Atem- und Kreislaufstillstand über ca. 4–8 Minuten Dauer führt durch O_2-Mangel und CO_2-Anreicherung zu irreparablen Schäden lebenswichtiger Organe, z. B. des Gehirn. Sind alle Organ- und Zellfunktionen erloschen, spricht man vom **biologischen Tod.**
In der Phase zwischen klinischem und biologischem Tod besteht die Möglichkeit der **Wiederbelebung**, z. B. durch Atemspende und Herzmassage.

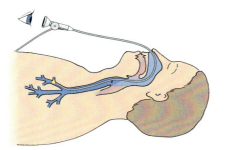
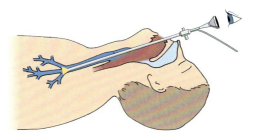

8.32 Bronchoskopie mit einem biegsamen, schlauchartigen (oben) oder einem starren, rohrartigen (unten) Instrument

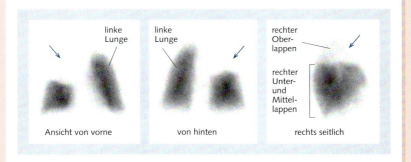

8.33 Lungenszintigraphie. In diesem Fall besteht eine Embolie im rechten Oberlappen. [T165]

8.8 Untersuchungsmethoden

Zur Untersuchung der **unteren Luftwege** und der **Lunge** werden verschiedene, vor allem röntgenologische Verfahren eingesetzt. Im Einzelnen handelt es sich um:

- **Röntgenologische Übersichtsaufnahmen des Thorax.** Auf diesen Übersichtsaufnahmen lassen sich z.B. Entzündungen, Tumoren und Lungenstauung feststellen
- **Computertomographie (CT).** Die CT erlaubt eine detaillierte röntgenologische Diagnostik zur Erkennung von z.B. Tumoren, Metastasen und Emphysem
- **Sonographie.** Sie wird insbesondere zum Nachweis eines Pleuraergusses eingesetzt
- **Lungenszintigraphie** [Abb. 8.33]. Kleine, radioaktiv markierte Partikel werden in den Blutkreislauf gespritzt und reichen sich in den durchbluteten Lungenkapillaren an, was sich durch Messung der Radioaktivität über dem Brustkorb bestätigen lässt. Sind Lungenbezirke nicht durchblutet, so stellen sie sich im Lungenszintigramm als weiße Flächen dar. Die Szintigraphie wird vor allem bei der Diagnostik der Lungenembolie angewendet
- **Bronchoskopie** [Abb. 8.32]. Bei der Bronchoskopie werden mit einem dünnen Endoskop Luftröhre und Bronchien bis zu den Segmentbronchien betrachtet. Im Rahmen dieser Inspektion können auch **Bronchialabstriche** und **Lungengewebebiopsien** gewonnen werden
- **Bronchographie.** Bei der heute nur noch selten durchgeführten Bronchographie wird zunächst Kontrastmittel in die unteren Atemwege eingebracht. Anschließend können röntgenologisch z.B. Bronchiektasien und Fehlbildungen von Trachea und Bronchien dargestellt werden.

Wiederholungsfragen

1. Welche Aufgaben haben die Atemwege? (▶ S. 226)
2. Wo befinden sich die Nasenmuscheln? (▶ S. 226)
3. Welche Abschnitte des Rachens sind an der Atemluftleitung beteiligt? (▶ S. 226)
4. Welchen Aufbau zeigt respiratorisches Epithel? (▶ S. 228)
5. Woraus besteht das Kehlkopfskelett? (▶ S. 228)
6. Welche Bedeutung haben die Stimmbänder für die Stimmbildung? (▶ S. 230)
7. Welche Strukturen bilden die Wand von Trachea und Hauptbronchien? (▶ S. 230)
8. Welche Strukturen treten am Lungenhilum ein bzw. aus? (▶ S. 232)
9. Wo befindet sich der Pleuraspalt? (▶ S. 232)
10. Wodurch unterscheiden sich rechte und linke Lunge hinsichtlich Lappen und Segmente? (▶ S. 232)
11. Wodurch kommt eine Lungenembolie zustande? (▶ S. 240)
12. Was sind die hauptsächlichen Abschnitte des Bronchialbaums? (▶ S. 234)
13. Welche Ursachen hat Asthma bronchiale? (▶ S. 236)
14. Wie ist der Feinbau einer Alveolarscheidewand? (▶ S. 236)
15. Aus welchen Strukturen besteht die Blut-Luft-Schranke? (▶ S. 238)
16. Welche Strukturveränderungen treten bei Lungenfibrose auf? (▶ S. 240)
17. Was ist die Vitalkapazität? (▶ S. 242)
18. Wie errechnet sich das Atemzeitvolumen? (▶ S. 242)
19. Was bedeutet anatomischer Totraum? (▶ S. 242)
20. Wie werden O_2 und CO_2 im Blut transportiert? (▶ S. 246)
21. Wie hoch ist der O_2-Partialdruck in Einatmungs- und Alveolarluft? (▶ S. 246)
22. Welche Bedeutung hat das Atemzentrum im Hirnstamm? (▶ S. 248)
23. Wo sind die Chemorezeptoren für die chemische Atmungsregulation lokalisiert? (▶ S. 250)
24. Was bedeutet biologischer Tod? (▶ S. 250)

9 Verdauungssystem, Ernährung und Stoffwechsel

9.1 Übersicht 254
9.2 Mundhöhle 256
9.3 Rachen 264
9.4 Speiseröhre 266
9.5 Magen 266
9.6 Dünndarm 272
9.7 Dickdarm 274
9.8 Leber 278
9.9 Bauchspeicheldrüse 286
9.10 Die Verdauung im Überblick 288
9.11 Ernährung und Stoffwechsel 290
9.12 Untersuchungsmethoden der Verdauungsorgane 298
Wiederholungsfragen 300

9.1 Übersicht

Der Mensch kann weder Energie und die für seine Strukturen benötigten Substanzen selber herstellen noch kann er sich von außen durch Diffusion ernähren. Er braucht ein kompliziertes Verdauungssystem, das die aufgenommene Nahrung zerkleinert, enzymatisch aufbereitet, die aufgeschlossenen Bausteine resorbiert und ins Blut überführt und nicht benötigte Substanzen wieder abgibt.

Gliederung des Verdauungssystems

Das Verdauungssystem erstreckt sich von den Lippen bis zum After und gliedert sich in zwei große Abschnitte:
- Dem **Kopfdarm** aus Mundhöhle und Rachen
- Dem röhrenförmigen **Rumpfdarm** aus Speiseröhre, Magen, Dünn- und Dickdarm [Abb. 9.1].

Zum Verdauungssystem gehören außerdem **Kopfspeicheldrüsen, Leber** und **Bauchspeicheldrüse,** die ihre Verdauungssekrete in das Verdauungssystem abgeben.

Bauchhöhle

Magen, Dünn- und Dickdarm, Leber und Bauchspeicheldrüse befinden sich in der **Bauchhöhle** (Cavitas abdominalis). Diese erstreckt sich vom Zwerchfell bis ins kleine Becken und lässt sich in zwei Abschnitte gliedern, den **Ober-** und den **Unterbauch.** Die Grenze zwischen beiden bildet das Querkolon [Abb. 9.1]. Im Oberbauch befinden sich von rechts nach links die Leber, der Magen, die Milz (▶ Abb. 9.35) und hinten, vor allem vom Magen verdeckt, die Bauchspeicheldrüse. Der Unterbauch wird von Dünn- und Dickdarm eingenommen.

Die Bauchhöhle ist von einer serösen Haut ausgekleidet, dem Bauchfell oder **Peritoneum** [Abb. 9.3]. Vergleichbar den Verhältnissen am Herzen oder an der Lunge besteht auch das Peritoneum aus zwei Blättern: Das **parietale Peritoneum** bedeckt die Rumpfwand von innen, das **viszerale Peritoneum** einen Großteil der Bauchorgane.

Das Peritoneum besteht aus einem einschichtigen Plattenepithel, dem Mesothel (▶ S. 50), auf das eine Schicht Bindegewebe folgt. Das Mesothel kann sowohl Flüssigkeit resorbieren als auch abgeben. Beide Blätter sind normalerweise von einem dünnen Flüssigkeitsfilm bedeckt, sodass die mit Peritoneum bedeckten Organe gegeneinander verschieblich sind. Nur so sind die unterschiedlichen Füllungszustände und die Bewegungen im Magen-Darm-Trakt während der Verdauungsarbeit problemlos möglich.

Organe, die (fast) vollständig von Peritoneum bedeckt sind, liegen **intraperitoneal.** Retroperitoneale Organe haben nur vorne oder oben einen Peritonealüberzug.

Wandbau des Verdauungstraktes.

Der Wandbau des Verdauungstraktes ist – abgesehen von abschnittsweisen Besonderheiten – von der Speiseröhre bis zum Dickdarm gleich [Abb. 9.2]:
- Innen liegt eine Schleimhaut, die Tunica mucosa oder **Mukosa.** Hier kommen häufig Lymphozytenansammlungen vor, die zum sog. Schleimhautassoziierten lymphatischen Gewebe gehören (▶ S. 220). Die Mukosa besteht aus Epithel-, Bindegewebe- und dünner Muskelschicht.
- Die darunter gelegene **Submukosa** (Tela submucosa) bildet eine Bindegewebeschicht zwischen Schleimhaut und Muskelschicht
- Die Muskelschicht, **Muskularis** (Tunica muscularis) genannt, besteht überwiegend aus glatter Muskulatur, die in einer inneren Ring- und einer äußeren Längsmuskelschicht angeordnet ist
- Den äußeren Abschluss bildet eine Tunica adventitia (**Adventitia**) zum bindegewebigen Einbau in die Umgebung oder Peritoneum.

9 Verdauungssystem, Ernährung und Stoffwechsel

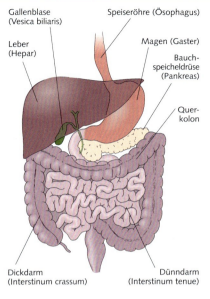

9.1 Verdauungsorgane von vorne

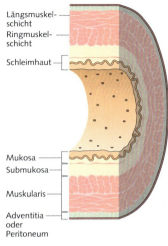

9.2 Allgemeiner Wandaufbau des Rumpfdarms

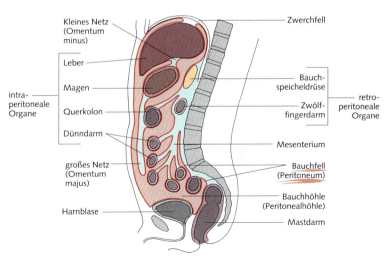

9.3 Längsschnitt durch die Bauchhöhle mit Darstellung der Peritonealverhältnisse

9.2 Mundhöhle

Die Mundhöhle reicht von der **Mundspalte** zwischen den **Lippen** bis zu der **Schlundenge** zwischen den **Gaumenbögen**. Dies sind zwei hintereinander gelegene Schleimhautfalten, zwischen denen sich beidseits die Gaumenmandeln (▸ S. 220) befinden [Abb. 9.4]. Seitlich wird die Mundhöhle von den Wangen, nach unten vom Mundboden (▸ S. 108) und nach oben vom **harten** und **weichen Gaumen** begrenzt. Während der vorne gelegene harte Gaumen aus Knochen gebildet wird, ist der weiche Gaumen eine mit Schleimhaut bedeckte Muskelplatte. Auf dem Mundboden ist die Zunge befestigt. Der **Hauptraum der Mundhöhle** wird durch Unter- und Oberkieferzähne vom **Mundhöhlenvorhof** abgegrenzt.

Mundschleimhaut

Die Mundschleimhaut besteht aus Epithel und lockerem Bindegewebe. Das Epithel ist überwiegend ein mehrschichtiges, unverhorntes Plattenepithel (▸ S. 52). Das Bindegewebe beherbergt zahlreiche **kleine Speicheldrüsen** (▸ S. 260). Die Mundhöhle ist physiologischerweise von Bakterien besiedelt.

Zähne

Ein Bestandteil der Mundhöhle sind die in zwei **Zahnreihen** angeordneten **Zähne** (Dentes). Alle Zähne zusammen bilden das **Gebiss**.
Zunächst werden die **Milchzähne** bzw. das **Milchgebiss** ausgebildet, später die **bleibenden Zähne** bzw. das **Dauergebiss** (bleibendes Gebiss). Der Durchbruch der 20 Milchzähne erfolgt ca. ab dem 6. Monat [Abb. 9.6]. Pro Kieferhälfte sind dies 2 Schneidezähne, 1 Eckzahn und 2 Backenzähne. Etwa ab dem 6. Lebensjahr werden die Milchzähne im **Zahnwechsel** über unterschiedlich lange Zeit durch 32 bleibende Zähne ersetzt. Pro Kieferhälfte sind dies:

- 2 **Schneidezähne** (Dentes incisivi, I)
- 1 **Eckzahn** (Dens caninus, C)
- 2 **vordere Backenzähne** (Dentes premolares, P)
- 3 **Mahlzähne** (Dentes molares, M), von denen der hinterste umgangssprachlich auch **Weisheitszahn** genannt wird.

Anhand des **Zahnschemas** kann jeder Zahn schnell und eindeutig bezeichnet werden: Zuerst erhält jede Kieferhälfte eine Kennziffer, dann werden die Zähne von der Mitte nach hinten durchnummeriert [Abb. 9.7].

Mit Hilfe der Zähne wird die Nahrung mechanisch zerkleinert: Schneide- und Eckzähne beißen die Nahrung scherenförmig ab, Backen- und Mahlzähne zerkleinern und zermahlen sie. Diese verschiedenen Funktionen spiegeln sich auch in der unterschiedlichen Gestalt der Zähne wider: Die meißelförmigen Schneidezähne haben nur eine Wurzel, die viel dickeren Mahlzähne 4–5 Kauhöcker und bis zu 3 Wurzeln [Abb. 9.5].

Zahnaufbau

Der fertig ausgebildete, bleibende Zahn besteht aus drei Abschnitten [Abb. 9.9]:

- **Zahnkrone**, die das **Zahnfleisch** (Gingiva) überragt und vom **Zahnschmelz** (Enamelum) bedeckt wird
- **Zahnhals**, der bereits von Zahnfleisch bedeckt wird und aus der knöchernen Zahnalveole herausragt
- **Zahnwurzel**, die im knöchernen Wurzelfach (Zahnalveole) der Kieferknochen verankert und von **Zahnzement** (Cementum) überzogen ist.

Zahnschmelz. Das Zahnbein (▸ u.) der Zahnkrone und damit des sichtbaren Teil des Zahnes wird 1–2 mm dick von Zahnschmelz bedeckt. Der zellfreie Zahnschmelz ist die härteste Substanz des Körpers. Er besteht zu 95 % aus der kristallinen Kalziumverbindung **Hydroxylapatit** (▸ S. 68), angeordnet in sog. Schmelzprismen. In der Zahnentwicklung waren sog. Ameloblasten für die Schmelzbildung zuständig. Sie sind beim fertigen Zahn nicht mehr vorhanden.

9 Verdauungssystem, Ernährung und Stoffwechsel

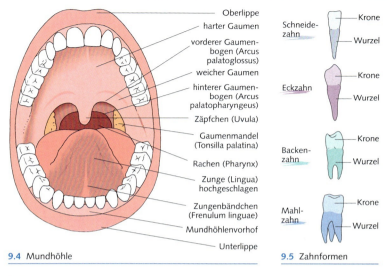

9.4 Mundhöhle

9.5 Zahnformen

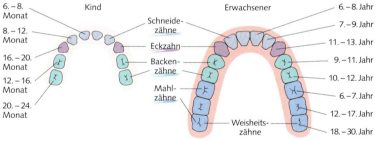

9.6 Links Milchgebiss, rechts Dauergebiss mit Altersangaben für Zahndurchbruch bzw. -wechsel

rechte Oberkieferhälfte: Kennziffer 1										linke Oberkieferhälfte: Kennziffer 2							
18	17	16	15	14	13	12	11			21	22	23	24	25	26	27	28
48	47	46	45	44	43	42	41			31	32	33	34	35	36	37	38
rechte Unterkieferhälfte: Kennziffer 4										linke Unterkieferhälfte: Kennziffer 3							

9.7 Zahnschema beim Dauergebiss

Zahnzement. Im Bereich der Zahnwurzel wird das Zahnbein bis zu 0,5 mm dick von dem knochenähnlichen Zahnzement bedeckt. Er besteht zu 60 % aus Kalziumverbindungen und enthält eingemauerte **Zementozyten,** die die organische Substanz, vor allem Kollagenfasern, gebildet haben [Abb. 9.10].

Zahnbein. Den Kern des Zahnes bildet eine knochenähnliche Substanz, das **Zahnbein** oder Dentin. Es besteht zu ca. 70 % aus anorganischen, vor allem Kalziumverbindungen (▶ S. 68). Das Zahnbein wird während der Zahnentwicklung von **Odontoblasten** gebildet, die auch beim fertigen Zahn noch vorhanden sind. Diese liegen mit ihren Zellleibern an der Grenze des zentralen Hohlraums des Zahnes, der **Pulpahöhle.** Odontoblastenfortsätze ziehen in **Dentinkanälchen** tief ins Zahnbein hinein [Abb. 9.10]. In diese Dentinkanälchen treten auch feine Nervenfasern, die Schmerz vermitteln. Dadurch sind Zahnbeinverletzungen, z. B. beim Bohren, sehr schmerzhaft.

Pulpahöhle. Die Pulpahöhle ist der zentrale, dentinfreie Raum des Zahnes. Am Rand wird sie von den Zellleibern der Odontoblasten gesäumt. Ihr übriger Raum ist von Bindegewebe (**Pulpa**) erfüllt. Die Pulpahöhle geht in den **Wurzelkanal** über, über den Blutgefäße und Nervenfasern für Temperatur- und Schmerzempfindungen eintreten.

Zahnhalteapparat. Der Zahn wird im Bereich der Zahnwurzel durch den Zahnhalteapparat (**Parodontium**) im Kiefer befestigt. Zum Zahnhalteapparat zählen Zahnzement, **Wurzelhaut** oder Desmodontium, **Alveolarknochen** und Zahnfleisch [Abb. 9.9]. Zwischen dem Zement der Zahnwurzel und dem Alveolarknochen besteht ein ca. 0,2 mm breiter Spaltraum. Dieser enthält Fibroblasten, und kollagene Fasern, die sog. **Sharpey-Fasern,** welche die Wurzelhaut bilden. Die kollagenen Faserbündel sind einerseits im Alveolarknochen und andererseits im Zahnzement befestigt. Sie sorgen für eine feste, federnde Aufhängung der Zahnwurzel im Alveolarknochen.

Nervenversorgung. Die Nervenversorgung der Zähne, d. h. Schmerz- und Temperaturempfinden, erfolgt über Äste des **N. trigeminus** [Abb. 9.8].

Zahnkaries. Zahnkaries (Zahnfäule) ist eine Erkrankung der Zahnhartsubstanzen. Durch Säure bildende Bakterien, die besonders reichlich in den **Zahnbelägen** (Plaques) bei schlechter Zahnpflege zu finden sind, entsteht ein saures Milieu an den Zähnen, wodurch Kalziumverbindungen aus der Hartsubstanz herausgelöst werden können (Demineralisierung). Zunächst wird der Zahnschmelz zerstört, später das Zahnbein, im Extremfall praktisch der ganze Zahn.

Zahnfleischentzündung. Bei Ablösung des Zahnfleisches vom Zahnhals im Rahmen einer Zahnfleischentzündung, (**Gingivitis**) können Krankheitserreger in den Zahnhalteapparat vordringen. Sie führen zu einer Wurzelhautentzündung (**Parodontitis**) und evtl. einer Schädigung des gesamten Zahnhalteapparats.

Parodontose. Bei der Parodontose kommt es nicht nur zu einem Zahnfleischschwund, sondern zu einem Schwund des gesamten Zahnhalteapparats bis hin zum Zahnausfall. Früher häufige Ursache war ein chronischer Vitamin-C-Mangel (**Skorbut**): Für den ständigen Umbau des Zahnhalteapparates müssen Kollagenfasern auf- und abgebaut werden, zur Bildung der kollagenen Fasern ist aber Vitamin C notwendig.

Kieferorthopädie. Der ständige Umbau der Kollagenfasern und des Alveolarknochens je nach Druck- und Zugbelastungen ermöglicht auch, dass man durch sog. **Zahnspangen** Stellungsänderungen von Zähnen bewirken kann.

9 Verdauungssystem, Ernährung und Stoffwechsel

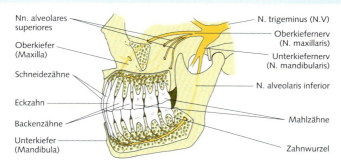

9.8 Nervenversorgung der Zähne

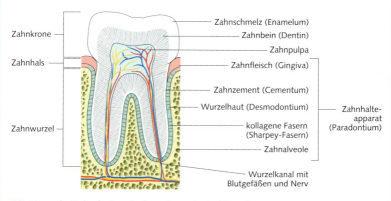

9.9 Längsschnitt durch einen Backenzahn und seine Wurzeln

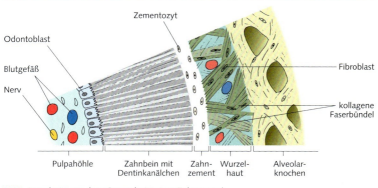

9.10 Ausschnitt aus dem Querschnitt einer Zahnwurzel

Zunge

Die **Zunge** (Lingua) ist ein mit Schleimhaut bedeckter, äußerst beweglicher Muskelkörper in der Mundhöhle.
Von oben schaut man auf die Zungenoberfläche, den **Zungenrücken** [Abb. 9.13], zum Mundboden hin liegt die **Zungenunterseite.**
Die Zunge gliedert sich in **Zungenspitze, -körper** und **-grund.** Sichtbare Grenze zwischen Zungenkörper und -grund ist eine V-förmige Rinne, der **Sulcus terminalis** [Abb. 9.11].
Die Zunge ist nicht nur für die Beförderung des Nahrungsbissens, sondern auch für dessen **Betasten, Temperatur-** und **Geschmackskontrolle** zuständig. Auch dient sie der **Schmerzwahrnehmung** (▶ S. 448). Entsprechend ist die Zungenschleimhaut reichlich von sensorischen Nervenfasern durchzogen, die aus drei Hirnnerven stammen, nämlich N. trigeminus, N. glossopharyngeus und N. vagus (▶ S. 436).
Außerdem ist die Zunge für die **Lautbildung** (▶ S. 230) wichtig und an der Immunabwehr beteiligt, da sich am Zungengrund lymphatisches Gewebe befindet, die Zungenmandel (▶ S. 220).

Feinbau der Zunge. Die Zungenschleimhaut entspricht im Wesentlichen der Mundschleimhaut (▶ S. 256). Im Bereich des Zungenrückens bildet die Schleimhaut aber unterschiedlich geformte **Zungenpapillen** [Abb. 9.11], die dem Zungenrücken eine samtartige Oberfläche geben. Die Papillen bedecken den gesamten Zungenrücken bis zum Sulcus terminalis.

Zungenpapillen. Nach der Form werden vier Papillentypen unterschieden:
- **Fadenpapillen** (Papillae filiformes)
- **Pilzpapillen** (Papillae fungiformes)
- **Blätterpapillen** (Papillae foliatae)
- **Wallpapillen** (Papillae vallatae).

Die Fadenpapillen sind fadenförmig und laufen spitz zu. Sie bedecken den gesamten Zungenrücken [Abb. 9.12] und dienen vor allem dem Tastempfinden.
Die Pilzpapillen sind deutlich seltener und bilden pilzförmige Erhabenheiten. Sie dienen dem Tast-, Temperatur- und Geschmacksempfinden (▶ S. 452).
Die Blätterpapillen, schräg stehende Schleimhautfalten, befinden sich nur an den seitlichen, hinteren Zungenrändern. Ihr Epithel enthält Geschmacksknospen (▶ S. 452). Im Grund zwischen den Falten münden seröse Drüsen, die mit ihrem dünnflüssigen Sekret die Täler zwischen den Falten von Nahrungsresten frei spülen.
Die Wallpapillen sind am seltensten und mit einem Durchmesser bis zu 2 mm am größten [Abb. 9.11]. Etwa zehn dieser warzenförmigen Papillen sind direkt vor dem Sulcus terminalis aufgereiht. In ihrer Schleimhaut befinden sich Geschmacksknospen und seröse Spüldrüsen.

Zungenmuskulatur. Die Zungenmuskulatur ist quergestreifte Skelettmuskulatur [Abb. 9.12]. Die geflechtartig verwobene **Binnenmuskulatur** macht die Zunge so verformbar. Von außen strahlt die **Außenmuskulatur** ein, die vor allem für die Zungenbeweglichkeit verantwortlich ist [Abb. 9.13]. Die Zungenmuskulatur wird vom N. hypoglossus, dem XII. Hirnnerv, motorisch innerviert.

Speicheldrüsen

In die Mundhöhle münden die Speicheldrüsen. Die **kleinen Speicheldrüsen** liegen überall in der Mundschleimhaut verteilt. Sie werden nach der Lokalisation bezeichnet, z.B. Lippendrüsen (Gll. labiales). Es gibt drei Paar **große Speicheldrüsen** [Abb. 9.14]:
- **Ohrspeicheldrüse** (Gl. parotidea)
- **Unterkieferspeicheldrüse** (Gl. submandibularis)
- **Unterzungenspeicheldrüse** (Gl. sublingualis).

9 Verdauungssystem, Ernährung und Stoffwechsel

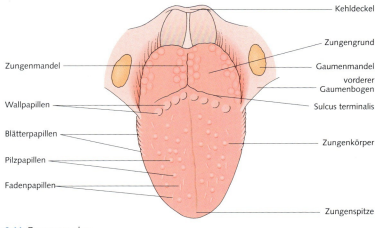

9.11 Zunge von oben

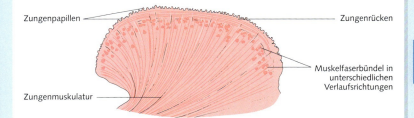

9.12 Längsschnitt durch die Zunge

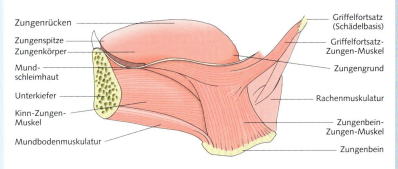

9.13 Äußere Zungenmuskulatur

Lage der großen Speicheldrüsen. Die **Ohrspeicheldrüse,** die größte unter den Kopfspeicheldrüsen, liegt unter der Haut vor dem äußeren Gehörgang und im Bereich des Kieferwinkels [Abb. 9.14]. Ihr Ausführungsgang durchbricht den Wangenmuskel und mündet im Bereich der seitlichen Oberkieferzähne in die Mundhöhle. Die **Unterkieferspeicheldrüse** umschlingt den hinteren Abschnitt der Mundbodenmuskulatur von außen nach innen, während sich die **Unterzungenspeicheldrüse** unter der Schleimhaut des Mundbodens befindet. Beide Drüsen münden mit ihrem Hauptausführungsgang auf einer Papille vorne unter der Zunge.

Feinbau der großen Speicheldrüsen. Die großen Kopfspeicheldrüsen sind große, zusammengesetzte exokrine Drüsen (▶ S. 56). Sie sind in Läppchen gegliedert, wobei sich zwischen den Läppchen wenig lockeres Bindegewebe mit Blutgefäßen und Nerven befindet.

Das Sekret wird in den Endstücken gebildet und über ein unterschiedlich gut ausgebildetes Ausführungsgangsystem aus **Schaltstücken, Streifenstücken** und **Ausführungsgängen** im engeren Sinne (▶ S. 58) in die Mundhöhle geleitet. Eine Besonderheit sind die Streifenstücke, erkennbar an einem kubischen bis säulenförmigen Epithel: Der in den Endstücken gebildete Primärspeichel ist mit ca. 300 mosm/l isoton (▶ S. 16), seine Elektrolytzusammensetzung entspricht der des Blutplasmas. In den Streifenstücken werden dem Primärspeichel durch Ionenpumpen Na^+- und Cl^--Ionen entzogen. Der so gebildete endgültige oder Sekundärspeichel ist dann hypoton.

Unterschiede im Feinbau. Die Ohrspeicheldrüse [Abb. 9.15] ist eine **rein seröse Drüse,** d.h. alle ihre Endstücke produzieren einen dünnflüssigen (serösen) Speichel (▶ S. 56). Dieser enthält u.a. **α-Amylase,** die Kohlenhydrate in Form von Glykogen und pflanzlicher Stärke spaltet (▶ S. 288). Damit beginnt die Kohlenhydratverdauung bereits in der Mundhöhle. Die Ohrspeicheldrüse hat das am besten ausgebildete Ausführungsgangsystem [Abb. 9.15].

Die Unterkieferspeicheldrüse ist eine **gemischte seromuköse Drüse** (▶ S. 56) – sie hat seröse und muköse, Schleim bildende Endstücke. Insgesamt ist sie überwiegend serös.

Auch die Unterzungenspeicheldrüse [Abb. 9.16] ist eine **gemischte seromuköse Drüse,** aber überwiegend mukös. Ihr Gangsystem ist nur gering entwickelt.

Funktion des Speichels
Die großen Kopfspeicheldrüsen bilden 0,5–1,5 l **Speichel** pro Tag [Tab. 9.17]. Speichel hält die Mundschleimhaut feucht und reinigt sie. Beim Essen durchtränkt er die Nahrung mit Flüssigkeit und enthält **Schleime** (Muzine), die den Bissen gleitfähig machen. So wird aus der durch Zähne zerkleinerten Nahrung ein schluckfähiger Speisebrei. Im Speichel kommen außerdem α-Amylase (▶ o.), **IgA** (▶ S. 210) zur Immunabwehr, **Lysozym** (▶ S. 206) zum Abtöten von Bakterien und **Wachstumsfaktoren** zur Wundheilung vor. Der pH des Speichels liegt um ca. 7, also im Neutralbereich.

Speichelsekretion. Die ohne Nahrungsaufnahme geringe Speichelsekretion wird bei Nahrungsaufnahme reflektorisch gesteigert, z.B. durch Vorstellung, Geruch und Geschmack von Speisen. Dabei haben parasympathische und sympathische Nerven (▶ S. 440), welche die Speicheldrüsen innervieren, erheblichen Einfluss auf die Zusammensetzung des Speichels: Über den Parasympathikus wird die Bildung und Abgabe eines dünnflüssigen Speichels angeregt, über den Sympathikus die eines zähflüssigen Speichels mit geringem Volumen („trockener Mund" bei Angst oder Erregung).

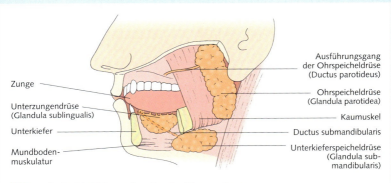

9.14 Große Speicheldrüsen mit großen Ausführungsgängen

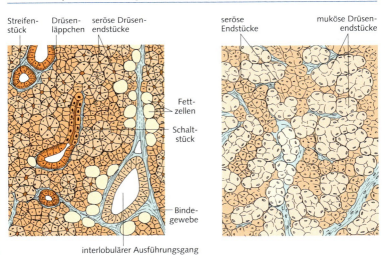

9.15 Schnitt durch Glandula parotidea

9.16 Schnitt durch Glandula sublingualis

Bestandteile	Funktion
Schleime (Muzine)	Gleitbarmachen von Bissen
α-Amylase	Kohlenhydratspaltung
Immunglobulin A (IgA)	Immunabwehr
Lysozym	Abtöten von Bakterien
Wachstumsfaktoren	Wundheilung
Bikarbonat (HCO_3^-)	neutraler pH des Speichels

9.17 Speichelbestandteile und deren Funktion

Speicheldrüsenentzündungen. Insbesondere in Phasen geringer Nahrungsaufnahme und demzufolge geringer Speichelsekretion können Bakterien aus der Mundhöhle in die Speicheldrüsen einwandern und zu einer schmerzhaften Entzündung führen.

Mumps. Bei Mumps führen Mumpsviren 2–3 Wochen nach Ansteckung zu einer Entzündung der Ohrspeicheldrüse, weshalb die Erkrankung auch Parotitis epidemica heißt. Dabei steht das Ohrläppchen charakteristischerweise ab.

Speichelsteine. In den Speicheldrüsen können sich kalziumhaltige Steine bilden, die bei Nahrungsaufnahme durch Speichelfluss in die Ausführungsgänge verschleppt werden können und diese verstopfen. Die Drüse schwillt meist plötzlich an und schmerzt, vor allem beim Essen. Am häufigsten ist die Unterkieferspeicheldrüse betroffen.

9.3 Rachen

Der **Rachen** (Pharynx) ist ein schleimhautbedeckter Muskelschlauch, der von der Schädelbasis bis zur Speiseröhre reicht.

Der Rachen gliedert sich in drei Etagen [Abb. 9.18]:

- Oben der **Nasenrachen** (Nasopharynx, Epipharynx) mit einer Öffnung zur Nasenhöhle
- In der Mitte der **Mundrachen** (Mesopharynx), der in Verbindung mit der Mundhöhle steht
- Unten der **Kehlkopfrachen** (Hypopharynx), der kontinuierlich in die Speiseröhre übergeht und eine zusätzliche Öffnung in den Kehlkopf hat.

Der Nasenrachen ist ein Teil der Atemwege (▶ S. 226).

Mund- und Kehlkopfrachen hingegen gehören zum Kopfdarm. Sie dienen der Weiterbeförderung von Flüssigkeit und Speisebrei, wobei sich Atem- und Speiseweg im Mundrachen kreuzen (▶ u.).

Feinbau des Rachens

Innen ist der Rachen von einer Schleimhaut ausgekleidet, die beim Nasenrachen der der Atemwege und beim Mund- und Kehlkopfrachen der der Mundhöhle entspricht. Die Rachenschleimhaut enthält reichlich lymphatisches Gewebe, welches für die Immunabwehr bedeutsam ist.

Bei der darunter liegenden muskulären Schicht handelt es sich um quergestreifte Skelettmuskulatur.

Rachenmuskulatur

Die Rachenmuskulatur besteht aus drei **Schlundschnürern** und drei **Schlundhebern,** deren Funktion der Namensgebung entspricht.

Schlucken

Drückt die Zunge einen Bissen rachenwärts, wird durch Berührung vor allem der Gaumenbögen (▶ Abb. 9.4) reflektorisch der Schluckvorgang ausgelöst. Das Steuerzentrum für den Schluckakt befindet sich im verlängerten Mark (▶ Abb. 14.20).

Da sich im Mundrachen Luft- und Speisewege kreuzen, muss beim Schlucken sichergestellt sein, dass Speisen oder Getränke nicht in die Nasenhöhle bzw. den Kehlkopf gelangen [Abb. 9.19]. Am Schluckakt sind maßgeblich die Muskeln des Mundbodens, des weichen Gaumens und des Rachens beteiligt:

- Die Muskeln des weichen Gaumens verschließen den Mundrachen zum Nasenrachen und sorgen so dafür, dass Speisen und Getränke nicht in die Nase dringen
- Mundboden- und Rachenmuskulatur heben den Kehlkopf, sodass der Kehldeckel (▶ S. 228) über den Eingang des Kehlkopfs gepresst wird und damit die unteren Atemwege verschließt. Während des Schluckakts ist damit beim Erwachsenen der Atemvorgang unterbrochen. Nur beim Säugling reicht der Kehldeckel bis zum Gaumen, sodass er gleichzeitig atmen und trinken kann.

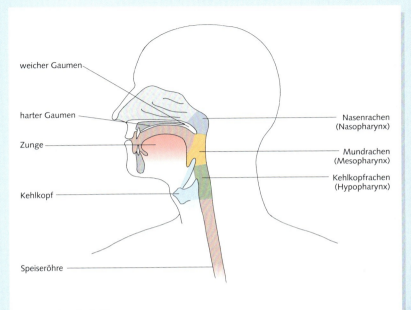

9.18 Rachenabschnitte

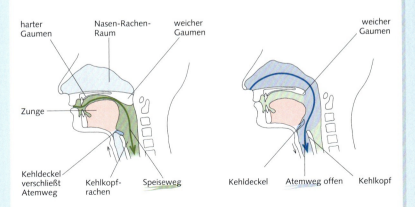

9.19 Kreuzung von Atem- und Speiseweg im Rachen

9.4 Speiseröhre

Die 25–30 cm lange **Speiseröhre** (Ösophagus) beginnt unterhalb des Kehlkopfrachens in Höhe des Ringknorpels des Kehlkopfs. Der **Halsabschnitt** der Speiseröhre [Abb. 9.20] geht an der oberen Brustkorböffnung in den **Brustabschnitt** über, der das Zwerchfell im **Hiatus oesophageus** durchbricht. Der sich anschließende **Bauchabschnitt** bis zum Eintritt in den Magen ist sehr kurz.

Die Speiseröhre zeigt drei natürliche Engen [Abb. 9.20], an denen Bissen oder Fremdkörper stecken bleiben können.

Feinbau der Speiseröhre

Das Epithel der Schleimhaut ist ein mehrschichtiges unverhorntes Plattenepithel. In der Submukosa gelegene Drüsen (Gll. oesophageae) geben ihren Schleim auf die Schleimhaut ab und halten sie so gleitfähig. Nach außen schließt sich die Muskularis an (▶ S. 254), die im oberen Teil aus quergestreifter und im unteren aus glatter Muskulatur besteht.

Funktion der Speiseröhre

Die Speiseröhre ist ein **Transportschlauch,** der Speisebrei und Flüssigkeit vom Rachen in den Magen befördert. Dabei laufen magenwärts fortschreitende Kontraktionen der Ring- bzw. Längsmuskulatur entlang der Speiseröhre. Diese Kontraktionswellen bezeichnet man als **Peristaltik** [Abb. 9.21]. Außerhalb dieser Transportvorgänge ist die Speiseröhre durch die Muskularis nach oben und unten funktionell verschlossen.

Speiseröhrenentzündung

Funktioniert der Speiseröhrenverschluss zum Magen nicht richtig, kann saurer Mageninhalt in die Speiseröhre gelangen und eine **Speiseröhrenentzündung** (Ösophagitis) mit Sodbrennen und Schmerzen auslösen. Auf Dauer begünstigt diese die Entstehung eines bösartigen **Speiseröhrenkarzinoms.**

9.5 Magen

An die Speiseröhre schließt sich der **Magen** (auch Gaster oder Ventriculus) an. Er ist ein erweitertes Hohlorgan, das hauptsächlich im mittleren und linken Oberbauch unter dem Zwerchfell liegt.

Der Magen ist etwa hakenförmig. Er hat eine große Ausbauchung nach links, die **große Kurvatur** (Curvatura major), und eine entsprechend kleinere Einbuchtung nach rechts, die **kleine Kurvatur** (Curvatura minor) [Abb. 9.22].

Von der großen Kurvatur geht das **große Netz** (Omentum majus) aus. Es besteht aus gedoppeltem Peritoneum und eingelagertem Fett und ist schürzenförmig über die Unterbauchorgane ausgebreitet. Zwischen der kleinen Kurvatur des Magens und der Leber befindet sich ein weiteres Netz, das **kleine Netz** (Omentum minus).

Abschnitte des Magens

Der Magen ist von oben nach unten gegliedert in [Abb. 9.22]:
- **Mageneingang** (Cardia)
- **Magengrund** (Fundus)
- **Magenkörper** (Corpus)
- **Magenausgang** (Pars pylorica oder Antrum).

Am Ende des Magenausgangs befindet sich ein dicker ringförmiger Muskel, der **Magenpförtner** oder Pylorus. An der kleinen Kurvatur bilden sich bei leerem Magen große Schleimhautlängsfalten, die sog. **Magenstraße.**

Funktionen des Magens

Der Magen durchmischt und desinfiziert die Nahrung und entlässt den angedauten Speisebrei portionsweise in den anschließenden Dünndarm. Die hauptsächliche Verdauungsaufgabe des Magens besteht im Abbau von Eiweißen (Proteinen).

Für diese Aufgaben werden pro Tag 2–3 l **Magensaft** gebildet (Zusammensetzung ▶ u.).

9 Verdauungssystem, Ernährung und Stoffwechsel

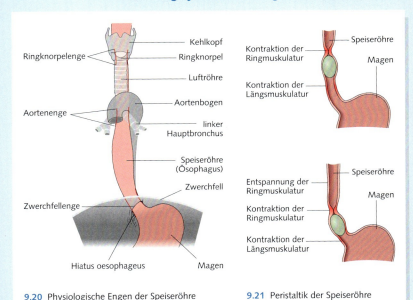

9.20 Physiologische Engen der Speiseröhre

9.21 Peristaltik der Speiseröhre

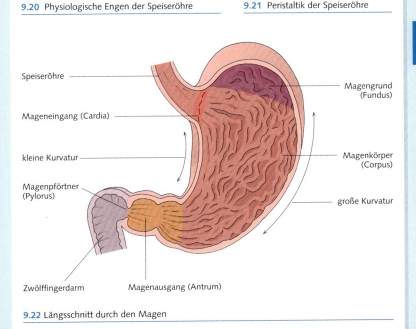

9.22 Längsschnitt durch den Magen

Magenperistaltik. Durch die Magenperistaltik (▶ S. 266) werden Speisebrei und Magensaft miteinander vermischt. Die schubweise Entleerung erfolgt durch vorübergehende Öffnung des Magenpförtners.

Magenkontraktionen und -entleerung werden v.a. durch Darmwandnervensystem, N. vagus und gastrointestinale Hormone gesteuert (▶ S. 278).

Feinbau des Magens

Der Feinbau des Magens und v.a sein Schleimhautaufbau stehen in enger Beziehung zu der Aufgabe, Nahrungsproteine in einem sauren Milieu abzubauen.

Oberflächenepithel. Das Oberflächenepithel des Magens ist ein **einfaches Säulenepithel,** das bikarbonathaltige Schleime abgibt. Dadurch entsteht auf der inneren Oberfläche des Magens eine Schleimschicht, die eine wichtige **Schutzfunktion** gegenüber dem aggressiven Magensaft (▶ u.) hat.

Magengrübchen. Die Schleimhautoberfläche weist punktförmige Einsenkungen auf, die **Magengrübchen** (Foveolae gastricae), [Abb. 9.23]. Auch diese werden von Oberflächenepithel ausgekleidet [Abb. 9.25].

Magendrüsen. In die Magengrübchen münden die schlauchförmigen **Magendrüsen** (Gll. gastricae). Sie sind in das Bindegewebe der Schleimhaut eingebettet und in den verschiedenen Magenabschnitten unterschiedlich gebaut:
- In Magenein- und -ausgang sezerniert das einfache Säulenepithel der Drüsenschläuche ähnlich dem Oberflächenepithel schützende Schleime
- In Magengrund und -körper liegen die **spezifischen Magendrüsen,** die Gll. gastricae propriae, die den Verdauungssaft des Magens abgeben [Abb. 9.25].

Die Drüsenschläuche der spezifischen Magendrüsen lassen sich in zwei Abschnitte gliedern: in einen langen **Drüsenhals** und einen **Drüsenhauptabschnitt.**

In diesen Drüsenabschnitten sind drei Zelltypen unterschiedlich verteilt:
- **Nebenzellen**
- **Belegzellen** (Parietalzellen)
- **Hauptzellen.**

Nebenzellen. Die Schleim produzierenden Nebenzellen kommen nur im Drüsenhals vor.

Belegzellen. Die pyramidenförmigen Belegzellen sind vor allem im Drüsenhals und z.T. im Hauptteil lokalisiert [Abb. 9.25]. Sie sezernieren **Salzsäure,** HCl, und machen den Magensaft dadurch sauer (pH 1–2). Die Salzsäure denaturiert die Nahrungseiweiße (zerstört also ihre räumliche Struktur), sodass diese für eiweißspaltende Enzyme wie etwa Pepsin besser zugänglich werden. Darüber hinaus tötet die Salzsäure die meisten in der Nahrung enthaltenen Bakterien.

Die Belegzellen geben außerdem den **Intrinsic-Faktor** ab. Nur in seiner Anwesenheit kann Vitamin B_{12} gebunden und im Dünndarm resorbiert werden. Bei Mangel an oder mangelhafter Resorption von Vitamin B_{12} kommt es zu einer Anämie (▶ S. 188).

Hauptzellen. Die Hauptzellen sind v.a. im Drüsenhauptabschnitt lokalisiert [Abb. 9.25]. Sie bilden **Pepsinogen** als Vorstufe des Verdauungsenzyms **Pepsin.** Pepsin ist eine Protease, die Proteine (Eiweiße) spaltet. Außerdem sezernieren die Hauptzellen ein Fett spaltendes Enzym, eine **saure Lipase,** die bereits einen Teil des Nahrungsfettes spaltet.

Regulation der Magensaftsekretion

Während der bikarbonathaltige Magenschleim ständig gebildet und abgegeben wird, ist die Bildung von Salzsäure und Pepsinogen stark abhängig von der Nahrungsaufnahme. Sie erfolgt in drei Phasen: kephalische, gastrische und intestinale Phase.

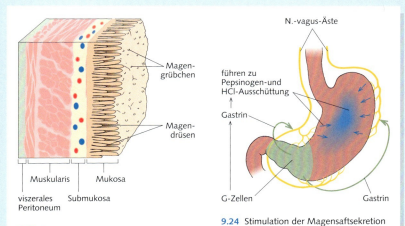

9.23 Bau der Magenwand

9.24 Stimulation der Magensaftsekretion durch Acetylcholin des N. vagus und Gastrin

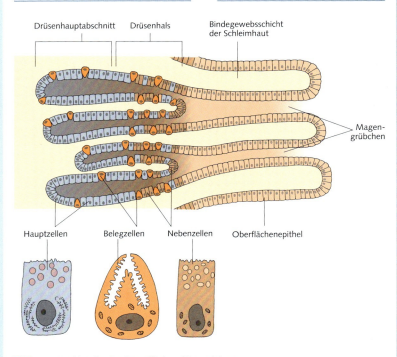

9.25 Magenschleimhaut mit spezifischen Magendrüsen

Kephalische Phase. In der ersten, kephalischen Phase der Magensaftsekretion [Abb. 9.26], führen Geruch und Geschmack, ja sogar die Vorstellung von Speisen, zu einer Aktivierung des N. vagus und damit zur Freisetzung von Acetylcholin in der Magenschleimhaut. Dadurch kommt es zur Sekretion von HCl und Pepsinogen. In dieser Phase wird also der Magen auf die Ankunft von Speisen vorbereitet.

Gastrische Phase. Durch die zunehmende Füllung mit Nahrungsbrei kommt es zu einer Dehnung der Magenwand [Abb. 9.26]. Dieser Reiz führt reflektorisch sowohl über den N. vagus als auch über lokale Mechanismen zu einer **Gastrinausschüttung** mit den oben beschriebenen Effekten. Auch chemische Reize, z. B. Eiweißabbauprodukte, Alkohol oder Kaffee, fördern die Gastrinfreisetzung.

Intestinale Phase. In der dritten, intestinalen Phase wird vorverdauter Nahrungsbrei des Magens in den Zwölffingerdarm entleert. Die Ankunft von sauren Bestandteilen im Zwölffingerdarm signalisiert, dass der Nahrungsbrei ausreichend mit Magensäften durchmischt wurde und deren Eiweißverdauung eingeleitet worden ist. Dies ist ein Sekretionsreiz für bestimmte disseminierte (verstreut liegende) endokrine Zellen, deren Hormone eine hemmende Wirkungen auf die Magentätigkeit entfalten [Abb. 9.26].

Steuerung der Beleg- und Hauptzellen. Eine Schlüsselstellung bei der Magensaft- und damit Salzsäureproduktion kommt also dem **Acetylcholin** sowie den Hormonen **Histamin** und **Gastrin** [Abb. 9.24] zu, die von verstreut liegenden (disseminierten) endokrinen Zellen abgegeben werden (▶ S. 278, 368). Sie alle binden an entsprechende Rezeptoren der Belegzellen und regen die Sekretion von HCl an. Acetylcholin und Gastrin regen gleichzeitig auch die Hauptzellen zur Sekretion von Pepsinogen an. Pepsinogen wird zunächst durch die Säure des Magensafts zu Pepsin aktiviert. Die weitere Umwandlung von Pepsinogen zu Pepsin erfolgt dann durch Pepsin selbst.

Erbrechen
Erbrechen ist ein **Schutzreflex,** der schädliche Stoffe aus dem Magen entfernen soll. Nach den Vorboten Übelkeit, Speichelfluss und Schwitzen wird das Zwerchfell in Einatmungsstellung fixiert, die Speiseröhre erschlafft, der Eingang in den Kehlkopf wird verschlossen und es kommt zur Kontraktion der Bauchwandmuskulatur mit folgender oraler Entleerung des Magens. Das Brechzentrum im verlängerten Mark (▶ S. 412) steuert diese Vorgänge.

Magenschleimhautentzündung und Magengeschwür
Bei der **Magenschleimhautentzündung** oder Gastritis hat sich die Magenschleimhaut entzündet, erkennbar am Vorhandensein von weißen Blutzellen (▶ S. 188). Bei einer schweren Entzündung gehen lokal die Schleimhautschichten verloren, die **Erosion.** Durch weiteres Fortschreiten der entzündlichen Zerstörung jenseits der Schleimhaut in die Muskularis hinein entsteht ein **Magengeschwür,** das sog. Ulkus [Abb. 9.27]. Ursachen sind z. B. eine Abnahme des schützenden Magenschleims oder eine vermehrte HCl-Sekretion. In ca. 70–80 % ist ein säurebeständiges Bakterium die Ursache, das **Helicobacter pylori.** Es kann heute medikamentös bekämpft werden.

Magenkarzinom
Der häufigste bösartige Tumor des Magens ist das von den Magendrüsen ausgehende **Magenkarzinom** [Abb. 9.28]. Magengeschwür und -karzinom können sich bei bloßer Betrachtung mit dem Auge sehr ähneln.

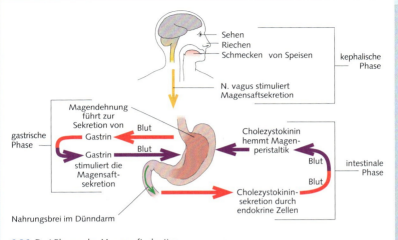

9.26 Drei Phasen der Magensaftsekretion

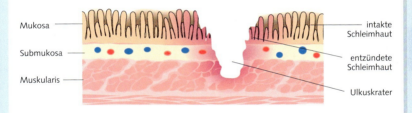

9.27 Magengeschwür (Ulkus). Das Geschwür reicht bis in die Muskularis

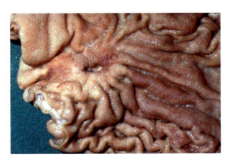

9.28 Geschwürige Form des Magenkarzinoms, die makroskopisch einem Magengeschwür ähnelt [T173]

9.6 Dünndarm

Der **Dünndarm** (Intestinum tenue) ist 4–6 m lang und besteht aus folgenden Abschnitten [Abb. 9.29]:
- **Zwölffingerdarm** (Duodenum)
- **Leerdarm** (Jejunum)
- **Krummdarm** (Ileum).

Der erste Abschnitt, der **Zwölffingerdarm**, ist mit 25–30 cm am kürzesten. Er ist C-förmig gekrümmt mit dem Bogen nach rechts und überwiegend in der rückwärtigen Körperwand eingebettet. Die an den Zwölffingerdarm anschließenden Abschnitte, nämlich **Leer-** und **Krummdarm**, sind sehr lang. Sie füllen einen Großteil des Unterbauchs und sind aus Platzgründen stark zu Schlingen gewunden. Der Leerdarm macht ca. 2/5, der Krummdarm ca. 3/5 der Länge aus, beide sind nicht scharf voneinander abgrenzbar. Leer- und Krummdarm sind von Peritoneum bedeckt und durch gedoppeltes Peritoneum, das **Mesenterium**, an der rückwärtigen Körperwand befestigt (▶ Abb. 9.3). In diesem verlaufen auch die versorgenden Gefäße und Nerven. Durch diese „Aufhängung" sind sie außerdem relativ beweglich.

Feinbau des Dünndarms

Eine der Hauptaufgaben des Dünndarms ist die **Resorption** von kleinmolekularen Nahrungsbestandteilen, dies sind u.a. Wasser, Ionen, Mineralstoffe und Vitamine. Zur bestmöglichen Resorption ist die innere Oberfläche des Dünndarms durch **Falten, Zotten** und **Bürstensäume** auf ca. 200 m^2 vergrößert [Abb. 9.30].

Kerckring-Falten. Die **Kerckring-Falten** (Ringfalten oder Plicae circulares) sind quer stehende, ringförmige Aufwürfe von Mukosa und Submukosa.

Dünndarmzotten. Die Zotten sind bis 1 mm hohe, platt- bis fingerförmige Erhebungen der Schleimhaut [Abb. 9.31]. Unter ihrem Epithel liegt im Zotteninneren lockeres Bindegewebe mit vielen freien Zellen, Blut- und Lymphgefäßen [Abb. 9.31].

Das bedeckende **Epithel** ist ein einfaches Säulenepithel aus zwei Zelltypen, den **Becherzellen** und den **Enterozyten** (Saumzellen). Die Becherzellen sezernieren Schleime (▶ S. 52, S. 54), die die Oberfläche gleitfähig machen. Die Enterozyten besitzen zur Oberfläche hin einen **Bürstensaum** aus Mikrovilli [Abb. 9.30], deren Membranen reichlich mit Verdauungsenzymen, Transportern und Kanälen bestückt sind (▶ S. 14, S. 16).

Durch die abschließenden Verdauungsschritte an den Membranen entstehen kleinste Moleküle, z. B. Glukose und Aminosäuren, die dann über die Transporter und Kanäle in die Enterozyten aufgenommen und vor allem ins Blut überführt werden. Nur Fette gelangen über Chylomikronen (▶ u.) in Lymphgefäße.

Dünndarmkrypten. Neben den Zotten hat der Dünndarm Krypten, fingerförmige Einstülpungen des Epithels in das Bindegewebe [Abb. 9.31].

Das Epithel der Krypten geht zwar kontinuierlich in das der Zotten über, hat jedoch eine andere Funktion: Im Kryptenepithel befinden sich **Stammzellen**, deren Tochterzellen aus den Krypten zur Zottenspitze wandern und dabei gleichzeitig zu Epithelzellen der Zotten ausdifferenzieren. Sie sterben dann ab und werden abgestoßen. Die Lebensdauer der Epithelzellen beträgt nur ca. 5 Tage, der Zellumsatz ist also hoch. Zusätzlich kommen hier disseminierte endokrine Zellen (▶ S. 278) und **Paneth-Körnerzellen** vor, die Bakterien zerstörendes Lysozym (▶ S. 206) bilden.

Brunner-Drüsen. Eine Besonderheit des Zwölffingerdarms sind die **Brunner-Drüsen** in der Submukosa. Sie geben einen alkalischen Schleim in die Krypten ab, welcher mit zur Neutralisierung des sauren Mageninhalts beiträgt.

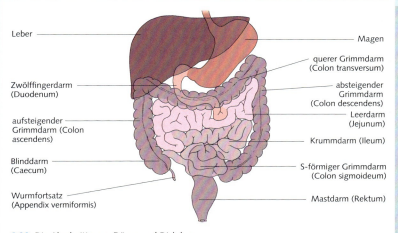

9.29 Die Abschnitte von Dünn- und Dickdarm

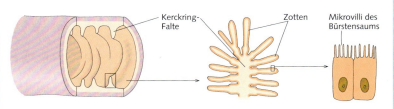

9.30 Oberflächenvergrößerung im Dünndarm durch Kerckring-Falten, Zotten und Bürstensaum

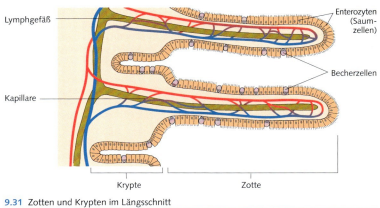

9.31 Zotten und Krypten im Längsschnitt

Schleimhaut-assoziiertes lymphatisches Gewebe. V.a. im **Krummdarm** kommt reichlich schleimhaut-assoziiertes lymphatisches Gewebe vor. Größere Ansammlungen von Lymphfollikeln bilden die **Peyer-Plaques** (▶ S. 222).

Dünndarmsekret
Der Dünndarm produziert pro Tag ca. 2,5 l Sekret. Der mengenmäßig größte Anteil wird dabei aus dem Blut in die Krypten abgegeben. Ein weiterer Sekretanteil stammt aus den Brunnerdrüsen (▶ o.).

Funktion des Dünndarms
Eine Aufgabe des Dünndarms ist es, den Darminhalt durch **Peristaltik** (▶ S. 266), **rhythmische Einschnürungen** und **Pendelbewegungen** zu durchmischen und weiterzubewegen.

Zweite Aufgabe sind der Abschluss der Verdauung und die nachfolgende Resorption (▶ auch S. 276, S. 288). Wasser und kleinmolekulare Substanzen werden über die Bürstensäume der Enterozyten resorbiert [Abb. 9.32] und gelangen mit dem Pfortaderblut in die Leber.

Relativ kompliziert ist die Aufnahme von Fetten. Im Dünndarm werden Triglyzeride durch Pankreaslipasen (▶ S. 288) in Fettsäuren und Monoglyzeride gespalten. Fettsäuren, Monoglyzeride und Cholesterin werden von den Enterozyten resorbiert. Die Fettsäuren und Monoglyzeride werden in den Enterozyten wieder zu Triglyzeriden aufgebaut und mit speziellen Proteinen, den **Apolipoproteinen,** verbunden, wodurch **Chylomikronen** (▶ Abb. 9.53) entstehen. Die Chylomikronen werden dann in die **Lymphkapillaren** abgegeben und gelangen auf dem Lymphweg ins Blut (▶ S. 214). In den Endothelien der Blutgefäße sind **Lipoproteinlipasen** lokalisiert, die Fettsäuren aus den Chylomikronen abspalten und aufnehmen. Die verbleibenden Chylomikronenreste werden vor allem von Leberzellen (▶ S. 280) weiter verarbeitet.

9.7 Dickdarm
Der Krummdarm mündet im rechten Unterbauch in den **Dickdarm** (Intestinum crassum). Seine ca. 1,5 m Länge verteilen sich auf [Abb. 9.29]:

- **Blinddarm** (Caecum) mit einem dünnen Anhängsel, dem **Wurmfortsatz** oder der Appendix vermiformis
- **Grimmdarm** (Kolon) mit **aufsteigendem, querem, absteigendem** und **s-förmigem Grimmdarm** (Colon ascendens, transversum, descendens und sigmoideum)
- **Mastdarm** (Rektum) und **Analkanal** (Canalis analis) [Abb. 9.34].

Blinddarm und **Grimmdarm** umrahmen den Dünndarm wie ein umgekehrtes U: Blinddarm und aufsteigender Grimmdarm ziehen auf der rechten Seite nach oben. Unterhalb der Leber folgt eine Biegung nach links zum queren Grimmdarm, der fast horizontal nach links kreuzt. Hier krümmt sich der Darm erneut. Der absteigende Grimmdarm steigt dann ab ins kleine Becken, wo sich der gewundene s-förmige Grimmdarm anschließt, der dann in den Mastdarm übergeht. Der Mastdarm weist Krümmungen und eine Erweiterung auf, die **Ampulla recti** [Abb. 9.34]. Sie dient vor Stuhlgang (Defäkation) als Stuhlreservoir.

Feinbau des Dickdarms
Schleimhaut. Im Dickdarm gibt es nur noch Krypten. Das Oberflächen- und Kryptenepithel ist ein einfaches Säulenepithel aus Enterozyten und Becherzellen.

Muskulatur. Die äußere Längsmuskulatur ist zu drei Strängen gerafft, den **Tänien.** Dort kommen **Fettanhängsel** (Appendices epiploicae) vor [Abb. 9.33].

Durch Kontraktion der Ringmuskulatur entstehen im Darm quere Falten (**Plicae semilunares),** außen als Einschnürungen sichtbar. Dazwischen bilden sich Ausbuchtungen, die **Haustren.** Sie wechseln je nach Darmbewegungen.

9 Verdauungssystem, Ernährung und Stoffwechsel

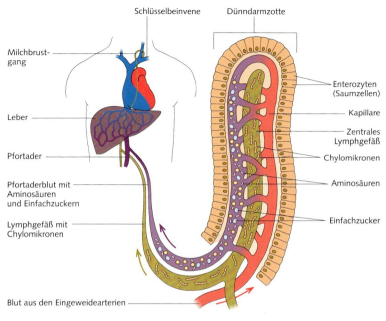

9.32 Resorption im Dünndarm und Abtransport der Nährstoffe über Pfortader und Lymphgefäße

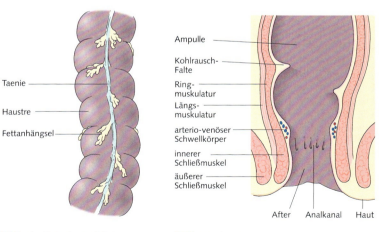

9.33 Abschnitt des Dickdarms

9.34 Mastdarm

Wurmfortsatz

Der Wurmfortsatz ist 2–9 cm lang und sehr lagevariabel (▶ Abb. 9.29). Seine Schleimhaut ist zu einem schleimhautassoziierten lymphatischen Gewebe differenziert (▶ S. 222). Entsprechend ist die dickdarmtypische Schleimhaut mit Lymphfollikeln durchsetzt, die z. T. die Krypten verdrängen. Im Gegensatz zum übrigen Dickdarm gibt es außerdem eine kontinuierliche äußere Längsmuskelschicht.

Appendizitis. Die Entzündung des Wurmfortsatzes, die Appendizitis, ist die häufigste Entzündung im Bauchraum. Typisch sind z. B. rechtsseitiger Unterbauchschmerz, Fieber, Übelkeit und Erbrechen. Der entzündete Wurmfortsatz wird in der **Appendektomie** entfernt.

Funktion des Dickdarms

Hauptaufgaben des Dickdarms sind die Resorption von NaCl und Wasser und damit die **Eindickung** des Darminhaltes auf 100–200 ml pro Tag sowie die **Speicherung** des Darminhaltes.
Dickdarmschleimhaut wie Dickdarminhalt sind stark mit Bakterien besiedelt, der **natürlichen Darmflora**. In 1 ml Darminhalt sind etwa 10^{11}–10^{12} Bakterien enthalten. Diese unterstützen u. a. die lokale Immunabwehr.

Dickdarmmotorik. Durch langsame Kontraktionswellen der Ringmuskulatur kommt es zu **Segmentationen,** die den Darminhalt durchmischen. **Massenbewegungen,** die den Darminhalt vorwärts bewegen, sind wesentlich seltener.

After und Analverschluss

Der Analkanal mündet am **After** (Anus) auf die Körperoberfläche. Ein kompliziertes Verschlusssystem verhindert unkontrollierten Stuhlabgang. Es umfasst:

- Den **inneren Afterschließmuskel** (M. sphincter ani internus) aus glatter Muskulatur
- Den **äußeren Afterschließmuskel** (M. sphincter ani externus) aus quergestreifter Muskulatur
- Die Beckenbodenmuskulatur
- Ein Gefäßgeflecht unter der Schleimhaut in der sog. **Hämorrhoidalzone.**

Stuhlentleerung. Die **Stuhlentleerung** (Defäkation) wird durch Füllung des Rektums mit damit verbundener Reizung von Dehnungsrezeptoren eingeleitet. Sie läuft dann im Wesentlichen reflektorisch ab.

Dickdarmerkrankungen

Tumoren. Recht häufig sind die von der Schleimhaut ausgehenden **Adenome.** Sie sind gutartig, können aber zum bösartigen **Adenokarzinomen** entarten.

Divertikel. Ausstülpungen der Darmwand (**Divertikel**) werden wahrscheinlich durch Verstopfung begünstigt. Bei vielen Divertikeln spricht man von **Divertikelkrankheit.** Gefährlich ist v. a. die Divertikelentzündung (**Divertikulitis**).

Colitis ulcerosa und Morbus Crohn. Colitis ulcerosa und Morbus Crohn sind chronische Darmentzündungen unklarer Ursache. Hauptbeschwerden sind Durchfälle, Bauchschmerzen und Darmblutungen.

Gefäßversorgung des Magen-Darm-Trakts

Die arterielle Versorgung erfolgt über drei unpaare Gefäßstämme der **Bauchaorta** (Aorta abdominalis) [Abb. 9.35]:

- Der Truncus coeliacus versorgt mit drei Ästen die Oberbauchorgane
- Über die **obere** und **untere Eingeweidearterie** (A. mesenterica superior und A. mesenterica inferior) wird fast der gesamte Darm versorgt.

Der venöse Abfluss aus dem Magen-Darm-Trakt, der Milz und der Bauchspeicheldrüse erfolgt über die **Pfortader** (▶ S. 176), die das nährstoffreiche Blut in die Leber leitet [Abb. 9.36].

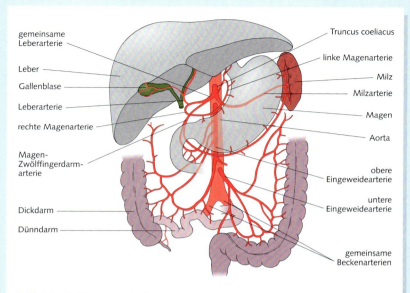

9.35 Arterielle Versorgung der Bauchorgane

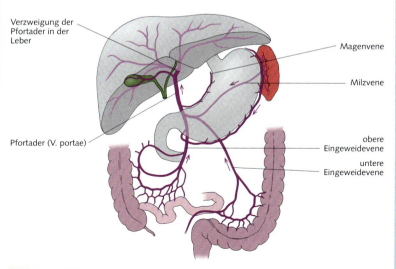

9.36 Venöse Abflüsse der Bauchorgane in die Pfortader

Steuerung des Magen-Darm-Trakts

Magen-Darm-Bewegungen und Verdauung werden unbewusst gesteuert. Hieran beteiligt sind das autonome Nervensystem (Sympathikus, Parasympathikus und Darmwandnervensystem) sowie Hormone und hormonähnliche Botenstoffe.

Sympathikus und Parasympathikus. Die Fasern des Sympathikus gehen aus paravertebralen Grenzstrangganglien und prävertebralen Ganglien hervor (▶ S. 442). Die parasympathischen Fasern stammen entweder aus dem N. vagus (also dem Hirnstamm) oder dem sakralen Rückenmark (▶ Abb. 14.65). Prinzipiell fördert der Parasympathikus Durchblutung und Tätigkeit des Verdauungstraktes, wohingegen der Sympathikus sie hemmt.

Darmwandnervensystem. Der Verdauungstrakt besitzt in seinen Wänden ein „eigenes" Nervensystem, das Darmwandnervensystem oder enterische Nervensystem. Es besteht vor allem aus zwei Nervenfasergeflechten mit Nervenzellen:
- Dem **Meißner-Plexus** (Plexus submucosus) in der Submukosa
- Dem **Auerbach-Plexus** (Plexus myentericus) zwischen Ring- und Längsmuskulatur.

Dieses intramurale Nervensystem kann die Peristaltik des Verdauungstraktes selbstständig steuern und verleiht ihm dadurch große Autonomie.

Endokrine Zellen. Im Epithel des Verdauungskanals kommen endokrine Zellen vor. Sie gehören zu den **disseminierten endokrinen Zellen** (▶ S. 368). Im Verdauungskanal sezernieren sie verschiedene Hormone und hormonähnliche Botenstoffe, die zusammen mit dem Nervensystem Drüsentätigkeit, Durchblutung und Darmbewegungen regeln. Typisches Beispiel sind Gastrin bildende Zellen im Magen, die die Magensaftsekretion steuern. Weitere wichtige Hormone sind in Tab. 9.37 zusammengefasst.

9.8 Leber

Die Leber (Hepar) wiegt als größtes inneres Organ ca. 1,5 kg. Sie liegt im rechten und mittleren Oberbauch unter dem Zwerchfell, geschützt durch die Rippen. Mit ihrer **Zwerchfellfläche** (Facies diaphragmatica) weist die Leber zum Zwerchfell und nach unten, mit ihrer **Eingeweidefläche** (Facies visceralis) zu den Oberbauchorganen [Abb. 9.38, 9.39]. Die Leber ist größtenteils von Peritoneum bedeckt (▶ Abb. 9.3).

Leberlappen

An der Zwerchfellseite sind zwei Leberlappen sichtbar: Der **rechte Leberlappen** ist der größte Leberlappen [Abb. 9.38, 9.39]. Er geht nach links in den kleineren **linken Leberlappen** über. Die Grenze zwischen beiden markiert eine bindegewebige Platte, das **Sichelband** oder Ligamentum falciforme. Sein freier Rand wird durch die verödete Nabelvene (▶ S. 360) gebildet und zieht als **rundes Leberband** (Lig. teres hepatis) zum Nabel.

Auf der Eingeweidefläche der Leber sind zwei kleine Lappen abzugrenzen [Abb. 9.39]: nach vorne der **quadratische Lappen** (Lobus quadratus) und nach hinten der **Schweiflappen** (Lobus caudatus). Auf dieser Seite befinden sich auch die **Leberpforte** und die **Gallenblase** (▶ S. 282).

Leberpforte

An der Leberpforte treten Gefäße, Gallenwege und Nerven ein bzw. aus, v.a.:
- Die **Pfortader**, die nährstoffreiches und sauerstoffarmes Blut aus dem Darm in die Leber überführt [Abb. 9.38]
- Die **Leberarterie** (A. hepatica propria), die sauerstoffreiches Blut zur Leber bringt
- Der **Hauptgallengang** (Ductus choledochus, ▶ S. 282.).

Sie ziehen im **Leber-Zwölffingerdarm-Band** (Ligamentum hepatoduodenale), einem Teil des kleinen Netzes (▶ S. 266), zum Zwölffingerdarm.

9 Verdauungssystem, Ernährung und Stoffwechsel

Hormon	Bildungsort	Wirkung
Somatostatin	Magen, Darm	hemmt Sekretion endokriner Zellen
Serotonin	Magen, Darm	fördert Magen-Darm-Peristaltik
Histamin	Magen	fördert Säureabgabe der Belegzellen
Gastrin	Magen	fördert Magensaftsekretion
Cholezystokinin-Pankreozymin	Dünndarm	fördert Gallenblasenentleerung und Enzymsekretion der Bauchspeicheldrüse, hemmt Magenentleerung
Neurotensin	Dünndarm	hemmt Magenentleerung und Darmperistaltik
Sekretin	Dünndarm	fördert Gallefluss und Bauchspeichelabgabe

9.37 Von den disseminierten endokrinen Zellen des Magen-Darm-Traktes produzierte Hormone

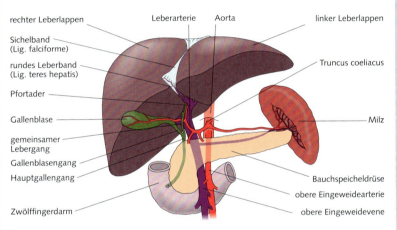

9.38 Die Leber und ihre Lagebeziehungen zu den Oberbauchorganen

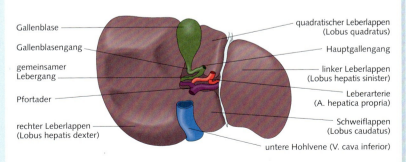

9.39 Die Eingeweidefläche der Leber mit den Leberlappen

Lebervenen

Die **Lebervenen**, Vv. hepaticae, treten oben aus der Leber aus und münden direkt in die vorbeiziehende und mit der Leber verwachsene untere Hohlvene.

Feinbau der Leber

Leberkapsel. An ihrer Oberfläche besitzt die Leber eine bindegewebige Organkapsel.

Leberläppchen. Das eigentliche Lebergewebe, das Leberparenchym, besteht aus 1–2 mm großen, gleichförmig gebauten **Leberläppchen** oder genauer Zentralvenenläppchen [Abb. 9.40], da sich jeweils eine Zentralvene in der Mitte des Leberläppchens befindet. Die Leberläppchen liegen dicht gedrängt aneinander und sehen dreidimensional wie Bienenwaben aus.

Bestandteile des Leberläppchens. Zentral in der Längsachse des Läppchens verläuft die **Zentralvene** (V. centralis). Auf diese streben radiär ausgerichtet Platten aus **Leberzellen** (Hepatozyten) zu [Abb. 9.41]. Zwischen den Leberzellsträngen befinden sich die sehr weiten Blutkapillaren der Leber, die **Lebersinusoide** [Abb. 9.41]. Sie münden in die Zentralvene.

Im Zwickelbereich zwischen aneinander grenzenden Läppchen befinden sich überwiegend dreieckig geformte Bindegewebeareale, die **Periportalfelder.** In ihnen sind drei Gefäße lokalisiert (**Glisson-Trias**) [Abb. 9.41]:

- **Zwischenläppchenarterie** (A. interlobularis), die ein Ast der Leberarterie (A. hepatica propria) ist
- **Zwischenläppchenvene** (V. interlobularis) als Ast der Pfortader
- **Interlobulärer Gallengang** (Ductus interlobularis), ein Galle abführender Gang.

Blutgefäßversorgung der Leberläppchen. Das in die Leberläppchen hineinfließende Blut kommt also aus zwei Quellen [Abb. 9.41]: Aus der Zwischenläppchenarterie und der Zwischenläppchenvene gehen jeweils feine Zweige ab ab, die schließlich in die Lebersinusoide münden, sodass hier ein Mischblut aus sauerstoffreichem und nährstoffreichem Blut entsteht.

Aus den Sinusoiden gelangt das Blut in die Zentralvene und von dort über Sammelvenen letztlich in die Lebervenen.

Lebersinusoide und Disse-Raum. Die Lebersinusoide zeigen einige Besonderheiten [Abb. 9.41]:

- Sie besitzen ein gefenstertes Endothel, wobei die Fenster keine Membranen haben, sondern winzige „Löcher" bilden
- Das Endothel hat keine Basalmembran
- Endothel und Leberzellen grenzen nicht direkt aneinander. Vielmehr besteht zwischen ihnen ein schmaler Spaltraum, der **Disse-Raum.** Dorthin gelangt das Blutplasma des in den Sinusoiden strömenden Bluts.

Auf der zu den Sinusoiden gerichteten Seite des Endothels befinden sich Makrophagen, die **Kupffer-Zellen.** Sie gehören zum mononukleären Phagozytensystem (▶ S. 204) und beseitigen vor allem alte und geschädigte Erythrozyten.

Unter dem Sinusendothel, also im Disse-Raum, kommen sternförmige **Fettspeicherzellen** vor. Sie enthalten kleine Fetttröpfchen und speichern fettlösliche Vitamine, vor allem Vitamin A.

Leberzellen. Die in Platten – im Schnittbild in Balken – angeordneten Leberzellen [Abb. 9.41] sind große Zellen mit ein oder zwei Kernen.

Die eine Seite der Leberzellen ist zum Disse-Raum und damit zum Blutplasma gerichtet. Auf der anderen Seite bilden benachbarte Leberzellen mit ihren Zellmembranen die Wände der **Gallenkanälchen,** in die die Leberzellen die Galle abgeben.

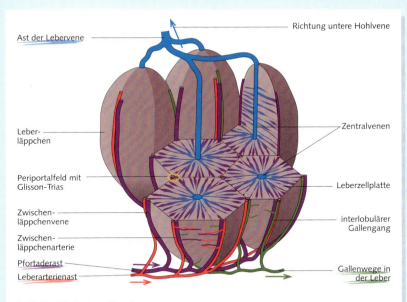

9.40 Gestalt der Leberläppchen

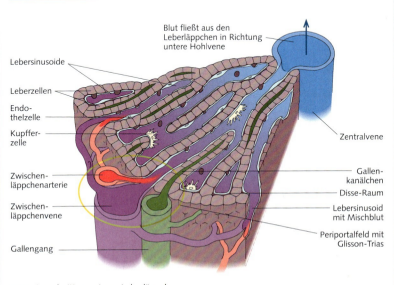

9.41 Ausschnitt aus einem Leberläppchen

Die Leberzellen haben zur Oberflächenvergrößerung zahlreiche Mikrovilli und zur Erfüllung ihrer Stoffwechselleistungen (▶ u.) reichlich Organellen, z. B. glattes und raues ER, Golgi-Apparat, Lysosomen, Mitochondrien und Peroxisomen (▶ S. 24, Abb. 9.43). Außerdem enthalten sie Glykogen als Speicherform der Glukose sowie Fetttröpfchen.

Gallenwege

Gallenwege in der Leber. Die Gallenwege beginnen zwischen den Leberzellen als **Gallenkanälchen** [Abb. 9.41]. Die Galle fließt vom Zentrum der Leberläppchen in Richtung Periportalfelder. Hier münden die Gallenkanälchen in die **interlobulären Gallengänge,** die mit einem einfachen prismatischen Epithel ausgekleidet sind. Sie vereinigen sich zu immer größeren Gallengängen.

Gallenwege außerhalb der Leber. Aus rechtem und linkem Leberlappen treten **rechter** und **linker Lebergang** (Ductus hepaticus dexter und sinister) und vereinigen sich zum **gemeinsamen Lebergang** (Ductus hepaticus communis) [Abb. 9.42]. Dieser schließt sich zusammen mit dem **Gallenblasengang** (Ductus cysticus) aus der Gallenblase (▶ u.) und es entsteht der **Hauptgallengang** (Ductus choledochus). Dieser tritt an den Zwölffingerdarm und vereinigt sich häufig mit dem Bauchspeichelgang (Ductus pancreaticus, ▶ u.), die dann zusammen auf der **großen Zwölffingerdarmpapille** (Papilla duodeni major) münden. Die Gallenwege befördern die Galle, die von der Leber kontinuierlich gebildet wird.

Steuerung des Galleflusses. Damit nicht ständig Galle in den Zwölffingerdarm fließt, sorgen Ringmuskeln im Bereich der Gallenwege zwischen den Mahlzeiten durch Rückstau für eine Füllung der Gallenblase (▶ u.) mit Galle. Aus der Gallenblase wird dann nur nahrungsabhängig Galle freigesetzt.

Gallenblase

Die sackförmige, etwa 10 cm lange **Gallenblase** (Vesica biliaris) liegt an der Eingeweidefläche der Leber und ist mit dieser bindegewebig verbunden.

In der Gallenblase wird die Lebergalle zur Blasengalle eingedickt und gespeichert, bis sie nahrungsabhängig benötigt wird.

Gallensteine. Häufigste Gallenwegserkrankung ist die **Gallensteinbildung,** meist in der Gallenblase. Gallensteine bleiben oft unentdeckt. Sie können aber zur Verstopfung der Gallenwege mit Koliken und evtl. Gelbsucht sowie zur Entzündung der Gallenblase führen. Dann muss die Gallenblase operativ entfernt werden.

Stoffwechselleistungen der Leber

Die Leber erbringt wichtige Leistungen für den Gesamtorganismus und die Verdauung. Beispiele sind [Abb. 9.43]:

- Bildung von Plasmaproteinen
- Konstanthaltung des Blut-Glukose-Spiegels
- Verarbeitung von Fetten
- Harnstoffbildung
- Bilirubinkonjugation
- Entgiftung
- Gallebildung

Plasmaproteine. Die meisten Plasmaproteine einschließlich der Gerinnungsfaktoren (▶ S. 196) werden von den Leberzellen ins Blut abgegeben.

Blut-Glukose-Spiegel. Die Leber hält den Glukose-Spiegel konstant. Bei vermehrtem Glukoseangebot im Blut nehmen die Leberzellen Glukose auf und bilden aus dieser die Speichersubstanz **Glykogen.** Fällt der Glukosespiegel im Blut ab, wird in Leberzellen Glykogen zu Glukose abgebaut und diese ins Blut abgegeben.

Die Leber ist außerdem in der Lage, zum Beispiel aus verschiedenen Aminosäuren Glukose herzustellen (**Glukoneogenese).**

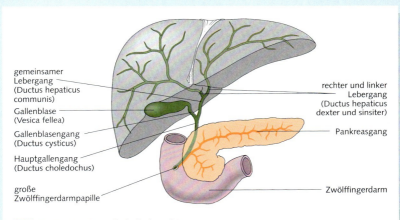

9.42 Die Gallenwege außerhalb der Leber

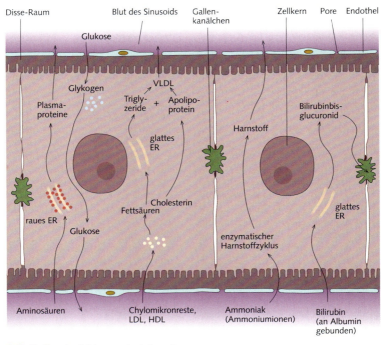

9.43 Stoffwechselleistungen der Leberzellen

Fettverarbeitung. Die Leber spielt auch eine zentrale Rolle im Fettstoffwechsel. Leberzellen können **Chylomikronenreste** und bestimmte **Lipoproteine**, nämlich **LDL** und **HDL** (▶ S. 292), aus dem Blut aufnehmen und aus diesen vor allem Fettsäuren und Cholesterin freisetzen.

Die Fettsäuren werden wieder zu Neutralfetten, den Triglyzeriden, zusammengebaut. **Triglyzeride** und **Cholesterin** werden dann mit speziellen Proteinen, den **Apolipoproteinen** zusammengefügt und es entsteht als Lipoprotein das **VLDL** (▶ S. 292). Dieses wird ins Blut abgegeben und dient den verschiedensten Zellen zur Entnahme von z. B. Fettsäuren und Cholesterin.

Harnstoffbildung. Die Leber ist der einzige Ort des Körpers, wo Harnstoff gebildet werden kann. Harnstoff wird u. a. aus Ammoniak (genauer Ammoniumionen) gebildet, die beim Abbau von Aminosäuren entstehen. Ammoniak ist eine giftige Substanz, die nach Überführung in Harnstoff ungiftig ist und mit dem Harn ausgeschieden werden kann (▶ S. 318).

Bilirubinkonjugation. Der Gallenfarbstoff Bilirubin entsteht hauptsächlich beim Abbau des Hämoglobins der roten Blutkörperchen in Milz (▶ S. 218) und Leber. Das schlecht wasserlösliche Bilirubin, so genanntes **indirektes Bilirubin,** erreicht auf dem Blutweg an Albumin gebunden die Leberzellen und wird aufgenommen. Bilirubin wird zu Bilirubinbisglucuronid umgesetzt und damit wasserlöslich gemacht. Dieses so genannte **direkte Bilirubin** wird aus den Leberzellen in die Gallenkanälchen überführt und gelangt über die Galle in den Darm. Über verschiedene Zwischenstufen entsteht im Dickdarm schließlich **Sterkobilin**, das mit dem Stuhl ausgeschieden wird und diesem die braune Farbe gibt.

Entgiftung. Die Leber hat eine wichtige Entgiftungsfunktion. So werden z. B. Arzneimittel und Pestizide in der Leber oxidiert, z. B. an Glukuronsäure gekoppelt und damit wasserlöslich gemacht. Sie werden dann über die Galle ausgeschieden.

Galle und enterohepatischer Kreislauf. Eine typische Drüsenleistung der Leber ist die Sekretion von Galle [Abb. 9.45]. Täglich werden ca. 0,7 l Galle gebildet.

Ein wichtiger Bestandteil der Galle sind die **Gallensalze.** Sie werden aus Cholesterin gebildet und sind für die **Fettverdauung** unerlässlich: Gallensalze emulgieren Fette und bringen durch Lipasen gespaltene Triglizeridspaltprodukte und Cholesterin der Emulsion zu Beginn des Dünndarms in feinste Fetttröpfchenformen, die **Mizellen.** Aus den Mizellen werden durch die Bürstensäume die Fettbestandteile resorbiert.

Ein Großteil der Gallensalze wird im Krummdarm wieder aus der Darmlichtung resorbiert, gelangt über die Pfortader abermals in die Leber und wird erneut mit der Galle ausgeschieden. So können die Gallensäuren mehrfach „wieder verwendet" werden. Dies ist der sog. **enterohepatische Kreislauf,** dem auch andere Substanzen unterliegen [Abb. 9.44]. Galle enthält außerdem Ionen, Cholesterin, das oben erwähnte Bilirubin, Steroidhormone und Medikamente.

Virushepatitis

Die Virushepatitis ist eine ansteckende, akute oder chronische Leberentzündung, die vor allem durch die verschiedenen Hepatitsviren (z. B. Hepatitis-A-, -B-, oder -C-Viren) hervorgerufen wird. Sie geht häufig mit Appetitlosigkeit, Übelkeit, Fieber, und Gelbsucht (**Ikterus**) einher. Heilt eine Virushepatitis nicht aus, sind u. a. Leberzirrhose und Leberzellkarzinom mögliche Folgen.

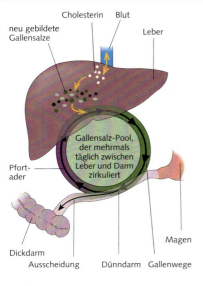

9.44 Enterohepatischer Kreislauf der Gallensalze

9.45 Gallensekretion der Leberzelle und Bedeutung der Gallensalze im Dünndarm

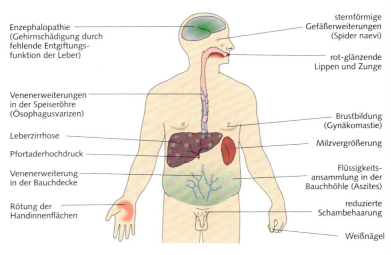

9.46 Symptome bei Leberzirrhose

Leberzirrhose

Bei der Leberzirrhose kommt es z. B. infolge einer chronischen Virushepatitis oder Alkoholmissbrauchs zu einer zunehmenden Leberzellschädigung und Vermehrung des Leberbindegewebes, also einer Art Narbenbildung. Gleichzeitig entstehen funktionslose **Regeneratknoten** von Leberzellen, sodass das Lebergewebe zunehmend knotig umgewandelt wird und verhärtet.

Die Folgen einer ausgeprägten Leberzirrhose sind vielfältig [Abb. 9.46]. Extremfall ist ein Bewusstseinsverlust (**hepatisches Koma**), da das anfallende Ammoniak nicht mehr beseitigt wird.

Darüber hinaus behindern ausgeprägte Vernarbungsprozesse den Blutdurchfluss durch die Leber. Es resultiert ein Hochdruck im Einzugsgebiet der Pfortader, der **Pfortaderhochdruck** (portale Hypertension). Das Blut sucht sich andere Wege, und es bilden sich Umgehungskreisläufe aus [Abb. 9.46]. Diese äußern sich dann z. B. in Aussackungen von Speiseröhrenvenen, sog. Ösophagusvarizen. Bei Platzen von Ösophagusvarizen können lebensbedrohliche Zustände entstehen.

Ikterus (Gelbsucht)

Bei einem Überschuss an Bilirubin lagert sich das gelbe Bilirubin im Gewebe ein. Erstes Zeichen sind häufig gelbe Augenlederhäute (▶ S. 452), beim ausgeprägten Ikterus (Gelbsucht) ist die gesamte Haut sichtbar gelb. Ursachen sind z. B.:

- **Leberzellzerstörung** mit Abnahme der Bilirubinkonjugation und damit Bilirubinanstieg im Blut
- **Verschluss der Gallenwege** mit Gallenrückstau in die Leber und Übertritt des bereits konjugierten Bilirubin ins Blut
- **Hämolyse** (verstärkter Zerfall von Erythrozyten) mit Überangebot an Bilirubin an die „überforderte" Leber.

9.9 Bauchspeicheldrüse

Die 70–120 g schwere und 15–20 cm lange, schmale **Bauchspeicheldrüse** (Pankreas) liegt hinter dem Magen. Sie reicht vom Zwölffingerdarm bis zur Milz.

Die Bauchspeicheldrüse ist hinten in die rückwärtige Körperwand eingebettet und vorne von Peritoneum bedeckt (▶ Abb. 9.3).

Zu unterscheiden sind **Bauchspeicheldrüsenkopf**, **-körper** und **-schwanz** [Abb. 9.48]. Der Kopf wird C-förmig vom Zwölffingerdarm umgriffen.

In der Längsachse der Bauchspeicheldrüse verläuft ihr Hauptausführungsgang, der **Bauchspeichelgang** oder Ductus pancreaticus [Abb. 9.48]. Er mündet meist mit dem Hauptgallengang auf der großen Zwölffingerdarmpapille in den Zwölffingerdarm (▶ S. 272). Die Bauchspeicheldrüse wird arteriell durch Äste aus dem Truncus coeliacus und der oberen Eingeweidearterie versorgt.

Feinbau

Die Bauchspeicheldrüse besitzt eine dünne Organkapsel. Im Innern ist sie durch Bindegewebesepten in Lappen [Abb. 9.48] und Läppchen gegliedert.

Die Bauchspeicheldrüse besteht aus **exokrinem Drüsengewebe**, in das **endokrine Zellinseln**, die Langerhans-Inseln (▶ S. 380), eingelagert sind. Diese Langerhans-Inseln machen ca. 2 % der Organmasse aus.

Exokrine Bauchspeicheldrüse. Die exokrine Bauchspeicheldrüse ist rein serös, ihr Sekret also dünnflüssig.

In den Zellen der **Drüsenendstücke** werden Verdauungsenzyme gebildet und in **Zymogengranula** gespeichert. Mehrere Endstücke münden in ein **Schaltstück**. Sie sind der erste Abschnitt des Ausführungsgangsystems und sezernieren **Bikarbonat**. Weitere Ausführungsgangabschnitte münden schließlich in den Ductus pancreaticus.

9 Verdauungssystem, Ernährung und Stoffwechsel

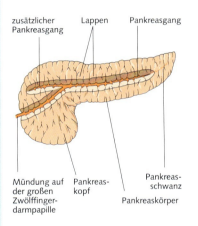

9.47 Bauchspeicheldrüse (Pankreas) und ihre Organbeziehungen

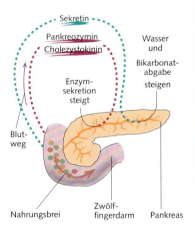

9.48 Lappenbau und Ausführungsgänge der Bauchspeicheldrüse (Pankreas)

9.49 Hormonale Steuerung der Bauchspeichelsekretion

Enzyme	Wirkung
Proteasen - Chymotrypsin, Trypsin, Elastase - Caboxypeptidasen, Aminopeptidasen	Proteinspaltung Aminosäureabspaltung
Glykosidasen - α-Amylase	Spaltung von Glykogen und Stärke
Lipasen	Spaltung von Fetten
Nukleasen	Abspaltung von Nukleotiden aus DNA, RNA

9.50 Enzyme des Bauchspeichels und ihre Wirkung

Funktionen der exokrinen Bauchspeicheldrüse

Die exokrine Bauchspeicheldrüse sezerniert täglich 1–2 l **Bauchspeichel**. Der Bauchspeichel ist aufgrund des hohen Bikarbonatgehalts alkalisch (pH ca. 8). Außerdem enthält er eine Reihe verschiedener Verdauungsenzyme in inaktiver Form (▶ u. und Tab. 9.50). Die Aktivierung dieser Enzyme erfolgt erst im Zwölffingerdarm. Mit Speichelabgabe in den Zwölffingerdarm wird durch das Bikarbonat auch der pH des vom Magen abgegebenen sauren Speisebreis auf pH 7 – 8 angehoben.
Die Sekretion von Bauchspeichel wird durch den N. vagus und Hormone von disseminierten endokrinen Zellen (Sekretin, Cholezystokinin-Pankreozymin, ▶ Tab. 9.37) gesteuert [Abb. 9.49].

Bauchspeicheldrüsenentzündung
Häufigste Form der **Bauchspeicheldrüsenentzündung** oder Pankreatitis ist die akute Bauchspeicheldrüsenentzündung. Hauptursachen sind Alkoholmissbrauch oder Gallensteine, die den Ausgang der großen Zwölffingerdarmpapille verlegen. In der Folge werden die Bauchspeicheldrüsenenzyme noch in der Bauchspeicheldrüse und nicht erst im Dünndarm aktiviert, sodass es zur Selbstverdauung der Drüse kommt.
Eine akute Bauchspeicheldrüsenentzündung geht mit plötzlich einsetzenden starken Bauchschmerzen, Übelkeit und Erbrechen einher.

Bauchspeicheldrüseninsuffizienz
Häufige oder nicht ausheilende (chronische) Bauchspeicheldrüsenentzündungen, aber auch eine Mukoviszidose (▶ S. 236) können zu einer verminderten Abgabe von Verdauungsenzymen und damit zu einer mangelhaften Nahrungsverdauung führen, der **Bauchspeicheldrüseninsuffizienz**.

9.10 Die Verdauung im Überblick

Kohlenhydratverdauung [Abb. 9.51]
Ein Großteil der verzehrten Kohlenhydrate sind Vielfachzucker (Polysaccharide), etwa Glykogen und Stärke. Diese werden teilweise bereits durch die α-Amylase der Kopfspeicheldrüsen, zu einem Großteil aber erst von der α-Amylase des Bauchspeichels in Zweifachzucker (Disaccharide) gespalten, v.a. die aus zwei Glukosemolekülen bestehende Maltose. Die Zweifachzucker werden dann von den Disaccharidasen der Bürstensäume in Einfachzucker (Monosaccharide) zerlegt, die daraufhin von den Enterozyten des Dünndarms resorbiert werden können.

Fettverdauung [Abb. 9.53]
Für die Spaltung von Triglyzeriden sind Lipasen zuständig. Die Triglyzeridspaltung beginnt zwar im Magen durch Magensaftlipasen und durch die dort noch vorhandenen Zungengrundlipasen, 70–90 % der Triglyzeride werden jedoch erst im Dünndarm nach der Beimischung des Bauchspeichels aufgespalten. Hierzu ist die Anwesenheit von Gallensalzen (▶ S. 284) notwendig, welche die Fette mit emulgieren. Die Lipasen zerlegen Triglyzeride in Monoglyzeride und Fettsäuren, die dann von Enterozyten resorbiert werden (▶ S. 274).

Eiweißverdauung [Abb. 9.52]
Eiweiß spaltende Enzyme heißen Proteasen. Im Magen fällt Magensäure die Eiweiße aus, Pepsin beginnt sie zu spalten. Aus der Bauchspeicheldrüse stammendes Trypsin und Chymotrypsin zerlegen die Eiweiße weiter von innen, Carboxy- und Aminopeptidasen von den Enden her. Das Ergebnis sind Stücke aus zwei oder drei Aminosäuren (Di- bzw. Tripeptide) sowie vor allem einzelne Aminosäuren, die alle von den Enterozyten des Dünndarms resorbiert werden.

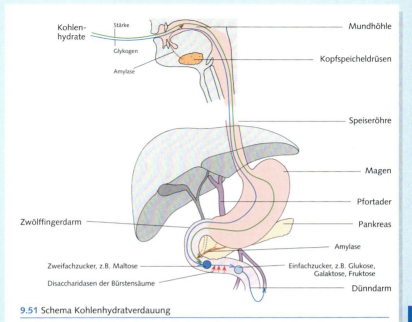

9.51 Schema Kohlenhydratverdauung

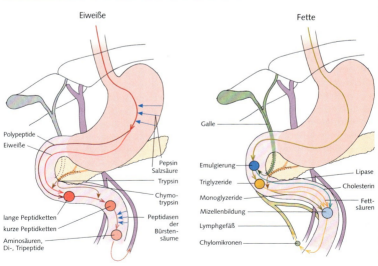

9.52 Schema Eiweißverdauung

9.53 Schema Fettverdauung

9.11 Ernährung und Stoffwechsel

Die Nahrung enthält Bestandteile für den Energiegewinn (**Energiestoffwechsel** oder Betriebsstoffwechsel) und für den Aufbau körpereigener Substanzen, sog. **Baustoffwechsel**. Letzterer beinhaltet auch die Bildung u.a. von Neurotransmittern, Enzymen, Abwehrstoffen und Hormonen.

Hierfür werden dem Körper **Grundnährstoffe** in Form von Kohlenhydraten, Fetten und Eiweißen (Proteinen) zugeführt. Diese enthalten **essentielle Bestandteile**, wie z.B. essentielle Amino- und Fettsäuren, die vom Körper nicht selbst hergestellt werden können.

Zu diesen Grundnährstoffen kommen Mineralstoffe (einschließlich Spurenelementen), Vitamine und Wasser. Auch muss die Nahrung für eine reguläre Darmtätigkeit Faserstoffe (Ballaststoffe), d.h. nicht verdauliche Pflanzenbestandteile enthalten.

Brennwert

Physikalischer Brennwert. Der Energiebedarf wird aus den Grundnährstoffen Eiweißen, Kohlenhydraten und Fetten gedeckt. Werden diese Nahrungsstoffe vollständig verbrannt, d.h. mit Sauerstoff (O_2) zu Kohlendioxid (CO_2) und Wasser (H_2O) abgebaut, so lässt sich aus der dabei freigesetzten Wärme der physikalische Brennwert in kJ/g Nahrungsstoff ermitteln (kJ ▶ u.).

Physiologischer Brennwert. Die beim Abbau der Nahrungsstoffe im Körper freigesetzte Energie wird als physiologischer Brennwert bezeichnet.

Kohlenhydrate und Fette werden im Körper vollständig zu Kohlendioxid und Wasser abgebaut, daher stimmen physikalischer und physiologischer Brennwert überein. Er beträgt für Kohlenhydrate ca. 17 kJ/g und für Fette ca. 39 kJ/g.

Da Eiweiße im Körper nicht vollständig abgebaut werden, ist ihr physiologischer Brennwert niedriger als ihr physikalischer und beträgt ca. 17 kJ/g.

Energieumsatz und Energiebedarf

Im Körper wird mit der Nahrung aufgenommene Energie ständig in andere Energieformen umgewandelt (umgesetzt), beispielsweise in Muskelarbeit oder Wärme. Der tägliche Energieumsatz entspricht dem täglichen **Energiebedarf,** der heute in der Einheit kJ (= Kilo-Joule) angegeben wird. Ein kJ entspricht dabei 0,239 kcal (= Kilo-Kalorie, ältere Einheit).

Ein 70 kg schwerer Mann hat bei leichter Tätigkeit einen täglichen Energiebedarf von ca. 10 000 kJ oder 2400 kcal. Der Energiebedarf kann sich bei Schwerstarbeit mehr als verdoppeln. Dieser hängt aber nicht nur von der Tätigkeit, sondern auch von Geschlecht, Alter, Körpergewicht und -größe ab. Beispiele gibt Tab. 9.54.

Der so genannte **Grundumsatz** ist definiert als Energieumsatz morgens, 12–14 Stunden nach der letzten Nahrungsaufnahme, in Ruhe liegend, bei normaler Körpertemperatur und bei Behaglichkeitstemperatur. Er beträgt im Mittel 7000 kJ.

Außerdem gibt es Empfehlungen für den jeweiligen Anteil der drei Grundnährstoffe an der Energieaufnahme [Tab. 9.55]. Was dies für einen 70 kg schweren Mannes bedeutet, zeigt Abb. 9.56. Tab. 9.57 führt den Nährstoff- und Energiegehalt einiger Nahrungsmittel auf.

Kalorimetrie

Befindet sich der Körper in völligem Ruhezustand, d.h. ohne äußere Arbeitsleistung, so wird die durch die Nahrung zugeführte Energie vor allem in **Wärme** umgewandelt. Die bei diesem Energieumsatz freigesetzte Wärmemenge kann in der direkten Kalorimetrie gemessen und daraus der Energieumsatz berechnet werden.

	ungefährer Energiebedarf	
	kJ/Tag	kcal/Tag
Mann mittleren Alters, leichte Tätigkeit	10000	2400
Frau mittleren Alters, leichte Tätigkeit	8400	2000
älterer Mann, leichte Tätigkeit	8000	1900
ältere Frau, leichte Tätigkeit	7100	1700
Zuschlag Schwangere	1250	300
Zuschlag Stillende	2720	650
Zuschlag mittelschwere Tätigkeit	2500	600
Zuschlag schwere Tätigkeit	5000	1200

9.54 Täglicher Energiebedarf für verschiedene Personengruppen

Nährstoff	Bedarf (g/kg KG/Tag)	Anteil am Energiebedarf (%)
Fette	max. 1	25–30
Proteine	0,8–1	ca. 15
Kohlenhydrate	5–6	55–60

9.55 Täglicher Nährstoffbedarf bei leichter körperlicher Tätigkeit im Überblick

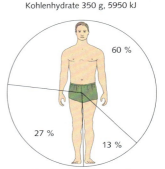

9.56 Energie- und Nährstoffbedarf eines 70 kg schweren Mannes bei leichter körperlicher Tätigkeit

100 g enthalten	g Fett	g Kohlenhydrate	g Eiweiß	% Wasser	Energiegehalt kJ/100 g	kcal/100 g
Hühnerfleisch	12	Spuren	20	68	838	200
Schweinefleisch	30	Spuren	15	54	1425	340
Milch	3,4	4,7	3,4	88	273	65
Vollkornbrot	1,1	46	7,8	42	968	231
Nudeln	2,4	69	14	13	1517	362
Äpfel	–	14	0,4	84	247	59
Blumenkohl	–	4	2,5	91	113	27
Schokolade	22	65	7	2	2095	500
Bier	–	4,8	0,5	90	190	45

9.57 Nährstoff-, Wasser- und Energiegehalt einiger Nahrungsmittel

Fette

Fette sind wichtige Energielieferanten – sie sollten 25–30 % der mit der Nahrung zugeführten Energie ausmachen, entsprechend einem Tagesbedarf von ca. 1 g/kg Körpergewicht. Durch ihren hohen Energiegehalt sind Fette ein ausgezeichneter Energiespeicher. Außerdem spielen Fette im Baustoffwechsel und für die Aufnahme fettlöslicher Vitamine (▶ S. 296) eine Rolle.

Triglyzeride. Bei den Fetten handelt es sich vor allem um unterschiedliche **Triglyzeride,** d. h. Verbindungen aus Glyzerin und Fettsäuren [Abb. 9.58]. Sie kommen in tierischen und pflanzlichen Fetten und Ölen vor.

Gesättigte und ungesättigte Fettsäuren. Ein Teil der Fettsäuren enthält chemisch betrachtet nur **Einfachbindungen,** sie sind **gesättigt.** Enthalten Fettsäuren eine oder mehrere **Doppelbindungen,** werden sie als **einfach** bzw. **mehrfach ungesättigt** bezeichnet. Von den zugeführten Fettsäuren der Nahrung sollte ca. ein Drittel **mehrfach ungesättigt** sein. Mehrfach ungesättigte Fettsäuren sind z. B. in Sonnenblumen-, Mais-, Lein- und Fischöl enthalten.

Essentielle Fettsäuren. Der Körper kann zwar aus gesättigten Fettsäuren einfach ungesättigte Fettsäuren herstellen. Es ist ihm aber nicht möglich, aus einfach ungesättigten zweifach ungesättigte Fettsäuren aufzubauen, d. h. eine zweite Doppelbindung einzuführen. Zweifach ungesättigte Fettsäuren müssen also mit der Nahrung aufgenommen werden, sie sind essentiell. Die Einfügung weiterer Doppelbindungen in zweifach ungesättigte Fettsäuren ist im Körper wieder möglich.

Bedeutung der Fettsäuren. Mehrfach ungesättigte Fettsäuren kommen vor allem in den **Phospholipiden** vor, die ein wichtiger Baubestandteil von Zellmembranen sind (▶ S. 12). Außerdem wirken mehrfach ungesättigte Fettsäuren der Arteriosklerose (▶ S. 172), entgegen.

Cholesterin. Cholesterin [Abb. 9.58] kommt nur in tierischen Nahrungsprodukten vor und spielt weniger für den Energie- als vielmehr für den Baustoffwechsel eine Rolle, z. B. als Bestandteil der Zellmembranen (▶ S. 12) und als Ausgangsmolekül für die Bildung von Steroidhormonen. Die tägliche Aufnahme von Cholesterin sollte 0,5 g nicht übersteigen, da dies die Entstehung einer Arteriosklerose begünstigt.

Cholesterinsynthese. Neben der Aufnahme durch die Nahrung kann Cholesterin im Körper in nicht unerheblicher Menge selbst gebildet werden. Die Cholesterinsynthese erfolgt vor allem in der Leber, jedoch auch in der Darmschleimhaut und Steroidhormon produzierenden Zellen von Nebennierenrinde und Keimdrüsen. In der Leber wird Cholesterin vor allem für die Bildung von Gallensäuren verwendet (▶ S. 284).

Fetttransport. Da Fette wasserunlöslich sind, werden sie im Blut gebunden an wasserlösliche Proteine (**Apolipoproteine**) transportiert. Mit laborchemischen Methoden lassen sich hauptsächlich drei Gruppen von **Lipoproteinen** unterscheiden: **VLDL** (= very-low-density-lipoproteins), **LDL** (= low-density-lipoproteins) und **HDL** (= high-density-lipoproteins). Ihre Fett- und Proteinanteile sowie Funktionen [Tab. 9.59] und Entstehung (▶ S. 284) sind unterschiedlich.

Fettstoffwechselstörungen. Ein häufiges Problem in den Industrieländern sind Fettstoffwechselstörungen mit erhöhten Blutfettspiegeln (**Hyperlipoproteinämien**). Wesentliche Ursachen sind zu reichliche und falsche Ernährung, vor allem zu viel Fett. Die Hauptgefahr ist eine beschleunigte Arteriosklerose mit entsprechenden Folgeerkrankungen (▶ S. 172).

Triglyzeride (Neutralfette)

Hauptfunktion: Energiegewinnung

Aufbau: Verbindung aus Glycerin und Fettsäuren

Gesättigte Fettsäuren: ohne Doppelbindung
Ungesättigte Fettsäuren: mit Doppelbindung

- gesättigt: Palmitinsäure ($C_{15}H_{31}COOH$)
- einfach ungesättigt: Ölsäure ($C_{17}H_{33}COOH$)
- mehrfach ungesättigt: Linolensäure ($C_{17}H_{29}COOH$)

Cholesterin

Hauptfunktion: Baustoffwechsel, Bildung von Steroidhormonen, Gallensäuren, Vitamin D

Aufbau: so genanntes Steranringgerüst aus Kohlenstoff und Wasserstoff, das je nach zu bildender Substanz verändert wird

Steran: Ring A, Ring B, Ring C, Ring D

9.58 Nahrungsfette und ihre Bedeutung

	Triglyzeride (%)	Cholesterin (%)	Phospholipide (%)	Protein (%)
Chylomikronen	86	5	7	2
VLDL (prä-β-Lipoprotein)	55	19	18	8
LDL (β-Lipoprotein)	6	50	22	22
HDL (α-Lipoprotein)	4	19	30	47

9.59 Zusammensetzung der Lipoproteine

Kohlenhydrate

Auch Kohlenhydrate sind wesentlich für die Energiegewinnung. Quellen sind v.a. Stärke, Glykogen, Rohr- und Milchzucker.

Stärke und Glykogen. Ein Großteil des Kohlenhydratbedarfs wird durch pflanzliche **Stärke** gedeckt. Stärke ist eine hochmolekulare Glukoseverbindung (also ein **Vielfachzucker** oder Polysaccharid) in Getreide, Kartoffeln und Reis. Im Verdauungsprozess wird aus Stärke der **Einfachzucker** (Monosaccharid) Glukose (Traubenzucker) freigesetzt und nach Resorption auf dem Blutweg allen Körperzellen zur Verfügung gestellt.

Eine weitere hochmolekulare Glukoseverbindung ist das tierische **Glykogen**, z.B. in Fleisch. Sein Abbauweg entspricht dem von Stärke [Abb. 9.60].

Da Glukose ein lebensnotwendiger Energieträger ist, besitzt der Köper eigene **Glukosereserven** in Form von Glykogen, um den Blut-Glukose-Spiegel im Hungerzustand über eine gewisse Zeit aufrechtzuerhalten. Der Glykogenvorrat (v.a. in Leber und Skelettmuskulatur) von 300–400 g ist jedoch im Hungerzustand rasch erschöpft.

Rohrzucker. Rohrzucker (Saccharose, umgangssprachlich „Zucker") ist ein **Zweifachzucker** (Disaccharid) aus den Einfachzuckern Glukose (Traubenzucker) und Fruktose (Fruchtzucker). Da sie vor ihrer Resorption nur einmal durch die Enterozyten des Dünndarms gespalten werden müssen, sind sie rasch verfügbar.

Milchzucker. Milchzucker (Laktose) ist ein Zweifachzucker aus Glukose und Galaktose. Er wird ebenfalls durch die Enterozyten gespalten. Galaktose wird dann wie letztlich alle Einfachzucker in der Leber in Glukose überführt.

Sorbit und Xylit. Diese Zuckeralkohole werden bei der Diabetesdiät als Zuckeraustauschstoffe verwendet, weil sie insulinunabhängig verwertet werden.

Kohlenhydratbedarf. Der Mindestbedarf an Kohlenhydraten liegt bei 2–4 g/kg Körpergewicht und Tag, empfohlen sind 5–6 g/kg Körpergewicht (ca. 60% des täglichen Energiebedarfs, ▶ Abb. 9.55).

Bei einer Kohlenhydratzufuhr unter 10% des Energiebedarfs treten Stoffwechselstörungen auf, u.a. Übersäuerung durch Verbrennung von Fett zur Energiegewinnung (Ketoazidose) und Abbau körpereigener Eiweiße zur Glukoseneubildung aus Aminosäuren.

Umgekehrt führt zu hohe Kohlenhydratzufuhr zu Übergewicht, da Glukose in Fett umgewandelt wird. Der übermäßige Konsum des schnell verwertbaren Zuckers begünstigt darüber hinaus Karies und Diabetes mellitus (▶ S. 380).

Eiweiße

Die Eiweiße (Proteine) in der Nahrung sind v.a. für den Baustoffwechsel wichtig: Sie liefern die 20 Aminosäuren für die Synthese körpereigener Eiweiße. Für den Energiegewinn wird Eiweiß hingegen nur ausnahmsweise verwendet.

Essentielle Aminosäuren. Einige Aminosäuren sind essentiell, können also nicht vom Körper gebildet werden. Sie sind in Tabelle 9.62 aufgeführt, beim Kind ist zusätzlich Arginin essentiell.

Tierische Eiweiße (z.B. aus Fleisch, Milch), haben einen hohen Gehalt an essentiellen Aminosäuren. Im Gegensatz dazu haben Pflanzenproteine meist deutlich weniger essentielle Aminosäuren, ihre **biologische Wertigkeit** ist geringer. Deshalb sollten die Nahrungsproteine zur Hälfte tierischen Ursprungs sein [Abb. 9.61].

Proteinbedarf. Der tägliche Mindestbedarf an Proteinen beträgt 0,5 g/kg Körpergewicht. Aufgrund der unterschiedlichen biologischen Wertigkeit wird jedoch eine Proteinzufuhr von 0,8–1 g/kg Körpergewicht und Tag empfohlen.

9 Verdauungssystem, Ernährung und Stoffwechsel

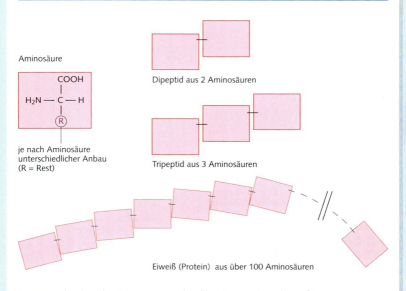

Glukose ($C_6H_{12}OH$)

9.60 Glukose als wichtigster Einfachzucker und Aufbau der Kohlenhydrate

Aminosäure

je nach Aminosäure unterschiedlicher Anbau (R = Rest)

Dipeptid aus 2 Aminosäuren

Tripeptid aus 3 Aminosäuren

Eiweiß (Protein) aus über 100 Aminosäuren

9.61 Grundstruktur der Aminosäuren und Aufbau der Peptide und Eiweiße

essentielle Aminosäuren	Histidin, Isoleucin, Leucin, Lysin, Methionin, Phenylalanin, Threonin, Tryptophan, Valin
nicht-essentielle Aminosäuren	Alanin, Arginin, Asparagin, Aspartat, Cystein, Glutamat, Glutamin, Glycin, Prolin, Serin, Tyrosin

9.62 Essentielle und nicht-essentielle Aminosäuren

Vitamine

Vitamine sind lebenswichtige organische Verbindungen, die vom Körper nicht bzw. unzureichend gebildet werden können [Tab. 9.63]. Häufig sind Vitamine als Koenzyme (Kofaktoren) für die Tätigkeit von Enzymen notwendig. Vitamine können in unterschiedlichem Ausmaß im Körper gespeichert werden.

Fett- und wasserlösliche Vitamine. Während wasserlösliche Vitamine problemlos resorbiert werden können, ist eine Aufnahme von fettlöslichen Vitaminen nur zusammen mit Nahrungsfetten (▶ S. 292) möglich. Außerdem wird ein Überschuss an wasserlöslichen Vitaminen über die Nieren ausgeschieden, wohingegen fettlösliche Vitamine (v.a. Vitamin A und D) zu Vergiftungserscheinungen führen können.

Vitaminmangel. Mit einer gemischten Kost werden normalerweise ausreichende Mengen der verschiedenen Vitamine bzw. ihrer Vorstufen (Provitamine) zugeführt. Lang dauernde Fehlernährung kann aber zu Vitaminmangel führen [Tab. 9.63], wobei leichte Vitaminmangelerscheinungen als **Hypovitaminose** und schwere als **Avitaminose** bezeichnet werden.

Faser- und andere Pflanzenstoffe

In Pflanzen sind außerdem enthalten:
- **Faserstoffe** (Ballaststoffe). Sie sind zwar unverdaulich und können daher vom Menschen energetisch nicht verwertet werden. **Unlösliche Faserstoffe** wie etwa Zellulose fördern aber die Darmbewegungen, indem sie Wasser binden. **Lösliche Faserstoffe,** z.B. Inulin und Pektin, wirken günstig auf Stoffwechsel und Immunabwehr.
- **Sekundäre Pflanzenstoffe.** Sekundären Pflanzenstoffen wie etwa **Saponinen, Carotinoiden, Phytosterinen** oder **Flavonoiden** wird v.a. eine Schutzwirkung vor Krebs zugeschrieben.

Mineralstoffe

Mineralstoffe sind anorganische Stoffe, die der Körper im Baustoffwechsel oder zur Regelung von Körperfunktionen braucht. In wässriger Lösung bilden sie Ionen beziehungsweise Salze, sind also Elektrolyte.

Mengenelemente. Mengenelemente sind in vergleichsweise hoher Menge im Körper vorhanden. Der tägliche Bedarf beträgt für Natrium 1,2 g, für Chlorid 1,8 g (also etwa 3 g Kochsalz, NaCl) und für Kalium 2–4 g. Außerdem benötigt der Körper an Kalzium 0,8–1 g, an Phosphat 1,2–1,5 g, und an Magnesium 0,25 g.

Spurenelemente. Spurenelemente kommen nur in sehr geringen Mengen im Körper vor. Solche, bei denen eine physiologische Bedeutung bekannt ist oder vermutet wird, heißen essentielle Spurenelemente [Tab. 9.67].

Wasser

Den größten Anteil am Körper hat aber das Wasser: Sein Anteil am Körpergewicht beträgt beim Erwachsenen ca. 50–60 % (mit Alters- und Geschlechtsunterschieden). Dabei macht die intrazelluläre Flüssigkeitsmenge ca. 35 % und die extrazelluläre ca. 25 % des Körpergewichts aus. Die meisten Organe haben einen Wasseranteil von 70–80 %, Knochen- und Fettgewebe mit ca. 20 % erheblich weniger.

Wasseraufnahme und -abgabe. Normalerweise besteht ein Gleichgewicht zwischen Wasseraufnahme und Wasserabgabe [Tab. 9.64], sodass der tägliche **Wasserumsatz** ca. 2,5 l beträgt. Der minimale Wasserbedarf eines Erwachsenen beträgt ca. 1,5 l pro Tag, da eine Wasserabgabe von 0,9 l über Lunge und Haut sowie 0,5 l über den Harn unvermeidlich sind. Der tägliche Wasserumsatz kann erheblich gesteigert werden.

Zur Regulation des Wasserhaushalts ▶ S. 316.

9 Verdauungssystem, Ernährung und Stoffwechsel

Vitamin	wichtig für/als	Mangelerscheinung	Tagesbedarf ca.
Vitamin A (Retinol, β-Carotin)	Sehvorgang, Wachstumsfaktor für Epithelzellen	Nachtblindheit, Hautschäden	1 – 2 mg
Vitamin D (Calcitriol)	Knochenaufbau, Immunregulation	Osteomalazie, Rachitis (Störungen der Knochenbildung)	5 µg
Vitamin E (Tokopherol)	Antioxidans, Schutz ungesättigter Fettsäuren vor Oxidation	unbekannt (bei Ratten Sterilität)	15 mg
Vitamin K (Phyllochinon)	Kofaktor bei der Bildung einiger Gerinnungsfaktoren	Störungen der Blutgerinnung	70 µg
Vitamin B_1 (Thiamin, Aneurin)	Kohlenhydratstoffwechsel, Nerventätigkeit	Leistungsschwäche, Gewichtsabnahme, Muskelschwund, „Beri-Beri"	1 – 1,5 mg
Vitamin B_2 (Riboflavin)	Stoffwechsel	Anämie, Hautentzündungen	1,5 mg
Vitamin B_6 (Pyridoxin)	Aminosäurestoffwechsel	Nervenschäden, Hautentzündungen	1,5 mg
Vitamin B_{12} (Cobalamin)	Nukleinsäuresynthese: Bildung von Erythro-, Leuko- und Thrombozyten	Anämie (perniziöse Anämie)	< 3 – 4 µg
Vitamin C (Ascorbinsäure)	Kollagensynthese, Antioxidans; evtl. Stärkung des Immunsystems	„Skorbut" (z.B. Zahnfleischbluten, Bindegewebeschwäche)	100 mg
Folsäure	Nukleinsäuresynthese, Erythrozytenbildung	Anämie (ähnlich wie bei B_{12}-Mangel)	400 µg
Pantothensäure	zentrale Substanz im Stoffwechsel	unbekannt	6 mg
Biotin (Vitamin H)	Stoffwechsel	Hautentzündungen	30 – 60 µg
Niazin (Nikotinsäureamid)	zentrale Substanz im Energiestoffwechsel	„Pellagra" mit neurologischen Störungen, Hautentzündungen, Durchfall	17 mg

9.63 Vitamine: fettlösliche rot, wasserlösliche grün unterlegt

Wasseraufnahme	Wasserabgabe
Trinken 1,3 l	Harn 1,5 l
Nahrung 0,9 l	Lunge, Haut 0,9 l
im Stoffwechsel entstehend 0,3 l	Fäzes 0,1 l

9.64 Täglicher Wasserumsatz (Erwachsener)

Körpergewicht

Besonderen Anteil am Körpergewicht hat aufgrund der unterschiedlichen Menge das **Körperfett**, d. h. dass das Körpergewicht eines Menschen vor allem durch die Masse seines Fettes bestimmt wird.

Regelung der Körperfettmenge. Die Regelung der Körperfettmenge und damit des Körpergewichts erfolgt über das Zwischenhirn, insbesondere den Hypothalamus. Er erhält von den Fettzellen Meldung über ihren Speicherzustand: Sind Fettzellen gefüllt, geben sie das Hormon **Leptin** ab, das auf dem Blutweg den Hypothalamus erreicht. Je mehr gefüllte Fettzellen vorliegen, desto mehr Leptin wird abgegeben. Auf komplizierte Weise hemmt Leptin Hunger und Appetitgefühl und steigert den Energieverbrauch. Auf diese Weise wird die Nahrungsaufnahme und damit eine weitere Füllung der Fettzellen gehemmt.

Gewichtsbeurteilung

Da das Körpergewicht von der Größe eines Menschen abhängt, wurde das Gewicht lange mit Hilfe der **Broca-Formel** beurteilt: Normalgewicht (in kg) = Körperlänge (in cm) − 100.

Heute durchgesetzt hat sich aber der Körpermasseindex (engl. body mass index, **BMI**) [Abb. 9.65]. Als **Normalgewicht** gilt bei Frauen ein BMI von 19–25, bei Männern von 20–25.

Übergewicht. Ein BMI über 25 bedeutet Übergewicht. Werte größer als 30 werden als Fettsucht (Adipositas) bewertet.

Übergewicht ist in unserer Gesellschaft sehr häufig, v.a. sind auch immer mehr Kinder übergewichtig. Übergewicht birgt v.a. die Gefahr von Diabetes mellitus (▶ S. 380) und Herz-Kreislauf-Erkrankungen (z.B. Arteriosklerose mit Herzinfarkt und Schlaganfall) und führt zur Überbelastung von Gelenken mit der Folge von Arthrosen.

9.12 Untersuchungsmethoden der Verdauungsorgane

Häufiger eingesetzte Untersuchungsmethoden sind:

- Sonographie: Sie wird besonders zur Darstellung von Leber, Milz und Bauchspeicheldrüse eingesetzt
- Computer- und Magnetresonanztomograpie (CT bzw. MRT): Computer- und Magnetresonanztomographie werden insbesondere in der Tumor- und Gefäßdiagnostik verwendet
- Magen-Darm-Passage: Oral verabreichtes Kontrastmittel schlägt sich bei Passage durch den Magen-Darm-Trakt an dessen inneren Oberflächen nieder. Dadurch kann bei nachfolgender Röntgenuntersuchung das innere Oberflächenrelief der Hohlorgane dargestellt werden. So kann z.B. ein Magengeschwür durch einen mit Kontrastmittel gefüllten Oberflächendefekt nachgewiesen werden
- Kolonkontrasteinlauf. Die vergleichbare Kontrastmittelröntgenuntersuchung des Dickdarmes heißt Kolonkontrasteinlauf
- Ösophagogastroduodenoskopie: Hierbei wird über die Mundhöhle ein flexibles Endoskop [Abb. 9.66] eingeführt, das den direkte Beobachtung von Speiseröhre, Magen und Zwölffingerdarm erlaubt. Gleichzeitig können über das Endoskop feine Zangen eingeführt und Schleimhautproben für die feingewebliche Untersuchung entnommen werden.
- Koloskopie: Die Koloskopie dient der direkten Beobachtung des gesamten Dickdarms und des unteren Krummdarmabschnitts. Hierzu wird ein flexibles Endoskop über das Rektum in den Dickdarm eingeführt. Wie bei der Ösophagogastroduodenoskopie können Schleimhautproben entnommen oder kleinere Eingriffe (z.B. Polypabtragung) vorgenommen werden.

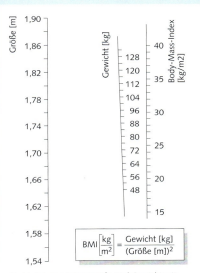

$$\text{BMI}\left[\frac{kg}{m^2}\right] = \frac{\text{Gewicht [kg]}}{(\text{Größe [m]})^2}$$

Verbindet man Körpergröße und Gewicht mit einer Linie, lässt sich aus deren Verlängerung an der Skala rechts der BMI ablesen

9.65 Körpermasseindex (BMI)

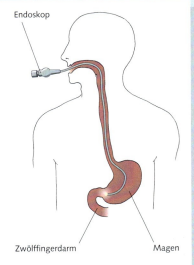

9.66 Ösophagogastroduodenoskopie

Element	Funktion	Mangelerscheinung	Tagesbedarf*
Eisen	Bestandteil von Hämoglobin	Anämie	5 – 30 mg
Zink	wichtig für die Aktivität vieler Enzyme	Wachstums-, Wundheilungsstörungen, Haarausfall	7 – 10 mg
Kupfer	Bestandteil von Oxidasen	Anämie, gestörte Eisenresorption und Kollagensynthese	1,5 mg
Mangan	u.a. Bestandteil von Enzymen des Kohlenhydratstoffwechsels	Unfruchtbarkeit, Störungen der Knochenbildung	2 – 5 mg
Molybdän	Bestandteil von Enzymen	unbekannt	50 – 100 µg
Jod	Bestandteil der Schilddrüsenhormone	Kropf (sehr häufig), seltener Schilddrüsenunterfunktion	150 – 200 µg
Kobalt	Bestandteil von Vitamin B_{12}	Anämie	unter 1 mg
Selen	Wirkt evtl. mit Vitamin E zusammen	Abwehrschwäche, Herzmuskelerkrankungen	ca. 50 µg
Chrom	unbekannt	unbekannt	30 – 100 µg
Fluor **	verbessert die Zahnmineralisierung	erhöhte Karieshäufigkeit	1 mg

*abhängig z.B. von Alter, Geschlecht   **Lebensnotwendigkeit nicht völlig gesichert, Kariesprophylaxe

9.67 Lebensnotwendige (essentielle) Spurenelemente

Wiederholungsfragen

1. Wie viele Zähne haben Milchgebiss und bleibendes Gebiss und um welche Zähne handelt es sich jeweils? (▶ S. 256)
2. Wo sind die großen Speicheldrüsen lokalisiert? (▶ S. 262)
3. Welche Zahnhartsubstanzen gibt es und wo sind sie lokalisiert? (▶ S. 256, 258)
4. Welche Strukturen gehören zum Zahnhalteapparat? (▶ S. 258)
5. Welche Zungenpapillen gibt es? (▶ S. 260)
6. Wie unterscheiden sich die großen Speicheldrüsen im Feinbau? (▶ S. 262)
7. Welche Abschnitte gehören zum Ausführungsgangsystem der großen Speicheldrüsen? (▶ S. 262)
8. Welche Pharynxetagen sind zu unterscheiden? (▶ S. 264)
9. Wie erfolgt der Schluckakt? (▶ S. 264)
10. Welche Abschnitte weist der Rumpfdarm auf? (▶ S. 254)
11. Welche Abschnitte sind am Magen zu unterscheiden? (▶ S. 266)
12. Welche drei unpaaren Gefäßstämme versorgen die Bauchorgane? (▶ S. 276)
13. Welche Schichten der Rumpfdarmwand sind zu unterscheiden? (▶ S. 254)
14. Welche Zelltypen kommen im Epithel der spezifischen Magendrüsen vor und welche Funktionen haben sie? (▶ S. 268)
15. In welchen Phasen und wie wird die Magensaftsekretion reguliert? (▶ S. 268)
16. Welches Bakterium ist die häufigste Ursache für ein Magengeschwür. (▶ S. 270)
17. Wie ist der Feinbau der Dünndarmzotten? (▶ S. 272)
18. Wie heißen die Fettverbindungen, die über die Lymphe aus dem Dünndarm abtransportiert werden? (▶ S. 274)
19. Welche Gefäße sind im Lig. hepatoduodenale lokalisiert? (▶ S. 278)
20. Welche Gefäße bilden die Glisson-Trias? (▶ S. 280)
21. Wie ist der Feinbau der Lebersinusoide? (▶ S. 280)
22. Was sind die hauptsächlichen Stoffwechselleistungen der Leber? (▶ S. 282)
23. Wodurch kommt ein Ikterus zustande? (▶ S. 286)
24. Was wird von Drüsenendstücken bzw. Schaltstücken des Pankreas sezerniert? (▶ S. 288)
25. Welche Grundnährstoffe gibt es? (▶ S. 290)
26. Wie hoch ist der tägliche Bedarf an Grundnährstoffen? (▶ S. 290)
27. Welche Lipoproteine gibt es und welche Zusammensetzung weisen sie auf? (▶ S. 292)

10 Harnsystem

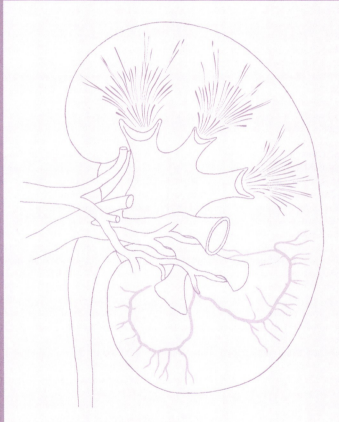

10.1 Übersicht 302
10.2 Niere 302
10.3 Ableitende Harnwege 320
10.4 Untersuchungsmethoden 324
     Wiederholungsfragen 324

10.1 Übersicht

Das **Harnsystem** setzt sich aus den paarigen Nieren und den ableitenden Harnwegen zusammen [Abb. 10.1].

Die **Nieren** entfernen wasserlösliche Abfallprodukte des Stoffwechsels, die **harnpflichtigen Substanzen,** aus dem Blut und scheiden diese aus. Zusätzlich sind die Nieren an der Regulation von **Elektrolyt-**, **Wasser-** und **Säure-Basen-Haushalt** beteiligt. Außerdem sind die Nieren **hormonell** tätig: Sie bilden unter anderem **Renin**, **Erythropoetin** und **Calcitriol**.

Die **ableitenden Harnwege** sammeln den in den Nieren gebildeten Harn und scheiden ihn aus dem Körper aus.

10.2 Niere

Lage und Gestalt

Lage. Die Nieren (Renes, Nephri) sind in die hintere Bauchwand neben der Wirbelsäule eingebettet. Sie sind nur vorne von Bauchfell (genauer Peritoneum parietale, ▶ S. 254) überzogen, liegen also **retroperitoneal**.

Der **obere Nierenpol** grenzt an das Zwerchfell und wird von hinten durch die unteren Rippen bedeckt. Auf ihm befindet sich auch die Nebenniere (▶ S. 378). Der **untere Nierenpol** liegt ca. 5 cm über dem Beckenkamm. Die rechte Niere steht aufgrund der darüber befindlichen Leber tiefer als die linke Niere.

Gestalt. Jede Niere ist 10–12 cm lang, 5–6 cm breit, ca. 3 cm dick und wiegt 120–200 g.

Die Nieren sind bohnenförmig [Abb. 10.1]. Die Einziehung der „Bohne" zeigt zur Körpermitte hin. Dort befindet sich die **Nierenpforte** (das Nierenhilum) mit Nierengefäßen (▶ u.), sympathischen und parasympathischen Nerven sowie dem harnableitenden **Harnleiter** (Ureter). Die nach außen gewölbte Seite weist zur Seite.

Hüllen

Die Niere umgibt und schützt ein dreilagiges Hüllsystem, von innen nach außen bestehend aus:

- **Bindegewebiger Nierenkapsel** oder Capsula fibrosa [Abb. 10.2]
- **Fettkapsel** (Capsula adiposa)
- **Bindegewebesack** (Fasziensack oder Fascia renalis).

Die relativ derbe bindegewebige Nierenkapsel hüllt die gesamte Niere ein und ist mit dieser verwachsen.

Die daran anschließende Fettkapsel ist vor allem auf der Rückseite der Niere dick, sodass Niere und auch Nebenniere in diese schützend eingebettet sind.

Der äußere, allseitige Bindegewebesack ist im Bereich der Nierenpforte zur Mitte und nach unten bis in Höhe des Beckenkamms offen. Deshalb kann sich die Niere bei Schwund der Fettkapsel nach unten senken (**Senkniere**).

Innerer Aufbau der Niere

Im Innern besteht die Niere aus zwei Abschnitten [Abb. 10.2]:

- Das **Nierenparenchym** ist das spezifische Nierengewebe, das der Harnbildung dient und den äußeren Gewebemantel der Niere bildet. Es gliedert sich in **Nierenmark** (Medulla renalis) und **Nierenrinde** (Cortex renalis)
- Als **Nierensinus** (Sinus renalis) wird die allseits von Nierenparenchym umschlossene Einbuchtung im Bereich der Nierenpforte bezeichnet.

Nierenmark. Das Nierenmark weist nach innen zum Nierensinus hin warzenförmige Erhabenheiten auf, die **Nierenpapillen** (Papillae renales). Nierenpapillen und das nach außen anschließende streifige Nierenmark bilden die **Markpyramiden.** Das streifige Mark setzt sich in die Rinde als **Markstrahlen** fort. In Nierenmark und Markstrahlen der Rinde kommen v.a. die geraden Abschnitte der Nierenkanälchen (▶ S. 308) vor.

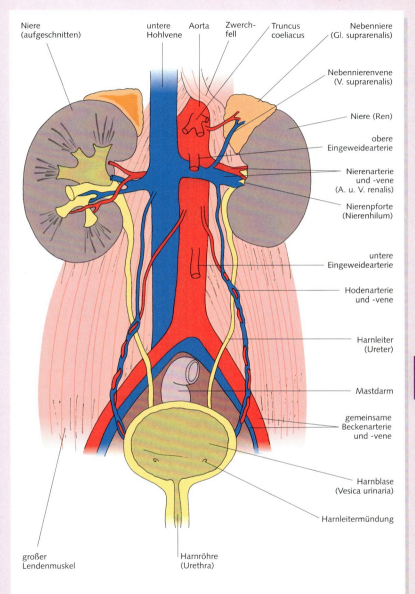

10.1 Harnsystem bestehend aus Nieren, Harnleitern, Harnblase und Harnröhre

Nierenrinde. Auf dem Mark liegt nach außen zu kappenförmig die Nierenrinde [Abb. 10.2].

Eine Markpyramide bildet mit der dazugehörigen Nierenrinde einen **Nierenlappen** (Lobus renalis). Jede Niere hat durchschnittlich 14 Nierenlappen.

Zwischen den Lappen zieht Gewebe der Nierenrinde bis zum Nierensinus, das als **Nierensäulen** (Columnae renales) bezeichnet wird.

Die zwischen den Markstrahlen gelegenen Rindenabschnitte werden als **Rindenlabyrinth** bezeichnet. Das Rindenlabyrinth enthält die Nierenkörperchen (▶ u.) und vor allem die gewundenen Abschnitte der Nierenkanälchen (▶ S. 308).

Nierensinus. Der allseitig von Nierenparenchym umgebene Nierensinus ist zur Körpermitte hin offen. Der Nierensinus enthält [Abb. 10.2]:
- Ableitende Harnwege (▶ S. 320)
- Äste der Nierenarterie und -vene
- Nervenäste von Sympathikus und Parasympathikus (▶ S. 442)
- Fettgewebe.

Blutgefäße der Niere

Die Niere verfügt über ein hoch kompliziertes Blutgefäßsystem.

Die **Nierenarterie** (A. renalis) gabelt sich in Nierenpforte und -sinus in mehrere größere Äste für das Nierenparenchym.

Nierenrindenarterien. Die **Zwischenlappenarterien** (Aa. interlobares) treten in das Nierenparenchym ein, steigen in den Nierensäulen auf und geben die **Bogenarterien** (Aa. arcuatae) ab, die zwischen Nierenrinde und -mark verlaufen [Abb. 10.3].

Aus den Bogenarterien zweigen die senkrecht in die Rinde ziehenden **Zwischläppchenarterien** (Aa. interlobulares oder Aa. corticales radiatae) ab.

Die Zwischenläppchenarterien entlassen die **Vasa afferentia** (Arteriolae afferentes), die ihr Blut zur Filtration in die Kapillarschlingen der Nierenkörperchen (▶ u.) abgeben.

Nach Durchfluss durch die Kapillaren der Nierenkörperchen gelangt das Blut wieder in Arteriolen, die **Vasa efferentia** (Arteriolae efferentes).

Die Vasa efferentia des mittleren und äußeren Rindenbereiches speisen die **peritubulären Kapillaren,** welche in einem zweiten Kapillarnetz die Nierenkanälchen der Nierenrinde umspinnen (▶ auch S. 308).

Nierenmarkarterien. Die Nierenmarkarterien gehen aus den Vasa efferentia von Nierenkörperchen hervor, die in der ans Nierenmark grenzenden Nierenrinde liegen. Diese Gefäße ziehen in Gefäßbündeln gestreckt ins Mark abwärts bis zu den Nierenpapillen und werden daher als **arterielle Vasa recta** bezeichnet [Abb. 10.3].

Die arteriellen Vasa recta verzweigen sich in peritubuläre Kapillaren für die die Nierenkanälchen des Nierenmarks.

Nierenvenen. Die peritubulären Kapillaren der Nierenrinde münden schließlich in venöse Gefäße, die **Zwischenläppchenvenen** (V. interlobulares oder Vv. corticales radiatae).

Die peritubulären Kapillaren des Nierenmarks gehen in **venöse Vasa recta** über, die parallel zu den arteriellen Vasa recta im Mark wieder zur Rinde aufsteigen.

Zwischenläppchenvenen und venöse Vasa recta münden in die **Bogenvenen** (Vv. arcuatae) und diese wiederum in die **Zwischenlappenvenen** (Vv. interlobares). Bogen- und Zwischenlappenvenen verlaufen parallel zu den gleichnamigen Arterien [Abb. 10.3].

Im Nierensinus gehen die Zwischenlappenvenen in größere Venenstämme über, die schließlich zur Nierenvene (**V. renalis**) zusammentreten.

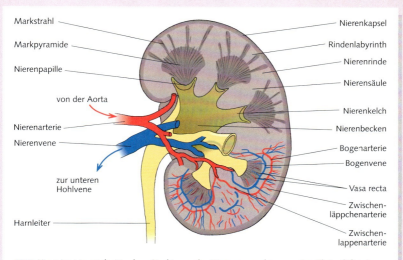

10.2 Niere im Längsschnitt, oben Strukturen des Nierenparenchyms, unten Blutgefäßsystem

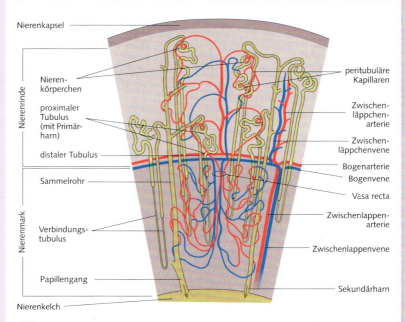

10.3 Lagebeziehungen von Nierenkörperchen, Nierenkanälchen und Gefäßsystem der Niere

Feinbau der Niere

Grundgewebe des Nierenparenchyms ist ein faserarmes Bindegewebe, in dem die Nierenkörperchen und das Kanälchensystem untergebracht sind. Bau- und Funktionseinheit der Niere ist das **Nephron,** das jeweils aus einem Nierenkörperchen mit den anschließenden Kanälchen besteht. Das Sammelrohr (▶ S. 310) zählt nicht mehr zum Nephron. Eine Niere enthält ca. 1,4 Mio. Nephrone.

Nierenkörperchen

Die ca. 0,2 mm großen Nierenkörperchen (Malpighi-Körperchen, Corpuscula renalia) kommen nur im Rindenlabyrinth vor. Sie bestehen aus Kapillarschlingen (**Glomerulus**) und umgebender **Bowman-Kapsel** [Abb. 10.4].

Glomerulus. Die Kapillaren des Glomerulus erhalten Blut aus dem Vas afferens und führen es in das Vas efferens ab. Der Ort am Nierenkörperchen, wo die Gefäße ein- bzw. austreten, heißt **Gefäßpol.** Zusammengehalten werden die Kapillarschlingen durch Basalmembran und spezialisierte Bindegewebezellen, die **Mesangiumzellen.** Letztere werden als **intraglomeruläres Mesangium** zusammengefasst, da sie im Glomerulus liegen.

Die Kapillarwand besteht aus einem Endothel mit feinen Löchern (perforiertes Endothel) und einer dicken **Basallamina** (▶ S. 50). Außen wird sie von einer Schicht Füßchenzellen oder **Podozyten** bedeckt. Die Füßchen dieser Zellen bedecken die gesamte Kapillaroberfläche. Zwischen den einzelnen Füßchen bestehen feine **Schlitze.**

Filtrationsbarriere im Glomerulus. Die Wand der glomerulären Kapillare ist gleichzeitig die Gewebebarriere, durch die das Blut filtriert wird. Die Filtrationsbarriere besteht damit aus:
- Perforiertem Endothel, das die Blutkörperchen im Gefäß zurückhält
- Basallamina
- Schlitzen zwischen den Podozytenfüßchen.

Basallamina und Schlitze bilden das sog. **Feinfilter,** das Plasmamoleküle ihrer Größe entsprechend passieren lässt (▶ u.). Zusätzlich sind die Strukturen der Kapillarwand negativ geladen, sodass die ebenfalls meist negativ geladenen Blutproteine abgestoßen werden und den Feinfilter nicht passieren können.

Bowman-Kapsel. Getrennt durch einen Spaltraum, den **Kapselraum,** schließt sich nach außen an die Kapillaren die Bowman-Kapsel an [Abb. 10.4]. Sie besteht nach innen aus einem einfachen Plattenepithel und nach außen aus einer dicken Basalmembran (▶ S. 50). Gegenüber dem Gefäßpol (▶ o.) geht die Bowman-Kapsel kontinuierlich in den ersten Abschnitt des Kanälchensystems über (▶ u.). Dieser Ort des Nierenkörperchens ist der **Harnpol.**

Bildung des Primärharns

Das Blutfiltrat, das im Glomerulus gebildet wird, ist der **Primärharn.** Er wird im Kapselraum gesammelt und in den ersten Abschnitt des Kanälchensystems geleitet.

Für die Bildung des Primärharns sind vor allem die Nierendurchblutung und die glomeruläre Filtration von Bedeutung.

Nierendurchblutung. Durch die Nieren fließen ca. 1,2 l Blut/min (= 1700 l Blut/Tag). Diese Größe heißt **renaler Blutfluss** (RBF). Der **renale Plasmafluss** ist etwa halb so groß, d.h. 0,6 l/min.

Der renale Plasmafluss bleibt bei einem arteriellen Blutdruck von 80–180 mmHg konstant. Diese Konstanthaltung der Nierendurchblutung wird als **Autoregulation** bezeichnet. Sie wird dadurch erzielt, dass sich die kleinen Nierenarterien bei steigendem Blutdruck zunehmend verengen und damit eine gleich bleibende Blutmenge passieren lassen.

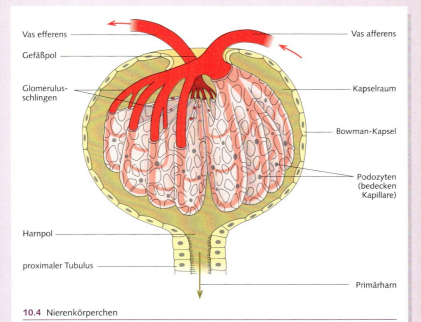

10.4 Nierenkörperchen

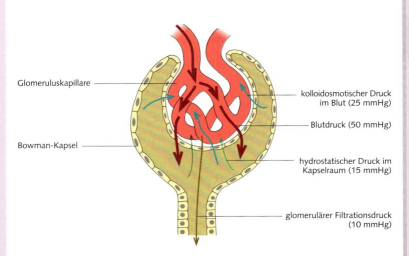

10.5 Glomerulärer Filtrationsdruck

Glomeruläre Filtration. Die Filtration ist durch den effektiven **Filtrationsdruck** bedingt [Abb. 10.5]. Dieser ergibt sich aus dem Blutdruck in der Glomeruluskapillare abzüglich des Druckes im Kapselraum des Nierenkörperchens und des kolloidosmotischen Drucks (▶ S. 16) im Blutplasma. Der effektive Filtrationsdruck beträgt etwa 10 mmHg.

Ionen und kleine Moleküle wie etwa Glukose oder Wasser werden uneingeschränkt filtriert. Große Moleküle, z. B. Albumin und andere Eiweiße, werden gar nicht filtriert, da sie den Feinfilter (▶ o.) nicht passieren können. Moleküle zwischen diesen Größenordnungen werden eingeschränkt filtriert, da nicht nur die Größe der Moleküle, sondern auch ihre Ladung eine Rolle spielt (▶ o.).

Die **glomeruläre Filtrationsrate** (GFR) ist das Flüssigkeitsvolumen, das von allen Nierenglomeruli pro Zeiteinheit filtriert wird. Sie beträgt etwa 120 ml/min oder etwa 180 l/Tag. Damit wird ca. 1/5 des renalen Plasmaflusses, die **Filtrationsfraktion,** filtriert.

Nierenversagen

Beim Nierenversagen erfüllen die Nieren ihre Funktion kaum oder gar nicht mehr. Ein Nierenversagen kann sich je nach zugrunde liegender Erkrankung schnell (**akutes Nierenversagen**) oder langsam (**chronisches Nierenversagen**) entwickeln. Folge ist u. a. eine Anhäufung harnpflichtiger Substanzen im Blut, wobei besonders **Kreatinin** und **Harnstoff** zur Diagnose genutzt werden. Diese **Urämie** (Harnstoffvergiftung) führt ohne Behandlung zu Bewusstlosigkeit (**urämisches Koma**) und Tod. Eine Behandlung ist durch Dialyse (im Volksmund „künstliche Blutwäsche") möglich.

Glomerulonephritis

Eine Ursache des Nierenversagens ist eine Glomerulonephritis. Eine Glomerulonephritis ist eine durch Immunreaktionen ausgelöste Entzündung der Nierenkörperchen. Sie betrifft stets beide Nieren.

Ursachen sind z. B. Ablagerungen von Antigen-Antikörper-Komplexen (▶ S. 210) in den Glomeruli nach Streptokokkeninfektionen oder Antiköperbindung an die glomeruläre Basallamina durch Autoimmunreaktionen (▶ S. 212). Durch die Schädigung des glomerulären Filters treten Proteine und Erythrozyten im Harn auf (**Proteinurie** bzw. **Erythrozyturie**). Der Blutdruck ist zu hoch.

Nierenkanälchen

Das an die Nierenkörperchen anschließende Tubulus- oder **Nierenkanälchensystem** [Abb. 10.6] dient v.a. dazu, lebenswichtige Ionen, Moleküle und Wasser aus dem Primärharn wieder aufzunehmen und den peritubulären Kapillaren und damit dem Blut abermals zuzuführen. Das Kanälchensystem besteht aus **proximalem, Intermediär-, distalem und Verbindungstubulus** sowie dem **Sammelrohr.**

Proximaler Tubulus. Die Nierenkanälchen beginnen mit dem proximalen Tubulus oder Hauptstück. Er besteht aus:

- **Gewundenem Abschnitt** (proximalem Konvolut) im Rindenlabyrinth
- **Gerade absteigendem Abschnitt** (Pars recta des proximalen Tubulus) im Markstrahl der Rinde und Nierenmark.

Ausgekleidet wird der proximale Tubulus durch ein einfaches kubisches Epithel mit einem Bürstensaum (▶ S. 52), zur Verbesserung der Resorption. Ein kompliziertes Membransystem an der zum Blut gerichteten Seite enthält Na^+/K^+-Pumpen, die Na^+/Ka^+-ATPase (▶ S. 18). Sie pumpen Na^+-Ionen aus den Tubuluszellen in die peritubulären Kapillaren und damit zurück ins Blut. Zwischen den Membranen sind Mitochondrien säulenförmig angeordnet, wodurch sich eine basale Streifung ergibt.

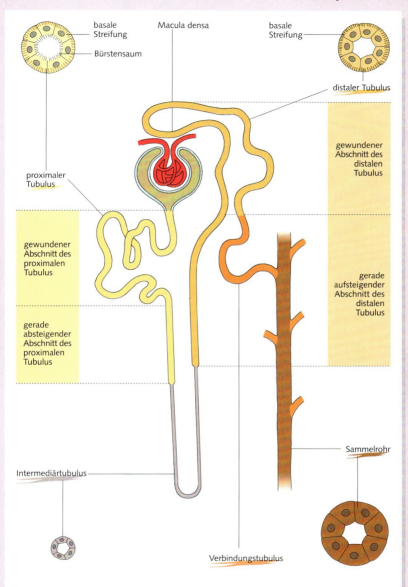

10.6 Kanälchensystem der Niere mit Querschnittsbildern einzelner Abschnitte

Intermediärtubulus. Der Intermediärtubulus (Überleitungsstück) schließt an den proximalen Tubulus an und befindet sich hauptsächlich im Nierenmark. Der Intermediärtubulus ist dünn und besteht aus einem ab- und aufsteigenden Schenkel. Ausgekleidet wird der Intermediärtubulus überwiegend von einem einfachen Plattenepithel [Abb. 10.6].

Distaler Tubulus. Nach dem Intermediärtubulus kommt der distale Tubulus (Mittelstück). Er besteht aus:
- **Gerade aufsteigendem Abschnitt** (Pars recta des distalen Tubulus) in Nierenmark und Markstrahl
- **Gewundenem Abschnitt** (distalem Konvolut) im Rindenlabyrinth.

Der gerade aufsteigende Abschnitt tritt wieder an den Gefäßpol des ihm zugehörigen Nierenkörperchens heran und bildet hier die **Macula densa** des juxtaglomerulären Apparats (▶ S. 314).

Das Epithel des distalen Tubulus ähnelt dem des proximalen Tubulus, besitzt jedoch keinen Bürstensaum.

Verbindungstubulus. An den distalen Tubulus schließt sich der **Verbindungstubulus** an, der strukturell sowohl dem distalen Tubulus als auch dem Sammelrohr ähnelt.

Sammelrohr und Papillengang. In ein Sammelrohr münden ca. 11 Nephrone mit ihren Verbindungstubuli. Die Sammelrohre erstrecken sich von der Spitze der Markstrahlen bis ins Mark. Die Sammelrohre sind mit einem einfachen kubischen bis säulenförmigen Epithel ausgekleidet. Kennzeichnend sind spezielle Proteinkanäle für den Rest-Wassertransport, die Aquaporine (▶ S. 16).

Im Nierenmark münden mehrere Sammelrohre zusammen, um einen **Papillengang** (Ductus papillaris) zu bilden. Die Papillengänge münden auf den Nierenpapillen in die Nierenkelche.

Tubulärer Transport

Während der Primärharn durch die Nierenkanälchen fließt, werden der größte Teil der in ihm enthaltenen gelösten Bestandteile und ca. 99 % des Wassers rückresorbiert (**reabsorbiert**). Diese gelangen über die peritubulären Kapillaren zurück ins Blut und werden damit dem Körper abermals zur Verfügung gestellt.

Für die tubulären Transportvorgänge spielen Transporter und Cotransporter, Kanäle und Energie verbrauchende Pumpen in den Zellmembranen sowie Diffusion eine entscheidende Rolle (▶ S. 14, S. 18).

Ionen- und Wassertransport. Ungefähr zwei Drittel der Ionen (Na^+-, K^+-, Ca^{2+}- und Cl^--Ionen) und des Wassers werden bereits im proximalen Tubulus reabsorbiert [Abb. 10.7]. Dabei werden die Ionen aktiv wieder aufgenommen mit der Na^+/K^+-ATPase (▶ o. und S. 18) als wesentlicher treibender Kraft. Wasser folgt den Ionen passiv in die Kapillaren, es wird gewissermaßen „mitgerissen".

Ein weiterer Teil der Ionen wird im distalen Tubulus durch die Na^+/K^+-ATPase und des Wassers in verschiedenen Tubulusabschnitten nach dem Gegenstromprinzip (▶ u.) aufgenommen.

In Verbindungstubulus und Sammelrohr wird noch „Feinarbeit" geleistet. Hier wird ein geringer Anteil von Na^+-Ionen, der jedoch für das Na^+-Gleichgewicht des Körpers von Bedeutung ist, hormonell gesteuert reabsorbiert: Das Aldosteron der Nebennierenrinde (▶ S. 378) steigert die Reabsorption der Rest-Na^+-Ionen aus dem Harn.

Ähnliches gilt für die Wasserrückresorption. Im Sammelrohr erfolgt nur noch ein bedarfsweiser Restwasserentzug unter Einfluss des Hypophysenhormons ADH (▶ u. und S. 370). Es führt über einen vermehrten Einbau von Wasser-Proteinkanälen zu einer vermehrten Wasserrücknahme.

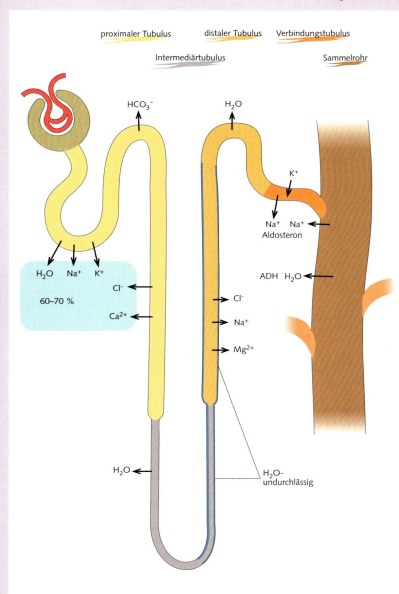

10.7 Tubulärer Transport von Ionen, Bikarbonat und Wasser

Diuretika. Diuretika erhöhen die Harnausscheidung (= Diurese). Sie werden v.a. zum Ausschwemmen von Ödemen (krankhaften Wassereinlagerungen) oder bei Bluthochdruck eingesetzt. Diuretika hemmen auf verschiedene Weise die NaCl-Resorption. Dadurch wird NaCl (allerdings auch K^+) zusammen mit Wasser vermehrt ausgeschieden. Das wohl bekannteste Diuretikum ist das stark wirksame Furosemid (Lasix®).

Bikarbonattransport. Bikarbonat (HCO_3^-) wird frei filtriert und fast vollständig im proximalen Tubulus reabsorbiert [Abb. 10.7]. Transport und Ausscheidung stehen im Zusammenhang mit dem Säure-Basen-Haushalt (▶ S. 316).

Glukosetransport. Die Glukosekonzentration im Primärharn entspricht mit ca. 100 mg/100 ml der im Blutplasma, sodass ca. 70–120 mg/min Glukose in den proximalen Tubulus gelangen. Bereits in dessen gewundenem Abschnitt werden nahezu 100% davon reabsorbiert [Abb. 10.8]. Der Endharn ist glukosefrei.

Glukosurie. Der Transport von Glukose ist begrenzt: Bei einer Glukosekonzentration von 300–375 mg/min ist das Transportmaximum erreicht. Darüber hinaus im Primärharn auftretende Glukose wird mit dem Endharn ausgeschieden (**Glukosurie**). Da Glukose Wasser bindet, ist die Harnausscheidung gesteigert – ein erhöhtes Durstgefühl und vermehrtes Trinken sind die Folgen. Häufigste Ursache einer Glukosurie ist die Zuckerkrankheit (Diabetes mellitus, ▶ S. 380).

Aminosäuretransport. Pro Tag werden ca. 70 g Aminosäuren filtriert. Diese werden praktisch vollständig im proximalen Tubulus über einen Na^+-Aminosäure-Cotransporter reabsorbiert.

Proteinreabsorption. Die in den Primärharn filtrierte Proteinmenge ist gering. Diese Proteine werden nahezu vollständig im proximalen Tubulus durch Endozytose (▶ S. 18) reabsorbiert und in den Lysosomen der Zelle in Aminosäuren gespalten, die dann wiederverwertet werden. Der Endharn ist dadurch normalerweise fast proteinfrei.

Sekretion von organischen Ionen. Zahlreiche Stoffwechselprodukte und auch Fremdstoffe (etwa Oxalat, Penicillin) werden über den proximalen Tubulus in den Primärharn ausgeschieden.

Harnstofftransport. Harnstoff ist ein Abfallprodukt des Proteinstoffwechsels, der in der Leber gebildet wird (▶ S. 284). Er wird uneingeschränkt filtriert und in erheblichem Ausmaß mit dem Endharn ausgeschieden.

Harnkonzentrierung im Gegenstromprinzip. Ein Austausch zwischen zwei Röhren ist effektiver, wenn ihre Flussrichtung entgegengesetzt ist und, wenn ihre Durchlässigkeit unterschiedlich ist. Dieses Gegenstromprinzip wird in der Niere ausgenutzt: Im aufsteigenden Teil des Mittelstückes wird z.B. durch die Na^+/K^+-ATPase Na^+ aktiv ins Gewebe transportiert. Dadurch, dass dieser Teil für Wasser undurchlässig ist [Abb. 10.7], baut sich im Gewebe eine hohe Na^+-Konzentration auf, die aus anderen Teilen des Kanälchensystems (z.B. Sammelrohr) Wasser herauszieht.

Die Gegenläufigkeit der verschiedenen Kanälchenabschnitte und Blutgefäße und die unterschiedlichen Wasser- und Ionendurchlässigkeiten führen so zu einem zunehmenden Wasserentzug des Harns.

Endharn

Am Ende der Sammelrohre liegt der Endharn (kurz **Harn**, Urin) vor, der dann ausgeschieden wird [Abb. 10.9]. Seine gelbliche Farbe erhält er von den **Harnfarbstoffen,** den Urochromen, die Abbauprodukte des Hämoglobins sind. Beim Erwachsenen beträgt die Harnmenge ca. 1,5 l täglich mit einer im Vergleich zum Glomerulusfiltrat erheblich gesteigerten Osmolalität.

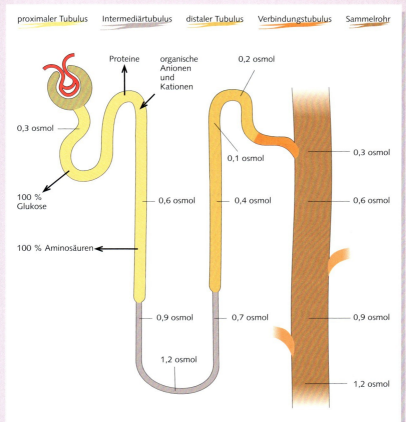

10.8 Tubulärer Transport von Glukose, Aminosäuren, Proteinen, organischen Anionen und Kationen, Osmolalitätsveränderungen in osmol/kg Wasser

Menge	0,5–2 l, meist 1–1,5 l
Farbe	hellgelb bis bernsteinfarben, klar
spezifisches Gewicht	1,010–1,025 (bezogen auf Wasser = 1,0)
Osmolalität	50–1400 mosmol/kg
pH	5–7
Glukose	< 300 mg/24 Stunden*
Eiweiß	< 150 mg/24 Stunden*
Zellen	ganz wenige rote und weiße Blutkörperchen*

* Urinteststreifen negativ

10.9 Normale Harnmenge und -zusammensetzung

Juxtaglomerulärer Apparat (JGA)

Der juxtaglomeruläre Apparat (JGA) befindet sich am Gefäßpol eines Nierenkörperchens. Er besteht aus drei Strukturen [Abb. 10.10]:

- **Macula densa** des distalen Tubulus, eine Zellplatte mit speziell gestalteten Säulenepithelzellen
- **Extraglomerulärem Mesangium** aus kleinen Zellen umgeben von reichlich Basalmembranen. Macula densa und Mesangium liegen dabei dicht aneinander
- **Juxtaglomeruläre (granulierte) Zellen des Vas afferens.** Sie enthalten membranumhüllte Granula („Körnchen") mit Renin (▶ u.).

Über den juxtaglomerulären Apparat erfolgt zum einen die Regelung der Reninausschüttung, zum anderen wird die glomeruläre Filtrationsrate jedes einzelnen Glomerulus gesteuert.

Renin-Angiotensin-Aldosteron-System

Das Renin-Angiotensin-Aldosteron-System, kurz RAAS, dient der Blutdruckregulation.
Renin ist ein Protein spaltendes Enzym. Es wird bei Blutdruckabfall, zu geringem Blutvolumen und NaCl-Mangel im Blut aus den Granula der juxtaglomerulären Zellen ins Blut abgegeben [Abb. 10.11]. Im Blut spaltet Renin von **Angiotensinogen**, einem v.a. in der Leber gebildeten Protein, ein Stück ab, das **Angiotensin I**.
Von Angiotensin I wird durch das in den Endothelien der Blutgefäße vorkommende **Angiotensin-converting-Enzym** (ACE) wiederum ein Stück abgespalten, das **Angiotensin II**. Angiotensin II führt insbesondere zu [Abb. 10.11]:

- Gefäßverengung (Vasokonstriktion) und damit Blutdruckanstieg
- Ausschüttung von Aldosteron.

Aldosteron ist das wichtigste Mineralokortikoid der Nebennierenrinde (▶ S. 378). Es führt in den Verbindungstubulus und Sammelrohren zu einer vermehrten Reabsorption von Na^+-Ionen und damit auch von Wasser. Die Folge ist eine Erhöhung von Blutnatriumspiegel und -volumen und damit wiederum des Blutdrucks.

Nierenbedingter Bluthochdruck

Eine Einengung von Nierengefäßen mit Minderdurchblutung der Glomeruli kann zu einer vermehrten Reninsekretion führen. Folge ist ein Bluthochdruck, der dann als nierenbedingter Bluthochdruck (renale Hypertonie) bezeichnet wird. Diese Form des Bluthochdrucks wird durch ACE-Hemmer behandelt, welche, wie ihr Name schon sagt, das **Angiotensin-converting-Enzym** hemmen.

Endokrine Funktionen

Die Niere ist auch hormonell tätig. Die wichtigsten Hormone sind:

- Renin (▶ o.)
- Erythropoetin
- Calcitriol (Vitamin D).

Erythropoetin, ein Glykoprotein, wird in Fibroblasten der Nierenrinde gebildet und bei Sauerstoffmangel vermehrt ausgeschüttet. Es stimuliert die Abgabe roter Blutkörperchen aus dem Knochenmark (▶ S. 186).
Calcitriol ist die wirksame Form des **Vitamin D**. Seine Vorstufen entstehen in Leber und Haut, der letzte Schritt zum aktiven Vitamin erfolgt dann in der Niere. Calcitriol fördert die Ca^{2+}-Resorption in Darm und Niere und die Knochenmineralisation (▶ S. 74).

Nierentumoren

Gutartige Nierentumoren sind selten. Der häufigste bösartige Nierentumor ist das **Nierenzellkarzinom** oder Hypernephrom, das meist vom Epithel des proximalen Tubulus (Hauptstück) ausgeht.
Typische, aber meist erst spät auftretende Beschwerden sind Blut im Harn und Flankenschmerz.

10 Harnsystem

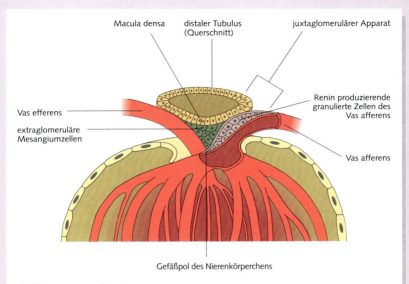

10.10 Juxtaglomerulärer Apparat

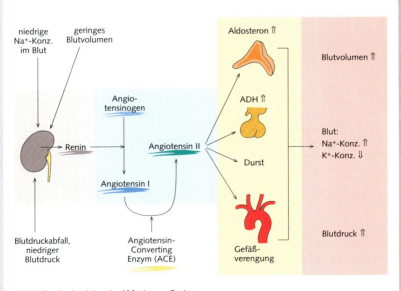

10.11 Renin-Angiotensin-Aldosteron-System

Regulation des Wasserhaushalts

Der menschliche Organismus braucht, um regelrecht funktionieren zu können, immer etwa gleichviel Wasser im Körper und eine konstante Osmolalität des Extrazellularraums (einschließlich Blut) von ca. 300 mosm/kg Wasser. Wasserhaushalt und Osmolalität der verschiedenen Körperräume und somit auch ihre Regelung sind eng miteinander verknüpft.

Die für die Überwachung der Blutosmolalität zuständigen **Osmorezeptoren** befinden sich im Hypothalamus des Zwischenhirns (▶ S. 370, 410). Steigt die Osmolalität wegen Wassermangels an, führt dies zur Reizung der Osmorezeptoren und schließlich zur Freisetzung von ADH aus der Hypophyse (▶ S. 370). ADH fördert die Wiederaufnahme von Wasser aus dem Harn im Sammelrohr (▶ S. 310, 312), es wird also eine geringe Menge eines stark konzentrierten Harns ausgeschieden (**Antidiurese**). Eine erhöhte Osmolalität im Blut führt außerdem zu Durst und damit vermehrter Flüssigkeitsaufnahme. Durch beide Mechanismen wird das Wasserdefizit ausgeglichen [Abb. 10.12].

Umgekehrt nimmt bei Abnahme der Blutosmolalität und damit verminderter Reizung der Osmorezeptoren die ADH-Ausschüttung ab, entsprechend wird die Wasserausscheidung gefördert. Bei zu großer Flüssigkeitszufuhr wird also eine große Menge verdünnten Harns ausgeschieden (**Wasserdiurese**).

Diabetes insipidus. Beim Diabetes insipidus sind die ADH-bildenden Neurone im Hypothalamus (▶ S. 370) zerstört oder die Nieren sprechen nicht auf das ADH an. Als Folge wird im Sammelrohr nicht ausreichend Restwasser zurückgewonnen, sodass bis zu etwa 20 l (gering konzentrierter) Harn täglich abgegeben werden (**Polyurie**). Das durch den Wasserverlust entstehende Durstgefühl führt zu vermehrtem Trinken (**Polydipsie**).

Regulation des Elektrolythaushalts

Bedeutung von Elektrolyten ▶ Tab 10.13.

Na^+-**Haushalt**. Das Na^+-Ion ist das bedeutsamste Kation außerhalb der Zellen. Der Na^+-Haushalt ist eng mit dem Wasserhaushalt verknüpft. Die Na^+-Reabsorption wird hormonell durch Aldosteron gesteuert (▶ o. und S. 378).

Ca^{2+}- **und Phosphathaushalt.** Auch die Rückresorption von Ca^{2+} und Phosphat im Hauptstück wird hormonal reguliert, vor allem durch das Parathormon der Nebenschilddrüse (▶ S. 376). Es hemmt die Reabsorption von Phosphat und fördert die Reabsorption von Ca^{2+}-Ionen. Damit wirkt Parathormon ähnlich wie Calcitriol (▶ o.) einem Ca^{2+}-Verlust über den Harn entgegen.

Regulation des Säure-Basen-Haushalts

Die Niere ist zusammen mit den Puffersystemen des Blutes (▶ S. 196) und der Atmung an der Kontrolle des Säure-Basen-Haushalts und an der Konstanthaltung des Blut-pHs von ca. 7,4 beteiligt [Abb. 10.14]. Schlüsselsubstanzen sind hier Bikarbonat (HCO_3^-)- und H^+-Ionen (Protonen).

Säuren und Basen ▶ S. 196

Reabsorption von Bikarbonat. Bikarbonat (HCO_3^-) ist eine wichtige Pufferbase des Blutes, die im Glomerulus frei filtriert wird.

Die filtrierten Bikarbonat-Ionen (HCO_3^-) verbinden sich mit denen im proximalen Tubulus abgegebenen H^+-Ionen (▶ u.) zu Kohlensäure (H_2CO_3), die in CO_2 und Wasser zerfällt ($HCO_3^- + H^+ \rightarrow H_2CO_3 \rightarrow H_2O + CO_2$). CO_2 diffundiert in die Tubuluszellen und wird dort wieder in Kohlensäure überführt. Beschleunigt wird diese Reaktion durch das Enzym **Carboanhydrase**. Das Bikarbonat der Kohlensäure wird ins Blut abgegeben, H^+ erneut ausgeschieden.

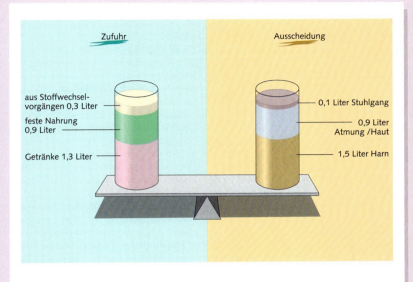

10.12 Ausgeglichener Wasserhaushalt

Elektrolyt	Aufgaben im Organismus
Natrium (Na^+)	wichtigstes Kation (▸S. 194) im Extrazellularraum (= außerhalb der Zellen) entscheidend (mit Chlorid) für den osmotischen Druck im Extrazellularraum und eng verbunden mit dem Wasserhaushalt
Kalium (K^+)	wichtigstes Kation im Intrazellularraum (= innerhalb der Zellen) bedeutsam für die Erregungsübertragung im Nervensystem und am Herzen
Kalzium (Ca^{2+})	wichtiger Bestandteil der Knochen und Zähne bedeutsam für die Erregungsübertragung vom Nerv auf den Muskel und die Muskelkontraktion
Magnesium (Mg^{2+})	wichtig für viele Enzymreaktionen
Chlorid (Cl^-)	wichtigstes Anion (▸S. 194) im Extrazellularraum entscheidend (mit Natrium) für den osmotischen Druck im Extrazellularraum und eng verbunden mit dem Wasserhaushalt
Phosphat (PO_4^{3-})	Baustein von ATP und Zellmembranen beteiligt am Aufbau von Knochen und Zähnen

10.13 Bedeutung wichtiger Elektrolyte

Ausscheidung von H^+-Ionen. Im Körperstoffwechsel entstehen ständig H^+-Ionen, z. B. beim Proteinabbau. Die H^+-Ionen werden besonders im proximalen Tubulus und z. T. in Verbindungstubulus und Sammelrohr in den Harn abgegeben. Sie werden dann:
- Direkt mit dem Harn ausgeschieden oder
- Verbinden sich im proximalen Tubulus z. B. mit Ammoniak (NH_3) zu Ammoniumionen (NH_4^+) oder mit sekundärem Phosphat (HPO_4^{2-}) zu primärem Phosphat ($H_2PO_4^-$) und werden so mit dem Harn eliminiert.

Für die H^+-Ionen-Beseitigung spielt auch die Atmung eine entscheidende Rolle: Bikarbonat, das aus CO_2 und Wasser entsteht, wird mit dem Blut in die Lungenalveolen transportiert (▶ S. 236, 246). Hier bindet es ein H^+-Ion und es entsteht Kohlensäure. Diese zerfällt in Wasser und CO_2: $HCO_3^- + H^+ \rightarrow H_2CO_3 \rightarrow H_2O + CO_2$. CO_2 wird dann abgeatmet.

Störungen des Säure-Basen-Haushalts

Der Säure-Basen-Haushalt kann in zwei Richtungen „entgleisen":
- Bei der **Azidose** liegt ein Überschuss von Säuren, d. h. H^+-Ionen (Protonen), vor. Der pH-Wert des Blutes ist < 7,37
- **Alkalose** bedeutet einen Überschuss von Basen, z. B. Bikarbonat. Der pH-Wert des Blutes beträgt > 7,43.

Sowohl Azidose als auch Alkalose können entweder durch Störungen der Lungenfunktion (= respiratorisch) oder des Stoffwechselgeschehens (= metabolisch) bedingt sein [Abb. 10.14].

Respiratorische Azidose. Bei einer Lungenfunktionsstörung mit einer verminderten CO_2-Abatmung kommt es zu einem Anstieg von CO_2 im Blut.

CO_2 liegt in Form der Kohlensäure vor, die in Bikarbonat- und H^+-Ionen zerfällt. Die vermehrten H^+-Ionen führen zu einer Azidose des Blutes, die auch als respiratorische Azidose bezeichnet wird.

Die Nieren wirken der Azidose entgegen: Kompensatorisch (= ausgleichend) scheiden sie vermehrt H^+-Ionen aus und steigern die Reabsorption von Bikarbonat [Abb. 10.15].

Respiratorische Alkalose. Bei der respiratorischen Alkalose sinkt durch eine gesteigerte Atmung (Hyperventilation, ▶ S. 250) der CO_2-Partialdruck und damit die Kohlensäurekonzentration im Blut. Dadurch nimmt auch die H^+-Ionen-Konzentration ab.

Die Niere reagiert auf die Alkalose mit einer verminderten H^+-Ionen- und vermehrten Bikarbonatausscheidung.

Metabolische Azidose. Die metabolische Azidose ist eine stoffwechselbedingte Anreicherung von H^+-Ionen im Blut. Ursache ist z. B. ein entgleister Diabetes mellitus.

Als Gegenmaßnahme des Körpers steigt die H^+-Ionen-Ausscheidung der Niere, vor allem in Form von Ammoniumionen (NH_4^+, ▶ o.). Die Bikarbonatausscheidung der Niere sinkt hingegen. Außerdem wird durch verstärkte Atmung vermehrt CO_2 abgeatmet, wodurch der Kohlensäuregehalt des Blutes sinkt [Abb. 10.15].

Metabolische Alkalose. Eine metabolische Alkalose kann z. B. durch gehäuftes Erbrechen entstehen [Abb. 10.14]. Hierbei kommt es zum Verlust von Salzsäure des Magens (und damit von H^+- und Cl^--Ionen).

Die Niere steuert der Alkalose dadurch entgegen, dass sie vermindert Ammonium- (NH_4^+-) und H^+-Ionen und vermehrt Bikarbonat ausscheidet. Eine gleichzeitig verminderte Atemfrequenz führt zur verminderten Abatmung von CO_2 und damit zur Anreicherung von Kohlensäure im Blut.

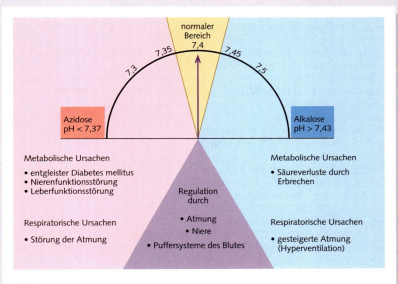

10.14 Säure-Basen-Haushalt, Regulation und Störungen

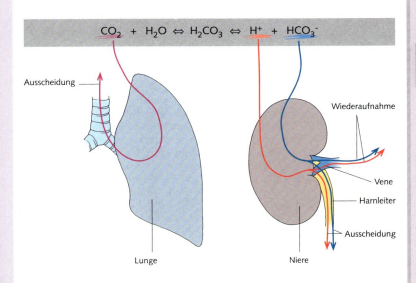

10.15 Aufgaben von Nieren und Lungen im Säure-Basen-Haushalt [L123-R127]

10.3 Ableitende Harnwege

Die ableitenden Harnwege setzen sich zusammen aus:
- **Nierenkelchen** (Calices renales)
- **Nierenbecken** (Pelves renales)
- **Harnleitern** (Ureteren)
- **Harnblase** (Vesica urinaria)
- **Harnröhre** (Urethra).

Nierenkelche und -becken

Die ableitenden Harnwege beginnen mit den Nierenkelchen. Ein Nierenkelch umgreift trichterförmig eine oder mehrere Nierenpapillen und fängt den aus den Papillen austretenden Harn auf.

Ungefähr zehn dieser Nierenkelche münden schließlich in das Nierenbecken, das als Sammelbecken für den Harn dient.

Der Feinbau von Nierenkelchen und Nierenbecken entspricht im Wesentlichen dem des Harnleiters (▶ u.).

Harnleiter

Vom Nierenbecken aus gelangt der Harn aus der Niere in den Harnleiter.

Gestalt und Lage. Die beiden Harnleiter sind ca. 30 cm lange und ca. 7 mm dicke Schläuche, die Nierenbecken und Harnblase miteinander verbinden [▶ Abb. 10.1]. Sie liegen wie die Nieren in der rückwärtigen Bauchwand.

Die Harnleiter treten von hinten an die Harnblase, durchdringen deren Wand und leiten den Harn zur Harnblase [Abb. 10.16]. Die Harnleitermündung in die Blase hat dabei durch Muskelschlingen Ventilfunktion, sodass der Harn nur zur Harnblase, aber nicht zurück fließt.

Feinbau. Die Wand des Ureters besteht von innen nach außen aus:
- Schleimhaut (Tunica mucosa), deren Übergangsepithel (▶ S. 54) vor aggressiven Harnbestandteilen schützt
- Muskelschicht (Tunica muscularis) aus glatter Muskulatur, die der Harnbeförderung zur Harnblase dient
- Tunica adventitia aus Bindegewebe.

Harnblase

Die Harnblase ist ein Sammelbehälter für Harn.

Lage. Die Harnblase liegt im kleinen Becken [▶ Abb. 10.17]. Nach vorne grenzt sie an die Schambeinfuge, nach hinten beim Mann an den Mastdarm und bei der Frau an die Scheide. Nach unten folgt beim Mann die Prostata und bei der Frau der Beckenboden [Abb. 10.17].

Gestalt. Die Harnblase ist ein Hohlorgan mit ca. 500 ml Fassungsvermögen, dessen Gestalt von ihrem Füllungszustand abhängt. Unterschieden werden:
- **Harnblasenscheitel** hinter der Schambeinfuge
- **Harnblasenkörper** als Hauptraum
- **Harnblasengrund** mit Harnleitermündungen
- **Harnblasenhals** mit Abgang der Harnröhre (**innere Harnröhrenöffnung).**

Gefäße und Nerven. Die Harnblase wird über **Blasenarterien** (Aa. vesicales) aus der inneren Beckenarterie (A. iliaca interna) versorgt. Die Nervenversorgung erfolgt über Äste von Sympathikus und Parasympathikus. Außerdem gibt es sensorische Nervenfasern, die bei Füllung der Harnblase Harndrang und bei Überdehnung Schmerzen vermitteln.

Feinbau. Der prinzipielle Feinbau der Blase entspricht dem des Harnleiters.

Bei leerer Blase ist der größte Teil der Schleimhaut in Falten gelegt, da Schleimhaut und Muskelschicht gegeneinander verschieblich sind. Nur ein Gebiet zwischen Harnleitermündungen und Harnröhrenabgang, das **Blasendreieck** (Trigonum vesicae), ist faltenfrei.

Die glatte Muskulatur der Muskelschicht ist kompliziert angeordnet und bildet in ihrer Gesamtheit den **M. detrusor vesicae** („Blasenherabstoßer"). Er wird vom Parasympathikus aus dem unteren Rückenmark (▶ S. 442) innerviert.

10 Harnsystem

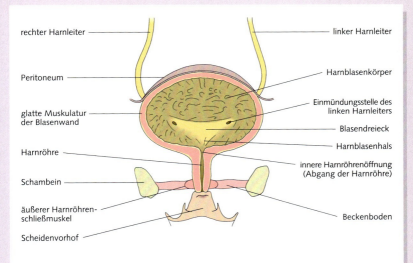

10.16 Harnblase der Frau im Frontalschnitt (von vorn)

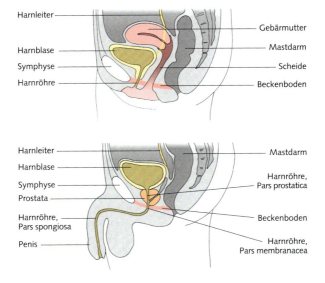

10.17 Harnblase und -röhre von Frau (oben) und Mann (unten)

Harnröhre

Weibliche Harnröhre. Die Harnröhre der Frau ist mit etwa 4 cm kurz. Sie durchbricht nach Abgang aus der Harnblase den Beckenboden, in dem auch ihr äußerer Schließmuskel (▶ u.) lokalisiert ist, und mündet in den Scheidenvorhof [Abb. 10.16].

Männliche Harnröhre. Die männliche Harnröhre [Abb. 10.17] ist mit etwa 20 cm deutlich länger. Sie tritt nach Abgang aus der Harnblase zunächst durch die Vorsteherdrüse (Prostata, daher **Pars prostatica**) und den Beckenboden (mit äußerem Schließmuskel, **Pars membranacea**) und verläuft dann in einem Penisschwellkörper [▶ Abb. 11.10] bis zu ihrer Mündung auf der Eichel des Penis (**Pars spongiosa**).

Die Harnröhre des Mannes nimmt Sekrete von akzessorischen Geschlechtsdrüsen auf (▶ S. 332). In der Prostata treten außerdem die Samenleiter in die Harnröhre, sodass der Samen über die Harnröhre ausgestoßen wird. Die männliche Harnröhre ist damit eine Harn-Samen-Röhre.

Verschlussmechanismen von Harnblase und Harnröhre. Zwischen den Blasenentleerungen sind Harnblase und Harnröhre verschlossen. Hieran beteiligt sind:

- Der sog. **innere Harnröhrenschließmuskel** (M. sphincter urethrae internus). Hierbei handelt es sich um glatte Muskulatur, die um die innere Harnröhrenöffnung angeordnet ist. Seine Schließmuskelfunktion ist unklar, da er automatisch bei Blasenentleerung eröffnet wird
- Der **äußere Harnröhrenschließmuskel** (M. sphincter urethrae externus). Er bildet im Beckenboden einen Ring um die Harnröhre und besteht aus quergestreifter, willkürlich kontrollierbarer Muskulatur.

Harnblasenentleerung [Abb. 10.18]

Harndrang. Der Füllungszustand der Harnblase wird von Dehnungsrezeptoren der Blasenwand registriert und über sensorische Fasern (▶ S. 418) an Rückenmark und Gehirn übermittelt. Ab 150–300 ml Füllung besteht Harndrang

Blasenentleerung. Normalerweise wird die Blasenentleerung durch willkürliche Kontraktion des äußeren Harnröhrenschließmuskels unterdrückt. Wird diese Unterdrückung willentlich aufgehoben, öffnet sich der Schließmuskel und die Blasenentleerung läuft reflektorisch ab: Der M. detrusor vesicae kontrahiert sich unter dem Einfluss des Parasympathikus, der Blaseninnendruck steigt. Gleichzeitig wird der innere Harnröhrenschließmuskel (▶ o.) aufgepresst, und die Blase entleert sich.

Erkrankungen der Harnwege

Harnwegsinfekte. Bei Harnwegsinfekten gelangen Bakterien über die Harnröhre in die Harnblase und lösen dort eine **Blasenentzündung** (Zystitis) aus. Hauptbeschwerden sind ständiger Harndrang und schmerzhaftes Wasserlassen. Im Harn finden sich Bakterien.

Steigen die Erreger weiter auf, ist eine eitrige Entzündung des Bindegewebes zwischen den Nierenkanälchen möglich. Diese nicht ganz korrekt als **Nierenbeckenentzündung** (genauer Pyelonephritis) bezeichnete Erkrankung wird von Fieber und Flankenschmerzen begleitet.

Steinleiden. Etwa bei vermehrter Kalziumausscheidung oder Harnwegsinfekten können sich Harnsteine in den ableitenden Harnwegen bilden, überwiegend im Nierenbecken (**Steinleiden,** Urolithiasis). Die Steine führen nicht selten zu schmerzhaften **Steinkoliken.**

Tumoren. Tumoren der ableitenden Harnwege gehen vom Urothel aus und heißen bei Gutartigkeit **Urothelpapillome,** bei Bösartigkeit **Urothelkarzinome.**

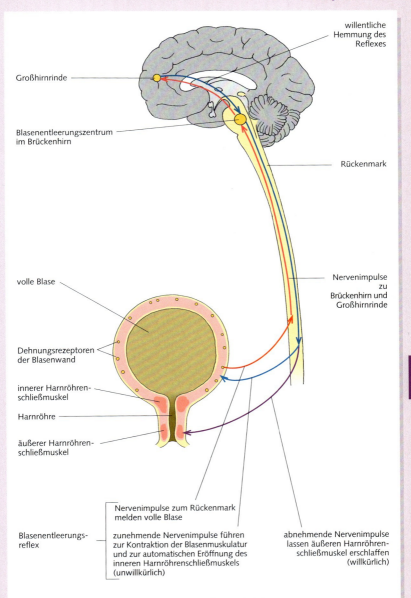

10.18 Blasenentleerung beim Erwachsenen (stark vereinfacht) [E260]

10.4 Untersuchungsmethoden

Am einfachsten ist die **Harnuntersuchung**. Sie umfasst:
- Teststreifenuntersuchung, z.B. auf Erythrozyten, Leukozyten, Zucker, Eiweiße, Bakterienprodukte
- Bei Bedarf Sedimentuntersuchung: Mikroskopische Untersuchung des Harns auf Leukozyten, Erythrozyten, Epithelien und Bakterien
- Bei Bedarf z.B. genaue Bestimmung der Harneiweiße im Labor
- Bei Bedarf Harnkulturen zur Erregerbestimmung bei Harnwegsinfekten

Meist wird der Harn durch spontane Blasenentleerung gewonnen, selten durch **Katheterismus** (Einführen eines Katheters über die Harnröhre in die Harnblase) oder **suprapubische Blasenpunktion:** Die gefüllte Harnblase ragt über den Oberrand der Schambeinfuge hinaus und kann dann zur Gewinnung sterilen Harns punktiert werden.

Wichtige Bild gebende Verfahren sind:
- Sonographie (Ultraschalluntersuchung), z.B. zur Darstellung von Hohlräumen (Zysten) im Nierenparenchym
- Röntgenaufnahme des Abdomens (Nierenschatten und kalkhaltige Steine erkennbar)
- Ausscheidungsurographie: Nach intravenöser Injektion von Kontrastmittel wird dieses über die Niere ausgeschieden. Es sammelt sich in den ableitenden Harnwegen und erlaubt dadurch deren röntgenologische Darstellung
- Angiographie: Katheterisierung von Nierenarterien und Kontrastmittelgabe zur röntgenologischen Darstellung der Nierenarterien
- Computertomographie, z.B. bei Tumorverdacht
- Zystoskopie: Durch Einführen eines Endoskops kann die Harnblase von innen betrachtet und Gewebe entnommen werden.

Wiederholungsfragen

1. Welche Hüllen befinden sich um die Niere? (▶ S. 302)
2. Welche Strukturen sind im Nierensinus enthalten? (▶ S. 304)
3. Aus welchen Abschnitten besteht das Nierenparenchym? (▶ S. 302)
4. Welche Gefäße entlassen die Zwischenläppchenarterien? (▶ S. 304)
5. Welche Bedeutung haben die peritubuläre Kapillaren der Niere? (▶ S. 304)
6. Welche Strukturen bilden die Filtrationsbarriere im Glomerulus? (▶ S. 306)
7. Wie heißen die tubulären Abschnitte des Nephrons? (▶ S. 308)
8. Wovon hängt die glomeruläre Filtration ab? (▶ S. 308)
9. Wodurch wird eine sog. Glomerulonephritis ausgelöst? (▶ S. 308)
10. Welche Funktionen erfüllen die Sammelrohrzellen? (▶ S. 310)
11. Wie erfolgt im Sammelrohr die Restwasserentzug aus dem Harn? (▶ S. 310, 312)
12. Wodurch kommt es zu einer Glukosurie? (▶ S. 312)
13. Wie stark kann der Harn in der Niere konzentriert werden? (▶ S. 312)
14. Welche Bedeutung hat Angiotensin II im Renin-Angiotensin-Aldosteron-System? (▶ S. 314)
15. Welche Ursachen und Folgen hat der Diabetes insipidus? (▶ S. 316)
16. Was versteht man unter einer respiratorischen Azidose? (▶ S. 318)
17. Was ist eine metabolische Alkalose? (▶ S. 318)
18. Welche Abschnitte der ableitenden Harnwege gibt es? (▶ S. 320)
19. Wo ist die Harnblase lokalisiert? (▶ S. 320)
20. Wie erfolgt die Entleerung der Harnblase? (▶ S. 322)
22. Welche Abschnitte weist die männliche Harnröhre auf? (▶ S. 322)
23. Was sind die Folgen von Harnwegsinfekten? (▶ S. 322)

11 Genitalsystem

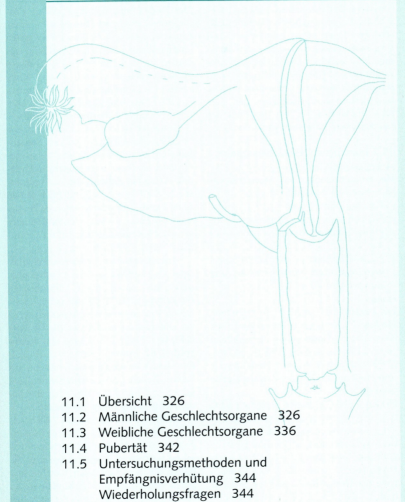

11.1 Übersicht 326
11.2 Männliche Geschlechtsorgane 326
11.3 Weibliche Geschlechtsorgane 336
11.4 Pubertät 342
11.5 Untersuchungsmethoden und
	Empfängnisverhütung 344
	Wiederholungsfragen 344

11.1 Übersicht

Die **Geschlechtsorgane** oder Genitalorgane dienen vor allem der Fortpflanzung und den sexuellen Beziehungen. Bei Mann wie Frau werden aufgrund der Entwicklung (nicht z. B. der Lage!) **innere** und **äußere Geschlechtsorgane** unterschieden. Zu den inneren Geschlechtsorganen gehören die **Keimdrüsen**, in denen Geschlechtszellen und -hormone gebildet werden. Dazu kommen die **Geschlechtswege** mit ihren **akzessorischen** (hinzukommenden) **Geschlechtsdrüsen**, die unter anderem der Beförderung und Ernährung der Geschlechtszellen sowie bei der Frau des ungeborenen Kindes dienen.

11.2 Männliche Geschlechtsorgane

Innere Geschlechtsorgane

Die inneren männlichen Geschlechtsorgane bestehen aus [Abb. 11.1]:
- Hoden (Keimdrüsen)
- Nebenhoden und Samenleiter, die große Teile der Geschlechtswege bilden
- Akzessorischen Geschlechtsdrüsen: Bläschendrüsen, Vorsteherdrüse und Cowper-Drüsen.

Hoden

Die beiden eiförmigen, prall-elastischen **Hoden** (Testes) sind die männlichen Keimdrüsen. Hoden und Nebenhoden (▶ u.) befinden sich im Hodensack (▶ S. S. 332) und werden von Hodenarterie und Hodenvene (**A.** bzw. **V. testicularis**) versorgt [Abb. 11.3].

Hoden und Nebenhoden entstehen während der vorgeburtlichen Entwicklung in der Bauchhöhle und steigen bis zur Geburt im **Hodenabstieg** (Descensus testis) über den Leistenkanal (▶ S. 122) in den Hodensack ab [Abb. 11.2]. Die Verlagerung der Hoden aus dem Körperinnern und die damit verbundene Temperatursenkung sind für eine normale Samenzellbildung wichtig.

Hodenhochstand. Beim Hodenhochstand (Kryptorchismus) verbleiben die Hoden in Bauchraum oder Leistenkanal. Das Risiko von Unfruchtbarkeit oder eines Hodentumors (▶ S. 330) ist erhöht.

Feinbau des Hodens

Der Hoden wird von einer dicken Bindegewebekapsel, der **Tunica albuginea**, umgeben [Abb. 11.3]. Von dieser treten strahlenförmig Bindegewebesepten ins Innere, die den Hoden unvollständig in **Hodenläppchen** (Lobuli testis) kammern. Die Bindegewebesepten streben auf die Hinterseite des Hodens zu. Dieser Bereich heißt **Mediastinum testis.**

Hodenläppchen. Die Hodenläppchen bestehen aus stark gewundenen **Samenkanälchen** (Hodenkanälchen, Tubuli seminiferi contorti) und Hodenzwischenzellen (**Leydig-Zellen),** die in wenig lockeres Bindegewebe mit reichlich feinen Blut- und Lymphgefäßen eingebettet sind. Die Samenkanälchen münden über **gerade Hodenkanälchen** (Tubuli seminiferi recti) ins Hodennetz (▶ u.)

Samenkanälchen. Jedes Samenkanälchen wird außen von einer **Lamina propria** aus kontraktilen Fibroblasten (Myofibroblasten) bedeckt [Abb. 11.4]. Durch ihre Kontraktionen werden fertige Samenzellen in die Geschlechtswege befördert. Nach innen folgt das **Keimepithel,** das nur eine kleine Lichtung offen lässt. Das Keimepithel besteht aus **Sertoli-Zellen** und heranreifenden Geschlechtszellen, d. h. den Zellen der **Samenzellbildung** (Spermatogenese).

Sertoli-Zellen. Die Sertoli-Zellen reichen durch die ganze Höhe des Keimepithels und schicken ihre Fortsätze zwischen die Zellen der Spermatogenese. Sie halten die heranreifenden Geschlechtszellen zusammen und verbinden sie zu einem Gewebe. Die Sertoli-Zellen haben Ernährungs- und Steuerfunktionen für die Zellen der Spermatogenese.

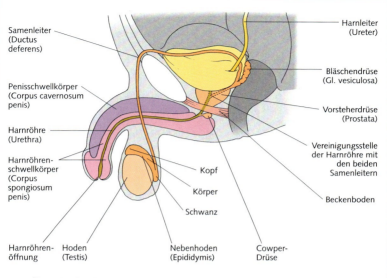

11.1 Übersicht über die männlichen Geschlechtsorgane

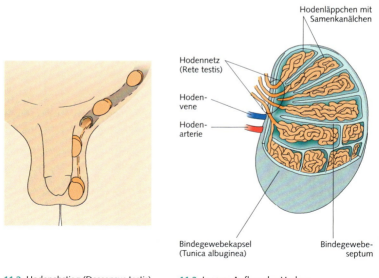

11.2 Hodenabstieg (Descensus testis)

11.3 Innerer Aufbau des Hodens

Samenzellbildung. Die Samenzellbildung beginnt erst mit der Pubertät und währt bis zum Lebensende. Die Stammzellen befinden sich in den äußeren Schichten des Keimepithels. Im Laufe ihrer Reifung rücken die Zellen nach innen zur Lichtung des Samenkanälchens:

- Stammzellen der Samenzellbildung sind die **Spermatogonien** [Abb. 11.4]. Sie haben 46 Chromosomen (= 2n) mit je zwei Chromatiden pro Chromosomenpaar (= 2C). Durch Mitosen (▶ S. 36) werden ständig Spermatogonien nachgebildet
- Aus Spermatogonien gehen **Spermatozyten I** hervor. Sie besitzen noch 46 Chromosomen (= 2n), jedoch durch DNA-Vermehrung vier Chromatiden pro Chromosompaar (= 4C). Sie durchlaufen die erste Reifeteilung der Meiose (▶ S. 38)
- Die daraus entstehenden **Spermatozyten II** haben nur noch 23 Chromosomen (= 1n) mit je zwei Chromatiden (= 2C). Sie durchlaufen die zweite Reifeteilung der Meiose
- Die kleinen, runden **Spermatiden** besitzen also 23 Chromosomen (= 1n) mit je noch einem Chromatid (= 1C)
- Die Spermatiden teilen sich nicht mehr, sondern wandeln sich zu Spermatozoen oder **Samenzellen** um und bilden deren typische Strukturen aus. Somit sind aus einer Spermatogonie vier Samenzellen entstanden.

Die Samenzellbildung dauert knapp 2,5 Monate, und täglich werden ca. 40 Mio. Samenzellen gebildet!

Samenzellen. Die fertigen Samenzellen sind lang und sehr dünn [Abb. 11.5].

Der **Kopf** einer Samenzelle enthält einen dichten Zellkern mit dem einfachen Chromosomensatz. Dem Zellkern vorgelagert ist ein kappenförmiges Lysosom, das **Akrosom.** Seine Enzyme sind für die Befruchtung der Eizelle wichtig (▶ S. 346).

Samenzellen sind durch einen den Kinozilien ähnlichen mikrotubulären Apparat (▶ S. 22) in ihrem **Schwanz** aktiv beweglich. Mitochondrien im Mittelstück liefern die Energie für den Geißelschlag. Die Samenzellen erhalten ihre Beweglichkeit allerdings erst nach Ausstoßung des Spermas (Ejakulation, ▶ S. 334).

Leydig-Zellen. Die Leydig-Zellen liegen einzeln oder in Gruppen zwischen den Tubuli [Abb. 11.4]. Sie bilden die zu den Steroidhormonen (▶ S. 368, 378) zählenden männlichen Geschlechtshormone (**Androgene**), hauptsächlich **Testosteron.** In den Körpergeweben entsteht schließlich aus Testosteron das aktive **Dihydrotestosteron.**

Steuerung von Samenzellbildung und Testosteronproduktion. Übergeordnetes Steuerzentrum ist der Hypothalamus des Zwischenhirns (▶ auch S. 370). Hier werden Freisetzungshormone (Gonadotropin-releasing-Hormone = **Gn-RH**) gebildet, die in den Hypophysenvorderlappen gelangen und dort die Freisetzung der **Gonadotropine FSH** (Follikel-stimulierendes Hormon) und **LH** (Luteinisierungshormon) stimulieren.

FSH und LH gelangen auf dem Blutweg in den Hoden. **LH** regt die Testosteronbildung und -abgabe der Leydig-Zellen an. **FSH** stimuliert zusammen mit Testosteron die Sertoli-Zellen und sorgt so indirekt für ein optimales Milieu für die Samenzellbildung. Außerdem setzen die Sertoli-Zellen unter dem Einfluss von FSH **Inhibin** frei, welches die Gonadotropinbildung hemmt.

Testosteron und Inhibin gelangen auf dem Blutweg zu Hypothalamus und Hypophyse und bremsen dort die Gonadotropinausschüttung (negative Rückkoppelung, ▶ S. 378). Durch diese Regulierung ist der Testosteronspiegel im Blut relativ konstant.

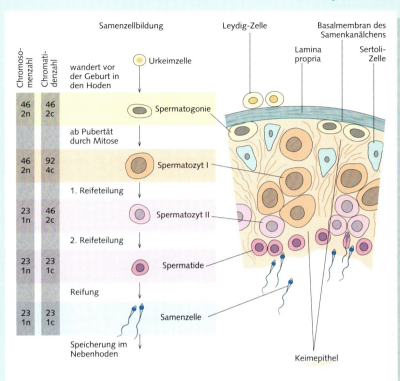

11.4 Samenzellbildung (links) und Ausschnitt aus Samenkanälchen (rechts)

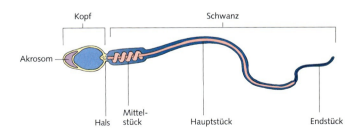

11.5 Abschnitte einer Samenzelle

Wirkung der Androgene. Die wichtigsten der vielfältigen Wirkungen der Androgene, speziell von Testosteron bzw. Dihydrotestosteron, sind in Tab. 11.6 zusammengefasst.

Hodentumoren. Hodentumoren treten vor allem bei jüngeren Männern auf. Sie äußern sich durch schmerzlose Schwellung und Verhärtung des Hodens. Meist handelt es sich um bösartige **Keimzelltumoren,** am häufigsten ein **Seminom.**

Geschlechtswege
Zu den Geschlechtswegen gehören:
- Hodennetz
- Die im Nebenhoden lokalisierten abführenden Hodenkanälchen und der Nebenhodengang
- Samenleiter.

Hodennetz
Die Geschlechtswege beginnen bereits im Hoden mit dem **Hodennetz** (Rete testis) im Bereich des Mediastinum testis. Hier münden die geraden Hodenkanälchen ein [Abb. 11.7].

Feinbau. Das Hodennetz ist ein Spaltraumsystem, das von einem einfachen platten bis kubischen Epithel ausgekleidet ist.

Nebenhoden
Der **Nebenhoden** (Epididymis) befindet sich auf der Rückseite jedes Hodens. Er besteht aus drei Abschnitten: **Nebenhodenkopf, -körper** und **-schwanz.**

Die **abführenden Hodenkanälchen** (Ductuli efferentes) verbinden das Hodennetz mit dem Hauptbestandteil des Nebenhodens, dem **Nebenhodengang** (Ductus epididymidis). Ein mehrere Meter langer Gang ist hier auf kleinstem Platz zusammengeknäuelt. Am Ende des Schwanzes geht der Nebenhodengang in den Samenleiter (▶ u.) über.

Die funktionelle Bedeutung des Nebenhodenganges besteht darin, zur endgültigen biochemischen Reifung der Samenzellen beizutragen und diese zu speichern. Die im Nebenhoden gespeicherten Samenzellen sind unbeweglich und verbrauchen somit keine Energie. Erst bei der Ejakulation werden die Samenzellen aus dem Nebenhodengang freigesetzt.

Feinbau. Die gewundenen abführenden Hodenkanälchen besitzen außen eine Schicht aus kontraktilen Fibroblasten (Myofibroblasten), deren Kontraktionen die Samenzellen weiterbefördern. Nach innen schließt ein einfaches bis mehrreihiges Epithel (▶ S. 52) an [Abb. 11.7].

Der Nebenhodengang ist ein stark gewundener Gang. Er besitzt außen eine relativ dicke Schicht aus glatter Muskulatur, die für die Samenzellbeförderung zuständig ist. Das nach innen anschließende Epithel ist zweireihig und säulenförmig. Seine Hauptzellen reichen von der Basalmembran bis zum Lumen und tragen Stereozilien (▶ S. 50) [Abb. 11.7].

Samenleiter
Der 40–50 cm lange **Samenleiter** (Ductus deferens) verbindet Nebenhoden und Harnröhre: Der Samenleiter verläuft im Samenstrang (▶ S. 332) zunächst nach oben Richtung Leistenkanal und gelangt über diesen in den Bauchraum (▶ Abb. 11.1). Er zieht dann seitlich an der Harnblase entlang und auf deren Rückseite nach unten. Hier mündet die Bläschendrüse (▶ u.) in den Samenleiter. Dann tritt der Samenleiter, nun als **Spritzkanälchen** (Ductus ejaculatorius) bezeichnet, in die Vorsteherdrüse (Prostata) und mündet dort in die Harnröhre. Diese heißt ab dort Harn-Samen-Röhre (▶ S. 322).

Feinbau. Der Samenleiter hat außen eine dicke glatte Muskulatur aus drei Schichten: innere Längs-, mittlere Ring- und äußere Längsmuskelschicht. Aufgrund dieser Muskulatur besitzt der Samenleiter eine strangartige Konsistenz. Nach innen schließt sich eine Schleimhaut an, deren Epithel dem des Nebenhodengangs sehr ähnlich ist.

Wirkung auf Geschlechtsorgane	Wirkung auf Gesamtorganismus
Fetalzeit	
Anlage der primären Geschlechtsmerkmale (= innere und äußere Geschlechtsorgane)	
Pubertät und Geschlechtsreife	
Wachstum von Hoden, Nebenhoden, Penis und akzessorischen Geschlechtsdrüsen	Ausbildung der sekundären Geschlechtsmerkmale (= Körperbehaarung einschließlich Bartwuchs, Stimmbruch)
	Aufrechterhaltung der normalen Knochenstruktur
Tätigkeit der akzessorischen Geschlechtsdrüsen	Förderung von Muskel- und Knochenwachstum und Knochenreifung mit Abschluss des Längenwachstums
Reifung und Erhaltung des Keimepithels	Geschlechtstrieb
	Steuerung der Abgabe von Gonadotropinen aus der Hypophyse

11.6 Wirkung von Testosteron bzw. Dihydrotestosteron

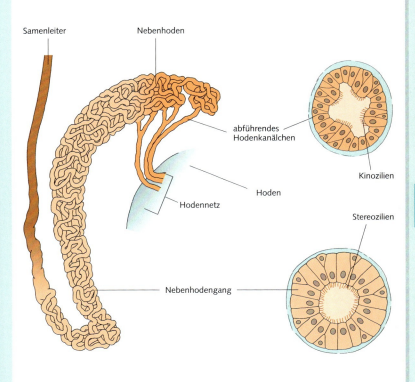

11.7 Nebenhoden mit Geschlechtswegen

Akzessorische Geschlechtsdrüsen

Akzessorische Geschlechtsdrüsen sind **Bläschendrüsen, Vorsteherdrüse** und ein kleineres Drüsenpaar, die **Cowper-Drüsen** [▶ Abb. 11.1, 11.11]. Die Sekrete von Bläschendrüsen und Vorsteherdrüse bilden die Hauptmasse des Spermas (▶ u.).

Bläschendrüsen. Die paarigen Bläschendrüsen (Gll. vesiculosae) zwischen Harnblase und Mastdarm bestehen aus einem langen Gang, der zu einem kompakten Organ aufgewunden ist [Abb. 11.8]. Ihr Sekret macht ca. 70 % des Spermas aus. Es enthält viel Fruktose, das den Samenzellen zur Energiegewinnung für den Geißelschlag dient.

Die Wand des Ganges besteht außen aus einer Schicht glatter Muskulatur und innen einer nischenreichen Schleimhaut.

Vorsteherdrüse. Die unpaare, kastanienförmige Vorsteherdrüse (Prostata) liegt zwischen Harnblase und Beckenboden und umgreift die Harnröhre [Abb. 11.8]. Hinten grenzt sie an den Mastdarm und kann daher bei einer rektalen Untersuchung ertastet werden [Abb. 11.9].

Außen wird sie von einer straffen **Organkapsel** umhüllt, die neben kollagenen Fasern viel elastisches Material und glatte Muskelzellen enthält. Durch deren Kontraktionen wird das Drüsensekret bei Ejakulation ausgequetscht. Im Inneren der Prostata liegen 30–50 **Einzeldrüsen,** die meist einzeln in die Harnröhre münden. Das Epithel dieser Drüsen ist ein einfaches bis mehrreihiges Säulenepithel. Die Drüsen sind von Bindegewebe mit vielen glatten Muskelzellen umgeben.

Die Prostata lässt sich in drei mantelförmige Zonen gliedern [Abb. 11.8]: die **periurethrale Mantelzone** um die Harnröhre, die **Innen-** und die **Außenzone.** Innen- und Außenzone enthalten die typischen Prostatadrüsen.

Prostatahyperplasie. Bei der Prostatahyperplasie (Prostataadenom) wuchern die Drüsen in der Innenzone und führen zu einer Prostatavergrößerung. Sie ist bei älteren Männern sehr häufig. Bei stärkerer Ausprägung ist aufgrund der zunehmenden Harnröhreneinnengung das Wasserlassen gestört (z. B. abgeschwächter Harnstrahl, unvollständige Blasenentleerung). Dann ist eine Behandlung nötig, z. B. die Ausschälung mit einer Elektroschlinge von der Harnröhre her (**transurethrale Resektion**).

Prostatakarzinom. Das Prostatakarzinom ist der häufigste bösartige Tumor beim Mann nach dem 70. Lebensjahr. Es geht von der Außenzone aus, wächst relativ langsam und metastasiert bevorzugt ins Skelett. Beschwerden treten erst spät auf, da der Tumor weit weg ist von der Harnröhre.

Cowper-Drüsen. Die nur etwa linsengroßen Cowper-Drüsen (Gll. bulbourethrales) liegen im Beckenboden. Sie geben ihr schleimiges Sekret unmittelbar vor der Ejakulation in die Harnröhre ab.

Äußere Geschlechtsorgane

Äußere männliche Geschlechtsorgane sind Hodensack und männliches Glied.

Hodensack. Im Hodensack (Scrotum) befinden sich Hoden, Nebenhoden und Samenstrang. Der Hodensack wird außen von Körperhaut bedeckt [Abb. 11.10] Darunter liegt eine Schicht gering differenzierter Muskulatur (**Tunica dartos**).

Samenstrang. Der Samenstrang (Funiculus spermaticus) zieht von der äußeren Öffnung des Leistenkanals zum Hoden. Er wird umhüllt von Faszien und einem Muskel, dem **Hodenheber** (M. cremaster), die sich auf den Hoden fortsetzen. Der Samenstrang „bündelt" Samenleiter, Hodenarterie und -vene auf ihrem Weg zum Hoden. Hodennah bildet die Hodenvene um die Hodenarterie ein Venengeflecht (**Plexus pampiniformis**).

11 Genitalsystem

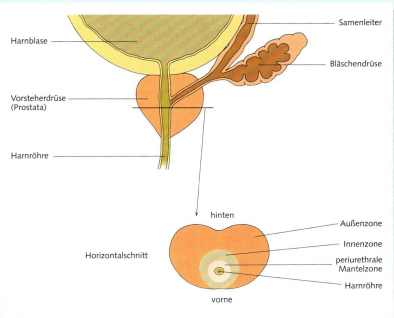

11.8 Vorsteherdrüse (Prostata) und Nachbarstrukturen [E260]

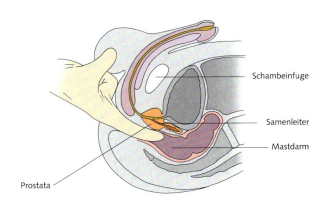

11.9 Rektale Untersuchung der Prostata

Männliches Glied. Das männliche Glied (der Penis) hat Bedeutung für den Geschlechtsverkehr (Kohabitation, Koitus, „Kopulation").

Unterschieden werden [Abb. 11.11]:
- **Peniswurzel** (Radix), die am unteren Schambeinast und am Beckenboden befestigt ist
- **Penisschaft** (Corpus) mit Schwellkörpern
- **Eichel** (Glans), die von einer zurückziehbaren Hautfalte, der **Vorhaut** (Präputium), bedeckt wird.

Das Glied wird von Körperhaut bedeckt. Darunter befinden sich die Schwellkörper, der paarige **Penis-** und der unpaare **Harnröhrenschwellkörper** [Abb. 11.10, 11.11].

Der paarige Penisschwellkörper (Corpus cavernosum penis) beginnt in der Peniswurzel und bildet den Penisschaft. Im Inneren besteht er aus glatter Muskulatur, die von einem Hohlraumsystem durchzogen wird. Die Hohlräume sind von Endothel ausgekleidete Bluträume, die miteinander verbunden und unterschiedlich mit Blut gefüllt sind (▶ u.). Gespeist werden die Bluträume von **Rankenarterien,** die aus einem zentralen Gefäß des Schwellkörpers, der **tiefen Gliedarterie** oder A. profunda penis, hervorgehen. Der Schwellkörper wird von einer dicken Bindegewebekapsel umhüllt, an die sich nach außen eine Faszie und die Haut anschließen.

Der unpaare Harnröhrenschwellkörper (Corpus spongiosum penis) befindet sich auf der Unterseite des Glieds in einer Rinne zwischen den beiden Penisschwellkörpern. Er beginnt mit einer Auftreibung in der Peniswurzel, zieht entlang des Peniskörpers und bildet dann durch eine weitere Auftreibung die Eichel, die von der Vorhaut bedeckt wird. Der Harnröhrenschwellkörper enthält im Inneren endothel-ausgekleidete Hohlräume, die Venen ähneln. Eingebettet in dieses Gewebe befindet sich die Harnröhre (▶ S. 322), die auf der Eichel mündet.

Im Bereich der Peniswurzel werden Corpus spongiosum und cavernosum von Muskulatur bedeckt.

Erektion und Ejakulation. Bei der **Erektion** werden die Rankenarterien geöffnet und die Hohlräume füllen sich mit Blut. Dadurch werden die bindegewebigen Hüllen angespannt und der venöse Abfluss abgedrückt. Der Penis wird länger und hart und erhebt sich. Am Ende der Erektion geschieht das Umgekehrte, und das Blut fließt aus den Hohlräumen über Venen ab. Der Harnröhrenschwellkörper wird dabei weniger mit Blut gefüllt und bleibt dadurch weicher, sodass das Sperma ausgestoßen werden kann.

Bei der **Ejakulation** kontrahiert sich die Muskulatur von Nebenhodengang, Samenleiter, Bläschendrüsen, Prostata und Schwellkörpern. Durch rhythmische Kontraktionen wird das Sperma schließlich aus der Harnröhre ausgetrieben.

Phimose. Bei der Phimose ist die Vorhaut zu eng. Die Vorhaut kann dabei auch beim Kindergartenkind nicht über die Eichel zurückgezogen werden.

Sperma

Das bei Ejakulation abgegebene Sperma (Ejakulat) besteht aus Samenzellen und Flüssigkeit. Sein Volumen beträgt ca. 4 ml und es enthält ca. 40 Millionen Samenzellen pro ml.

Der flüssige Anteil des Spermas (Seminalplasma) besteht aus den Sekreten von Hoden, Nebenhoden und vor allem von Bläschendrüsen und Vorsteherdrüse.

Die untere Grenze der Samenzellzahl, die für Fruchtbarkeit (Fertilität) notwendig ist, beträgt ca. 10 Millionen Samenzellen pro ml, wobei zusätzlich eine ausreichende Beweglichkeit vorhanden sein muss.

11 Genitalsystem

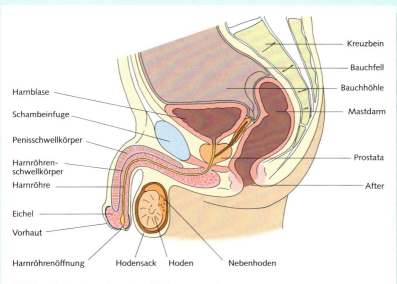

11.10 Beckeneingeweide mit Geschlechtsorganen des Mannes

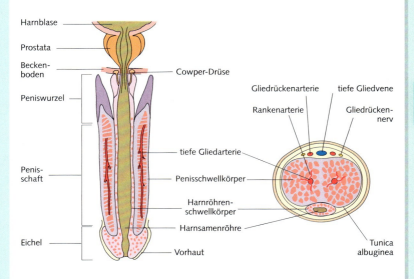

11.11 Männliches Glied (Penis), links Längsschnitt, rechts Querschnitt

11.3 Weibliche Geschlechtsorgane

Innere Geschlechtsorgane
Die inneren weiblichen Geschlechtsorgane bestehen aus [Abb. 11.12, 11.13]:
- Eierstöcken (Keimdrüsen)
- Eileiter, Gebärmutter und Scheide als Geschlechtswege.

Eierstöcke
Die beiden mandelgroßen **Eierstöcke** (Ovarien) liegen an der seitlichen Wand des kleinen Beckens und sind durch Bänder mit dieser sowie der Gebärmutter verbunden. Über diese Bänder treten auch Blutgefäße, unter anderem **Eierstockarterie** und -vene (Arteria und Vena ovarica) an den Eierstock heran.

Feinbau des Eierstocks
Der Eierstock besitzt eine dünne Organkapsel aus Bindegewebe, die **Tunica albuginea**. Das Innere des Organs gliedert sich in inneres **Mark** (Medulla) und äußere **Rinde** (Cortex) [Abb. 11.13].

Mark. Das Mark besteht aus lockerem, faserarmen Bindegewebe, in dem Blut- und Lymphgefäße verlaufen.

Rinde. Grundgewebe der Rinde des Eierstocks ist ein zellreiches Bindegewebe (▶ S. 58). Eingebettet in dieses Grundgewebe sind Eifollikel oder kurz **Follikel**, ab der Pubertät in unterschiedlichen Reifungsstadien. Ein Follikel besteht aus der Eizelle und umgebendem **Follikelgewebe**, vor allem **Follikelepithel-** und **Granulosazellen**.

Eizellbildung. Die Eizellbildung (Oogenese) erfolgt nur in der Fetalzeit (▶ S. 354). In der Anlage des Eierstocks vermehren sich die **Ureizellen** (Oogonien) durch Mitosen und treten schließlich in die erste Reifeteilung der Meiose ein, vollenden diese jedoch nicht. Eizellen in dieser „Ruhephase" werden als **Oozyte I** bezeichnet. Oozyten I sind von platten Follikelepithelzellen umgeben, die zusammen mit der Oozyte I den **Primordialfollikel** bilden. Es entstehen zwar in der Fetalzeit mehrere Millionen Ureizellen und Oozyten I, viele davon sterben jedoch vor und nach der Geburt ab, sodass zu Beginn der Pubertät nur noch ca. 500 000 Oozyten I bzw. Primordialfollikel vorhanden sind. Die Zahl der Eizellen nimmt auch danach durch Absterben oder Eisprung weiter ab.

Follikelstadien. Im Eierstock der geschlechtsreifen Frau kommen folgende Follikelstadien nebeneinander vor. Sie werden, ausgehend vom Primärfollikel, hormonell gesteuert nacheinander durchlaufen (**Follikulogenese**) [Abb. 11.13, 11.14]:

- **Primordialfollikel** (▶ o.).
- **Primärfollikel.** Die Eizelle ist von einem einfachen, kubischen Follikelepithel umgeben
- **Sekundärfollikel.** Um die Eizelle entwickelt sich eine dicke Basalmembran (**Zona pellucida**), an die sich nach außen mehrere Schichten **Granulosazellen** anschließen. Letztere sind aus den Follikelepithelzellen hervorgegangen [Abb. 11.14].
- **Tertiärfollikel.** Durch Wachstum haben Tertiärfollikel bereits eine Größe von 2–5 mm erreicht und es ist ein zentraler Hohlraum mit Flüssigkeit entstanden. Die Oozyte I ist jetzt mit 120 µm Durchmesser die größte Zelle des Körpers geworden. Ein Tertiärfollikel wächst kurz vor dem Eisprung nochmals zum **Graaf-Follikel** mit einem Durchmesser von 20–25 mm.

Ab dem Sekundärfollikelstadium entsteht im Randbereich der Follikel eine Hülle aus mehreren Zelllagen, die **Follikelhülle** oder Theca genannt wird. Ein Teil dieser Zellen (**innere Follikelhülle** oder Theca interna) bildet zusammen mit den benachbarten Granulosazellen weibliche Geschlechtshormone, die **Östrogene**. Östrogene sind Steroidhormone.

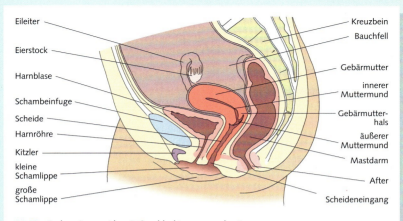

11.12 Beckeneingeweide mit Geschlechtsorganen der Frau

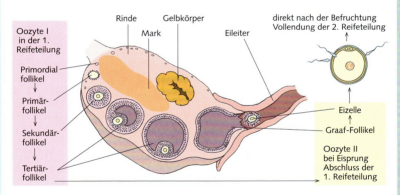

11.13 Schnitt durch Eierstock mit Follikel- und Meiosestadien der Eizelle

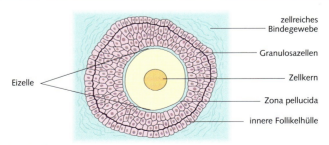

11.14 Sekundärfollikel

Eisprung (Ovulation). Erst kurz vor dem Eisprung wird die erste Reifeteilung der Meiose abgeschlossen und es entstehen zwei ungleichwertige Zellen, eine **Oozyte II** mit nahezu dem gesamten Zytoplasma der Oozyte I und eine winzige Zelle, das **Polkörperchen**. Die Oozyte II tritt sofort in die zweite Reifeteilung ein. Beim **Eisprung** reißt der Graaf-Follikel reißt an seiner Oberfläche ein [Abb. 11.13], die Oozyte II wird mit umgebenden Granulosazellen ausgeschwemmt und vom Eileiter aufgefangen. Nur bei Befruchtung schließt die Oozyte II die zweite Reifeteilung ab und es entstehen wieder zwei ungleichwertige Zellen, eine vollwertige Eizelle und ein weiteres Polkörperchen (▶ Abb. 2.44).

Gelbkörper. Der größte Teil der Granulosazellen und die Follikelhülle bleiben nach dem Eisprung im Eierstock. Hieraus entwickelt sich im Weiteren der Gelbkörper, auch Corpus luteum genannt [Abb. 11.13]. Die Zellen des Gelbkörpers sezernieren neben Östrogenen das zweite weibliche Geschlechtshormon, das **Progesteron**. Es gehört zu den Gestagenen, ebenfalls Steroidhormone.

Wirkung von Östrogenen und Gestagenen ▶ Abb. 11.16

Wird die Eizelle nicht befruchtet, so geht der Gelbkörper langsam zugrunde. Bei Befruchtung bleibt der Gelbkörper bis zum Ende des zweiten Schwangerschaftsmonats erhalten (▶ S. 352).

Hormonaler Zyklus und Follikulogenese. Follikelreifung und damit verbundene Bildung von weiblichen Geschlechtshormonen findet rhythmisch statt in Form des **Menstruationszyklus** von ca. 28 Tagen Dauer [Abb. 11.15].

Der Hypothalamus gibt Freisetzungshormone ab (▶ S. 370). Diese führen im Hypophysenvorderlappen zur Sekretion von **FSH** (Follikel stimulierendes Hormon) und **LH** (Luteinisierungshormon). FSH bewirkt eine Heranreifung von Follikeln und damit einen Anstieg des Östrogenspiegels, der schließlich in Zyklusmitte sein Maximum erreicht. Dies löst einen sprunghaften Anstieg der LH-Abgabe aus, die zum Eisprung führt. Weitere gleichzeitig herangereifte Follikel gehen langsam zugrunde. LH bewirkt nach dem 14. Zyklustag die Ausbildung eines Gelbkörpers und dessen Abgabe von Östrogenen und Gestagenen.

Menarche und Menopause. Der beschriebene Menstruationszyklus läuft nicht während des ganzen Lebens ab, sondern nur in den knapp 40 Jahren zwischen der ersten Menstruationsblutung (**Menarche**) und der letzten (**Menopause**). Der Menopause gehen mehrere Jahre voraus, in denen die Eierstöcke ihre Funktion langsam einstellen. Diese Phase heißt **Wechseljahre** oder Klimakterium.

Geschlechtswege
Eileiter

Die beiden **Eileiter** (Tubae uterinae) sind 12–15 cm lange Schläuche [▶ Abb. 11.17]. Sie besitzen jeweils am eierstocknahen Ende eine Öffnung zur Bauchhöhle und münden am anderen Ende in die Gebärmutterhöhle.

Das eierstocknahe Eileiterende legt sich beim Eisprung über den Eierstock und nimmt die Eizelle auf. Im Eileiter findet auch die Befruchtung der Eizelle statt (▶ S. 346). Die befruchtete Eizelle wird dann weiter in die Gebärmutter transportiert.

Feinbau. Der Eileiter besitzt außen glatte Muskulatur. Nach innen schließt sich eine faltenreiche Schleimhaut an. Das Epithel der Schleimhaut ist ein einfaches Säulenepithel und besteht aus Schleim sezernierenden Zellen und Flimmerepithelzellen (▶ S. 50). Letztere transportieren mit ihrem Kinozilienschlag die Schleime in die Gebärmutterhöhle.

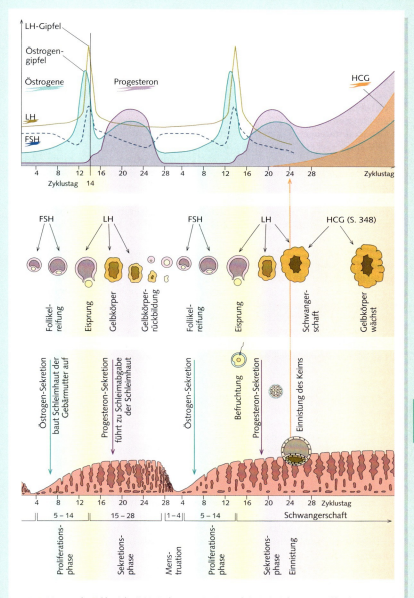

11.15 Hormonaler Zyklus (oben), Veränderungen im Eierstock (Mitte), Gebärmutterschleimhaut (unten)

Gebärmutter

Lage, Gestalt und Gliederung. Die **Gebärmutter** (Uterus) ist ein birnenförmiges, muskelstarkes Hohlorgan im kleinen Becken. Sie teilt sich in [Abb. 11.17]:
- **Gebärmuttergrund** (Fundus uteri) ganz oben, in den die Eileiter münden
- **Gebärmutterkörper** (Corpus uteri) als größtem Abschnitt
- **Gebärmutterenge** (Isthmus uteri) zwischen Gebärmutterkörper und -hals
- **Gebärmutterhals** (Cervix uteri), der unterster Abschnitt mit der **Portio vaginalis**, die in die Scheide ragt.

Im Inneren der Gebärmutter befindet sich ein Hohlraum (**Gebärmutterhöhle** oder Cavum uteri), in dem sich die Frucht einnistet (▶ S. 348). Die Gebärmutterhöhle setzt sich am sog. **inneren Muttermund** (Ostium uteri internum) in einen engen Kanal fort. Dieser **Gebärmutterhalskanal** (Canalis cervicis uteri) öffnet sich auf der Portio vaginalis mit dem **äußeren Muttermund** (Ostium uteri externum) in die Scheide.

Die Gebärmutter steht nicht senkrecht, sondern ist über die Harnblase nach vorn geneigt. Der Uterus ist von Peritoneum bedeckt, das an den seitlichen Kanten in die **breiten Mutterbänder** (Ligg. lata uteri) übergeht [Abb. 11.17]. Sie sind seitlich an der Innenseite des kleinen Beckens angeheftet. Am oberen Ende sind Eileiter und Eierstock in häutige Abspaltungen des breiten Mutterbandes eingebettet. Die arterielle Versorgung der Gebärmutter erfolgt über die **Gebärmutterarterie** (A. uterina), die aus der inneren Beckenarterie [▶ Abb. S. 171] hervorgeht.

Feinbau des Gebärmutterkörpers. Unter dem Bauchfellüberzug besitzt die Gebärmutter eine ca. 1,5 cm dicke Schicht glatter Muskulatur, die **Gebärmuttermuskulatur** oder das Myometrium [Abb. 11.17]. Nach innen folgt die **Gebärmutterschleimhaut**, das Endometrium.

Die Gebärmutterschleimhaut besteht aus einem einfachen Säulenepithel, das von Bindegewebe (Stroma) unterfüttert wird. Das Epithel weist v.a. sekretorische Zellen auf und bildet **Drüsenschläuche**.

Die Gebärmutterschleimhaut erfährt aufgrund der zyklischen Bildung der Geschlechtshormone **zyklische Veränderungen** [Abb. 11.15]:
- In den ersten 4–5 Tagen des Zyklus wird die Gebärmutterschleimhaut bis auf die muskelnahe **Basalschicht** (Stratum basale) in Form der **Menstruationsblutung** ausgestoßen
- Unter dem Einfluss der Östrogene wächst dann in der 1. Zyklushälfte aus der Basalschicht erneut eine dicke Schicht Drüsengewebe, die **Funktionsschicht** (Stratum functionale). Diese Phase heißt **Proliferationsphase**
- Unter der Wirkung der Gestagene sezernieren die Drüsenschläuche in der zweiten Zyklushälfte (**Sekretionsphase**) nährstoffreiche Schleime für die Ernährung einer ankommenden Frucht. Erfolgt keine Befruchtung, kommt es zu einer Minderdurchblutung der Funktionsschicht, welche die Menstruation einleitet.

Feinbau des Gebärmutterhalses. Der Gebärmutterhalskanal wird durch einfaches Säulenepithel ausgekleidet, das auch Drüsenschläuche ausbildet.

Das Epithel sezerniert Schleime. Unter Gestageneinfluss ist der Schleim sehr zäh und verschließt den Gebärmutterhalskanal vollständig. Im Gegensatz dazu bewirken Östrogene die Produktion eines dünnflüssigen Schleims, sodass der Gebärmutterhalskanal in Zyklusmitte für die Samenzellen durchlässig ist. Am äußeren Muttermund geht das Säulenepithel in das mehrschichtige Plattenepithel der Portio vaginalis über.

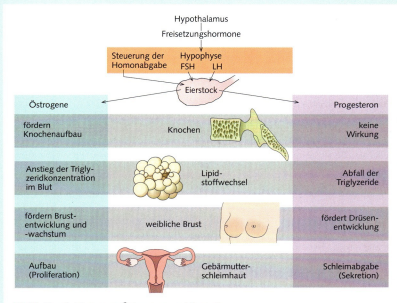

11.16 Hauptwirkung von Östrogenen und Progesteron

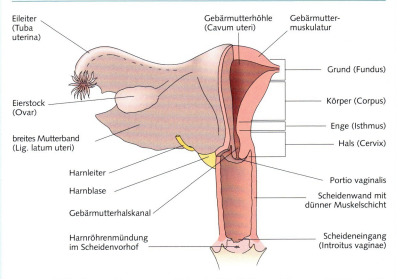

11.17 Weibliche Geschlechtsorgane von hinten. Rechter Eileiter und Eierstock nicht dargestellt.

Myom. Die häufigen Myome sind gutartige Tumoren der Gebärmutter infolge umschriebener, knotiger Wucherung der glatten Muskulatur. Oft treten keine Beschwerden auf, verstärkte Menstruationsblutungen sind möglich.

Zervixkarzinom. Das bösartige Zervixkarzinom (Gebärmutterhalskrebs) ist am häufigsten ein Plattenepithelkarzinom, das durch Viren mit hervorgerufen wird. Es kann im Frühstadium durch Zellabstriche festgestellt werden und hat dann eine gute Prognose.

Scheide

Lage und Gestalt. Die Scheide (Vagina), der unterste Abschnitt der Geschlechtswege, ist ein abgeplatteter Schlauch [▶ Abb. 11.17]. Am oberen Ende ragt der Gebärmutterhals in die Scheide. Das untere Scheidenende durchtritt den Beckenboden und öffnet sich im Scheidenvorhof (▶ u.) nach außen zwischen die kleinen Schamlippen (▶ u.). Hinten grenzt die Scheide an den Mastdarm, vorne an die Harnblase bzw. Harnröhre.

Feinbau. Unter der bindegewebigen äußeren Hülle liegt eine Schicht glatter Muskulatur. Innere Schicht ist eine Schleimhaut mit einem mehrschichtigen unverhornten Plattenepithel (▶ S. 52), die ebenfalls zyklische Veränderungen zeigt.

Schichtigkeit des Epithels und Glykogengehalt der Zellen nehmen unter dem Einfluss der Östrogene, also in Zyklusmitte, zu. Nach der Zyklusmitte schilfern die oberflächlichen Zellen ab und setzen ihr Glykogen frei. Dieses dient als Nährboden für die hier physiologischerweise lebenden **Milchsäurebakterien,** auch Laktobazillen oder Döderlein-Bakterien genannt. Sie setzen das Glykogen in Milchsäure um, wodurch in der Scheide ein saures Milieu (pH 4–5) herrscht, welches eine Barriere für Krankheitskeime darstellt.

Äußere Geschlechtsorgane

Zu den äußeren weiblichen Geschlechtsorganen gehören [Abb. 11.18]:

- **Kitzler** (Clitoris), der einen Schwellkörper enthält
- **Große Schamlippen** (Labia maiora pudendi), behaarte Hautfalten, welche Fettgewebe sowie Talg-, Schweiß- und Duftdrüsen enthalten
- **Kleine Schamlippen** (Labia minora pudendi), unbehaarte Hautfalten, in denen ein Schwellkörper vorkommt
- **Scheidenvorhof** (Vestibulum vaginae). In den Scheidenvorhof öffnen sich Scheide, Harnröhre und Schleim erzeugende sog. akzessorische Geschlechtsdrüsen, die den Scheidenvorhof feucht halten. Bedeutsam wegen der nicht seltenen Entzündungen ist die in den kleinen Schamlippen gelegene, paarige **große Scheidenvorhofdrüse** (Bartholin-Drüse). Bis zum ersten Geschlechtsverkehr ist die Scheidenöffnung durch eine Schleimhautfalte, das **Jungfernhäutchen** oder Hymen, unvollständig verschlossen.

11.4 Pubertät

Die primären Geschlechtsmerkmale (die unmittelbar der Fortpflanzung dienenden Geschlechtsorgane), sind bereits bei der Geburt vorhanden, aber noch nicht voll ausgereift.

Bei Mädchen mit etwa 10, bei Jungen mit ca. 12 Jahren beginnt (ausgelöst durch Ausschüttung der Freisetzungshormone des Hypothalamus) die **Pubertät,** während der sich die **sekundären Geschlechtsmerkmale** (z. B. Bartwuchs) ausbilden. Die Pubertät endet mit der Geschlechtsreife. Die dabei auftretenden körperlichen Veränderungen zeigt Abb. 11.19.

Gleichzeitig ist die Pubertät eine Phase seelischen Umbruchs, in der sich die Jugendlichen neu orientieren müssen, was nicht immer ohne Konflikte abgeht.

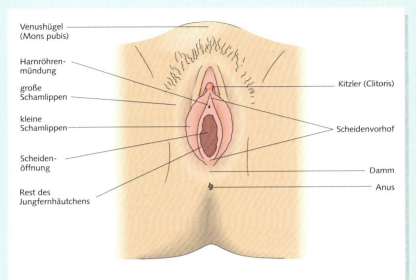

11.18 Äußere Geschlechtsorgane

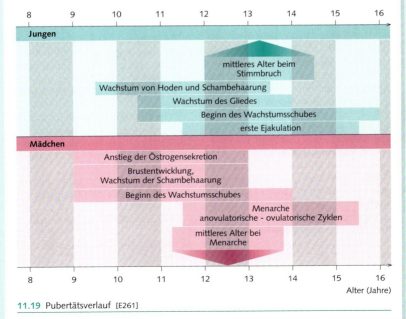

11.19 Pubertätsverlauf [E261]

11.5 Untersuchungsmethoden und Empfängnisverhütung

Häufig verwendete **gynäkologische** (frauenärztliche) **Untersuchungsmethoden** sind:

- **Bimanuelle Palpation.** Der Gynäkologe drängt mit ein oder zwei Fingern einer Hand die Gebärmutter von der Scheide aus gegen die vordere Bauchwand. Mit der anderen Hand drückt er die Bauchdecke ein und kann so die inneren Geschlechtsorgane ertasten (palpieren)
- **Spekulumuntersuchung.** Nach Einführen von zwei spatelförmigen Metallblättern (Spekula) in die Scheide kann der Gynäkologe die Beschaffenheit der Portiooberfläche beurteilen und Zellabstriche zur Krebsfrüherkennung entnehmen (▶ o.)
- **Sonographie.** Die Ultraschalluntersuchung (von der Scheide aus oder durch die Bauchdecke) dient der Beurteilung der inneren Geschlechtsorgane und der Schwangerschaftskontrolle.

Der Gynäkologe berät auch über die Möglichkeiten der **Empfängnisverhütung** (Kontrazeption).

Bei der **mechanischen Empfängnisverhütung** soll eine (mechanische) Barriere das Zusammenkommen von Ei- und Samenzelle verhindern. Das **Kondom** wird vor dem Geschlechtsverkehr über das steife Glied gezogen und fängt das Sperma auf. Die **Portiokappe** wird nach der Menstruation über die Portio vaginalis gestülpt, das ringförmige **Diaphragma** vor dem Geschlechtsverkehr in die Scheide eingeführt. Sie sollen das Vordringen von Samenzellen in die Gebärmutter verhüten. Das **Intrauterinpessar** (die Spirale) ist ein flexibler Kunststoffkörper, der vom Gynäkologen in die Gebärmutterhöhle eingesetzt wird und v.a. die Einnistung der Frucht (▶ S. 348) verhindert.

Bei der **hormonalen Empfängnisverhütung** werden künstliche weibliche Geschlechtshormone gegeben, meist als Tablette. Reine, niedrig dosierte Gestagenpräparate verhindern das Flüssigerwerden des Schleimes im Gebärmutterhals. Kombinationstabletten aus Östrogenen und Gestagenen unterdrücken den Eisprung und heißen deshalb auch **Ovulationshemmer.**

Wiederholungsfragen

1. Welche inneren männlichen Geschlechtsorgane gibt es? (▶ S. 326)
2. Woraus setzt sich das Keimepithel zusammen? (▶ S. 326)
3. Welche Stadien der Spermatogenese sind zu unterscheiden? (▶ S. 328)
4. Welche Zellen des Hodens bilden Testosteron? (▶ S. 328)
5. Welche Wirkung haben FSH und LH im Hoden? (▶ S. 328)
6. Welche Bedeutung hat der Nebenhodengang? (▶ S. 330)
7. In welche Zonen wird die Prostata gegliedert? (▶ S. 332)
8. Aus welchen Strukturen setzt sich der Samenstrang zusammen? (▶ S. 332)
9. Wie kommt es zur Erektion? (▶ S. 334)
10. Welche inneren weiblichen Geschlechtsorgane sind zu unterscheiden? (▶ S. 336)
11. Wo sind die Eierstöcke lokalisiert? (▶ S. 336)
12. Wann erfolgt die Eizellbildung? (▶ S. 336)
13. Welche Follikelstadien werden im geschlechtsreifen Eierstock durchlaufen? (▶ S. 336)
14. In welchen Strukturen des Eierstocks werden Östrogene und Gestagene gebildet? (▶ S. 336)
15. Wie wird der Eisprung ausgelöst? (▶ S. 338)
16. Welche Abschnitte weist die Gebärmutter auf? (▶ S. 340)
17. Welche zyklischen Veränderungen erfolgen am Endometrium? (▶ S. 340)
18. Welche zyklischen Veränderungen erfährt das Scheidenepithel und welche Bedeutung haben diese? (▶ S. 342)

12 Entwicklungslehre, Schwangerschaft und Geburt

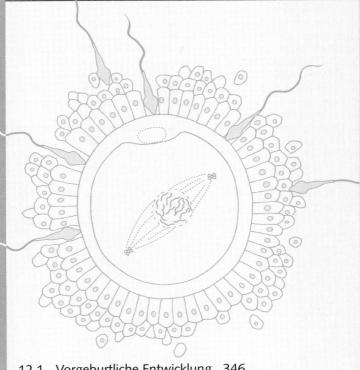

12.1 Vorgeburtliche Entwicklung 346
12.2 Frühentwicklung 346
12.3 Embryonalzeit 352
12.4 Fetalzeit 354
12.5 Entwicklung von Eihäuten und Plazenta 354
12.6 Fetalkreislauf 358
12.7 Schwangerschaft 360
12.8 Untersuchungsmethoden 364
    Wiederholungsfragen 366

12.1 Vorgeburtliche Entwicklung

Die Lehre von der vorgeburtlichen (pränatalen) Entwicklung ist die **Embryologie**. Die ersten Entwicklungsschritte erfolgen im Eileiter [Abb. 12.1], die weitaus längste Entwicklungszeit findet jedoch in der Gebärmutter statt.

Die pränatale Entwicklung beginnt mit der **Befruchtung** der Eizelle und der Ausbildung einer **Zygote** und dauert 38 **Entwicklungswochen**:
- Die **Frühentwicklung** von der 1.–3. Entwicklungswoche, in der das entstehende Individuum als **Keim** oder Frucht bezeichnet wird
- Die **Embryonalzeit** von der 4.–8. Entwicklungswoche, wobei die Frucht nun **Embryo** genannt wird
- Die **Fetalzeit** von der 9.–38. Woche, in der die Frucht **Fetus** heißt.

Anmerkung: Beim Zählen der **Schwangerschaftswochen** geht man in der Praxis meist vom ersten Tag der letzten Menstruation aus, die zwei Wochen vor der Befruchtung liegt. Die 6. Entwicklungswoche ist also die 8. Schwangerschaftswoche (▶ auch S. 360).

12.2 Frühentwicklung

Die Frühentwicklung beginnt mit der Befruchtung und endet mit der Bildung der sog. **dreiblättrigen Keimscheibe** (▶ S. 350).

Befruchtung

Voraussetzung für eine regelhafte Befruchtung (Konzeption) ist die zeit- und ortsgerechte Begegnung von reifer Samen- und Eizelle [Abb. 12.1].

Weg der Eizelle zum Ort der Befruchtung. Beim Follikelsprung in der Zyklusmitte wird die Eizelle mit Zona pellucida (Glashaut) und umgebenden Granulosazellen aus dem Eierstock ausgestoßen. Der Eileiter fängt die Eizelle auf (▶ S. 338) und transportiert sie in Richtung Gebärmutterhöhle. Die Aufenthaltszeit der Eizelle im Eileiter beträgt insgesamt 3–4 Tage, wobei die Eizelle nur etwa 12 Stunden befruchtungsfähig ist. Der normale Befruchtungsort ist also der Eileiter.

Weg der Samenzelle zum Ort der Befruchtung. Bei der Ejakulation werden ca. 160 Mio. Samenzellen in der oberen Scheide deponiert. Von hier aus gelangen die Samenzellen zum Teil aufgrund ihrer aktiven Beweglichkeit in wenigen Minuten durch Gebärmutterhalskanal und Gebärmutterhöhle zum Eileiter (▶ S. 338). Den Eileiter erreichen nur ca. 200 Samenzellen. Die Befruchtungsfähigkeit von Samenzellen beträgt 24–48 Stunden.

Befruchtung. Die Befruchtung dauert beim Menschen etwa 24 Stunden.

Die Samenzellen, die in die Nähe der Eizelle vorgedrungen sind, geben aus ihrem Akrosom (▶ S. 328) Verdauungsenzyme ab. Diese **Akrosomreaktion** [Abb. 12.2] löst die Granulosazellen ab und bahnt den Samenzellen den Weg durch die Zona pellucida (▶ S. 336). Nur die Samenzelle, die als erste die Eizellmembran berührt, kann ihren Inhalt aus Zellkern, Mitochondrien und Mikrotubuli in die Eizelle abgeben. Durch Ausschüttung im Zytoplasma gespeicherter Substanzen macht die Eizelle danach die Zona pellucida „dicht", sodass keine weiteren Samenzellen mehr ihren Inhalt in die Eizelle abgeben können (**Polyspermieblock**). Der Kern der Samenzelle bleibt im Zytoplasma, ihr Rest wird aufgelöst.

Zellkerne von Samenzelle und Eizelle schwellen zu so genannten **Vorkernen** an und verdoppeln ihre DNA, das heißt die 23 Chromosomen haben nun zwei Chromatiden (▶ S. 32) pro Chromosom [Abb. 12.3]. Nun verschmilzt das Chromosomenmaterial beider Vorkerne und es entsteht eine neue Zelle, die **Zygote**. Damit ist die Befruchtung abgeschlossen.

12 Entwicklungslehre, Schwangerschaft und Geburt

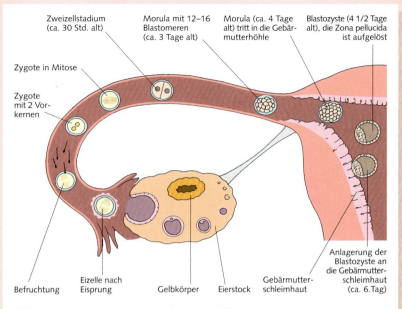

12.1 Befruchtung und erste Entwicklungswoche im Überblick

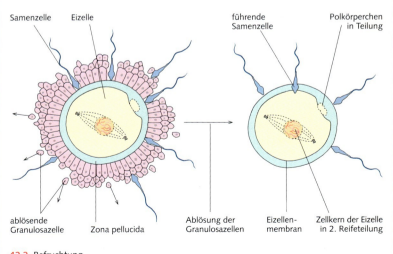

12.2 Befruchtung

Geschlechtsbestimmung. Eine Eizelle hat als Geschlechtschromosom (▶ S. 32) stets ein X-Chromosom, die Samenzelle hingegen ein X- oder ein Y-Chromosom. Bei Befruchtung einer Eizelle durch eine Y-haltige Samenzelle entsteht ein männliches Individuum, bei einer solchen durch eine X-haltige Samenzelle ein weibliches Individuum.

Erste Entwicklungswoche

Die Zygote tritt rasch in Zellteilungen ein, die **Furchungen** heißen. Die Tochterzellen werden als **Blastomeren** bezeichnet. Nach 3–4 Tagen ist das 12- bis 16-Zellstadium erreicht, die **Morula,** die immer noch von der Zona pellucida umgeben und daher insgesamt nicht größer ist als die Zygote es war [Abb. 12.3]. Erst jetzt tritt der Keim aus dem Eileiter in die Gebärmutterhöhle über. In deren Sekret entwickelt er sich bis zum ca. 6. Tag zur **Blastozyste** (Keimblase).

Blastozyste. Im Innern des Keimes bildet sich ein mit Flüssigkeit gefüllter Hohlraum. Gleichzeitig wird die Zona pellucida aufgelöst, sodass sich der Keim nun vergrößern kann. Die Blastozyste besitzt zwei Anteile [Abb. 12.3]:
- Den **Trophoblast** als äußere Zellhülle. Er ist für die Ernährung des Keimes wichtig
- Den **Embryoblast,** ein Zellhaufen auf einer Seite des Trophoblasten. Aus ihm entwickelt sich der Mensch.

Um den 6. Tag heftet sich die Blastozyste mit dem Trophoblast an das Epithel der Gebärmutterschleimhaut [Abb. 12.1]. Jetzt entwickelt sich der Trophoblast in den **Zytotrophoblast** und den **Synzytiotrophoblast,** und die **Einnistung** (Implantation) beginnt.

Einnistung. Der Synzytiotrophoblast dringt mit Hilfe von Enzymen in die Schleimhaut ein. Der normale Einnistungsort ist die Vorder- oder Hinterwand der Gebärmutter.

HCG. Mit der Implantation beginnt der Trophoblast HCG (humanes Choriongonadotropin) zu produzieren, das ähnlich wirkt wie das LH der Hypophyse (▶ S. 338). HCG erhält den Gelbkörper bis zum Ende des 2. Schwangerschaftsmonats und regt die Bildung von Östrogenen und Gestagenen an. Dann übernimmt die Plazenta (▶ S. 354) die Hormonproduktion, und die HCG-Produktion nimmt stark ab.

HCG tritt nicht nur ins Blut über, sondern wird auch mit dem Harn ausgeschieden und ist die Grundlage für die immunologischen Blut- bzw. Urin-**Schwangerschaftstests.**

Abweichende Einnistungsorte. Nistet sich die Blastozyste noch im Eileiter ein, kommt es zur **Eileiterschwangerschaft** (Tubargravidität). Stirbt die Frucht nicht frühzeitig ab, so platzt der Eileiter im 2. Schwangerschaftsmonat wegen Raummangels. Diese **Eileiterruptur** ist für die Mutter lebensbedrohlich.

Nistet sich die Blastozyste zu weit unten direkt vor dem Gebärmutterhalskanal ein, so entwickelt sich die Plazenta vor dem inneren Muttermund. Eine solche **Plazenta praevia** kann am Ende der Schwangerschaft starke Blutungen auslösen und versperrt den normalen Geburtsweg. Das Kind muss durch Kaiserschnitt geboren werden.

Zwillinge. Zwillinge können auf zweierlei Art entstehen [Abb. 12.4]:
- Bei **zweieiigen Zwillingen** sind zwei Eizellen (fast) gleichzeitig gesprungen und durch verschiedene Samenzellen befruchtet worden. Sie sind nicht ähnlicher als „normale" Geschwister.
- Bei **eineiigen Zwillingen** kommt es zu einer vollständigen Teilung des Keims im Blastomeren-, Embryoblasten- oder Keimscheibenstadium (▶ u.). Eineiige Zwillinge sind genetisch gleich und sich daher äußerlich sehr ähnlich.

12 Entwicklungslehre, Schwangerschaft und Geburt

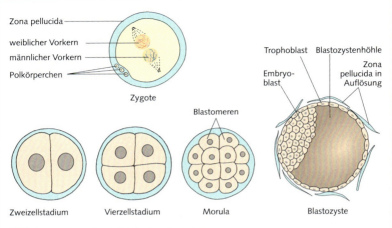

12.3 Der Keim von der Zygote bis zur Blastozyste

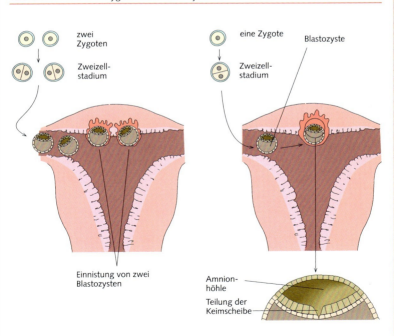

12.4 Entstehung von Zwillingen. Links zweieiige Zwillinge, rechts eineiige Zwillinge.

Zweite Entwicklungswoche

In der 2. Woche wächst die Frucht tief in die Schleimhaut ein und der Defekt an der Einnistungsstelle wird wieder von Schleimhaut gefüllt.

Entstehung der zweiblättrigen Keimscheibe. Aus dem Embryoblast-Zellhaufen entsteht eine zweiblättrige **Keimscheibe** aus zwei Zelllagen, dem **inneren** und dem **äußeren Keimblatt** [Abb. 12.5]. Mit Ausbildung der Keimscheibe entsteht über dem äußeren Keimblatt die **Amnionhöhle,** die von Amnionepithel, kurz **Amnion,** ausgekleidet wird. Die Blastozystenhöhle wird zum **Dottersack,** der von Zellen des inneren Keimblattes ausgekleidet wird.

Entstehung des Chorion. Da Keimscheibe, benachbarte Amnionhöhle und Dottersack gegenüber dem Trophoblast im Wachstum zurückbleiben, entsteht ein neuer Raum, die **Chorionhöhle.** Die Zellen, nämlich Mesodermzellen (▸ u.), die diese Höhle auskleiden, und der Trophoblast bilden die Wand der Chorionhöhle und werden zusammen als **Chorion** bezeichnet. In die Chorionhöhle hinein hängt der Keim an einer breiten Zellbrücke, dem **Haftstiel.** Er entwickelt sich später zur Nabelschnur (▸ S. 358).

Der Synzytiotrophoblast dehnt sich fast allseitig um die Frucht stark aus. Es entstehen in ihm Hohlräume (**Lakunen**), in die sich Sekrete der Schleimhautdrüsen und schließlich auch **mütterliches Blut** ergießen. Dies verbessert die Ernährung des Keimes, da die Nährstoffe, die durch Diffusion (▸ S. 14) zur Keimscheibe gelangen, näher an diese herangeführt werden. Der Trophoblast bildet **zottenförmige** Strukturen, die sich in die Lakunen vorwölben.

Dezidua. In dieser Phase bildet sich auch die Gebärmutterschleimhaut zunehmend in die Schleimhaut der Schwangerschaft, die **Dezidua,** um.

Dritte Entwicklungswoche

Entstehung der dreiblättrigen Keimscheibe. Für die 3. Entwicklungswoche ist kennzeichnend, dass durch sog. **Gastrulation** das **mittlere Keimblatt** gebildet wird.

Auf dem äußeren Keimblatt hebt sich in Längsrichtung des Keimes ein Zellband hervor, der **Primitivstreifen.** An seinem oberen (kranialen) Ende entwickelt sich der **Primitivknoten.** Der Primitivstreifen senkt sich zur **Primitivrinne** ein. In diese wandern Zellen des äußeren Keimblattes und bilden das **mittlere Keimblatt** [Abb. 12.6]. Die Zellen des mittleren Keimblattes bilden dann einen längsorientierten Gewebestrang, die **Chorda dorsalis.** Um diese herum entwickelt sich im Weiteren die Wirbelsäule, auch stößt die Chorda dorsalis die Bildung des ZNS (▸ S. 352) an.

Nach Abschluss dieser Vorgänge wird das äußere Keimblatt als **Ektoderm,** das mittlere als **Mesoderm** und das innere als **Endoderm** bezeichnet. Aus diesen Blättern der Keimscheibe gehen alle Gewebe und Organe des Menschen hervor.

Weiterentwicklung des Chorion. Auch am Chorion laufen in der 3. Woche weitere Entwicklungen ab [Abb. 12.5]. In die Trophoblastzotten (▸ o.) wachsen Zellen (Mesodermzellen) aus der Wandauskleidung der Chorionhöhle ein und bilden einen bindegewebigen Kern. In diesem entwickeln sich schließlich Blutgefäße, und die Zotten werden nun als **Chorionzotten** bezeichnet. Aus diesen entstehen durch weitere Differenzierung die endgültigen Zotten der Plazenta (▸ S. 354). Die von Blut durchströmten Lakunen, in die die Zotten ragen, werden jetzt **intervillöse** (= zwischenzottige) **Räume** genannt. Der Synzytiotrophoblast kleidet die intervillösen Räume aus und bedeckt dabei auch die Zotten.

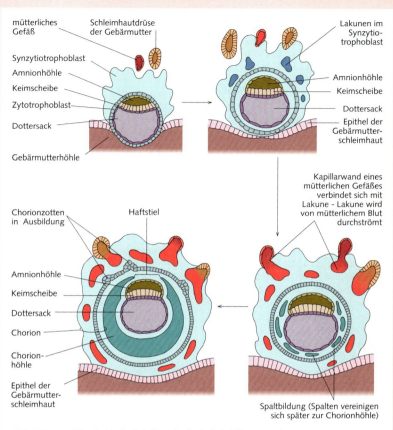

12.5 Keim- und Trophoblastentwicklung in der 2. Entwicklungswoche

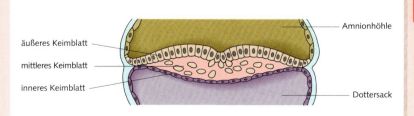

12.6 Bildung des mittleren Keimblattes in der 3. Entwicklungswoche

12.3 Embryonalzeit

In der Embryonalzeit (4.–8. Entwicklungswoche) laufen gleichzeitig Differenzierungen an allen drei Keimblättern ab. Es entstehen aus diesen alle Gewebe und Organe des Menschen [Tab. 12.9], und aus der platten Keimscheibe wird ein Embryo [Abb. 12.10] mit einer äußerlich menschlichen Gestalt.

Abkömmlinge des Ektoderms
Hauptabkömmlinge des Ektoderms sind das Nervensystem einschließlich der Sinnesepithelien und die Epidermis.

Nervensystem. Die Chorda dorsalis (▶ o.) löst in dem darüber befindlichen Ektoderm die Ausbildung von **Neuroektoderm** aus. Dieses senkt sich zur **Neuralrinne**. Es bilden sich zwei Randwülste, die **Neuralfalten** (Neuralwülste), die an der Oberfläche zum **Neuralrohr** verschmelzen. Diese Neuralrohrbildung heißt auch **Neurulation** [Abb. 12.7].

Das kraniale Neuralrohr entwickelt sich zu mehreren Bläschen, den **Hirnbläschen** [Abb. 12.8]. Sie vergrößern sich rasch, sodass sich bis zur 8. Woche alle Großhirnabschnitte (▶ S. 400) gebildet haben. Aus dem restlichen Neuralrohr bildet sich das Rückenmark.

Während der Neuralrohrbildung werden die **Neuralleisten** abgespalten [Abb. 12.7]. Aus diesen gehen Neurone und Gliazellen des peripheren Nervensystems sowie das Nebennierenmark hervor.

Epidermis. Aus anderen Teilen des Ektoderms (**Oberflächenektoderm**) entwickeln sich die Epidermis (Oberhaut) der Körperoberfläche und die Hautanhangsgebilde, z. B. Haare, Talg- Schweiß- und Brustdrüsen (▶ S. 482).

Abkömmlinge des Mesoderms
Neben der Chorda dorsalis entstehen auf deren gesamter Länge knötchenförmige Mesodermstrukturen, die **Ursegmente** oder Somiten. Sie bilden zwei perlschnurartige Ketten neben der Chorda dorsalis.

Aus diesen Ursegmenten wandern Zellen aus, die zu Skelettmuskulatur, Lederhaut und Skelettanteilen differenzieren. Danach lösen sich die Ursegmente wieder auf.

Auch das Herz geht aus Mesoderm hervor. Zuerst ist es nur ein Schlauch, der sich ab dem 23.–26. Entwicklungstag zu kontrahieren, d. h. zu schlagen, beginnt.

Entwicklung der Leibeshöhlen
Die embryonale Keimscheibe krümmt sich in der Längsachse [Abb. 12.8], gleichzeitig falten sich ihre Seitenränder nach vorne. Die seitlichen Körperfalten wachsen so lange aufeinander zu, bis die vordere Körperwand verschlossen ist. Dadurch sind die Leibeshöhlen entstanden.

Abkömmlinge des Endoderms
Im Rahmen der Abfaltungs- und Krümmungsvorgänge wird der von Endoderm ausgekleidete Dottersack (▶ Abb. 12.5) nahezu vollständig in die Leibeshöhle einbezogen. Es entsteht ein Endodermschlauch [Abb. 12.8], der oben als **Vor-**, in der Mitte als **Mittel-** und unten als **Hinterdarm** bezeichnet wird. Aus ihm gehen die Epithelien zahlreicher innerer Organe hervor, z. B. Luft leitende Wege und Lungenbläschen, Leber und Pankreas sowie der gesamte Darm.

Gestalt und Lage des Embryo am Ende der Embryonalzeit
Bis Ende der 8. Entwicklungswoche ist die Gestalt des Embryo sehr menschenähnlich geworden: Die Extremitäten haben sich so weit entwickelt, dass alle Gliedmaßenabschnitte einschließlich der Finger und Zehen vorliegen. Die Kopfregion ist relativ groß und lässt Nasen-, Augen- und Ohrpartien erkennen.

Durch die Krümmungs- und Abfaltungsprozesse hat sich der Embryo zunehmend in die Amnionhöhle hineingestülpt. Er hängt nun über die Nabelschnur in die Flüssigkeit der Amnionhöhle (▶ Abb. 12.13).

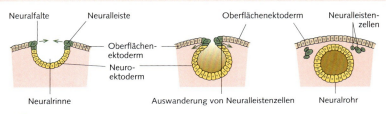

12.7 Neuralrohrbildung

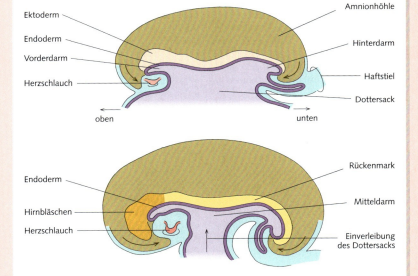

12.8 Krümmung der Keimscheibe in der Längsachse (dünne Pfeile)

Keimblatt	Abkömmlinge
Ektoderm (äußeres Keimblatt)	Nervensystem, Sinnesepithelien, Nebennierenmark, Hypophyse, Oberhaut, Hautanhangsgebilde
Mesoderm (mittleres Keimblatt)	Binde- und Stützgewebe, Muskelgewebe (einschl. Herz), seröse Häute (z.B. Epikard), Gefäße, Blut- und Abwehrzellen, Milz, Lymphknoten, Nebennierenrinde, Großteile des Harnsystems und der inneren Geschlechtsorgane
Endoderm (inneres Keimblatt)	Epithelien des Verdauungstraktes, Verdauungsdrüsen (z.B. Leber), Epithelien des Atemsystem, Schilddrüse, Nebenschilddrüsen, Mandeln, Thymus, Teile des Harnsystems und der Geschlechtsorgane

12.9 Abkömmlinge der drei Keimblätter

Angeborene Fehlbildungen

Ca. 3% aller lebenden Neugeborenen haben Fehlbildungen eines oder mehrerer Organe. Zwei Hauptursachen werden unterschieden, wobei die Ursache im Einzelfall oft unklar bleibt:

- **Genetische Veränderungen,** also Chromosomen- und Genanomalien (etwa beim Down-Syndrom, ▶ S. 46)
- **Umweltfaktoren.** Faktoren, die Fehlbildungen auslösen, heißen **Teratogene**. Oft sind dies Medikamente oder Krankheitserreger (z. B. Rötelnviren)

Die meisten Fehlbildungen entstehen in der Embryonalzeit, da in dieser Zeit fast alle Organe angelegt werden [Tab. 12.11]. Für die Art der Fehlbildung ist dabei v.a. der Schädigungszeitpunkt entscheidend.

12.4 Fetalzeit

In der Fetalzeit (9.–38. Entwicklungswoche) wachsen die angelegten Organe und reifen aus, entsprechend ist die Fetalzeit durch starkes Längenwachstum und ausgeprägte Gewichtszunahme des Feten gekennzeichnet [Tab. 12.12].

Bei der Geburt ist das normale Neugeborene ca. 50 cm lang und 3000–3500 g schwer. Seine Haut ist von einer schützenden weißlichen, fettigen Substanz, der **Käseschmiere** oder Vernix caseosa, einem Produkt der Talgdrüsen, überzogen.

Ein vor der 36. Entwicklungswoche (38. Schwangerschaftswoche) lebend geborenes Kind ist ein **Frühgeborenes**. Die Überlebenschancen Frühgeborener sind durch die medizinischen Möglichkeiten stark gestiegen. Die Grenze der Überlebensfähigkeit liegt heute bei etwa 22 Entwicklungs- bzw. 24 Schwangerschaftswochen, allerdings bei einem hohen Risiko bleibender Schäden. Davon abgegrenzt werden **Totgeburt** (Geburt eines Kindes über 500 g Gewicht ohne jegliche Lebenszeichen) und die **Fehlgeburt** (Gewicht unter 500 g, keinerlei Lebenszeichen).

12.5 Entwicklung von Eihäuten und Plazenta

Gegen Ende der 4. Entwicklungswoche schwimmt der Embryo in zwei ineinander geschachtelten Flüssigkeitshöhlen: Die innere ist die Amnion-, die äußere die Chorionhöhle [Abb. 12.13]. Ihre Hüllen, also Amnion und Chorion, werden als **Eihäute** oder Fruchthüllen bezeichnet. Aus dem (kindlichen) Chorion und der (mütterlichen) Dezidua (▶ S. 350) bildet sich in den Folgewochen die **Plazenta** (der Mutterkuchen).

Eihüllen und insbesondere Plazenta haben für den Feten folgende Funktionen:
- Ernährungs- und Ausscheidung
- Gasaustausch
- Schutz
- Übertragung von IgG.

Hinzu kommt die Hormonbildung durch die Plazenta.

Entwicklung der Plazenta

Kindliche Anteile der Plazenta. Ab der 5. Entwicklungswoche verdickt sich das Chorion (▶ S. 350) im Bereich des Haftstiels zur **Chorionplatte**. Von dieser gehen strahlenförmig die relativ plumpen **Chorionzotten** aus (▶ S. 350). Dieser Bereich heißt **Chorion frondosum**. Alle Zotten außerhalb der Chorionplatte verschwinden (**Chorion laeve** oder Chorionglatze). Zwischen den Zotten liegen die **intervillösen Räume** mit mütterlichem Blut [Abb. 12.13].

Im 2.–4. Monat sprossen aus den plumpen Chorionzotten feinere Zotten aus, sodass sich die Zotten und damit die resorbierende Oberfläche stark vergrößert. Dies verbessert die Ernährung des Embryos. Auch in den Zotten laufen Umbauvorgänge ab. Die embryonalen Blutkapillaren rücken z. B. an den Synzytiotrophoblast, und die Diffusionsstrecke zwischen mütterlichem und fetalem Blut besteht nur noch aus Synzytiotrophoblast und Kapillarwand (**Plazentaschranke**).

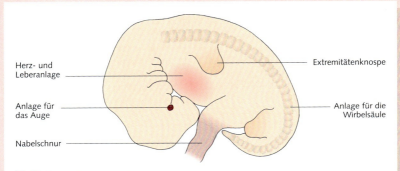

12.10 Embryo Ende der 5. Entwicklungswoche

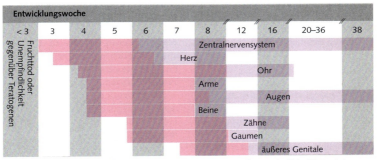

12.11 Kritische Zeiten der Organentstehung mit dem höchsten Fehlbildungsrisiko

Ende der Entwicklungswoche	Ende der Schwangerschaftswoche	Ende des Schwangerschaftsmonats	Größe in cm	Gewicht in g
10.	12.	3.	9	40
14.	16.	4.	16	150
18.	20.	5.	25	300
22.	24.	6.	30	700
26.	28.	7.	35	1100
30.	32.	8.	40	1800
34.	36.	9.	45	2500
38.	40.	10.	50	3500

Faustregel für die Länge (Haase-Regel):
Im 3.–5. Schwangerschaftsmonat (Mondmonat) Monat^2, danach Monat mal 5

12.12 Längenwachstum und Gewichtszunahme des Fetus in der Fetalzeit

Dezidua und mütterliche Anteile der Plazenta. Wie das Chorion, so entwickelt sich auch die Dezidua unterschiedlich:
- Der Teil der Dezidua, die unter dem Chorion frondosum liegt, bildet die kompakte Decidua basalis oder **Basalplatte**
- Die außerhalb der Basalplatte lokalisierte Dezidua weist zwei Abschnitte auf. Der Teil, der sich über dem Chorion laeve ausbreitet, sich also über dem Embryo vorwölbt, verschwindet später wieder. Die übrige Dezidua, die den Rest der Gebärmutterhöhle auskleidet, ist die **Decidua parietalis**.

Die Frucht mit ihren Eihäuten aus Chorion und Amnion hat sich bis Mitte der Schwangerschaft so weit ausgedehnt, dass das Chorion laeve der Decidua parietalis anliegt.

Die reife Plazenta. Die reife Plazenta besteht aus drei Abschnitten [Abb. 12.14]:
- **Chorionplatte** mit Nabelschnur
- **Chorionzotten,** die von der Chorionplatte ausgehen, und **intervillösen Räumen**
- **Basalplatte.**

Mütterliche Gefäße in der Basalplatte, die **Spiralarterien**, geben ihr Blut in die intervillösen Räume ab. Nachdem das Blut die Zotten umspült hat, fließt das Blut über Venen der Basalplatte wieder in den mütterlichen Kreislauf – mütterliches und kindliches Blut haben bei intakter Plazenta keinen direkten Kontakt.

Die scheibenförmige Plazenta hat am Ende der Schwangerschaft einem Durchmesser von 15–25 cm, ist etwa 3 cm dick und ungefähr 500 g schwer. Betrachtet man die Plazenta von außen, so „hängt" an der kindlichen Seite die Nabelschnur. Auf der mütterlichen Seite sind erhabene Gebiete zu sehen, die **Kotyledonen** heißen.

Funktionen der Plazenta

Die Plazenta hat hauptsächlich folgende Funktionen:

Ernährungs-, Ausscheidungsfunktion und Gasaustausch. Aus dem mütterlichen Blut werden alle wesentlichen Nährstoffe, Ionen, Vitamine, Wasser und Sauerstoff (O_2) durch die Plazentaschranke ins fetale Blut überführt und umgekehrt Stoffwechselprodukte und Kohlendioxid (CO_2) aus dem fetalen ins mütterliche Blut abgegeben. Stoffwechselprodukte bzw. CO_2 werden über Nieren bzw. Lungen der Mutter entsorgt.

Schutzfunktion. Die Plazenta bildet eine gewisse Barriere für Infektionserreger und Schadstoffe. Diese ist allerdings unvollständig: Es gibt schädliche Stoffe, etwa Arzneistoffe, Drogen und Gifte, aber z.B. auch bestimmte Viren, welche die Plazentaschranke passieren und den Fetus schädigen können.

Die Plazenta ist auch ganz wesentlich daran beteiligt, dass das „Fremdgewebe" Fetus nicht vom mütterlichen Organismus abgestoßen wird.

Übertragung von IgG. Mütterliche IgG-Antikörper können die Plazentaschranke passieren. Dadurch bekommt das Kind für die Neugeborenenzeit einen passiven Immunschutz (▶ S. 212) gegenüber bestimmten Infektionskrankheiten, gegen die Mutter Immunschutz besitzt. Die Übertragung von IgG gegen den Rhesusfaktor kann aber zur Rhesus-Unverträglichkeit führen (▶ S. 186).

Hormonbildung. Die Plazenta bildet Hormone, v.a. HCG (▶ S. 348), weibliche Geschlechtshormone und Wachstumsfaktoren. Bei den Geschlechtshormonen handelt es sich um Östrogene und Gestagene, die bis zum Ende der Schwangerschaft zunehmend gebildet werden. Die Plazenta übernimmt so ab dem 3. Monat die Tätigkeit des Gelbkörpers, der seine Aktivität verliert.

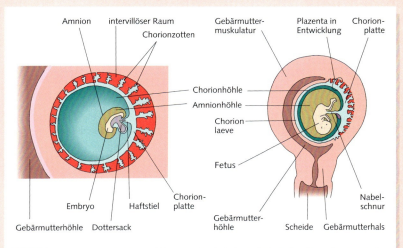

12.13 Entwicklung von Eihäuten, Plazenta und Nabelschnur, links 5. Woche, rechts 8. Woche

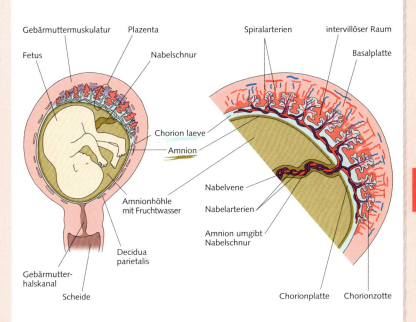

12.14 Lage (links) und Bau (rechts) der Plazenta

Entwicklung der Nabelschnur

Im 2. Entwicklungsmonat „wandert" der Haftstiel (▶ S. 350), der von der Chorionplatte zum Embryo zieht, auf die Bauchseite des Embryos [Abb. 12.13]. Dort tritt er mit den in ihm liegenden Blutgefäßen über eine rundliche und zunächst noch zur Chorionhöhle offene Verbindung, den **primitiven Nabelring**, in die embryonale Leibeshöhle.

Die Amnionhöhle vergrößert sich im 3. Monat so, dass die Chorionhöhle verschwindet und das Amnion direkt auf Plazenta, Haftstiel und Restdottersack liegt. Aus dem Haftstiel ist die **Nabelschnur** (Funiculus umbilicalis) und aus dem primitiven der **endgültige Nabelring** geworden. Die Nabelschnur enthält eine **Nabelvene** (V. umbilicalis) und zwei **Nabelarterien** (Aa. umbilicales).

Amnionhöhle

Die Amnionhöhle, die den Embryo allseitig umgibt [Abb. 12.14], ist mit einer klaren Flüssigkeit gefüllt, die Amnionflüssigkeit (das **Fruchtwasser**). Aufgaben dieses Flüssigkeitsmantels sind:
- Verwachsungen des Fetus mit dem Amnion zu verhindern
- Dem Fetus Bewegungen zu erlauben
- Stöße abzufangen
- Bei der Geburt die Eröffnung des Gebärmutterhalskanales zu unterstützen.

Ab dem 5. Entwicklungsmonat schluckt der Fetus ca. 400 ml Fruchtwasser pro Tag. Dieses wird im Darm resorbiert und gelangt mit dem Blut über die Plazenta ins mütterliche Blut. Umgekehrt gibt der Fetus Harn ins Fruchtwasser ab. Das Fruchtwasser wird alle drei Stunden erneuert. In der 37. Woche beträgt die Fruchtwassermenge ca. 1 l und nimmt dann bis zur Geburt auf ca. 400 ml ab.

Hydramnion. Kann der Fetus aufgrund einer Fehlbildung nicht genügend Fruchtwasser trinken, so reichert sich Fruchtwasser an (Hydramnion).

12.6 Fetalkreislauf

Mit Beginn der Fetalzeit ist die Entwicklung von Herz und Blutgefäßen abgeschlossen. Der dann vorliegende Fetalkreislauf zeigt im Vergleich zum nachgeburtlichen Kreislauf (▶ auch S. 168) Besonderheiten, die im Zusammenhang mit dem Plazentakreislauf und dem Fehlen eines Lungenkreislaufs stehen.

Kurzschlüsse im Fetalkreislauf

Ductus venosus. Das mit Sauerstoff angereicherte Blut gelangt aus der Plazenta über die Nabelvene in die Nabelschnur und schließlich im Bauchraum zur Leberpforte [Abb. 12.15]. Der größte Teil des Blutes wird dann über eine Kurzschlussverbindung, den Ductus venosus, an der Leber vorbei direkt in die untere Hohlvene geleitet. Nur wenig sauerstoffreiches Blut fließt in die Pfortader und damit in die Leber.

Die untere Hohlvene führt sauerstoffarmes Blut aus der unteren Körperhälfte, sodass in der unteren Hohlvene nach Zustrom von Blut aus dem Ductus venosus Mischblut entsteht, das jedoch immer noch relativ viel Sauerstoff enthält.

Foramen ovale. Das Mischblut gelangt aus der unteren Hohlvene in den rechten Vorhof des Herzens und wird von dort bevorzugt über einen zweiten Kurzschluss, das ovale Loch (Foramen ovale), in den linken Vorhof geleitet.

Nur wenig Blut fließt in die Lungen, um diese zu ernähren, ein Gasaustausch findet noch nicht statt. Entsprechend wird im linken Vorhof auch nur wenig Blut über die Lungenvenen zugemischt.

Das immer noch recht sauerstoffreiche Blut gelangt in die linke Herzkammer und von dieser über die Aorta in die Gefäßstämme für Kopf, Hals und obere Extremitäten gepumpt. Somit erhalten diese für die Entwicklung so wichtigen Gefäßgebiete noch Blut mit viel Sauerstoff.

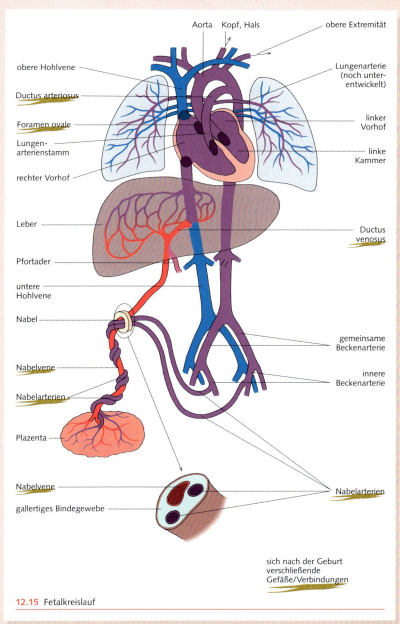

12.15 Fetalkreislauf

Ductus arteriosus. Das sauerstoffarme Blut der oberen Hohlvene gelangt ebenfalls in den rechten Vorhof. Dort vermischt es sich aber kaum mit dem relativ sauerstoffreichen Blut der unteren Hohlvene, sondern „kreuzt" in die rechte Herzkammer. Von dort fließt es in den Lungenarterienstamm und über einen dritten Kurzschluss, den Ductus arteriosus oder Botallo-Gang, in die Aorta. Nur wenig Blut aus dem Lungenarterienstamm fließt in die Lungen.

Somit wird nach Einmündung des Ductus arteriosus relativ sauerstoffarmes Mischblut in die nach unten folgenden Körperregionen einschließlich der unteren Extremitäten geleitet [Abb. 12.15].

Das sauerstoffarme Blut der Aorta wird schließlich auch in die inneren Beckenarterien befördert. Von hier zweigen die rechte und linke Nabelarterie ab und befördern das Blut in die Plazenta.

Herz-Kreislauf-Veränderungen nach der Geburt

Nach der Geburt und der Abbindung der Nabelschnur ändern sich in relativ kurzer Zeit die kindlichen Kreislaufverhältnisse [Abb. 12.16].
Durch das Einsetzen der Atmung (das Neugeborene muss sich jetzt selbst mit Sauerstoff versorgen) ändern sich die Druckverhältnisse in den Arterien. Gleichzeitig verschließt sich der Ductus arteriosus, und das Blut gelangt nun über den Lungenarterienstamm in die Lungen und von hier zurück über die Lungenvenen in den linken Vorhof. Dadurch steigt der Blutdruck im linken Vorhof und eine vorbestehende Klappe wird an das Foramen ovale gepresst und verschließt dieses.
Die Klappe verwächst in der Folge mit den Rändern des Foramen ovale. Nabelarterien, Nabelvene und Ductus venosus veröden zu Bändern (Ligamenten), der kindliche Kreislauf ist damit endgültig umgestellt.

12.7 Schwangerschaft

Die **Schwangerschaft** (Gravidität) ist die Zeit von der Befruchtung bis zur Geburt.

Berechnung des Geburtstermins

Der Geburtshelfer geht bei der Berechnung des Geburtstermins wie bei den Schwangerschaftswochen vom 1. Tag der letzten Menstruationsblutung aus:
Errechneter Geburtstermin = 1. Tag der letzten Menstruation + 7 Tage – 3 Monate + 1 Jahr (**Naegele-Regel**).
Die Schwangerschaftsdauer beträgt dann 280 Tage oder 40 Wochen. Dies entspricht 10 Mond- oder etwa 9 Kalendermonaten. Da Eisprung und Befruchtung ca. 14 Tage nach Beginn der letzten Menstruationsblutung erfolgen, ist die **Entwicklungszeit** kürzer, nämlich 280 – 14, also 266 Tage oder 38 Wochen oder 9,5 Mondmonate (▶ auch Abb. 12.12)

Schwangerschaftsverlauf

Vom 3.–10. Schwangerschaftsmonat (Mondmonat) ergeben sich bei Gebärmutterwachstum [Abb. 12.17] und fetalen Merkmalen folgende Veränderungen:

- Ende 3. Monat (= 12. Woche): Die faustgroße Gebärmutter ist am Oberrand der Symphyse tastbar
- Ende 4. Monat: Die Gebärmutter tritt über den Oberrand der Symphyse. Der Fetus ist im Fruchtwasser frei beweglich. Sein Geschlecht ist (bei der Ultraschalluntersuchung) erkennbar
- Ende 5. Monat: Erste Bewegungen des Fetus sind nachweisbar, Herztöne abhörbar
- Ende 6. Monat: Der Oberrand der Gebärmutter steht in Nabelhöhe
- Ende 9. Monat: Der Oberrand der Gebärmutter erreicht den Rippenbogen
- Ende 10. Monat: Der Oberrand der Gebärmutter ist wieder tiefer, da sich die Gebärmutter nach vorn geneigt hat. Der Fetus liegt mit dem Kopf nach unten (**Kopflage**), sein Kopf ist aber vor Beginn der Geburt noch beweglich.

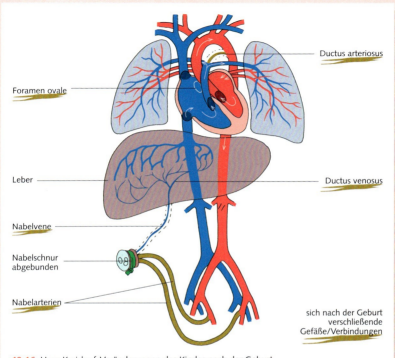

12.16 Herz-Kreislauf-Veränderungen des Kindes nach der Geburt

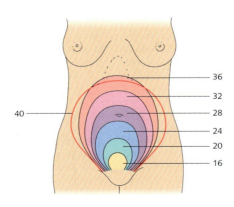

12.17 Stand der Gebärmutter (Angaben in Schwangerschaftswochen)

Veränderungen des mütterlichen Organismus

Gewichtszunahme. Im Normalfall nimmt die Schwangere ab etwa dem 4. Schwangerschaftsmonat zu, bis zum Ende der Schwangerschaft ca. 8–12 kg, wovon der Fetus nur ca. 3,5 kg wiegt [Tab. 12.19].

Organsysteme. Der heranwachsende Fetus belastet alle Organsysteme der Frau [Abb. 12.18]:
- Pulsfrequenz, Herz-Zeit-Volumen (▶ S. 158) und Blutvolumen steigen, und durch eine Erhöhung des Venendrucks kann es zusammen mit hormonellen Faktoren zu Krampfadern (Varizen) der unteren Extremität kommen (▶ S. 148)
- Aufgrund des erhöhten Herz-Zeit-Volumens nehmen auch die Nierendurchblutung und die glomeruläre Filtration zu (▶ S. 308)
- Die Schwangere atmet schneller und tiefer (Hyperventilation), die Atmung ist erschwert (Dyspnoe, ▶ S. 250)
- Die Pigmentierung der Haut nimmt zu bis hin zu **Schwangerschaftsflecken,** und Überdehnung des Bindegewebes unter der Haut führt zu **Schwangerschaftsstreifen.**

Schwangerschaftserbrechen. Das sehr häufige Schwangerschaftserbrechen (etwa von der 6.–16. Schwangerschaftswoche) reicht von leichter morgendlicher Übelkeit bis zu ganztägiger Übelkeit mit Erbrechen (**Hyperemesis**) und muss nur in schweren Fällen behandelt werden.

Gestose. Hauptbeschwerden bei der Gestose (sog. Schwangerschaftsvergiftung) sind Ödeme (▶ S. 176), Proteinurie (▶ S. 308) und Hypertonie (▶ S. 174) in der zweiten Schwangerschaftshälfte. Starke Ausprägungen bis hin zu Krämpfen sind für Schwangere und Fetus lebensbedrohlich.

12.8 Geburt

Bereits in den letzten Wochen der Schwangerschaft kündigt sich die nahende Geburt an. Die (nicht schmerzhaften) **Schwangerschaftswehen** (Wehen = Kontraktionen der Gebärmuttermuskulatur) werden stärker und drücken als **Senkwehen** den kindlichen Kopf nach unten.

Mit dem Eintreten regelmäßiger Wehen beginnt die eigentliche Geburt. Für die Wehentätigkeit spielt das Hormon **Oxytozin** eine große Rolle. Am Ende der Schangerschaft werden nämlich reichlich Oxytozinrezeptoren in die Gebärmuttermuskulatur eingebaut. Dadurch steigt die Empfindlichkeit der Gebärmuttermuskulatur gegenüber Oxytozin, das im Hypophysenhinterlappen freigesetzt wird (▶ S. 370). Oxytozin fördert die Kontraktion glatter Muskelzellen der Gebärmuttermuskulatur.

Bei der Geburt unterscheidet man drei Stadien:
- **Eröffnungsphase** [Abb. 12.20]
- **Austreibungsphase** [Abb. 12.21]
- **Nachgeburtsphase** [Abb. 12.22].

Beim Geburtsvorgang soll nur die sog. **vordere Hinterhauptslage** berücksichtigt werden. Sie stellt den Regelfall dar und bedeutet, dass das Kind bei der Geburt in Kopflage liegt und sein Hinterhaupt nach vorne weist.

Eröffnungsphase

Eröffnung des Muttermundes. Die Eröffnungsphase bezeichnet die Zeit vom Einsetzen regelmäßiger (schmerzhafter) Wehen bis zur Eröffnung des Muttermundes. Die **Eröffnungswehen** treten immer schneller auf, zuletzt alle 2–3 Minuten. Sie drücken den kindlichen Kopf nach unten, damit auch die Fruchtblase in den Gebärmutterhalskanal und weiten so den Muttermund bis auf einen Durchmesser von rund 10 cm.

Steigerung des Grundumsatzes, erhöhte Blutzucker- und Blutfettspiegel, Zunahme des Körperwassers		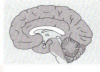	schwankende Stimmungslage
Blutarmut, erhöhte Gerinnbarkeit des Blutes, Anstieg der Zahl der weißen Blutkörperchen			Sodbrennen
			Anstieg von Herzfrequenz und Herzzeitvolumen
mechanische Beeinträchtigung, Hyperventilation, evtl. Atemnot			Krampfadern
			Anstieg der glomerulären Filtrationsrate
Verstopfung			Schwangerschaftsflecken, -streifen
			häufiger Harndrang, Neigung zu Harnwegsinfekten

12.18 Schwangerschaftsbedingte Veränderungen des mütterlichen Organismus

Kind	3,5 kg
Fruchtwasser	0,8 kg
Plazenta	0,5 kg
Gebärmutter	1,2 kg
Wasseranreicherung	2,5 kg
Fettanreicherung	2,5 kg
Summe	**11,0 kg**

12.19 Verteilung der Gewichtszunahme am Ende der Schwangerschaft

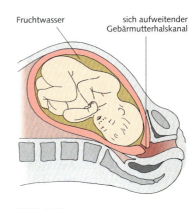

12.20 Eröffnungsphase

Blasensprung. Schließlich platzt die Fruchtblase und ein Teil des Fruchtwassers fließt ab. In dieser Phase ist der Kopf des Fetus schon ins kleine Becken eingetreten [Abb. 12.20]. Der kindliche Kopf steht mittlerweile fest und quer im querovalen Becken.

Austreibungsphase
Mit der vollständigen Eröffnung des Muttermundes beginnt die Austreibungsphase, die mit der Geburt des Kindes endet. Neben der Wehentätigkeit der Gebärmutter (**Austreibungswehen**) erfolgen jetzt auch Kontraktionen der Bauchmuskulatur (**Presswehen**).

Geburt des Kopfes. Der Kopf des geburtsreifen Kindes ist relativ groß im Vergleich zum mütterlichen Becken. Um den Raum bestmöglich auszunutzen, dreht sich der Kopf während des Tiefertretens aus der queren in Längsposition. Schließlich wird das Hinterhaupt mit kleiner Fontanelle (▶ S. 102) sichtbar und der Kopf des Kindes geboren.

Geburt des übrigen Körpers. Nach Austreten des Kopfes passieren die Schultern den Geburtskanal. Da auch sie sich drehen, um sich dem Becken „anzupassen", dreht sich der Kopf noch einmal. Schultern und übriger Körper passieren die vorgedehnten Geburtswege meist rasch. Dabei fließt das restliche Fruchtwasser ab. Die Nabelschnur wird nun abgebunden und durchschnitten.

Nachgeburtsphase
Kurze Zeit nach der Geburt des Kindes setzen die **Nachgeburtswehen** ein. Die Plazenta löst sich von der Gebärmutterwand und wird zusammen mit den Eihäuten ausgestoßen [Abb. 12.22].
Dabei verletzte Gefäße der Dezidua führen zu vorübergehenden Blutungen. Die Gebärmuttermuskulatur zieht sich aber in dieser Phase spontan zusammen, sodass die Blutgefäße abgedrückt werden und die Blutungen zum Stillstand kommen.

12.8 Untersuchungsmethoden
Die Vorsorgeuntersuchungen für Schwangere umfassen neben körperlichen auch Blut- und Urinuntersuchungen sowie mehrere Ultraschalluntersuchungen. Diese ermöglichen in der Frühschwangerschaft die eindeutige Feststellung der Schwangerschaft und des Implantationsortes sowie später eine Kontrolle des kindlichen Befindens (z. B. Herztätigkeit, Fehlbildungen).

Weitergehende Untersuchungen können durchgeführt werden, falls z. B. das Risiko kindlicher Chromosomenanomalien (etwa bei älteren Schwangeren) oder anderer Fehlbildungen erhöht ist:

- Bei der **Chorionbiopsie** werden zu einem frühen Zeitpunkt der Schwangerschaft Gewebestücke aus den Chorionzotten (kindliches Gewebe) gewonnen und auf Chromosomenveränderungen (z. B. ein Down-Syndrom, ▶ S. 46) untersucht
- Häufiger durchgeführt wird die **Amniozentese** oder Fruchtwasseruntersuchung (ab der 14. Schwangerschaftswoche). Durch Bauchdecke, Gebärmutterwand und Amnion wird die Amnionhöhle punktiert. Das Fruchtwasser kann auf **α-Fetoprotein** untersucht werden, ein Markerprotein für fetale Fehlbildungen. Auch können die in der Amnionflüssigkeit enthaltenen fetalen Zellen auf Chromosomenveränderungen analysiert werden.

Gegen Ende der Schwangerschaft und unter der Geburt wird das Ungeborene durch **Kardiotokographie** kontrolliert. Herztöne des Fetus und Wandspannung (also Wehentätigkeit) der Gebärmutter werden gleichzeitig aufgezeichnet.

Direkt nach der Geburt wird das Neugeborene noch vom Geburtshelfer auf Reifezeichen (z. B. Größe, Gewicht, Fettpolster) und Lebensaktivitäten untersucht.

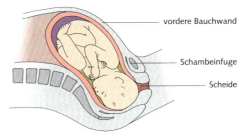

Tiefertreten des kindlichen Kopfes in Längsposition des Kopfes

- vordere Bauchwand
- Schambeinfuge
- Scheide

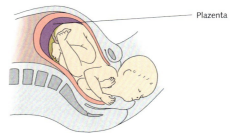

Geburt des Kopfes

- Plazenta

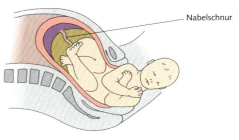

nach abermaliger Drehung des Kopfes Geburt der Schulter

- Nabelschnur

12.21 Austreibungsphase [L128-R127]

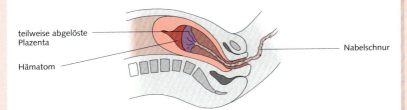

- teilweise abgelöste Plazenta
- Hämatom
- Nabelschnur

12.22 Nachgeburtsphase [L128-R127]

Wiederholungsfragen

1. Wie lange dauert die vorgeburtliche Entwicklung bzw. die Schwangerschaft? (▶ S. 346)
2. Welche Fruchtform entsteht in der Frühentwicklung (1.–3. Woche)? (▶ S. 346)
3. Was bedeutet Akrosomreaktion? (▶ S. 346)
4. Was ist eine Zygote? (▶ S. 346)
5. Wie ist die Blastozyste gebaut? (▶ S. 348)
6. Welche Bedeutung hat HCG? (▶ S. 348)
7. Welche Hohlräume grenzen an inneres bzw. äußeres Keimblatt? (▶ S. 350)
8. Woraus besteht das Chorion? (▶ S. 350)
9. Was entsteht in der Embryonalzeit aus den drei Keimblättern? (▶ S. 352)
10. Welche Ursachen haben angeborene Missbildungen? (▶ S. 354)
11. Welche Strukturen zählen zu den Eihäuten? (▶ S. 354)
12. Welche Funktionen hat die Plazenta? (▶ S. 354)
13. Aus welchen Anteilen besteht die reife Plazenta? (▶ S. 356)
14. Wie ist die Nabelschnur aufgebaut? (▶ S. 358)
15. Wie kommt es zur Entstehung eineiiger Zwillinge? (▶ S. 348)
16. Wie sind die Herz-Kreislauf-Veränderungen nach der Geburt? (▶ S. 360)
17. Welches ist die normale Gewichtszunahme während der Schwangerschaft? (▶ S. 362)
18. Wodurch wird die Wehentätigkeit ausgelöst? (▶ S. 362)
19. Welche drei Stadien der Geburt gibt es? (▶ S. 362)
20. Welche Bedeutung hat die Amniozentese? (▶ S. 364)

13 Hormonsystem

13.1 Übersicht 368
13.2 Stoffgruppen von Hormonen 368
13.3 Regulation der Hormonsynthese und
-ausschüttung 370
13.4 Endokriner Hypothalamus und Hirnanhangdrüse 370
13.5 Schilddrüse 374
13.6 Nebenschilddrüsen 376
13.7 Nebennieren 378
13.8 Pankreasinseln 380
13.9 Zirbeldrüse 382
13.10 Untersuchungsmethoden 384
Wiederholungsfragen 384

13.1 Übersicht

Das Hormonsystem, oft auch als endokrines System bezeichnet, ist neben dem Nervensystem (▶ S. 368) das zweite große Steuersystem im Körper [Tab. 13.2]. Während die Steuerung durch das Nervensystem sehr rasch erfolgt, ist die Steuerung durch Hormone relativ langsam und länger wirkend. Über das Hormonsystem wird vor allem das innere Milieu des Körpers gesteuert, z. B. Stoffwechsel, Wachstum und Anpassung.

Bestandteile des Hormonsystems

Das Hormonsystem setzt sich aus umschriebenen **endokrinen Drüsen** (▶ auch S. 56), **Zellgruppen und Einzelzellen zusammen** [Abb. 13.1].

Endokrine Drüsen sind:
- Hirnanhangdrüse
- Schilddrüse
- Nebenschilddrüse
- Nebenniere

Endokrine Zellgruppen bzw. Einzelzellen kommen hauptsächlich vor:
- In Hypothalamus und Zirbeldrüse
- In der Schilddrüse als C-Zellen
- In den Schleimhäuten der Atemwege und des Verdauungssystems als **disseminierte endokrine Zellen** (▶ auch S. 278)
- In der Bauchspeicheldrüse als Pankreasinseln
- In der Niere als juxtaglomeruläre Zellen (▶ S. 314)
- Im Eierstock als Theka- und Granulosazellen sowie als Gelbkörper (▶ S. 336, S. 338)
- Im Hoden als Leydig-Zwischenzellen (▶ S. 328).

Wirkung von Hormonen

Hormon-sezernierende Zellen werden als **endokrin** bezeichnet, weil sie ihre Hormone v.a. ins Blut abgeben. Einige Zellen geben jedoch ihre Hormone auch in die unmittelbare Umgebung ab. Diese Hormone wirken auf benachbarte Zellen (**parakrine** Wirkung) oder die endokrinen Zellen selbst (**autokrine** Wirkung).

Da endokrine Zellen ihre Hormone meist ins Blut abgeben, kommen in endokrinen Organen reichlich Blutkapillaren (▶ S. 176) vor. Mit dem Blut werden die Hormone im ganzen Organismus verteilt.

Hormone wirken jedoch nur an den Zellen, die **Rezeptoren** (▶ S. 18) für diese Hormone haben [Abb. 13.3]. Die meisten Hormone sind wasserlöslich (hydrophil, ▶ S. 14). Ihre Rezeptoren liegen in der Zellmembran. Die Rezeptoren für Steroid- und Schilddrüsenhormone befinden sich im Zytoplasma der Zielzellen, da diese Hormone fettlöslich (lipophil) sind und somit leicht die Zellmembran durchdringen können. Die Rezeptoren vermitteln dann über Zwischenschritte die Enzymwirkung, v.a. eine Enzymaktivierung oder Enzymneubildung in der Zelle.

13.2 Stoffgruppen von Hormonen

Hormone gehören zu unterschiedlichen chemischen Stoffgruppen, die wichtigsten sind in Tabelle 13.4 zusammengefasst.

Peptidhormone bestehen aus weniger Aminosäuren als **Polypeptidhormone** (Polypeptide = Proteine, ▶ S. 294). Peptid- bzw. Polypeptidhormone werden ebenso wie Adrenalin und Noradrenalin in den endokrinen Zellen in **Sekretgranula** gespeichert. Aus diesen Sekretgranula werden die Hormone bei Bedarf durch Exozytose (▶ S. 18) freigesetzt.

Steroidhormone sind Cholesterinabkömmlinge (Cholesterin ▶ S. 292). Sie können nicht gespeichert werden, da sie als lipophile Substanzen aus dem Zytoplasma durch die Zellmembran entweichen. Die bedarfsgerechte Abgabe dieser Hormone wird daher über ihre Bildungsrate in den endokrinen Zellen geregelt.

13 Hormonsystem

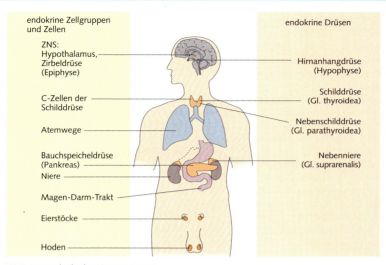

endokrine Zellgruppen und Zellen
- ZNS: Hypothalamus, Zirbeldrüse (Epiphyse)
- C-Zellen der Schilddrüse
- Atemwege
- Bauchspeicheldrüse (Pankreas)
- Niere
- Magen-Darm-Trakt
- Eierstöcke
- Hoden

endokrine Drüsen
- Hirnanhangdrüse (Hypophyse)
- Schilddrüse (Gl. thyroidea)
- Nebenschilddrüse (Gl. parathyroidea)
- Nebenniere (Gl. suprarenalis)

13.1 Bestandteile des Hormonsystems

	Nervensystem	Hormonsystem
Signalübermittlung	elektrische und chemische Synapsen	auf dem Blutweg
Zielzellen	Muskelzellen, Drüsenzellen, andere Nervenzellen	alle Körperzellen mit passenden (spezifischen) Hormonrezeptoren
Wirkungseintritt und -dauer	Millisekunden bis Sekunden	Minuten bis Tage
Folgereaktion	Muskelkontraktion, Drüsensekretion, Aktivierung anderer Nervenzellen	vor allem Änderung der Stoffwechselaktivität

13.2 Steuersysteme des Körpers

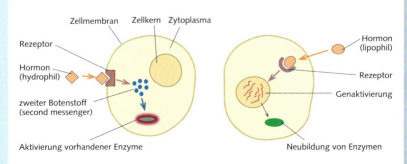

13.3 Vermittlung von Hormonwirkungen

13.3 Regulation der Hormonsynthese und -ausschüttung

Hormone wirken schon in geringster Konzentration auf ihre Zielzellen. Deshalb werden Synthese (Bildung) und Ausschüttung von Hormonen stark reguliert.

Es gibt verschiedene **Regulationsmechanismen** der Hormonsekretion. Die zwei häufigsten sind die Regulation durch negative Rückkopplung und die durch andere Hormone.

Regulation durch negative Rückkoppelung. Bei der Regulation durch **negative Rückkopplung** messen die endokrinen Zellen selbst die Hormonwirkung. Ist ein bestimmter **Sollwert** erreicht, stellen die endokrinen Zellen die Hormonsekretion ein.

Typisches Beispiel sind die Inselzellen der Bauchspeicheldrüse (▶ S. 380). Sie sezernieren so lange Insulin, bis ein zu hoher Blutzuckerwert wieder auf den Normalwert (= Sollwert) abgesunken ist.

Regulation durch andere Hormone. Bei Regulation durch andere Hormone gibt eine übergeordnete Hormondrüse Hormone ab, die auf nachgeschaltete Hormondrüsen wirken.

Der Hypothalamus regelt beispielsweise durch Steuerhormone (▶ u.) die Abgabe von Hormonen aus der Hirnanhangdrüse (Hypophyse). Die Hormone der Hirnanhangdrüse steuern ihrerseits die Hormonabgabe aus wieder untergeordneten Hormondrüsen wie z. B. der Schilddrüse.

Meist komplexe Regulation. Beide Mechanismen sind meist eng verwoben, da die Hormone der untergeordneten Hormondrüsen auf die übergeordnete Hormondrüse zurückwirken. Im obigen Beispiel etwa regeln die Schilddrüsenhormone durch negative Rückkopplung die Abgabe „ihrer" Steuerhormone aus Hypothalamus bzw. Hirnanhangdrüse [Abb. 13.5].

13.4 Endokriner Hypothalamus und Hirnanhangdrüse

Endokriner Hypothalamus und Hirnanhangdrüse (Hypophyse) sind Bestandteile des Zwischenhirns (▶ S. 410) [Abb. 13.6]. Die erbsengroße Hypophyse befindet sich geschützt im Türkensattel der Schädelbasis (▶ S. 104). Nach oben verbindet sie ein dünner **Hypophysenstiel** (Infundibulum) mit dem Hypothalamus.

Hypothalamus

Im Hypothalamus gibt es zum einen Nervenzellen, die **Steuerhormone** für den Hypophysenvorderlappen ins Blut abgeben. Die Steuerhormone erreichen über spezielle Pfortader- oder **Portalgefäße** den Vorderlappen [Abb. 13.6].

Zum anderen produziert der Hypothalamus die Hormone für den Hypophysenhinterlappen.

Hypophysenhinterlappen

Spezielle Nervenzellansammlungen (sog. Kerne ▶ S. 410) des Hypothalamus produzieren Hormone und schicken diese über ihre Axone (Nervenzellfortsätze, ▶ S. 388) in die Hypophyse. Diese Axonbündel bilden den **Hypophysenhinterlappen** [Abb. 13.6]. Hinterlappen und die dazugehörigen Hypothalamuskerne bilden die **Neurohypophyse**.

Feinbau. Die Axone der Hypothalamuskerne enden im Hinterlappen an Blutkapillaren, in die sie ihre Hormone abgeben. Diese Form der Sekretion von Hormonen durch Nervenzellen bezeichnet man als **Neurosekretion**. Neben Axonen und Kapillaren besitzt der Hypophysenhinterlappen noch Neurogliazellen (▶ S. 394), die hier **Pituizyten** heißen.

Hormone. Die vom Hinterlappen abgegebenen Polypeptidhormone sind Adiuretin (**ADH**) und **Oxytozin**. ADH führt in der Niere zur Wasserrückresorption (▶ S. 316). Oxytozin wirkt vor allem auf Brustdrüse (▶ S. 468) und Gebärmuttermuskulatur (▶ S. 362).

Stoffgruppe	Hormon	Bildungsort
Aminosäure-Abkömmlinge	Thyroxin (T_4) und Trijodthyronin (T_3)	Schilddrüse
	Adrenalin und Noradrenalin (= Katecholamine)	Nebennierenmark
Peptid- bzw. Polypeptidhormone	Oxytozin, Adiuretin (ADH) Releasing-, Inhibiting-Hormone (RH bzw. RIF)	Hypothalamus
	Insulin	Bauchspeicheldrüse
	Wachstumshormon (STH), Prolaktin, TSH, ACTH, FSH, LH	Hypophysenvorderlappen
	Kalzitonin	Schilddrüse
	Parathormon (PTH)	Nebenschilddrüse
Steroidhormone	Aldosteron, Kortisol, Androgene	Nebennierenrinde
	Testosteron	Hoden
	Östrogene und Progesteron	Eierstöcke
Arachidonsäure-Abkömmlinge	Prostaglandine, Thromboxan	überall im Körper

13.4 Stoffgruppen von Hormonen

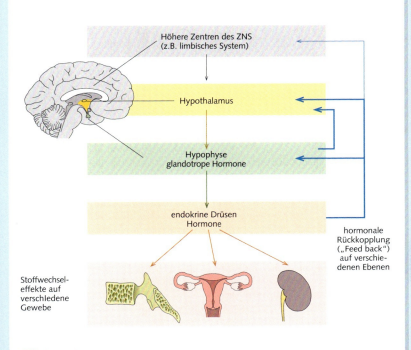

13.5 Regulationsmechanismen der Hormonsekretion

Hypophysenvorderlappen

Der **Hypophysenvorderlappen** (die Adenohypophyse) bildet den größten Teil der Hypophyse.

Feinbau. Im Gegensatz zu dem aus Nervengewebe bestehenden Hypophysenhinterlappen ist der Hypophysenvorderlappen eine Drüse. Er besteht aus [Abb. 13.6]:
- Zellen und Zellgruppen, die verschiedene Polypeptidhormone sezernieren [Tab. 13.4].
- Einem Netzwerk aus Blutkapillaren.

Die Hormon bildenden Zellen lassen sich gut mit Farbstoffen anfärben und heißen deshalb auch **chromophile Zellen.** Sie geben ihre Homone in die umgebenden Blutkapillaren ab. Benannt werden sie nach den sezernierten Hormonen.

Hormone. Folgende Zellen und Hormone werden unterschieden [Abb. 13.7]:
- Die **thyrotropen Zellen** stellen Thyroidea-stimulierendes Hormon (**TSH**) her, das die Schilddrüsenfunktion reguliert (▶ S. 374)
- Die **kortikotropen Zellen** geben Adrenocorticotropes Hormon (**ACTH**) ab, das die Nebennierenrinde beeinflusst (▶ S. 378)
- Die **gonadotropen Zellen** sezernieren Follikel-stimulierendes Hormon (**FSH**) und luteinisierendes Hormon (**LH**), die auf Eierstöcke (▶ S. 338) und Hoden (▶ S. 328) wirken
- Die **mammotropen Zellen** sezernieren **Prolaktin,** das vor allem auf die Brustdrüse wirkt (▶ S. 488)
- Die **somatotropen Zellen** produzieren Wachstumshormon (= somatotropes Hormon, **STH,** oder engl. growth hormone = **GH**), das u. a. das Skelettwachstum fördert (▶ S. 88).

Da ACTH, TSH, FSH und LH auf untergeordnete endokrine Drüsen wirken, werden sie auch als **glandotrope Hormone** bezeichnet.

Dagegen wirken STH und Prolaktin überwiegend direkt und heißen daher **Effektorhormone.**

Die Ausschüttung der Vorderlappenhormone wird durch **Steuerhormone** aus dem Hypothalamus geregelt, die über die Portalgefäße (▶ o.) in den Vorderlappen gelangen [Abb. 13.6]. Dabei gibt es für jeden Zelltyp des Vorderlappens mindestens ein Freisetzungshormon (engl.: releasing hormone, **RH**), das die Hormonabgabe fördert. Für somatotrope und mammotrope Zellen gibt es zusätzlich hemmende Steuerhormone (Abgabe hemmender Faktor, engl.: release-inhibiting-factor, **RIF**), welche die Hormonabgabe unterdrücken.

Hypophysenmittellappen

Zwischen Vorder- und Hinterlappen befindet sich ein schmaler **Mittellappen,** der meist mit zum Vorderlappen gerechnet wird. Hier kommen Zellen vor, die eine Vorläufersubstanz des Melanozyten-stimulierenden Hormons (**MSH**) sezernieren. Die Bedeutung von MSH beim Menschen ist weitgehend ungeklärt.

Hypophysenerkrankungen

Störungen der Neurohypophyse. Mehrere Ursachen können zu Störungen der Neurosekretion führen. Am bekanntesten ist der **Diabetes insipidus** mit zu hoher Wasserausscheidung über die Nieren (▶ S. 316).

Vorderlappentumoren. Vorderlappentumoren sind meist gutartige Wucherungen der Drüsenzellen (**Adenome**). Die wuchernden Zellen können im Übermaß Hormone sezernieren und so zu typischen Krankheitsbildern führen. Bei einer Überproduktion von STH z. B. kommt es beim Erwachsenen zur **Akromegalie** mit krankhaftem Wachstum von Händen, Füßen und Gesichtsknochen (der „Körperspitzen" = Akren) sowie inneren Organen. Folge beim Heranwachsenden ist ein **Riesenwuchs** (▶ S. 88).

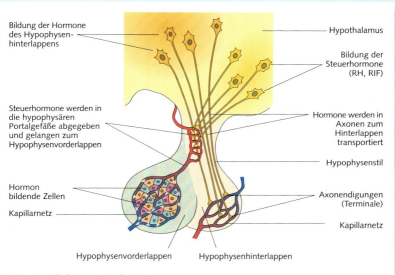

13.6 Hypothalamus-Hypophysen-System

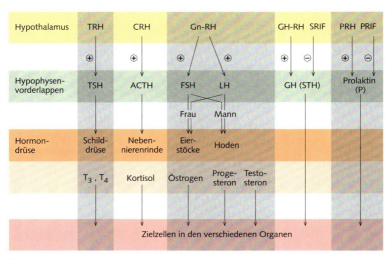

RH = Releasinghormone
RIF = Release-inhibiting-factor

13.7 Hormone von Hypothalamus, Hypophysenvorderlappen und Hormondrüsen

13.5 Schilddrüse

Die **Schilddrüse** (Gl. thyroidea) befindet sich am Unterrand des Kehlkopfs vor der Luftröhre [Abb. 13.8]. Die Schilddrüse besteht aus zwei **Seitenlappen,** die in der Mitte durch eine schmale Gewebebrücke, den **Isthmus,** verbunden sind. Seitlich wird die Schilddrüse von der unteren Zungenbeinmuskulatur bedeckt (▶ S. 108).

Die Schilddrüse wird auf beiden Seiten durch eine **obere** und **untere Schilddrüsenarterie** (A. thyroidea superior bzw. inferior) versorgt.

Feinbau
Die Schilddrüse wird von einer Organkapsel aus straffem Bindegewebe bedeckt und durch Bindegewebe in Läppchen unterteilt.

Schilddrüsenfollikel. Im Innern ist die Schilddrüse von unterschiedlich großen Bläschen mit Durchmessern bis zu 1 mm erfüllt [Abb. 13.9], den **Schilddrüsenfollikeln.** Die Follikel werden nach außen von einem einfachen Epithel unterschiedlicher Höhe umgeben, dem **Follikelepithel.** Hier werden die Schilddrüsenhormone produziert. Um jeden Follikel befindet sich ein Netzwerk von Blutkapillaren.

Im Innern der Follikel befindet sich eine strukturlose Masse, das **Kolloid.** Beim Kolloid handelt es sich um eine hochmolekulare Speicherform der Schilddrüsenhormone, dem **Thyreoglobulin.**

C-Zellen. Zwischen den Follikeln finden sich verstreut weitere endokrine Zellen, die **C-Zellen** oder parafollikulären Zellen (▶ u.).

Hormone
Schilddrüsenhormone T_3 und T_4. Bei diesen aus den Schilddrüsenfollikeln abgegebenen Hormonen handelt es sich um Triodthyronin (**T_3**) mit drei Jodatomen und Thyroxin (**T_4**) mit vier Jodatomen.

Hormonsynthese. Die Schilddrüsenhormone entstehen aus der Aminosäure Tyrosin und drei oder vier Jodatomen.

Im Follikelepithel wird die Speicherform Thyreoglobulin produziert, ein großes, tyrosinreiches Protein. Dieses wird ins Innere der Follikel abgegeben und gespeichert. Bei Bedarf an Schilddrüsenhormonen wird Thyreoglobulin wieder durch die Epithelzellen aufgenommen. In den Lysosomen der Epithelzellen werden dann aus dem Thyreoglobulin T_3/T_4 abgespalten und ins Blut abgegeben.

Die Synthese von Thyreoglobulin und Abgabe von T_3/T_4 wird durch **TRH** des Hypothalamus und **TSH** der Hypophyse gesteuert [Abb. 13.10]. Bei hohem Schilddrüsenhormonspiegel im Blut wird die Ausschüttung von TSH und TRH unterdrückt.

Wirkungen von T_3 und T_4. T_3 und T_4 steigern den Stoffwechsel der Körperzellen, z.B. den Energiestoffwechsel, die Wärmeproduktion und den Sauerstoffverbrauch. Sie sind notwendig für die normale körperliche und geistige Entwicklung eines Menschen und die Erhaltung normaler Funktionen des Körpers und des Nervensystems [Abb. 13.10].

Kalzitonin. Die **C-Zellen** [Abb. 13.9] sezernieren das Polypeptidhormon **Kalzitonin,** das in den Zellen in Granula gespeichert vorliegt. Kalzitonin senkt einen zu hohen Blutkalziumspiegel durch Hemmung der Kalziumfreisetzung aus dem Knochen (▶ S. 74).

Schilddrüsenerkrankungen
Erkrankungen der Schilddrüse sind häufig. Sie treten u. a. in Erscheinung als:
- **Kropf** (Struma)
- **Schilddrüsenüberfunktion** (Hyperthyreose)
- **Schilddrüsenunterfunktion** (Hypothyreose).

Eine normale Produktion von T_3/T_4 wird als **Euthyreose** bezeichnet.

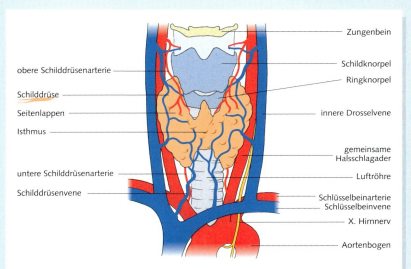

13.8 Schilddrüse und umgebende Strukturen des Halses

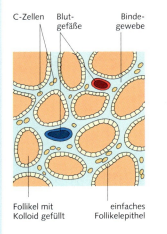

13.9 Schnittbild durch Schilddrüsengewebe [E260]

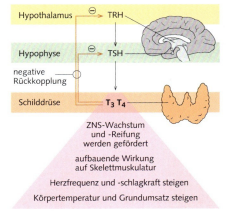

13.10 Wirkungen und Regelkreis der Schilddrüsenhormone T_3/T_4

Kropf. Eine Vergrößerung der Schilddrüse heißt **Kropf,** sie kann diffus oder knotig sein. Die häufigste Ursache ist ein ernährungsbedingter **Jodmangel,** der zu einer verminderten Bildung von T_3/T_4 führt. Der T_3/T_4-Mangel hat zur Folge, dass die Hypophyse vermehrt TSH ausschüttet. TSH stimuliert eine Vermehrung und Vergrößerung der Follikel und damit das Wachstum der Drüse.

Schilddrüsenüberfunktion. Eine Überproduktion von Schilddrüsenhormonen (Hyperthyreose) kann mehrere Ursachen haben:
- **Schilddrüsenadenome** sind gutartige Tumoren („Knoten") der Schilddrüse
- Beim **Morbus Basedow** handelt es sich um eine Autoimmunerkrankung (▶ S. 212). Dabei werden **Autoantikörper** gebildet, die ähnlich wie TSH wirken, also das Follikelwachstum und die Hormonproduktion steigern.

Die Krankheitszeichen bei Schilddrüsenüberfunktion sind in Tab. 13.11 zusammengefasst. Hinzu kommen beim Morbus Basedow hervortretende Augäpfel (Exophthalmus) und eine Schilddrüsenvergrößerung.

Schilddrüsenunterfunktion. Eine verminderte Produktion von Schilddrüsenhormonen (Hypothyreose) kann bedingt sein durch:
- Zerstörung von Schilddrüsengewebe als Folge einer Schilddrüsenentzündung
- Störung der Hormonsynthese.

Häufige Ursache einer gestörten Hormonsynthese ist Jodmangel. Die Beschwerden bei Schilddrüsenunterfunktion beim Erwachsenen zeigt Tab. 13.11. Liegt eine Hypothyreose von Geburt an vor, führt dies zu einer unumkehrbaren Verzögerung der körperlichen und geistigen Entwicklung. Die verzögerte körperliche Entwicklung führt zu Minderwuchs und die entstehende geistige Behinderung wird als **Kretinismus** bezeichnet.

13.6 Nebenschilddrüsen

Die **Nebenschilddrüsen** (Epithelkörperchen, Gll. parathyroideae) sind vier linsengroße Einzelorgane an der Rückseite der Schilddrüse [Abb. 13.12]. Im Innern bestehen sie aus dicht gelagerten Epithelzellen, die von reichlich Blutkapillaren umgeben sind.

Die Nebenschilddrüsen sezernieren das lebenswichtige **Parathormon,** ein Peptidhormon. Es reguliert die extrazelluläre **Kalziumkonzentration:** Bei Absinken der Kalziumkonzentration wird vermehrt Parathormon ausgeschüttet, das zu einer Freisetzung von Kalzium aus dem Knochen führt (▶ S. 74). Gleichzeitig wird durch Parathormon die Wiederaufnahme von Kalzium und die Bildung von Calcitriol in der Niere gesteigert (▶ S. 316), das ebenfalls den Kalziumspiegel im Blut steigert.

Nebenschilddrüsenerkrankungen

Nebenschilddrüsenüberfunktion. Eine Nebenschilddrüsenüberfunktion (Hyperparathyroidismus) ist v.a. durch einen hormonproduzierenden Tumor der Nebenschilddrüsen bedingt. Die gesteigerte Hormonabgabe führt zu einer vermehrten Kalziumfreisetzung aus den Knochen mit der Folge einer erhöhten Knochenbrüchigkeit bis zu Brüchen ohne besonderen Anlass. Der Kalziumspiegel im Blut ist erhöht. Die dadurch ausgelöste vermehrte Kalziumausscheidung der Niere birgt die Gefahr von Steinbildung in den Harnwegen (▶ S. 322).

Nebenschilddrüsenunterfunktion. Ursache einer Nebenschilddrüsenunterfunktion (Hypoparathyroidismus) ist z.B. eine unbeabsichtigte Entfernung der Nebenschilddrüsen bei Schilddrüsenoperationen. Folge des fehlenden Parathormons ist ein verminderter Kalziumspiegel im Extrazellularraum. Dies führt u.a. zu einer Übererregbarkeit von Nerven und Muskulatur mit Muskelkrämpfen.

Schilddrüsenüberfunktion	Schilddrüsenunterfunktion
Grundumsatz erhöht	Grundumsatz erniedrigt
körperlich unruhig, nervös	körperlich und geistig träge
Schlaflosigkeit	Müdigkeit
Wärmeunverträglichkeit	Kälteempfindlichkeit
oft Schwitzen	teigige, verdickte Haut (Myxödem)
Gewichtsabnahme trotz Heißhungers	Gewichtszunahme
Blutdruck erhöht	Blutdruck erniedrigt
erhöhte Herzarbeit	erniedrigte Herzfrequenz
Durchfall	Verstopfung

13.11 Die wichtigsten Beschwerden bei Schilddrüsenüber- und -unterfunktion

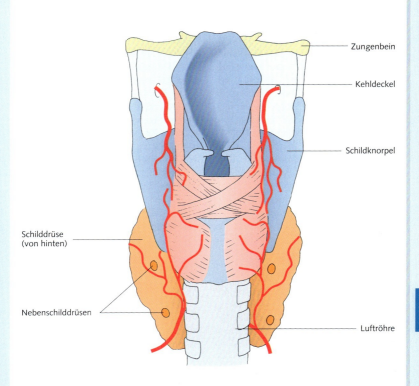

13.12 Nebenschilddrüsen

13.7 Nebennieren

Die **Nebennieren** (Gll. suprarenales) sind paarige Organe mit einem Gewicht von jeweils 5 g. Sie sitzen dem oberen Nierenpol auf [▶ Abb. 13.13] und werden von drei Arterien versorgt.

Die Nebenniere besitzt eine bindegewebige Kapsel und ist in **Nebennierenrinde** und **-mark** gegliedert. In der Rinde werden Steroidhormone und im Mark Adrenalin und Noradrenalin gebildet.

Nebennierenrinde

Feinbau. Die Nebennierenrinde besteht aus dicht gelagerten Zellen unterschiedlicher Anordnung, zwischen denen sich reichlich erweiterte Kapillaren befinden. Die Nebennierenrinde lässt sich von außen nach innen in drei Zonen gliedern [Abb. 13.13]: **Zona glomerulosa, Zona fasciculata** und **Zona reticularis.**

Hormone. In der Zona glomerulosa werden Mineralokortikoide sezerniert, vor allem **Aldosteron** (Bedeutung und Regulation von Aldosteron ▶ S. 314).

Zona fasciculata und reticularis bilden beide **Glukokortikoide** (z.B. **Kortisol**) und schwach wirksame Geschlechtshormone, v.a. männliche (**Androgene**). Ihre Sekretion wird durch **CRH** des Hypothalamus und **ACTH** der Hypophyse geregelt [Abb. 13.14]: Bei hohem Glukokortikoidspiegel wird die Ausschüttung von CRF und ACTH unterdrückt (negative Rückkopplung).

Wirkung der Glukokortikoide. Glukokortikoide, insbesondere Kortisol, haben vielfältige Wirkungen vor allem auf den Stoffwechsel, die insgesamt der Bereitstellung von Energieträgern in Form von Glukose und Fettsäuren dienen.

Glukokortikoide fördern u.a.:
- Die **Glukoseneubildung** aus Aminosäuren (Glukoneogenese) in der Leber. Dadurch steigern sie den Blutzucker
- Den **Fettabbau** (Lipolyse)
- Den **Proteinabbau** (Proteolyse) und damit Freisetzung von Aminosäuren
- Abbau und Entkalkung der Knochen.

Eine weitere wichtige Wirkung besteht in der Hemmung von Entzündungen (**antientzündlicher Effekt**) und der Unterdrückung von Abwehrmechanismen, z.B. Antikörperbildung (**Immunsuppression**) und allergischen Reaktionen (▶ S. 210, S. 212). Diese Wirkung wird auch therapeutisch ausgenutzt.

Nebennierenrindenerkrankungen

Nebennierenüberfunktion. Eine länger dauernde Erhöhung der Glukokortikoide im Blut führt zum **Cushing-Syndrom.** Ursachen können sein:
- Langzeitbehandlung mit Glukokortikoiden
- Glukokortikoid bildender Tumor der Nebennierenrinde
- ACTH bildender Hypophysentumor.

Die Erkrankungszeichen sind vielfältig und erklären sich größtenteils aus der übermäßigen Wirkung der Glukokortikoide: Gewichtszunahme mit Stammfettsucht, rundes Gesicht, Bluthochdruck, erhöhte Blutzuckerwerte, Knochenabbau, schlecht heilende Wunden und Abwehrschwäche mit Infektionsneigung.

Hormonell aktive Tumore der Zonula glomerulosa führen zu einer Überproduktion von Aldosteron. Das daraus resultierende Krankheitsbild ist das **Conn-Syndrom.** Es zeigt sich u.a. durch Bluthochdruck und einen zu hohen Blutnatriumspiegel.

Nebennierenunterfunktion. Bei Zerstörung der Nebennierenrinde, z.B. infolge Autoimmunerkrankungen, kommt es zum **Morbus Addison.**

Aufgrund des Verlustes sämtlicher Nebennierenrindenhormone treten zahlreiche Beschwerden auf, z.B. lebensbedrohliche Störungen des Wasser- und Elektrolythaushaltes, niedriger Blutdruck und Gewichtsverlust.

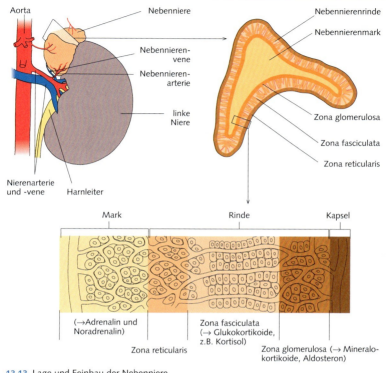

13.13 Lage und Feinbau der Nebenniere

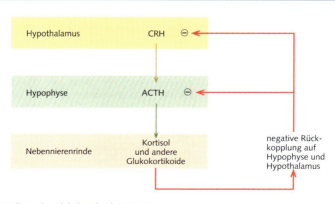

13.14 Regelkreis der Glukokortikoid-Freisetzung

Nebennierenmark

Feinbau. Das Mark der Nebenniere besteht aus dicht gepackten hellen Zellen, auch als chromaffine Zellen bezeichnet, und reichlich Blutkapillaren [Abb. 13.13].

Hormone. Die Zellen sezernieren vor allem **Adrenalin** und zum geringeren Teil **Noradrenalin**. Beide Hormone werden auch als **Katecholamine** bezeichnet. Da die Zellen vom Sympathikus (▶ S. 442) innerviert werden, erfolgt durch dessen Aktivierung eine vermehrte Ausschüttung dieser Hormone.

Wirkung der Katecholamine. Die Wirkungen von Adrenalin und Noradrenalin ähneln sich in vieler Hinsicht. Adrenalin steigert unter anderem Blutdruck, Schnelligkeit des Herzschlages, Herzkraft und Blutglukosespiegel. Adrenalin und Noradrenalin werden zusammen mit Glukokortikoiden bei Belastungs- und Stressbedingungen ausgeschüttet, um dem Organismus unter anderem möglichst viel Energie bereitzustellen [Abb. 13.15].

13.8 Pankreasinseln

Die überwiegend exokrine Bauchspeicheldrüse (Pankreas, ▶ S. 286) besitzt endokrine Zellgruppen, die **Pankreasinseln** oder Langerhans-Inseln [Abb. 13.16].

Feinbau. Die Pankreasinseln liegen verstreut im exokrinen Drüsengewebe, bevorzugt jedoch im Pankreasschwanz. Insgesamt kommen etwa 1 Million Inseln vor, deren Durchmesser jeweils 100 – 200 μm beträgt.

Eine Insel wird durch dicht stehende helle Zellen gebildet, zwischen denen Blutkapillaren lokalisiert sind.

Hormone. Die einzelnen Inselzellen bilden folgende Peptidhormone:

- **Insulin** (B-Zellen, ~ 80 %)
- **Glukagon** (A-Zellen, ~ 15 %)
- **Somatostatin** (D-Zellen, ~ 5 %)
- **Pankreatisches Polypeptid** (PP-Zellen, 1–2 %)

Wirkungen der Inselhormone

Insulin. Die Hauptwirkung von Insulin besteht in der Senkung eines erhöhten Blutglukosespiegels (Blutzuckerspiegels), wie er z. B. nach einer kohlenhydratreichen Mahlzeit auftritt. Insulin macht die Zellmembranen von Skelettmuskel- und Fettzellen für Glukose durchlässig und fördert in der Leber die Synthese von Glykogen aus Glukose (▶ S. 282). Darüber hinaus fördert Insulin den Eiweiß- und Fettaufbau.

Glukagon. Bei starkem Abfall des Blutglukosespiegels wird Glukagon ausgeschüttet, das den Glukosespiegel durch Freisetzung von Glukose aus den Glykogenspeichern der Leber wieder ansteigen lässt (▶ S. 282). Neben dem Glukagon sind weitere Hormone für einen Anstieg des Glukosespiegels verantwortlich [Abb. 13.17].

Somatostatin. Somatostatin unterdrückt die Sekretion von Glukagon und Insulin und verhindert so deren überschießende Ausschüttung.

Pankreatisches Polypeptid. Pankreatisches Polypeptid hemmt die Produktion von Bauchspeichel durch die exokrinen Bauchspeicheldrüsenanteile.

Diabetes mellitus

Die Zuckerkrankheit oder der **Diabetes mellitus** ist die häufigste Stoffwechselkrankheit in Deutschland. Ein Diabetes liegt vor, wenn die Plasma-Glukose-Konzentration nüchtern höher ist als 125 mg/dl oder zu einem beliebigen Zeitpunkt höher ist als 200 mg/dl. Der Diabetes mellitus kommt in 2 Typen vor.

Diabetes mellitus Typ 1. Der Diabetes mellitus Typ 1 tritt häufig bereits in jungen Jahren auf. Ursache ist ein absoluter **Insulinmangel,** höchstwahrscheinlich durch eine autoimmun verursachte Zerstörung der B-Zellen (▶ S. 212).

13 Hormonsystem

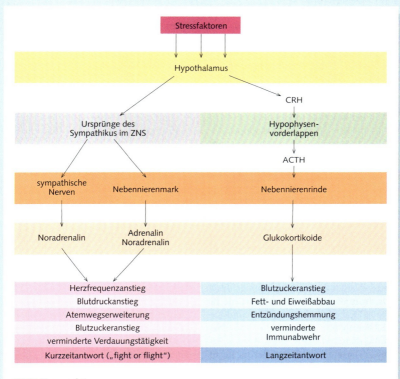

13.15 Stressreaktion

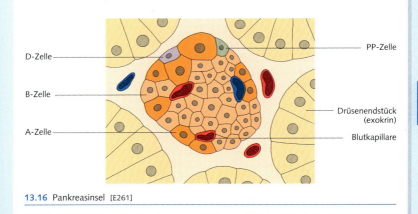

13.16 Pankreasinsel [E261]

Diabetes mellitus Typ 2. Der Diabetes mellitus Typ 2 ist weitaus am häufigsten und betrifft vor allem ältere, übergewichtige Menschen. Hier besteht eine verminderte **Insulinempfindlichkeit** der Zielgewebe (▶ o.). Dadurch müssen die B-Zellen immer mehr Insulin sezernieren. Dies führt schließlich zu einer Funktionsschwäche der B-Zellen und einem relativen Insulinmangel.

Beschwerden. Hauptbeschwerden sind Schwäche und Ausscheidung hoher Urinmengen (durch den hohen Blutzuckerspiegel) sowie entsprechend viel Durst [Abb. 13.18]. Bei sehr hohen Blutzuckerwerten kommt es zum **diabetischen Koma** mit Bewusstlosigkeit. Beim Diabetes mellitus Typ 1 entstehen die Beschwerden viel schneller und heftiger als beim Typ 2.

Behandlung. Bei Typ-1-Diabetikern muss das fehlende Insulin immer durch **Insulininjektionen** ersetzt werden. Bei Typ-2-Diabetikern stehen Diät und Gewichtsabnahme im Vordergrund. Nur wenn diese erfolglos sind, werden zusätzlich **orale Antidiabetika** („Zuckertabletten") gegeben.

Folgekrankheiten bei Diabetes mellitus. Wird ein Diabetes nicht oder ungenügend behandelt, besteht also ein zu hoher Blutglukosespiegel über längere Zeit, kommt es bei den meisten zu Folgeerkrankungen, den **diabetischen Spätschäden.** Vor allem sind die Blutgefäße betroffen.

Bei der **diabetischen Mikroangiopathie** veröden die Arteriolen und Blutkapillaren in praktisch allen Organen. Dadurch kommt es zu einer Minderdurchblutung bis hin zum Durchblutungsstillstand von Geweben. Vor allem betroffen sind:

- **Netzhaut** des Auges (▶ S. 458) bis hin zur Erblindung (**diabetische Retinopathie**)
- **Niere** (▶ S. 312). Die **diabetische Nephropathie** ist Todesursache bei 10 % der Diabetiker. Wahrscheinlich spielt eine Kombination aus Schädigung der Gefäße und der Basalmembranen der Glomeruli eine Rolle
- **Nerven** und damit verbundene Ausfälle vor allem des Tast- und Vibrationssinnes (**diabetische Polyneuropathie**)
- **Haut** bis hin zum Gewebeuntergang (**Gangrän**) infolge der Mangeldurchblutung.

Bei der **diabetischen Makroangiopathie** handelt es um eine frühe und starke Arteriosklerose (▶ S. 172). Durch Fett- und Kalkeinlagerungen in die Arterienwand werden die Arterien zunehmend eingeengt. Dadurch besteht ein hohes Risiko für Herzinfarkt (▶ S. 166) und Schlaganfall (▶ S. 434): Ein Herzinfarkt ist bei 60 % und ein Schlaganfall bei 30 % der Patienten mit Diabetes die Todesursache.

Außerdem sind Diabetiker erhöht infektionsgefährdet (z. B. Harnwegsinfekte, Pilzinfektionen der Haut).

13.9 Zirbeldrüse

Die **Zirbeldrüse** (Epiphyse, Gl. pinealis) wird durch eine kleine hintere Ausstülpung des Zwischenhirns gebildet (▶ S. 410).

Die Zirbeldrüse besteht aus dicht gelagerten Zellen, den **Pinealozyten,** die das Hormon **Melatonin** ins Blut abgeben. Die Tätigkeit der Zirbeldrüse erfolgt in Abhängigkeit vom Tag-Nacht-Rhythmus: Die Melatoninabgabe findet vor allem bei Dunkelheit statt und wird durch Licht gehemmt.

Die Bedeutung von Zirbeldrüse und Melatonin ist beim Menschen nicht eindeutig geklärt. Melatonin soll beim Menschen u. a. den Tag-Nacht-Rhythmus (**zirkadiane Rhythmik**) beeinflussen sowie die Gonadotropinausschüttung und -wirkung und damit die Keimdrüsenentwicklung hemmen.

13 Hormonsystem

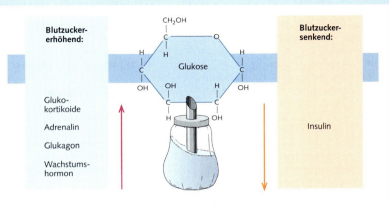

13.17 Hormonelle Regulation des Blutzuckerspiegels

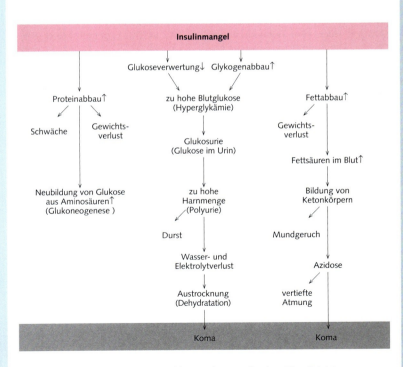

13.18 Leitbeschwerden der Zuckerkrankheit (Diabetes mellitus) und ihre Entstehung

13.10 Untersuchungsmethoden

Bei der Diagnostik der Funktion praktisch aller endokriner Organe spielt die Bestimmung der **Hormonspiegel** im Blut eine wichtige Rolle.

Häufig wird eine Diagnostik der **Schilddrüse** durchgeführt. Die beiden wichtigsten Untersuchungsmethoden hierbei sind:

- **Sonographie:** Aufgrund ihrer Lage ist die Schilddrüse für die Sonographie (Ultraschalluntersuchung) gut zugänglich. Sie erlaubt u. a. die Beurteilung von knotigen oder diffusen (= die ganze Schilddrüse betreffenden) Veränderungen des Schilddrüsengewebes
- **Szintigraphie:** Bei der Szintigraphie wird eine radioaktive Substanz, z. B. 123-Jod oder 99m-Technetium, gespritzt. Die radioaktive Substanz reichert sich im Schilddrüsengewebe an. Die Strahlung wird dann mit einer Gammakamera aufgenommen. Diese Methode erlaubt die Bestimmung von Größe und Lage der Schilddrüse. Durch unterschiedliche Anreicherung der radioaktiven Substanz kann auch ein Nachweis von z. B. Adenomknoten erfolgen.

Weitere Untersuchungsmethoden werden bei der **Nebennieren-** und **Hypophysendiagnostik** sowie zusätzlich auch bei der Schilddrüsendiagnostik eingesetzt. Hierbei handelt es sich vor allem um Computertomographie und Magnetresonanztomographie.

Wiederholungsfragen

1. Welche endokrinen Drüsen gibt es? (▶ S. 368)
2. Was ist die Voraussetzung für die Wirkung von Hormonen auf Zielzellen? (▶ S. 368)
3. Wie ist die Hirnanhangdrüse gegliedert? (▶ S. 370)
4. Was ist Neurosekretion? (▶ S. 370)
5. Welche Hormone werden vom Vorderlappen der Hirnanhangdrüse abgegeben? (▶ S. 372)
6. Was sind glandotrope Hormone? (▶ S. 372)
7. Wie steuert der Hypothalamus den Vorderlappen der Hirnanhangdrüse? (▶ S. 372)
8. Wo ist die Schilddrüse lokalisiert und wie ist ihr Aufbau? (▶ S. 374)
9. Was ist Thyreoglobulin? (▶ S. 374)
10. Welche Wirkung haben die Schilddrüsenhormone? (▶ S. 374)
11. Was ist die Hauptursache eines Kropfs? (▶ S. 376)
12. Welche Drüse gibt Parathormon ab und welche Wirkung hat dieses Hormon? (▶ S. 376)
13. Welche Schichten weist die Nebennierenrinde auf und welche Hormone werden abgegeben? (▶ S. 378)
14. Welche Hormone werden in den Pankreasinseln gebildet? (▶ S. 380)
15. Was kennzeichnet einen Diabetes Typ 1? (▶ S. 380)
16. Welche Folgekrankheiten gibt es bei Diabetes mellitus? (▶ S. 382)
17. Was sind die Grundlagen der Schilddrüsenszintigraphie? (▶ S. 384)
18. Wozu führt eine Überfunktion der Nebennierenrinde? (▶ S. 378)
19. Welche Wirkungen entfalten Glukokortikoide? (▶ S. 378)
20. Welche Substanzen werden bei Stressbedingungen ausgeschüttet und wie wirken diese? (▶ S. 380)

14 Nervensystem

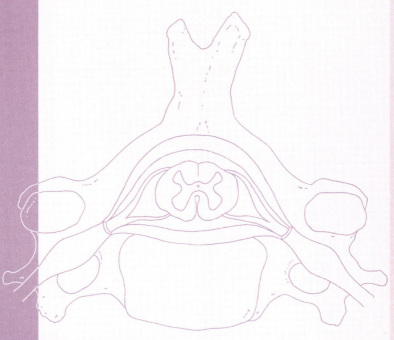

14.1 Übersicht 386
14.2 Nervengewebe 386
14.3 Organisation des Nervensystems 396
14.4 Zentrales Nervensystem 400
14.5 Hirn- und Rückenmarkshäute 428
14.6 Blutgefäße des ZNS 432
14.7 Peripheres Nervensystem 436
14.8 Autonomes Nervensystem 440
14.9 Untersuchungsmethoden 444
　　　Wiederholungsfragen 444

14.1 Übersicht

Das Nervensystem (Systema nervosum) steuert zusammen mit dem Hormonsystem (▶ S. 368) den Gesamtorganismus: Es regelt die Tätigkeit der Eingeweide und der Atmungsorgane ebenso wie die der Skelettmuskulatur oder der Fortpflanzungsorgane. Es arbeitet sehr schnell, im Bereich von Millisekunden.

Das Nervensystem dient der Verständigung mit der Umwelt und dem Körperinnern und sorgt für eine schnelle Anpassung des Gesamtorganismus an Veränderungen in der Außenwelt und im Körperinnern. Die Steuerung durch das Nervensystem kann dabei bewusst oder unbewusst erfolgen.

Das Nervensystem erfüllt außerdem so genannte höhere Funktionen, beispielsweise in Form der Speicherung von Erfahrungen (Gedächtnis), der Entwicklung von Vorstellungen (Denken) und von Gefühlen, (Emotionen), die in die Steuerungstätigkeit eingehen.

Das Nervensystem [Abb. 14.1] besteht aus zwei Anteilen mit unterschiedlicher Lokalisation, dem zentralen Nervensystem, kurz **ZNS,** und dem peripheren Nervensystem, kurz **PNS.**

- Das ZNS, das sich aus **Gehirn** und **Rückenmark** zusammensetzt, ist das Steuerzentrum, in dem Informationen aus dem Körper und der Außenwelt verarbeitet werden
- Das PNS stellt hauptsächlich eine Verkabelung in Form von Nerven zwischen ZNS und peripheren Organen her. Es leitet die Informationen (Erregungen) aus dem Körper zum ZNS und umgekehrt die Steuerbefehle aus dem ZNS in periphere Organe.

Entwicklungsgeschichtlich geht das Nervensystem mit Ausnahme der Mikroglia aus dem Neuroektoderm (▶ S. 352) hervor.

Das Nervensystem wird durch das **Nervengewebe** aufgebaut.

14.2 Nervengewebe

Die Zellen des Nervengewebes sind:
- **Nervenzellen** oder Neuronen
- **Neuroglia.**

Die Zellen des Nervengewebes sind dicht gelagert, die Interzellularräume eng mit wenig interstitieller Flüssigkeit.

Das Nervengewebe enthält reichlich Blutgefäße, die eine wichtige Schrankenfunktion haben: Diese **Blut-Hirn-Schranke** soll das Nervensystem vor Substanzen schützen, die seine Funktion beeinträchtigen könnten. Fettlösliche Substanzen (▶ S. 14) können aber die Blut-Hirn-Schranke passieren.

Nervenzelle

Nervenzellen (Neuronen) sind die spezifischen Zellen des Nervengewebes und verantwortlich für dessen Fähigkeit zur Erregungsbildung, -aufnahme und -leitung. Nervenzellen sind hoch spezialisiert und können sich nicht mehr teilen.

Nervenzellen stehen untereinander oder mit anderen Zielzellen, z. B. Muskel- und Drüsenzellen, über spezifische Kommunikationskontakte (▶ S. 20) in Verbindung, die **Synapsen.**

Allgemeiner Bauplan. Nervenzellen bestehen aus dem kernhaltigen **Zellkörper** (Perikaryon, Soma) und **Fortsätzen,** die der Signalleitung und Verschaltung dienen [Abb. 14.2]. Bei den Fortsätzen werden zwei Typen unterschieden, **Dendrit** und **Axon.** Nach der Anzahl der Fortsätze werden unterschieden:
- **Bipolare Nervenzellen**
- **Pseudounipolare Nervenzellen**
- **Multipolare Nervenzellen** [Abb. 14.3].

Bipolare Nervenzellen haben zwei Fortsätze. Pseudounipolare Nervenzellen, besitzen einen Stammfortsatz, der nach kurzem Verlauf in zwei Fortsätze aufzuweigt. Am häufigsten sind im Nervengewebe jedoch die multipolaren Nervenzellen vertreten, die eine größere Anzahl von Fortsätzen aufweisen.

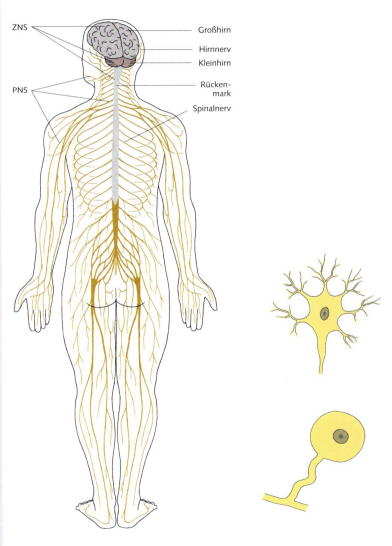

14.1 Das Nervensystem im Überblick [S010-2-16]

14.2 Oben multipolare, unten pseudounipolare Nervenzelle

Zellkörper

Die Zellkörper der Nervenzellen sind sehr unterschiedlich groß – die Spannbreite reicht ungefähr von 5–120 µm. Der Zellkörper einer Nervenzelle besteht aus Zellkern und Zytoplasma.

Zellkern. Der Zellkern ist meist groß und rund und enthält ein großes Kernkörperchen.

Zytoplasma. Das Zytoplasma der Nervenzellen zeigt als Besonderheit schollige Strukturen, die Nissl-Schollen oder **Nissl-Substanz** [Abb. 14.3]. Hierbei handelt es sich um RNA, die v.a. in Ribosomen des rauen ER vorkommt (▶ S. 28). Nervenzellen haben als Ausdruck ihrer hohen Stoffwechselaktivität zahlreiche Organellen, z.B. viele Mitochondrien, Lysosomen und Golgi-Felder.

Das Zytoplasma enthält außerdem unterschiedlich viele gelb-bräunliche Körnchen, die **Lipofuszingranula** (▶ S. 26). Da ihre Zahl mit zunehmendem Alter zunimmt, werden sie auch als **Alterspigment** bezeichnet. Reichlich Mikrotubuli und Neurofilamente dienen u.a. als zelluläres Stützgerüst (▶ S. 22).

Dendrit

Der Dendrit ist der **zuführende** (afferente) **Schenkel** einer Nervenzelle, über ihn nimmt die Nervenzelle Erregungen auf, die dann auf die übrigen Abschnitte der Nervenzelle weitergeleitet werden [Abb. 14.3]. Bipolare und pseudounipolare Nervenzellen besitzen jeweils nur einen Dendrit, multipolare Nervenzellen mehrere (bis zu ungefähr 1000).

Der Dendrit besitzt meist einen stammförmigen Ursprung, der sich baumartig in unterschiedlich viele Äste verzweigt. Das Zytoplasma des stammförmigen Ursprungs hat eine ganz ähnliche Zusammensetzung wie das des Zellkörpers.

Axon

Das Axon (der Neurit) ist der **ableitende** (efferente) **Schenkel** einer Nervenzelle [Abb. 14.3], d.h. dass eine Erregung über das Axon weiterbefördert wird. Jede Nervenzelle besitzt nur ein Axon, das aber im weiteren Verlauf Seitenäste (**Kollateralen**) abgibt. Axone sind sehr dünn. Nervenzellen, deren Axone in unmittelbarer Nähe wieder enden und die zwischen andere Nervenzellen eingeschaltet sind, heißen **Zwischennervenzellen** (Interneurone). Nervenzellen mit langen Axonen sind **Projektionsneurone**. Ihre Axone können über 1m lang sein (beispielsweise vom Gehirn zum Rückenmark).

Axone enden in ihren Zielgebieten mit **Endverzweigungen** (▶ u.). Das Zytoplasma des Axons heißt **Axoplasma**, die hüllende Membran **Axolemm**.

Axonursprung. Der Ursprung eines Axons am Zellkörper heißt Axonhügel oder **Ursprungskegel**. Er enthält keine Nissl-Substanz, dadurch können Dendriten und Axone am Ursprung unterschieden werden. An den Ursprungskegel schließt sich das Initialsegment an [Abb. 14.3], das sich zum Axon verjüngt.

Axoplasma. Das Axoplasma enthält Neurofilamente, Mikrotubuli, Mitochondrien und Bläschen (Vesikel). Die Mikrotubuli stehen im Zusammenhang mit dem Transport von Bläschen und membranhaltigen Strukturen (▶ S. 22).

Endverzweigung. Die Endverzweigungen eines Axons enden mit unterschiedlich gestalteten Auftreibungen, den **Axonterminalen** oder einfach Terminalen [Abb. 14.3]. Eine Terminale bildet zusammen mit der Membran der Zielzelle eine Synapse zur Erregungsübertragung auf die Zielzelle. In den Terminalen kommen v.a. synaptische Bläschen vor, die Überträgerstoff (▶ u.) enthalten. Zusätzlich gibt es wenige Mitochondrien.

Regeneration. Bei Verletzung, z.B. Durchtrennung, können sich die Axone des peripheren Nervensystems unter geeigneten Bedingungen wieder regenerieren. Dies ist im ZNS nicht möglich.

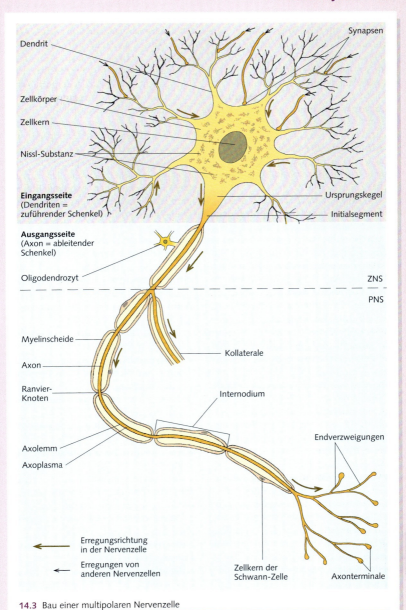

14.3 Bau einer multipolaren Nervenzelle

Aktionspotenzial

Grundlage für Erregungsbildung, -aufnahme und -leitung der Nerven- wie auch der Skelett- und der Herzmuskelzelle ist das Aktionspotenzial.

Wie bei allen Zellen, so ist auch bei der Nervenzelle die Innenseite der Zellmembran negativ und die Außenseite positiv geladen (**Ruhemembranpotenzial** von −70 mV, ▶ S. 18). Verändert sich die Durchlässigkeit der Zellmembran für Ionen, so ändern sich auch die Ladungen, und ein Aktionspotenzial kann entstehen.

Ein Aktionspotenzial setzt sich aus zwei Phasen zusammen, der **Depolarisation** und der **Repolarisation** [Abb. 14.5].

Zunächst nimmt die negative Ladung im Zellinneren durch Einstrom von Na^+-Ionen über entsprechende Kanäle ab [Abb. 14.6]. Ist ein Schwellenwert von ca. −60 mV erreicht, setzt automatisch ein extremer Na^+-Einstrom in die Zelle ein und die Depolarisation läuft nach dem „Alles-oder-Nichts-Gesetz" ab. Sie führt im Spitzenbereich zu positiven Werten im Zellinneren von +20 bis +30 mV. Nun nimmt der Na^+-Einstrom durch Schließen der Kanäle rasch ab und der K^+-Ausstrom aus der Zelle zu. Dies führt zur Repolarisation, der Rückkehr zum Ruhemembranpotenzial. An dieser Wiederherstellung der Ionenverhältnisse hat die Na-K-ATPase wesentlichen Anteil (▶ S. 18).

Aktionspotenziale entstehen bei Nervenzellen normalerweise nur im Bereich des leicht erregbaren Initialsegments (▶ o.) und werden über das Axon zur Synapse (▶ u.) weitergeleitet. Für die Entstehung solcher Aktionspotenziale ist es notwendig, dass die Nervenzelle viele postsynaptische Potenziale (▶ u.) über ihre Dendriten empfängt. Aktionspotenziale dauern bei Nervenzellen ca. 1 ms, bei Skelettmuskelzellen ca. 10 ms und bei Herzmuskelzellen ca. 200 ms.

Synapse

Das Aktionspotenzial kann nicht so einfach von einer Zelle auf eine andere „springen". Hierzu bedarf es spezieller Kontakte zwischen Nervenzellen bzw. Nervenzelle und Zielzelle, der Synapsen.

Am häufigsten sind Synapsen zwischen Nervenzellen (**interneuronale Synapsen**), zwischen Nervenzellen und Muskelzellen (**neuromuskuläre Synapsen**) und zwischen Nervenzellen und Drüsenzellen (**neuroglanduläre Synapsen**). Bei den Synapsen zwischen Nervenzellen wird unterschieden zwischen **axodendritischen** (von Axon zu Dendrit), **axosomatischen** (von Axon zu Zellkörper) und **axoaxonalen** Synapsen (von Axon zu Axon).

Die bei weitem größte Zahl an Synapsen sind **chemische Synapsen**, d. h. das ankommende elektrische Signal wird durch einen chemischen Überträgerstoff weitergeleitet. **Elektrische Synapsen** in Form von Nexus (▶ S. 20) sind im erwachsenen ZNS sehr selten.

Aufbau. Bestandteile einer chemischen Synapse sind [Abb. 14.4]:
- **Präsynaptische Struktur,** bestehend aus **synaptischen Bläschen** (Vesikeln) mit Überträgerstoffen (Neurotransmitter) und **präsynaptischer Membran** der Terminale
- **Synaptischer Spalt** zwischen den Zellen
- **Postsynaptische Membran** der Zielzelle.

Die Erregungsübertragung erfolgt stets von prä- auf postsynaptisch, d. h. die Synapse hat **Ventilfunktion**.

Neurotransmitter. Es gibt eine große Zahl von Überträgerstoffen, die hier Neurotransmitter heißen, z.B. **Aminosäuren, Amine, Acetylcholin** und vielfältige **Neuropeptide** [Tab. 14.7]. Synapsen werden nach dem benutzten Transmitter benannt, wobei häufig verschiedene Transmitter von einer Synapse benutzt werden.

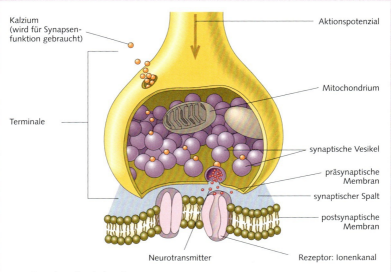

14.4 Bau einer chemischen Synapse

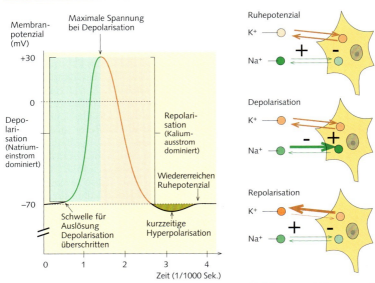

14.5 Spannungsveränderung während eines Aktionspotenzials

14.6 Ionenverschiebungen und Ladungsänderungen während eines Aktionspotenzials

Erregungsübertragung. Die Erregungsübertragung an der Synapse (**Neurotransmission**) funktioniert folgendermaßen: Erreicht ein Aktionspotenzial eine Terminale, so verschmelzen synaptische Bläschen mit der präsynaptischen Membran und der Neurotransmitter wird in den synaptischen Spalt ausgeschüttet. Der Neurotransmitter bindet an spezifische Rezeptoren der postsynaptischen Membran und verändert deren Ionendurchlässigkeit:

- Kommt es zu einem Einstrom von z. B. Na^+-Ionen, kann eine Depolarisation bei der postsynaptischen Zielzelle entstehen. Dies ist eine **erregendes** (exzitatorisches) **postsynaptisches Potenzial** oder, vereinfacht, eine **erregende Synapse**
- Würden jedoch z. B. Cl^--Ionen in die postsynaptische Zielzelle einströmen, würde diese unerregbar und damit gehemmt (**hemmendes** = inhibitorisches **postsynaptisches Potenzial** oder **hemmende Synapse**).

Um das Transmittersignal zu beenden, wird der Transmitter wieder in die Terminale zurücktransportiert, in umgebende Gliazellen aufgenommen oder durch Enzyme im synaptischen Spalt abgebaut.

Nervenfasern

Ein Axon mit seiner Hülle aus Neurogliazellen wird als Nervenfaser bezeichnet. Die Nervenfasern verlaufen zu ihren Zielgebieten stets gebündelt angeordnet. **Nervenfaserbündel** heißen im ZNS **Bahnen** (Tractus) oder **Stränge** (Fasciculi), im PNS **periphere Nerven**.
Bei den hüllenden Gliazellen handelt es sich im ZNS um Oligodendrozyten (▶ S. 396) und im PNS um Schwann-Zellen (▶ S. 436).
Je nachdem, wie dick die Gliazellhülle ist, unterscheidet man zwischen myelinisierten und nicht myelinisierten Nervenfasern.

Myelinisierte (markhaltige) Nervenfasern im PNS. Im PNS umhüllt eine **Schwann-Zelle** mit unterschiedlich vielen **Zellmembranwicklungen** jeweils einen Abschnitt eines Axons [Abb. 14.8]. Diese Hülle aus Membranwicklungen wird als **Myelinscheide** oder Markscheide bezeichnet.

Der Abschnitt einer Nervenfaser, der von einer Schwann-Zelle gehüllt wird, ist das **Internodium** (▶ Abb. 14.3). Mit ganz kurzem Abstand (▶ u.) folgt dann die nächste Schwann-Zelle. Auf diese Weise bilden unterschiedlich viele Schwann-Zellen die Myelinscheide einer Nervenfaser. Wo die Myelinscheiden zweier benachbarter Schwann-Zellen aneinander grenzen, entsteht ein schmaler myelinfreier Spaltraum, der sog. **Ranvier-Knoten**.

Myelinisierte (markhaltige) Nervenfasern im ZNS. Im ZNS bilden die **Oligodendrozyten** durch Zellmembranwicklungen eine Myelinscheide um Axone, ähnlich den Schwann-Zellen im PNS. Der wesentliche Unterschied zu Schwann-Zellen des PNS besteht jedoch darin, dass Oligodendrozyten mit ihren Zellfortsätzen nicht nur ein Axon, sondern mehrere benachbarte Axone abschnittsweise umhüllen können.

Nicht myelinisierte (marklose) Nervenfasern. Nicht myelinisierte Nervenfasern im PNS haben zwar keine Myelinscheide, völlig „schutzlos" sind sie aber nicht [Abb. 14.9]: Mehrere Axone senken sich unterschiedlich tief in aufeinander folgende Schwann-Zellen ein, ein Einwickeln in Schwann-Zellmembranen erfolgt jedoch nicht.

Im ZNS verlaufen nicht myelinisierte Axone völlig ohne Hülle im Gewebe. Da aber zu einer Nervenfaser stets Axon und Hülle gehören, kann es definitionsgemäß keine nicht myelinisierten Nervenfasern im ZNS geben. Sie werden als nicht myelinisierte Axone bezeichnet.

Neurotransmitter		Benennung der Synapse	Funktion
Monoamine:	Dopamin	dopaminerg	erregend oder hemmend
	Noradrenalin	noradrenerg	
	Adrenalin	adrenerg	
	Serotonin	serotonerg	
Acetylcholin		cholinerg	überwiegend erregend
Aminosäuren:	Glutamat	glutamaterg	erregend
	γ-Aminobuttersäure (GABA)	GABAerg	hemmend
	Glyzin	glyzinerg	hemmend
Neuropeptide:	z.B. Opioide, Somatostatin, antidiuretisches Hormon	peptiderg	neuromodulatorisch

14.7 Neurotransmitter

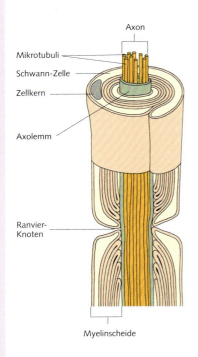

14.8 Myelinisierte Nervenfaser im PNS

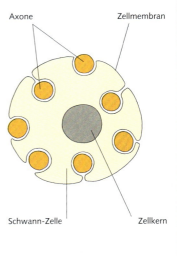

14.9 Nicht myelinisierte Nervenfaser im PNS

Leitungsgeschwindigkeit von Nervenfasern. Die Aktionspotenziale werden entlang des Axons bis zu seiner Terminale weitergeleitet und führen dann zur synaptischen Übertragung (▶ o.). Dabei wird das Axon nicht in seiner gesamten Länge gleichzeitig depolarisiert, sondern das Aktionspotenzial schreitet entlang des Axons vorwärts.

Bei nicht myelinisierten Nervenfasern des PNS bzw. Axonen des ZNS muss das ganze Axon Abschnitt für Abschnitt depolarisiert werden [Abb. 14.10]. Das Aktionspotenzial kommt nur langsam voran, die Leitungsgeschwindigkeit ist mit ca. 1 m/s niedrig.

Bei myelinisierten Nervenfasern hingegen springt das Aktionspotenzial von Ranvier- zu Ranvier-Knoten (**saltatorische Erregungsleitung**), da in den durch die Myelinscheide stark isolierten Internodien kein Aktionspotenzial ausgebildet wird [Abb. 14.10]. Solche Nervenfasern leiten sehr schnell, bis zu 90 m/s.

Multiple Sklerose. Die multiple Sklerose, kurz MS, ist eine der häufigsten neurologischen Erkrankungen des ZNS. Wahrscheinlich autoimmun mitbedingt werden die Myelinscheiden in umschriebenen Bereichen zerstört (**Entmarkungsherde**), und dadurch die Erregungsleitung beeinträchtigt. Häufigste neurologische Ausfälle sind Augenmuskellähmungen, Taubheitsgefühl oder Missempfindungen an den Extremitäten und Lähmungen, v.a. der unteren Extremitäten.

Nerv
Wie erwähnt werden die Nervenfaserbündel im PNS als Nerven bezeichnet. Nerven verbinden vor allem das ZNS mit der Körperperipherie. Die Nervenfasern eines Nervs leiten als **afferente Fasern** Signale zum ZNS hin oder sie leiten als **efferente Fasern** Signale vom ZNS zu den Organen (▶ S. 440).

In Nerven des peripheren Nervensystems liegen meist afferente und efferente Nervenfasern gleichzeitig nebeneinander vor, sie sind sog. **gemischte Nerven**.

Die Zellkörper der Zellen liegen entweder im ZNS, z.B. im Vorderhorn des Rückenmarks (▶ S. 418), oder in peripheren Nervenzellansammlungen (**Ganglien**), z.B. Spinalganglien (▶ S. 436).

Aufbau. Größere Nerven werden insgesamt von Bindegewebe umhüllt [Abb. 14.11]. Dieses **Epineurium** baut den Nerv verschieblich in benachbarte Gewebe ein und enthält Blutgefäße zur Versorgung des Nervs. Das Epineurium dringt auch ins Innere des Nervs vor und umgibt größere Nervenfaserbündel.

An das Epineurium schließt sich um kleinere Nervenfaserbündel das **Perineurium** an. Das Perineurium ist eine Scheide aus speziellen Zellen, die einen epithelialen Verband bilden.

Schließlich besitzt jede Nervenfaser einen Strumpf aus retikulären Fasern (▶ S. 60), das **Endoneurium**.

Gliazellen
Neurogliazellen oder Gliazellen des Nervengewebes sind deutlich **zahlreicher** als Nervenzellen. Sie erfüllen:
- Hüllfunktion
- Stützfunktion
- Ernährungsfunktion
- Schutzfunktion.

Gliazellen des ZNS
Astrozyten. Astrozyten oder Sternzellen sind die häufigsten Gliazellen im ZNS und kommen dort überall vor (▶ S. 400). Astrozyten [Abb. 14.12] sind besonders fortsatzreich. Mit diesen Fortsätzen schieben sie sich zwischen Nervenzellen und bedecken deren Zellkörper und Fortsätze. Sie bedecken mit ihren Fortsatzendigungen auch Blutgefäße und bilden an der Oberfläche von Gehirn und Rückenmark Grenzschichten. Bei Verletzungen des ZNS bilden sie **Gliazellnarben**.

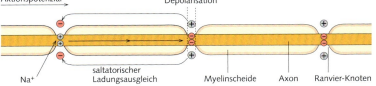

14.10 Kontinuierliche (oben) und saltatorische (unten) Erregungsausbreitung

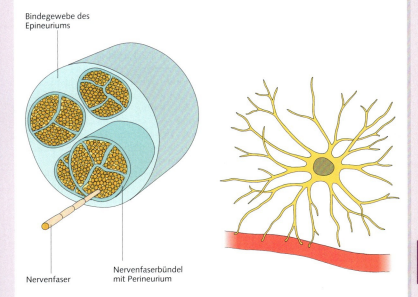

14.11 Bau eines Nervs

14.12 Astrozyt [E261]

Oligodendrozyten. Oligodendrozyten kommen bevorzugt in der weißen Substanz (▶ S. 400) vor, wo sie die Myelinscheiden des ZNS bilden.

Mikroglia. Mikrogliazellen sind die kleinsten Gliazellen des ZNS. Ihre Fortsätze sind fein und kurz. Sie sind Fresszellen, die dem mononukleären Phagozytensystem (MPS) angehören (▶ S. 204). Mikrogliazellen sind amöboid beweglich und beseitigen Abbau- und Zerfallsprodukte im ZNS. Mikrogliazellen gehen als einzige Zellen des Nervengewebes nicht aus dem Neuroektoderm hervor (▶ S. 352), sondern aus dem Bindegewebe des Knochenmarks.

Ependymzellen. Ependymzellen kleiden das liquorhaltige Hohlraumsystem des ZNS (▶ S. 430) aus und grenzen es vom Nervengewebe ab.

Gliazelltumoren. Aus Gliazellen des ZNS können Tumoren hervorgehen. Während **Gliome** verdrängend wachsen, sind **Glioblastome** bösartig, schnell wachsend und verlaufen häufig rasch tödlich.

Gliazellen des PNS

Schwann-Zellen. Schwann-Zellen umhüllen in unterschiedlichem Ausmaß Axone und sind damit an der Bildung myelinisierter wie nicht myelinisierter Nervenfasern beteiligt (▶ o.). Es gibt auch freie Schwann-Zellen.

Schwann-Zell-Tumoren. Gutartige Tumoren der Schwann-Zellen heißen **Neurinome.** Sie können überall im peripheren Nervensystem auftreten. Eine bevorzugte Lokalisation aber ist der VIII. Hirnnerv (▶ S. 436). Dieses **Akustikusneurinom** zeigt sich vor allem durch zunehmende Schwerhörigkeit bis hin zur Taubheit.

Mantelzellen. Mantelzellen, auch Satellitenzellen genannt, bilden eine Zelllage auf den Zellkörpern peripherer Nervenzellen und damit eine schützende Hüllschicht.

14.3 Organisation des Nervensystems

Gliederungen des Nervensystems

Das Nervensystem lässt sich nach der Funktion und nach der Lokalisation untergliedern.

Gliederung nach der Funktion. Bei der Gliederung nach der Funktion werden autonomes und somatisches Nervensystem unterschieden [Abb. 14.13].

Autonomes Nervensystem. Der Teil des Nervensystems, der die Eingeweidetätigkeit steuert, wird als autonomes (vegetatives oder viszerales) Nervensystem bezeichnet und funktioniert weitgehend unbewusst.

Somatisches Nervensystem. Der andere Teil des Nervensystems, der u. a. der Innervation der Skelettmuskulatur und der bewussten Wahrnehmung von Sinneseindrücken dient, ist das somatische (animalische) Nervensystem.

Autonomes und somatisches Nervensystem sind funktionell miteinander verflochten. So kommt es etwa beim Riechen einer schmackhaften Speise (zum somatischen Nervensystem gehörender Sinneseindruck) zu Speichelfluss (gesteuert vom autonomen Nervensystem).

Gliederung nach der Lokalisation. Steuerung setzt Informationsaustausch und Informationsverarbeitung voraus. Hierfür besteht das Nervensystem aus [Abb. 14.14]:
- Zentralem Nervensystem (ZNS)
- Peripherem Nervensystem (PNS)

Beide beinhalten autonome und somatische Anteile.

ZNS. Das **ZNS**, bestehend aus **Gehirn** und **Rückenmark** [Abb. 14.14, 14.15], ist das nervöse **Steuerzentrum.** Dort werden alle Informationen abgestimmt (**koordiniert**), zusammengefasst (**integriert**) und in Beziehung zueinander gesetzt (**assoziiert**) sowie ggf. angemessene Steuerbefehle entworfen und in die Organe geschickt.

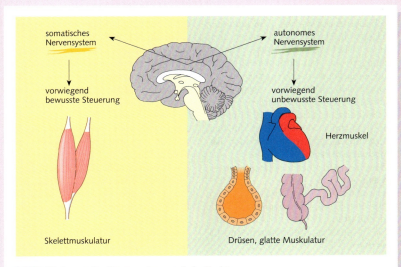

14.13 Gliederung des Nervensystems nach der Funktion

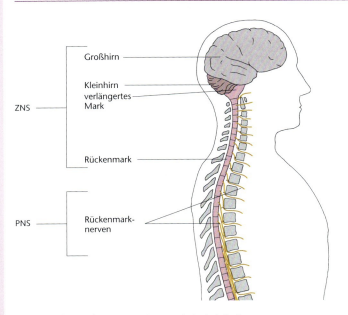

14.14 Gliederung des Nervensystems nach der Lokalisation

PNS. Das PNS stellt hauptsächlich die Verbindungen zwischen ZNS und den Organen her. Über Nervenfasern bzw. Nerven leitet es die Informationen (Erregungen) aus den Organen zum ZNS und umgekehrt die Steuerbefehle aus dem ZNS in die Organe.

Stehen Nerven mit dem Gehirn in Verbindung, so werden sie als **Hirnnerven** bezeichnet. Verbindungen mit dem Rückenmark heißen Spinal- oder **Rückenmarksnerven**.

Afferenzen, Efferenzen und Rezeptoren im PNS

Nervenfasern, die Informationen zum ZNS leiten, sind **Afferenzen**. Diejenigen Nervenfasern, die Steuerbefehle vom ZNS in die Organe übertragen, sind **Efferenzen**.

Afferenzen. Afferent leitende Nervenfasern werden auch als **sensorische**, also Sinneseindruck vermittelnde **Nervenfasern** bezeichnet [Abb. 14.16].

Kommt die Information aus den Eingeweiden, so handelt es sich um **Eingeweideafferenzen** (Viszeroafferenzen oder Viszerosensorik). Stammt das Signal aus der Skelettmuskulatur, aus Gelenken, Haut und Sinnesorganen handelt es sich um **Körperafferenzen** (Somatoafferenzen oder Somatosensorik).

Efferenzen. Die efferenten Nervenfasern sind **motorisch** [Abb. 14.16]. Zu unterscheiden sind hierbei **Körpereffenzen** (Somatoefferenzen oder Somatomotorik) zur motorischen Innervation der Skelettmuskulatur, und **Eingeweideefferenzen** (Viszeroefferenzen oder Viszeromotorik), zur Innervation von glatter Muskulatur, Herzmuskulatur und Drüsen.

Rezeptoren im PNS. Sinneseindrücke, die durch Afferenzen zum ZNS geleitet werden, werden durch Reizaufnehmer (**Rezeptoren**) aufgenommen. Rezeptoren sind unterschiedlich strukturiert und kommen in unterschiedlichen Lokalisationen vor (▶ S. 446].

Rezeptoren der inneren Organe (Viscera) werden als **Eingeweiderezeptoren** (viszerale Rezeptoren) bezeichnet. Die an diese Rezeptoren angeschlossenen Afferenzen sind **Eingeweideafferenzen** (▶ o.). Sie vermitteln Informationen über das innere Milieu des Körpers. Diese können unbewusst bleiben, z. B. der Blutdruck oder der O_2- bzw. CO_2-Gehalt des Blutes, aber bewusst wahrgenommen werden wie etwa Schmerz oder Völlegefühl.

Rezeptoren z. B. in Haut, Auge und Ohr sind **Außenrezeptoren** (Exterozeptoren). Sie nehmen Sinneseindrücke aus der Außenwelt auf, z. B. Berührung, Sehen, Hören.

Rezeptoren in Skelettmuskulatur, Sehnen und Gelenkkapseln sind **Eigenrezeptoren** (Propriozeptoren). Sie werden durch Dehnung gereizt und vermitteln Eindrücke über die Stellung der Extremitäten und Lage des Körpers im Raum.

Die an Außen- und Eigenrezeptoren angeschlossenen Afferenzen zum ZNS sind die **Körperafferenzen** (▶ o.). Durch Außenrezeptoren und z. T. auch durch Propriozeptoren vermittelte Reize können bewusst wahrgenommen werden.

Leitungsbögen

Das Nervensystem funktioniert in Form von **Leitungsbögen:** Auf einen afferenten Informationsfluss zum ZNS folgt die Informationsverarbeitung im ZNS und daran anschließend eine nachfolgende efferente Steuerung durch das ZNS. Diese führt zu einer erneuten afferenten Erfolgsrückmeldung zum ZNS usw. Die Leitungsbögen können verhältnismäßig einfach, aber auch hoch kompliziert sein. Der einfachste Leitungsbogen besteht aus zwei Nervenzellen, die über eine Synapse verbunden sind (Eigenreflex ▶ S. 420). Die meisten Leitungsbögen im ZNS bestehen aus einer großen Anzahl von Nervenzellen mit unterschiedlichen Verschaltungsmustern.

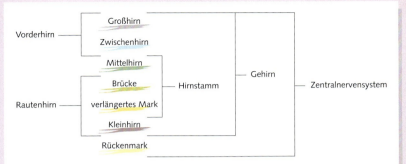

14.15 Gliederung des Zentralnervensystem

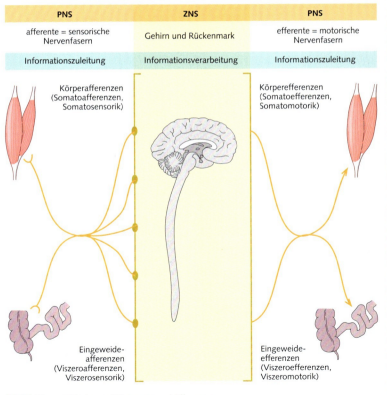

14.16 Die verschiedenen Afferenzen und Efferenzen

14.4 Zentrales Nervensystem

Das zentrale Nervensystem (ZNS) umfasst Gehirn und Rückenmark.
Das ZNS besteht aus zwei fast spiegelbildlichen Hälften, die miteinander verbunden sind.

Schutzeinrichtungen des ZNS

Das lebenswichtige ZNS wird in besonderem Maße geschützt [Abb. 14.17]:
Das Gehirn umfängt der knöcherne Hirnschädel (▶ S. 102). Das Rückenmark liegt im Wirbelkanal (▶ S. 114) der Wirbelsäule. Die knöchernen Anteile der Wirbel und Bänder, die die Wirbel verbinden, bilden eine geschlossene bindegewebig-knöcherne Röhre. Durch seitliche **Zwischenwirbellöcher** (▶ Abb. 4.43) treten die Rückenmarksnerven aus.

Unter dem Knochen schließen sich nach innen die bindegewebigen **Hirn- und Rückenmarkshäute** an, die ebenfalls unter anderem schützende Funktionen besitzen (Details ▶ S. 428).

Graue und weiße Substanz

Im Frischpräparat des ZNS lassen sich nach ihrer Farbe zwei Anteile unterscheiden: [Abb. 14.18, 14.19]:

- Die **graue Substanz** (Substantia grisea) entspricht Ansammlungen von Nervenzellkörpern
- Bei der **weißen Substanz** (Substantia alba) handelt es sich um gebündelte myelinisierte Nervenfasern. Die weißliche Farbe entsteht durch die fetthaltigen Myelinscheiden (▶ S. 392).

Verteilung. Beim Gehirn liegt der größte Teil der grauen Substanz als **Rinde** (Cortex) an der Oberfläche.

Es kommt aber auch graue Substanz im Innern des Gehirns vor, die **Kerne** (Nuclei und Ganglien) bildet oder netzförmig organisiert ist (z. B. Formatio reticularis ▶ S. 412).

Im Rückenmark liegt die graue Substanz hauptsächlich schmetterlingsförmig im Innern vor [Abb. 14.19].

Gehirn

Das Gehirn (Encephalon) ist nicht nur lebenswichtiges Steuerzentrum. Es ist der Sitz aller bewussten Handlungen und Empfindungen sowie z. B. ethischer Vorstellungen.

Das Hirngewicht des erwachsenen Menschen beträgt ungefähr 1100–1500 g (oder ca. 2 % des Körpergewichts).

Das kompakte Gewebe des Gehirns umschließt ein flüssigkeitsgefülltes Hohlraumsystem, die vier Hirnkammern (Ventrikel) mit der Gehirn-Rückenmarks-Flüssigkeit (Liquor ▶ S. 430). Der Liquor umspült auch außen Gehirn und Rückenmark.

Gliederung des Gehirns. Das Gehirn gliedert sich in verschiedene Abschnitte, die sich aus der Entwicklungsgeschichte ergeben [Abb. 14.15, 14.20]:

- **Vorderhirn** (Prosencephalon). Es besteht aus dem **Großhirn** (Endhirn, Telencephalon, Cerebrum) und dem **Zwischenhirn** (Diencephalon)
- **Mittelhirn**, auch als Mesencephalon bezeichnet
- **Rautenhirn** (Rhombencephalon). Es setzt sich aus **Hinterhirn** (Metencephalon) und **verlängertem Mark** (Myelencephalon oder Medulla oblongata) zusammen. Das Hinterhirn untergliedert sich weiter in Brückenhirn oder kurz **Brücke** (Pons) und **Kleinhirn** (Cerebellum).

Hirnstamm. Ein weiterer Gliederungsbegriff ist der des Hirnstamms. Er setzt sich aus verlängertem Mark, Brücke und Mittelhirn zusammen [Abb. 14.15].

Lokalisation der verschiedenen Hirnabschnitte. Bezogen auf die Schädelbasis (▶ S. 104) befindet sich das Vorderhirn in der vorderen und mittleren Schädelgrube.

Das Kleinhirn sowie Teile des Hirnstamms liegen in der hinteren Schädelgrube.

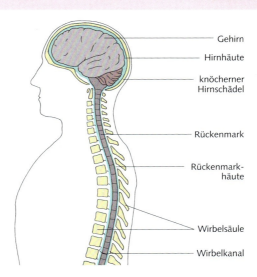

14.17 Schutzeinrichtungen des ZNS

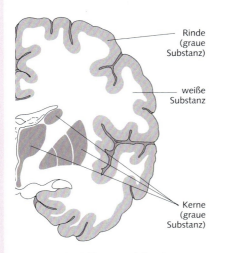

14.18 Großhirnhälfte (Frontalschnitt)

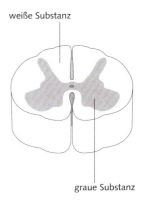

14.19 Rückenmarkquerschnitt

Großhirn

Das beim Menschen mächtig entwickelte Großhirn macht mehr als 80 % der Hirnmasse aus. Es besteht aus zwei Hälften, den **Großhirnhemisphären**, die durch die große **Längsfurche des Großhirns** (Fissura longitudinalis cerebri) äußerlich voneinander getrennt sind. Die beiden Großhirnhemisphären sind durch weiße Substanz in Form des Balkens [Abb. 14.20] miteinander verbunden.

Die Großhirnoberfläche ist nicht glatt, sondern zur Oberflächenvergrößerung aufgefaltet: Die eng stehenden, unregelmäßig verlaufenden Erhabenheiten bilden die **Hirnwindungen** (Gyri cerebri). Zwischen ihnen befinden sich schmale, rinnenförmige Einsenkungen, die **Hirnfurchen** (Sulci cerebri) [Abb. 14.20].

Großhirnlappen

Das Großhirn lässt sich äußerlich in sechs Abschnitte gliedern, die **Großhirnlappen** oder Lobi cerebri [Abb. 14.21]:

- **Stirnlappen** (Lobus frontalis)
- **Scheitellappen** (Lobus parietalis)
- **Hinterhauptlappen** (Lobus occipitalis)
- **Schläfenlappen** (Lobus temporalis)
- **Insel** (Lobus insularis oder Insula)
- **Limbischer Lappen** oder Lobus limbicus (▶ Abb. 14.26).

Die Lappen werden teils durch tiefere Furchen voneinander getrennt. [Abb. 14.21]. Sie weisen unterschiedliche Hirnwindungen und -furchen mit jeweils eigenen Namen und spezifischen Funktionen auf.

Großhirnrinde

Die Großhirnrinde ist ca. 0,5 cm dick und folgt dem Verlauf der Windungen und Furchen. Die Großhirnrinde macht u.a. Sinneseindrücke bewusst und ermöglicht bewusste, willkürliche Bewegungen der Skelettmuskulatur (Willkürmotorik), Planen und Handeln.

Einteilung nach dem histologischen Aufbau. Nach dem histologischen Schichtenbau lässt sich die Großhirnrinde vor allem in zwei Abschnitte gliedern:

- Ungefähr 90 % der Hirnrinde bildet der **Isokortex**. Er ist kompliziert aufgebaut aus 5–6 Schichten [Abb. 14.22]
- Der geringere Teil ist vor allem **Allokortex** mit nur 3–4 Schichten.

Die charakteristischen Nervenzellen des Isokortex [Abb. 14.22] sind die **Pyramidenzellen**. Sie haben im Schnittbild eine dreieckige, pyramidenförmige Gestalt. Funktionell wichtige Pyramidenzellen befinden sich in der äußeren und vor allem inneren Pyramidenschicht.

Sämtliche Neurone des Isokortex sind komplex miteinander verschaltet und sind die Endstation der aus anderen ZNS-Regionen einlaufenden Erregungen oder der Ausgangspunkt für Erregungen, die über Bahnen zu anderen ZNS-Regionen geleitet werden.

Einteilung nach der Entwicklung. Unter Gesichtspunkten der stammesgeschichtlichen Entwicklung des Menschen und der vergleichenden Anatomie wird die Großhirnrinde in drei Abschnitte gegliedert:

- Die **Neuhirnrinde** (Neokortex), eine vor allem bei Säugetieren auftretende Neuhirnstruktur, ist der beim menschlichen Gehirn größte Teil der Rinde und wird durch Isokortex gebildet
- **Althirnrinde** (Paläokortex), bestehend vor allem aus Riechhirnanteilen
- **Urhirnrinde** (Archikortex), bestehend vor allem aus Teilen des limbischen Systems. Alt- und Urhirnrinde werden durch den Allokortex aufgebaut.

Großhirnrinde und die nach innen folgende weiße Substanz werden zusammen als **Großhirnmantel** (Pallium) bezeichnet. Entsprechend der Rindengliederung handelt es sich um **Neo-, Archi- und Paläopallium**.

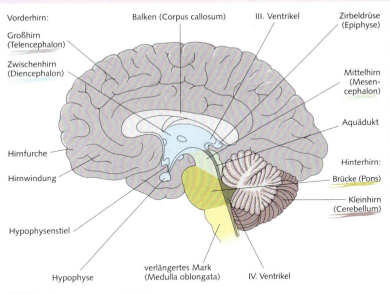

14.20 Gehirn, Ansicht von der Mitte

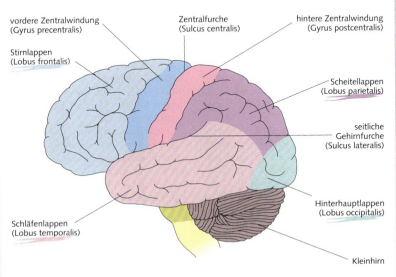

14.21 Großhirnlappen, Ansicht von der Seite

Elektroenzephalogramm

Aufgrund der ständigen Erregungsbildung und -leitung in den Nervenzellen der Hirnrinde (▶ S. 402) entstehen Spannungs- oder **Potenzialschwankungen**. Ihr Ausmaß spiegelt die Aktivität der Hirnrinde wider, z. B. bei Bewegungen oder im Rahmen des Schlaf-Wach-Rhythmus (▶ S. 414).

Beim Anfertigen eines Elektroenzephalogramms, kurz **EEG**, wird die „Summe" der Potenzialschwankungen (Größenordnung ca. 10–100 μV)von der Kopfhaut abgeleitet und aufgezeichnet. Ein EEG kann am wachen oder schlafenden wie am bewusstlosen Patienten abgeleitet werden und ist schmerzlos: Es werden lediglich Metallelektroden an bestimmten Punkten der Schädeloberfläche angebracht.

Die Potenzialschwankungen ergeben im EEG **Wellen** bzw. **Zacken** unterschiedlicher Höhe (Amplitude) und Häufigkeit (Frequenz). Folgende Wellen können in einem normalen EEG vorkommen:
- α(Alpha)-Wellen mit 8–13 Hz
- β(Beta)-Wellen mit 14–30 Hz
- δ(Delta)-Wellen mit 0,5–3 Hz
- ϑ(Theta)-Wellen mit 4–7 Hz.

Der Wellentyp hängt zum einen vom Reifungsgrad des Gehirns ab. Bei Säuglingen und Kleinkindern herrschen niederfrequente (langsame) Wellen vor, mit zunehmendem Alter α- und β-Wellen. Zum anderen spielt beim Erwachsenen das Aktivitätsniveau der Hirnrinde eine Rolle: Im Wachzustand mit geschlossenen Augen dominieren α-Wellen, die beim Öffnen der Augen durch β-Wellen ersetzt werden. Beim Übergang in den Schlaf treten langsamere Wellen auf.

Beim Lebenden sind ständig EEG-Wellen ableitbar, da auch ohne besondere Aktivitäten immer elektrische Vorgänge im Gehirn ablaufen. Besondere Potenzialschwankungen können jedoch zusätzlich durch bestimmte Reize (z. B. Hör- und Sehreize) ausgelöst werden und ergeben zusätzliche EEG-Wellen, die **evozierten Potenziale**.

Krankhafte EEG-Veränderungen. Darüber hinaus gehen einige Störungen der Hirnfunktion mit typischen Veränderungen der EEG-Wellen einher:
- Beim zerebralen Krampfanfall (▶ S. 408) treten sog. **Krampfentladungen** auf, die im EEG als spitze Zacken und hohe Wellen zu erkennen sind [Abb. 14.23]
- Durchblutungsstörungen, Hirnödem oder Hirntumoren können zu niederfrequenten (langsamen) Wellen in einem Teil oder allen EEG-Ableitungen führen
- Bei **Hirntod** sind keine EEG-Wellen mehr nachweisbar (**Null-Linien-EEG**).

Bahnen

An die Großhirnrinde schließt sich nach innen weiße Substanz an. Es handelt sich hierbei um reichlich, meist myelinisierte, Nervenfasern, die **Bahnen** mit unterschiedlichen Leitungsfunktionen bilden. Zu unterscheiden sind Assoziations-, Kommissuren- und Projektionsbahnen.

Assoziationsbahnen. Assoziationsbahnen verbinden verschiedene Rindengebiete (z. B. zwei Lappen) derselben Großhirnhälfte. Sie überkreuzen die Mittellinie also nicht.

Kommissurenbahnen. Kommissurenbahnen stellen Verbindungen zwischen beiden Hemisphären her, sie kreuzen also zur anderen Gehirnhälfte. Diese Bahnen verlaufen vor allem im **Balken** oder Corpus callosum [Abb. 14.20] und in weiteren sog. Kommissuren.

Projektionsbahnen. Projektionsbahnen verbinden beispielsweise die Großhirnrinde mit anderen Hirnabschnitten oder dem Rückenmark. Sie sammeln sich vor allem in der **Inneren Kapsel**, auch Capsula interna genannt (▶ Abb. 14.28).

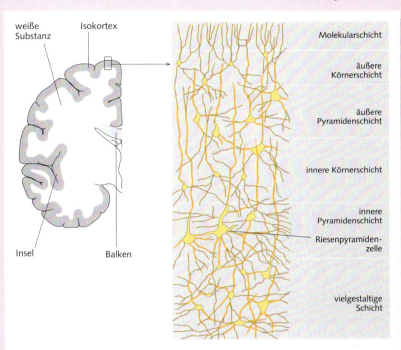

14.22 Schichtengliederung des Isokortex

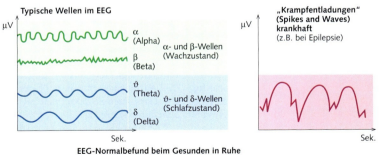

14.23 Elektroenzephalogramm (EEG)

Rindenfelder

In den großen Hirnlappen gibt es umschriebene, funktionell übergeordnete Rindengebiete mit spezifischen Funktionen. **Primären Rindenfeldern** sind **sekundäre Rindenfelder** im selben Lappen zugeordnet. Hinzu kommen, über die gesamte Großhirnrinde verteilt, große **Assoziationsfelder.**

Primäre Rindenfelder. Die primären Rindenfelder sind:
- Die erste Anlaufstation in der Hirnrinde für Körperafferenzen (▶ u. und S. 440), also z. B. Erregungen aus Hörorgan, Auge oder des Tastsinnes
- Der Ausgangspunkt für die motorischen Körpereferenzen, also Bewegungsabläufen der Skelettmuskulatur (▶ u. und S. 424).

Sekundäre Rindenfelder. In den sekundären Rindenfeldern liegen „Gedächtnisbilder" der Sensorik oder „Planungsentwürfe" für die Motorik.

Assoziationsfelder. Assoziationsfelder sind zusammenfassende Rindengebiete, in denen z. B. sensorische Informationen mit motorischen Leistungen verknüpft werden.

Sensorische Rindenfelder

Primäre sensorische Rindenfelder sind das **primäre somatosensorische Rindenfeld**, das **primäre Sehfeld** und das **primäre Hörfeld.**

In ihrer Nachbarschaft befinden sich im gleichen Lappen **sekundäre sensorische Rindenfelder,** in denen Gedächtnisbilder entsprechender Sinneseindrücke gespeichert sind. Hier werden die einlaufenden Erregungen unter Berücksichtigung der Gedächtnisbilder so bearbeitet, dass aus der Reizinformation ein bewusster Sinneseindruck entsteht. Beispielsweise müssen die Umrisse eines Baumes als Gedächtnisbild vorliegen, damit der aktuelle Sinneseindruck durch Vergleich hiermit als Baum erkannt wird.

Primäres somatosensorisches Rindenfeld. Das primäre somatosensorische Rindenfeld befindet sich im Scheitellappen in der Windung unmittelbar hinter der **Zentralfurche** (Sulcus centralis) [Abb. 14.24]. Diese Windung wird auch als **hintere Zentralwindung** (Gyrus postcentralis) bezeichnet.

Die hier einlaufenden Erregungen stammen von Rezeptoren der Haut, die z. B. Berührung, Temperatur und Schmerz aufnehmen, und von Rezeptoren für die Tiefensorik, die z. B. die Lage und Stellung von Extremitätenabschnitten registrieren (▶ S. 422).

Die Körperregionen sind im Gyrus postcentralis regionenspezifisch in Form des sog. umgekehrten Menschleins (**Homunculus**) repräsentiert [Abb. 14.25]. Dabei entspricht die Größe des Repräsentationsfeldes nicht der anatomischen Größe der Körperregion, sondern der Zahl ihrer Rezeptoren. Zum Beispiel besitzt die Hand, die mit vielen Tastrezeptoren ausgestattet ist, ein großes Repräsentationsfeld auf der Windung [Abb. 14.25].

Primäres Sehfeld. Das primäre Sehfeld (die Area striata) ist im Hinterhauptlappen lokalisiert [Abb. 14.26]. Es erstreckt sich in Hirnwindungen um die **Sehfurche** (Sulcus calcarinus).

Im primären Sehfeld laufen die Sehreize aus der Netzhaut ein und werden in Zusammenarbeit mit den benachbarten sekundären Sehfeldern zu bewussten Seheindrücken verarbeitet.

Primäres Hörfeld. Das primäre Hörfeld liegt in der **oberen Schläfenlappenwindung** des Schläfenlappens [Abb. 4.24]. Die für dieses Rindenfeld zuständigen Hirnwindungen heißen auch Heschl-Querwindungen.

Das primäre Hörfeld ist zusammen mit Sekundärfeldern für die Verarbeitung von Hörreizen aus der Schnecke (▶ S. 468) zuständig.

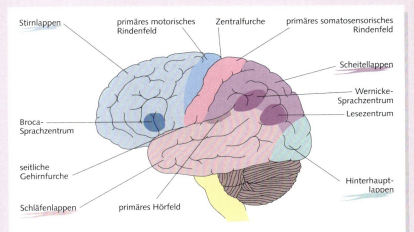

14.24 Zuordnung primärer Rindenfelder zu den Großhirnlappen (Seitansicht)

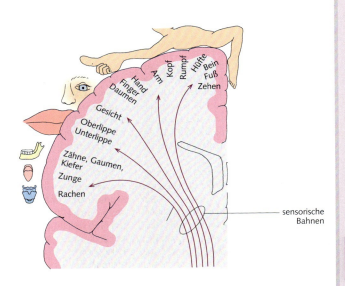

14.25 Repräsentation der Körperregionen im primären somatosensorischen Rindenfeld

Wernicke-Sprachzentrum

Seitlich des primären Hörfeldes in der oberen Schläfenlappenwindung befindet sich das Wernicke-Sprachzentrum, ein sensorisches Assoziationsfeld für das Sprachverständnis [Abb. 14.24]. Das Wernicke-Sprachzentrum ist wichtig, um Gehörtes und Gesagtes zu verstehen.

Sensorische Aphasie. Bei Zerstörung des Wernicke-Sprachzentrums geht das Sprachverständnis verloren (sensorische Aphasie). Gehörte und gelesene Sprache werden nicht verstanden, auch die sprachliche Ausdrucksfähigkeit ist beeinträchtigt („Reden ohne Sinn").

Primäres motorisches Rindenfeld

Über das primär motorische Rindenfeld werden die willkürlichen Bewegungen der Skelettmuskeln gesteuert, hier beginnen große Anteile der **Pyramidenbahn** (▶ S. 424). Das primär motorische Rindenfeld befindet sich im Stirnlappen in der Windung vor der Zentralfurche, der **vorderen Zentralwindung** oder Gyrus precentralis [Abb. 14.24, 14.26].

Die dem primären motorischen Rindenfeld im Stirnlappen benachbarten **sekundären motorischen Rindenfelder** dienen der Planung und dem Anstoß von Bewegungsabläufen. Die so geplanten Bewegungen werden dann an die vordere Zentralwindung übermittelt, die sie über die Pyramidenbahn zur Ausführung bringt.

Wie in der hinteren sind auch in der vorderen Zentralwindung die Körperregionen in Form eines umgekehrten Menschleins (Homunculus) repräsentiert [Abb. 14.27]. Das Repräsentationsgebiet ist umso größer, je feiner die Bewegungen in diesem Gebiet sind. Ein Beispiel hierfür ist wiederum die Hand mit ihren feinmotorischen Aufgaben [Abb. 14.27].

Broca-Sprachzentrum

Im Stirnlappen ist neben den beschriebenen motorischen Rindenfeldern auch die motorische Sprachregion (Broca-Sprachzentrum) lokalisiert, welche die Sprachmotorik steuert [Abb. 14.24].

Motorische Aphasie. Bei Zerstörung des Broca-Sprachzentrums geht die Fähigkeit verloren, ganze Sätze zu formulieren, die so genannte motorische Aphasie. Worte werden im Telegrammstil nur noch bruchstückhaft aneinandergereiht.

Hemisphärendominanz

Die Großhirnhemisphären sind von der Aufgabenverteilung her nicht ganz gleichwertig: Wernicke- und Broca-Zentrum sowie bestimmte Regionen für Bewegungsplanung und -steuerung sind bei den meisten Menschen in der linken Großhirnhemisphäre lokalisiert.

Epilepsien

Bei Epilepsien treten anfallsweise wiederkehrend synchrone („gleichzeitige") Entladungen von Rindennervenzellen auf (▶ Abb. 14.23).

Bei **fokalen Anfällen** bleiben die krankhaften Entladungen örtlich begrenzt. Je nach betroffenem Hirngebiet sind die Beschwerden unterschiedlich, z.B. Muskelzucken einer Hand oder eine merkwürdige Empfindung. Meist ist das Bewusstsein erhalten.

Bei **generalisierten Anfällen** ist (fast) das ganze Gehirn betroffen und das Bewusstsein gestört. Bekanntestes Beispiel ist der **Grand-mal-Anfall** mit Bewusstlosigkeit, Steifwerden und Zuckungen des ganzen Körpers und oft verbunden mit Zungenbiss.

Morbus Alzheimer

Beim Morbus Alzheimer steht strukturell ein Nervenzelluntergang in der Hirnrinde mit nachfolgendem Schwund des Hirngewebes (**Hirnatrophie**) im Vordergrund. Seine Ursache ist unbekannt.

Störungen der Merkfähigkeit und des Gedächtnisses steigern sich langsam über Jahre zur **Demenz** mit fast völligem Verlust geistiger und schließlich auch körperlicher Leistungsfähigkeit.

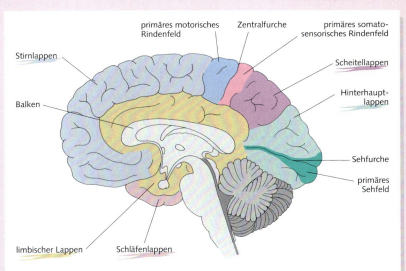

14.26 Zuordnung primärer Rindenfelder zu den Großhirnlappen, Ansicht von der Mitte

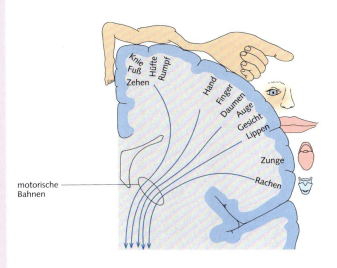

14.27 Repräsentation der Körperregionen im primären motorischen Rindenfeld

Großhirnkerne

Graue Substanz befindet sich auch eingelagert in die weiße Substanz in Form der Großhirnkerne bzw. Basalganglien.

Basalganglien. Als Basalganglien (Nuclei basales) werden zusammengefasst [Abb. 14.28]:
- **Schweifkern** (Nucleus caudatus)
- **Schalenkern** (Putamen)
- **Bleicher Körper** (Globus pallidus, gehört zum Zwischenhirn, ▶ u.).

Schweif- und Schalenkern werden zusammen als **Streifenkörper** (Corpus striatum) bezeichnet, Schalenkern und blasser Körper als **Linsenkern** (Nucleus lentiformis). Die Basalganglien sind Bestandteil eines komplizierten Kontrollsystems v.a. für die Somatomotorik (▶ S. 438).

Mandelkern. Der Mandelkern (Corpus amygdaloideum) liegt im Schläfenlappen. Er hat Bedeutung für Gefühlsempfindungen und deren Einfluss auf Wahrnehmung und Verhalten.

Zwischenhirn

Das Zwischenhirn (Diencephalon) liegt, fast völlig vom Großhirn überdeckt, um den III. Ventrikel (▶ S. 430). Nach unten geht das Zwischenhirn ohne scharfe Grenze in das Mittelhirn über. Die graue Substanz des Zwischenhirns bildet meistens Kerne. Zum Zwischenhirn gehören v.a. Thalamus, Epithalamus, Hypothalamus und Hypophyse [Abb. 14.29]:

Thalamus. Der eiförmige, aus vielen Kernen bestehende Thalamus ist der größte Abschnitt des Zwischenhirns. Seitlich grenzt er an das Bahnsystem der Inneren Kapsel, an die sich nach außen die Basalganglien anschließen [Abb. 14.28].

Zwei Hauptfunktionen des Thalamus sind:
- Er ist mit Ausnahme des Geruchs eine wichtige Schaltstation für die zur Großhirnrinde aufsteigenden sensorischen Bahnen („Tor zum Bewusstsein"), deren Reizmeldungen hier vor Weiterleitung zur Rinde zusammengefasst und abgestimmt werden
- Er ist auch in motorische Kontrollsysteme einbezogen, indem er die Wirkung von Kleinhirn und Basalganglien auf motorische Rindengebiete übermittelt.

Epithalamus. Hauptbestandteil des Epithalamus ist die Zirbeldrüse (Epiphyse oder Gl. pinealis, ▶ S. 382) und die Zügel (Habenulae).

Hypothalamus. Der Hypothalamus schließt sich nach unten an den Thalamus an [Abb. 14.28, 14.29]. Seine Kerne haben zentrale Bedeutung für die Steuerung wichtiger **Körperfunktionen,** u.a.:
- Nahrungsaufnahme und Energiehaushalt
- Fortpflanzung
- Flüssigkeitshaushalt und Blutdruck
- Körpertemperatur. Im Hypothalamus gibt es Fühler für die Körpertemperatur, die auf Veränderungen des Sollwertes von 36,5°C reagieren. Zur Anpassung an den Sollwert werden beispielsweise Veränderungen der Gewebedurchblutung und Muskelaktivität ausgelöst
- Schlaf. Verschiedene Kerngebiete spielen als Zeitgeber und damit für den Schlaf-Wach-Rhythmus (▶ S. 414) eine wichtige Rolle.

Darüber hinaus steuert der Hypothalamus hormonell den Hypophysenvorderlappen (▶ S. 372) und ist mitbeteiligt an der Neurohypophyse (▶ S. 370).

Hypophyse. Die Hypophyse (Hirnanhangdrüse) ist eine übergeordnete Hormondrüse (Einzelheiten ▶ S. 370).

Fieber. Vom Körper selbst oder z.B. von Bakterien produzierte Fieber erzeugende Substanzen (**Pyrogene**) verändern die Sollwerteinstellung der Temperaturfühler im Hypothalamus so, dass diese erst bei höheren Körpertemperaturen reagieren. Die Folge ist Fieber.

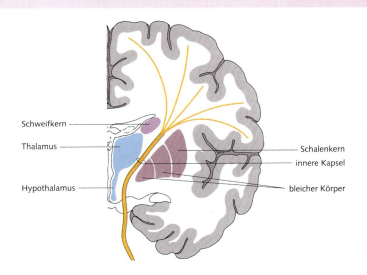

14.28 Großhirnkerne und Zwischenhirn

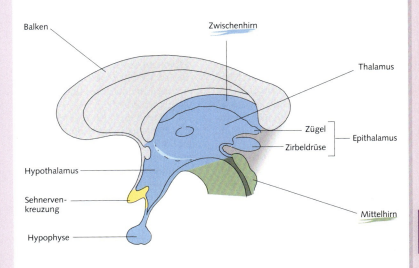

14.29 Zwischenhirn

Hirnstamm

Der Hirnstamm (Truncus encephali) besteht aus [Abb. 14.30]:
- **Mittelhirn** (Mesencephalon)
- **Brücke** (Brückenhirn, Pons)
- **Verlängertem Mark** (Medulla oblongata, Myelencephalon).

Längszonengliederung. Der ganze Hirnstamm zeigt eine vergleichbare Gliederung in drei Längszonen [Abb. 14.31], welche im Folgenden Grundlage der Darstellung sein soll. Von vorne nach hinten sind dies:
- **Basis**
- **Haube** (Tegmentum)
- **Dach** (Tectum).

Basis. Die Basis als vorderer Abschnitt besteht vor allem aus weißer Substanz in Form absteigender motorischer Bahnen. Sie sammeln sich in den **Hirnschenkeln** (Crura cerebri) des Mittelhirns, im vorderen Teil der Brücke und in den **Pyramiden** (Pyramidenbahn) des verlängerten Marks.

Im Mittelhirn zählt außerdem als Kerngebiet die **schwarze Substanz** (Substantia nigra) zur Basis [Abb. 14.31]. Hier kommen melaninhaltige (▶ S. 30) Nervenzellen vor, die dem Kern ein schwärzliches Aussehen verleihen. Diese Nervenzellen benutzen Dopamin als Transmitter (**dopaminerge Neurone**) und gehören funktionell zum extrapyramidal-motorischen System (▶ S. 424).

Morbus Parkinson. Der Morbus Parkinson gehört zu den häufigsten neurologischen Erkrankungen des 5. und 6. Lebensjahrzehnts. Aus ungeklärten Gründen gehen vor allem die dopaminergen Neurone der schwarzen Substanz zugrunde, was zu **extrapyramidal-motorischen Störungen** führt:
- **Bewegungsarmut** (Akinesie): Verlangsamung und Verminderung willkürlicher und automatischer Bewegungen, z. B. Verarmung der Mimik
- **Muskelsteife** (Rigor): erhöhte Muskelgrundspannung (zu „steife" Muskeln) vor allem bei passiven Bewegungen
- **Muskelzittern** (Tremor) vor allem in Ruhe.

Medikamentös kann zwar der Dopaminverlust ausgeglichen und die Beschwerden gebessert werden. Der zunehmende Nervenzellverlust in der schwarzen Substanz kann jedoch nicht verhindert werden, sodass die Betroffenen nach Jahren meist pflegebedürftig werden.

Haube. Die Haube [Abb. 14.31] ist eine Mischung aus weißer und grauer Substanz.

Die weiße Substanz besteht neben Bahnen, die im Hirnstamm selbst Verbindungen herstellen, vor allem aus aufsteigenden sensorischen Bahnen.

Zwischen diesen Bahnen ist die graue Substanz v.a. in Kernen angeordnet:
- Dem Mittelhirn sind die Kerne des **III., IV.** und Kernanteile des **V. Hirnnervs** sowie der **rote Kern** (Nucleus ruber) zugeordnet [Abb. 14.31]
- Brücke und verlängertes Mark enthalten die übrigen Kernanteile des V. Hirnnervs sowie die Kerne der Hirnnerven **VI.–XII.** Zusätzlich kommt im verlängerten Mark der **untere Olivenkomplex** vor.

Die Kerne der Hirnnerven III–XII sind dabei je nach Funktion **Ursprungs-** oder **Endkerne** der Hirnnerven. Ein Teil dieser Kerngebiete sind autonome (**parasympathische**) Ursprungskerne, deren Nervenfasern mit den entsprechenden Hirnnerven zu ihren Innervationsgebieten ziehen (▶ S. 436). Einzelheiten zu den Hirnnerven (▶ S. 442).

In der Haube des gesamten Hirnstamms ist außerdem netzförmig angeordnete graue Substanz lokalisiert, die insgesamt als **Formatio reticularis** oder retikuläres System [Abb. 14.32] bezeichnet wird.

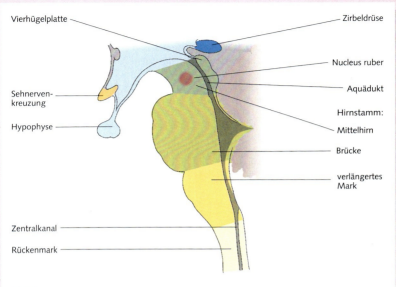

14.30 Hirnstamm

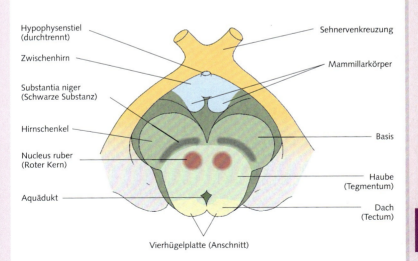

14.31 Mittelhirn von unten

14 Nervensystem

Funktionen der Formatio reticularis. Die Formatio reticularis steuert zusammen mit anderen Hirnregionen lebenswichtige Funktionen: Sie enthält z. B. Zentren für die Regulation von Herz-Kreislauf (**Kreislaufzentrum**) und Atmung (**Atmungszentrum**) sowie Erbrechen und Harnabgabe. Außerdem ist sie maßgeblich an der Steuerung der Bewusstseinslage und damit des Schlaf-Wach-Rhythmus beteiligt.

Aus der Formatio reticularis ins Rückenmark absteigende Bahnen spielen eine Rolle bei der Unterdrückung von Schmerzen.

Außerdem enthält die Formatio reticularis grundlegende Bewegungsmuster für die Skelettmuskulatur, aus ihr aufsteigende Bahnen haben eine Schlüsselrolle bei der Bewegungskoordination.

Über aufsteigende Bahnen beeinflusst die Formatio reticularis auch höhere Hirnleistungen, z. B. die Stimmungslage.

Als Transmitter werden Monoamine und Acetylcholin benutzt (▶ S. 390).

Dach. Von den Strukturen des **Dachs**, der hinteren Zone des Hirnstamms, ist die **Vierhügelplatte** (Lamina tecti oder Lamina quadrigemina) des Mittelhirns zu erwähnen [Abb. 14.32]. Sie dient u. a. als Seh- und Hörreflexzentrum.

Gehirnerschütterung

Ursache einer Gehirnerschütterung oder Commotio cerebri ist eine Gewalteinwirkung auf den Schädel. Die daraus resultierende plötzliche Massenverschiebung des Gehirns führt zu einer vorübergehenden Störung der Nervenzellfunktionen.

Der Betroffene wird kurze Zeit bewusstlos und kann sich danach an den Unfall nicht mehr erinnern (**retrograde Amnesie**). Kopfschmerzen, Schwindel, Übelkeit und Erbrechen sind möglich. Normalerweise heilt eine Gehirnerschütterung innerhalb weniger Tage bis Wochen wieder aus.

Wachheit, Schlaf-Wach-Rhythmus

Wachheitsgrad sowie der Wechsel von Wachsein und Schlaf werden gesteuert durch:

- Aus der Formatio reticularis [Abb. 14.32] in Groß- und Zwischenhirn (vor allem den Hypothalamus) aufsteigende Bahnen
- Vom Hypothalamus als Zeit- und Rhythmusgeber (▶ S. 410) in die Formatio reticularis absteigende Bahnen.

Das aus der Formatio reticularis aufsteigende Bahnensystem wird auch als aufsteigendes **retikuläres Aktivierungssystem** (**ARAS**) bezeichnet, da es eine Weckreaktion und gesteigerte Aufmerksamkeit auslöst. Auf der anderen Seite hemmen die aus dem Hypothalamus absteigenden Bahnen diese Weckreaktion des ARAS und lösen damit Schlaf aus.

Schlafstadien. Es gibt verschiedene Schlafstadien, die sich mittels EEG (▶ S. 404) gut unterscheiden lassen. In der Einschlafphase verschwinden allmählich die α-Wellen und werden durch langsamere Wellen abgelöst. Der folgende Tiefschlaf läuft nicht gleichförmig ab, sondern in zwei sich ablösenden Stadien [Abb. 14.33]:

Der **orthodoxe Schlaf** (Non-REM-Schlaf) ist ein ruhiger Tiefschlaf. Normalerweise wird er pro Nacht 3- bis 5-mal durchlaufen (Dauer je 1,5–2 Stunden).

Zwischen den orthodoxen befinden sich die **paradoxen Schlafstadien**. Sie sind trotz Tiefschlaf durch eine vermehrte Hirntätigkeit gekennzeichnet, die im EEG durch hochfrequente Wellen nachweisbar ist. Der Schlafende träumt (bis hin zu Albträumen). Es treten Sekunden dauernde, rasche Augenbewegungen auf, die als „rapid eye movements" (REM) bezeichnet werden. Dieses Schlafstadium heißt folglich auch REM-Schlaf. Auch Herz- und Atmungsfrequenz und Blutdruck nehmen zu.

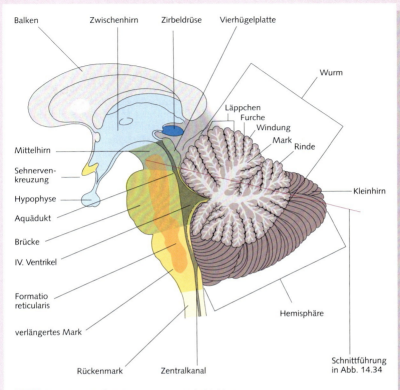

14.32 Formatio reticularis im Hirnstamm und Kleinhirn

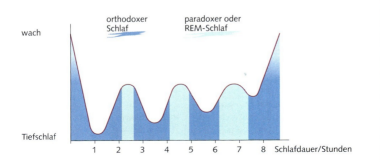

14.33 Schlafstadien

Kleinhirn

Das Kleinhirn (Cerebellum) liegt in der hinteren Schädelgrube. Nach oben wird es durch das Kleinhirnzelt (▶ S. K14) vom Hinterhauptlappen des Großhirns getrennt, vorne grenzt es an den IV. Ventrikel (▶ S. 430).

Gliederung des Kleinhirns. Das Kleinhirn besteht aus zwei seitlichen **Kleinhirnhemisphären,** die über den unpaaren **Kleinhirnwurm** (Vermis cerebelli) miteinander verbunden sind [Abb. 14.32]. Durch Furchen wird das Kleinhirn in Lappen und Läppchen unterteilt.

Die Oberfläche des Kleinhirns ist durch feine (Quer-)Windungen (**Folia cerebelli**) und dazwischen liegende Furchen (**Fissurae cerebelli**) sehr fein und regelmäßig gegliedert.

Entwicklungsgeschichtlich lassen sich drei Anteile unterscheiden:
- **Urkleinhirn** (Archicerebellum), Hauptaufgabe Gleichgewicht (▶ u.)
- **Altkleinhirn** (Paleocerebellum) mit vielen Verbindungen zum Rückenmark, Hauptaufgabe Muskeltonus
- **Neukleinhirn** (Neocerebellum) mit vielen Verbindungen zum Großhirn, Hauptaufgabe ist die Bewegungskoordination.

Graue und weiße Substanz. Die graue Substanz liegt v.a. oberflächlich als **Kleinhirnrinde** (Cortex cerebelli) vor, die dem Oberflächenrelief folgt [Abb. 14.34].

Nach innen schließt sich weiße Substanz (**Kleinhirnmark,** Medulla cerebelli) an. Der zentrale **Markstamm** des Kleinhirns verästelt sich im Schnittbild in die Windungen der Lappen und Läppchen wie ein Baum in Äste und Blätter. Dieses Schnittbild heißt deshalb auch **Lebensbaum** (Arbor vitae). Im Markstamm befindet sich nochmals graue Substanz in Form von **Kleinhirnkernen** [Abb. 14.34].

Verbindungen. Das Kleinhirn ist über **oberen, mittleren** und **unteren Kleinhirnstiel** (Pedunculus cerebellaris superior, medius und inferior) aus weißer Substanz mit dem Hirnstamm verbunden. Hierüber bestehen direkte oder indirekte Verbindungen zu Großhirnrinde, Hirnstamm, Gleichgewichtsorgan und Rückenmark.

Feinbau der Kleinhirnrinde. Die Kleinhirnrinde hat drei Schichten [Abb. 14.35]. Die wichtigsten Zelltypen sind:
- **Purkinje-Zellen** der Purkinje-Zellschicht. Sie sind die einzigen Efferenzen der Rinde. Ihre Axone ziehen v.a. zu den Kleinhirnkernen. Letztere entlassen ihre Signale über die Kleinhirnschenkel ins motorische System
- **Körnerzellen** der Körnerzellschicht. Dicht gepackt, sind sie die Eingangsnervenzellen der Rinde. Ihre Zellkörper sind sehr klein
- **Golgi-Zellen** der Körnerschicht und **Stern- und Korbzellen** der Molekularschicht sind Zwischennervenzellen für Verbindungen innerhalb des Kleinhirns.

Funktion. Das Kleinhirn gehört zum motorischen System. Dabei gehen vom Kleinhirn keine eigenständigen motorischen Impulse aus, sondern es sorgt für Feinabstimmung und Koordination von Bewegungen sowie Erhalt von Muskeltonus und Gleichgewicht. Die Tätigkeit des Kleinhirns erfolgt unbewusst.

Kleinhirnschädigungen. Bei Kleinhirnschädigungen bleibt die Willkürmotorik erhalten, jedoch sind Gleichgewicht und Koordination gestört, z. B. bestehen:
- **Ataxie** (gestörte Bewegungskoordination und Fallneigung)
- **Dysmetrie** (Zielunsicherheit bei Bewegungen)
- **Intentionstremor** (Muskelzittern, v.a. bei Bewegungen und in Zielnähe zunehmend)
- **Muskelhypotonie** (zu niedrige Spannung der Skelettmuskulatur).

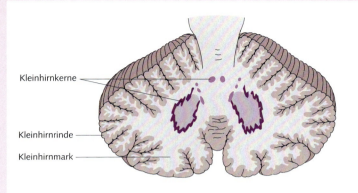

14.34 Schnitt durch das Kleinhirn

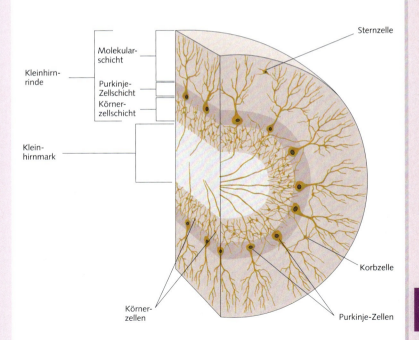

14.35 Feinbau der Kleinhirnrinde

Rückenmark

Das verlängerte Mark als unterster Gehirnabschnitt und Rückenmark (Medulla spinalis) gehen in Höhe des großen Hinterhauptlochs der Schädelbasis (▶ S. 104) ohne Unterbrechung ineinander über.

Äußerer Bau. Das Rückenmark [Abb. 14.36] ist dünn und stabförmig, ca. 40–45 cm lang und 30 g schwer. Es füllt nicht den gesamten Wirbelkanal in Längsrichtung, sondern endet mit einer konischen Verjüngung (**Conus medullaris**) bereits in Höhe des I.–II. Lendenwirbels. Der Conus medullaris setzt sich in einen bindegewebigen Faden (**Filum terminale**) fort, der im Bereich des Steißbeins ansetzt. Das Filum terminale wird von einem Bündel Wurzelfäden (▶ S. 438) umgeben, der wegen seines Aussehens Pferdeschweif (**Cauda equina**) heißt.

Segmentale Gliederung. Die paarigen Rückenmarknerven entspringen abschnittsweise aus dem Rückenmark (▶ S. 436). Ein solcher Abschnitt heißt **Rückenmarksegment**. Es gibt 31–33 Rückenmarksegmente [Abb. 14.36]:

- 8 **Halssegmente** (C 1–8, C = zervikal)
- 12 **Brustsegmente** (T 1–12, T = thorakal)
- 5 **Lendensegmente** (L 1–5, L = lumbal)
- 5 **Kreuzbeinsegmente** (S 1–5, S = sakral)
- 1–3 **Steißbeinsegmente** (Co 1–3, Co = kokzygeal).

Innerer Aufbau des Rückenmarks

Im Querschnittsbild ist das Rückenmark aus zwei spiegelbildlichen Hälften zusammengesetzt. Innen liegt die graue, außen die weiße Substanz [Abb. 14.37].

Graue Substanz. Die graue Substanz besteht im Querschnitt beidseits aus zwei flügelartigen Strukturen, die mit Schmetterlingsflügeln verglichen werden.

- Der vordere Flügel heißt **Vorderhorn**. Es enthält motorische Nervenzellen oder **Motoneurone** (Somatoefferenzen), deren myelinisierte Nervenfasern über die Vorderwurzel (▶ S. 438) zur Skelettmuskulatur ziehen.
- Der hintere schlanke Flügel, das **Hinterhorn**, reicht fast bis an die Oberfläche des Rückenmarks. Hier treten somato- und viszeroafferente Nervenfasern der Hinterwurzel ein (▶ S. 438)
- Die graue Substanz zwischen Vorder- und Hinterhorn ist der **Zwischenabschnitt** (Pars intermedia). In den Segmenten C8–L3 entspringt hier beidseits das **Seitenhorn**. Es enthält Nervenzellen des Sympathikus (▶ S. 442).

Betrachtet man Vorder-, Hinter- und Seitenhörner sowie Zwischenabschnitt in Längsausdehnung des Rückenmarks, so bilden diese Segmente überschreitende Säulen grauer Substanz. Sie heißen entsprechend **Vordersäule**, **Hintersäule** und **Zwischensäule** mit **Seitensäule**.

Weiße Substanz. Die weiße Substanz umgibt mantelartig die graue Substanz. Sie besteht vor allem aus gebündelt verlaufenden Nervenfasern, die als **Stränge** (Funiculi) und **Bahnen** (Tractus) entlang des Rückenmarks auf- oder absteigen.

Aufsteigende Bahnen. Die aufsteigenden Bahnen kommen aus Nervenzellen außerhalb des Rückenmarks (Spinalganglien, ▶ Abb. 14.60) oder beginnen im Rückenmark selbst und steigen dann in der weißen Substanz des Rückenmarks zum Gehirn auf. Über die langen aufsteigenden Bahnen werden sensorische Informationen, z. B. über Schmerz, Temperatur und Berührungen, vom Körper zum Gehirn geleitet.

Die wichtigsten **sensorischen Bahnen** sind (▶ S. 422) [Abb. 14.38]:

- Bahnen des Hinterstrangsystems (mediales Lemniskussystem)
- Bahnen des anterolateralen Systems
- Bahnen zum Kleinhirn

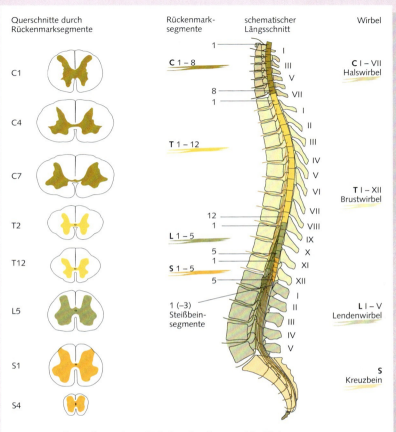

14.36 Lage des Rückenmarks im Wirbelkanal und segmentale Gliederung

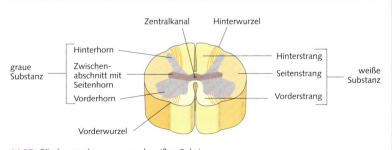

14.37 Gliederung der grauen und weißen Substanz

Absteigende Bahnen. Der Ursprung absteigender Bahnen liegt im Gehirn, von wo sie ins Rückenmark ziehen. Diese Informationen enden an somato- und visceromotorischen Nervenzellen des Rückenmarks, welche schließlich entsprechende Signale über Rückenmarknerven in den Körper weitergeben. Die wichtigsten **somatomotorischen Bahnen** sind [Abb. 14.38]:
- Die Pyramidenbahn
- Extrapyramidalmotorische Bahnen.

Eigenapparat des Rückenmarks

Somatische Reflexe. Die Nervenzellen des Rückenmarkes sind so miteinander verschaltet, dass dort Grundprogramme der motorischen Steuerung für die Skelettmuskulatur verankert sind. Dieser **Eigenapparat des Rückenmarks** ist die Grundlage von **Rückenmarkreflexen** (spinalen Reflexen).

Der **Eigenreflex** ist die einfachste Form eines Leitungs- oder **Reflexbogens**. An seiner Ausführung sind nur zwei Nervenzelltypen beteiligt.
- **Sensorische Nervenzellen.** Die Zellkörper der sensorischen Nervenzellen liegen im Spinalganglion nahe dem Rückenmark (▶ S. 418). Mit ihrem peripheren Fortsatz ist die Nervenzelle mit einem Dehnungsrezeptor in einem Skelettmuskel, der **Muskelspindel** (▶ S. 448), verbunden. Der andere Fortsatz zieht über die Hinterwurzel ins Rückenmark
- **Motorische Nervenzellen.** Im Rückenmark wird der Impuls auf Motoneurone für den gleichen Skelettmuskel umgeschaltet.

Bei plötzlicher Dehnung eines Muskels werden dessen Muskelspindeln erregt [Abb. 14.39]. Dies führt über den oben dargestellten Weg zu einer Erregung der Motoneurone für denselben Muskel und damit zu dessen Kontraktion. Damit erlischt der Dehnungsreiz an der Muskelspindel. Da gereiztes und Erfolgsorgan identisch sind, heißt dieser Leitungsbogen Eigenreflex. Eigenreflexe laufen unbewusst bei zahlreichen Bewegungen ab und halten den Menschen z.B. entgegen der Schwerkraft aufrecht.

An der Ausführung des **Fremdreflexes** sind mehrere Nervenzelltypen beteiligt:
- **Sensorische Nervenzellen.** Die Zellkörper der sensorischen Nervenzellen liegen in den Spinalganglien. Der periphere Fortsatz leitet Informationen von Hautrezeptoren (z.B. für Schmerz) ab. Die zentralen Fortsätze enden im Rückenmark an Zwischennervenzellen
- **Zwischennervenzellen.** Zwischennervenzellen (Interneurone) leiten die Erregungen weiter auf Motoneurone für geeignete Skelettmuskeln
- **Efferente Nervenzellen.** Die efferenten Nervenzellen sind Motoneurone, die meist Beugemuskulatur innervieren.

Der Name Fremdreflex rührt daher, dass gereiztes und Erfolgsorgan nicht identisch sind. Fremdreflexe sind oft **Schutzreflexe**. Beispielsweise wird bei einem schmerzhaften Stich an einem Kaktus der Finger reflektorisch zurückgezogen [Abb. 14.40].

Reflexprüfungen.
Einige Reflexe lassen sich leicht auslösen und weisen bei Seitenunterschieden oder Fehlen auf eine Unterbrechung des Reflexbogens hin:
- **Patellarsehnenreflex.** Ein Schlag auf die Patellarsehne (▶ Abb. 4.97) führt bei gebeugtem Knie durch Kontraktion des vierköpfigen Oberschenkelmuskels zum Strecken des Unterschenkels [Abb. 14.39]. Vergleichbar funktioniert der **Bizepssehnenreflex** am zweiköpfigen Armmuskel (Eigenreflexe)
- **Bauchhautreflexe.** Bestreichen der seitlichen Bauchhaut löst beim liegenden Patienten eine gleichseitige Kontraktion der Bauchmuskulatur aus (Fremdreflexe).

14 Nervensystem

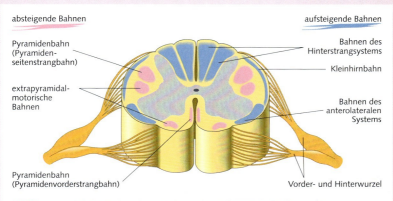

14.38 Auf- und absteigende Bahnen in der weißen Substanz des Rückenmarks

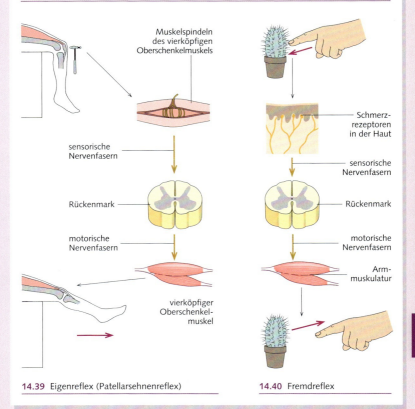

14.39 Eigenreflex (Patellarsehnenreflex)

14.40 Fremdreflex

Eingeweidereflexe. An viszeralen Reflexen (Eingeweidereflexen) sind als gereiztes Organ und als Erfolgsorgan Eingeweide beteiligt. Über diese Reflexe, die unbewusst erfolgen, steuert das autonome Nervensystem (▶ S. 440) z. B. Drüsen, Eingeweidemuskulatur, Blutgefäß- und Herzmuskulatur und die Geschlechtsorgane. Ein weiteres Beispiel ist die unbewusste Harnblasenentleerung beim Säugling.

Funktionelle Systeme des somatischen Nervensystems

Bestimmte Rindengebiete bilden mit Zentren außerhalb der Hirnrinde und allen dazugehörigen Verbindungen bzw. Bahnen in Gehirn, Rückenmark und peripherem Nervensystem funktionelle Systeme des somatischen Nervensystems. Diese Systeme versehen spezielle Aufgaben. Sie beeinflussen sich gegenseitig und wirken mit dem autonomen Nervensystem zusammen.

Die Bahnen dieser Systeme kreuzen in Rückenmark oder Gehirn zur Gegenseite.

Sensorische Systeme

Geschmackssystem. Die Geschmacksreize werden über die **Geschmacksknospen** v. a. der Zunge (▶ S. 452) aufgenommen. Die Reize werden dann über die **Geschmacksbahn** zu den **Geschmackszentren** der hinteren Zentralwindung und der Inselrinde (▶ S. 402) geleitet. Die Geschmacksbahn beinhaltet u. a. Anteile der Hirnnerven VII (N. facialis), IX (N. glossopharyngeus), X (N. vagus) sowie Schaltstationen in Hirnstamm und Thalamus [Tab. 14.41].

Geruchssystem. Von der **Riechschleimhaut** (▶ S. 450) der Nase werden die Geruchsreize über **I. Hirnnerv** (Riechnerv), **Riechkolben** (Bulbus olfactorius) und **Riechbahn** zu den **primären Riechfeldern** (z. B. Rindengebiete um den Mandelkern, ▶ S. 410) geleitet [Abb. 14.42]. Das Geruchssystem hat enge Verbindungen zum limbischen System (▶ u.).

Sehsystem. Nach Aufnahme in der Netzhaut (▶ S. 460) und Weiterleitung über **II. Hirnnerv** (Sehnerv), **Sehstrang**, **äußeren Kniehöcker** (Corpus geniculatum laterale) und **Sehstrahlung** werden die Seheindrücke im **primären Sehfeld** (▶ S. 406) verarbeitet (▶ auch S. 464).

Hörsystem. Die Aufnahme von Hörreizen erfolgt in der **Schnecke** (▶ S. 470), ihre Weiterleitung über den **VIII. Hirnnerv** (Vorhof-Schnecken-Nerv) in den Hirnstamm. Nach komplexer Verschaltung und Leitung wird schließlich das **primäre Hörfeld** (▶ S. 406) erreicht.

Gleichgewichtssystem. Das Gleichgewichtssystem steuert Kopf- und Körperhaltung und Gleichgewicht. Die Rezeptoren befinden sich in den Bogengängen des Innenohrs (▶ S. 474). Die Reize werden über den VIII. Hirnnerv (Vorhof-Schnecken-Nerv) zu den **Vestibulariskernen** im Hirnstamm geleitet, die ihrerseits zur Informationsverarbeitung vor allem mit Kleinhirn, Rückenmark und Formatio reticularis (▶ S. 412) des Hirnstamms in Verbindung stehen.

Somatosensorisches System. Das somatosensorische System dient der Aufnahme (▶ S. 446), Leitung und Verarbeitung von Berührung, Druck, Schmerz und Temperatur aus der Körperoberfläche sowie der Spannung und Dehnung von Skelettmuskulatur.

Nach den Leitungsbahnen in Rückenmark und Hirnstamm gliedert es sich in ein **Hinterstrangsystem** (mediales Lemniskussystem), ein **anterolaterales System** und das **Trigeminussystem** des wichtigsten sensorischen Hirnnerven, des V. Hirnnerven (N. trigeminus, ▶ S. 436). Unter Vermittlung des Thalamus projiziert das somatosensorische System in das **primäre somatosensorische Rindenfeld** (▶ S. 406).

	Rezeptoren	Leitung (Afferenzen)	Hirnzentren
Geschmackssystem	Geschmacksknospen	VII., IX., X. Hirnnerv	Inselrinde, hintere Zentralwindung
Geruchssystem	Riechschleimhaut	I. Hirnnerv	Rindengebiete um Mandelkern
Sehsystem	Netzhaut	II. Hirnnerv	primäre Sehrinde
Hörsystem	Gehörschnecke	VIII. Hirnnerv	primäre Hörrinde
Gleichgewichtssystem	Bogengänge	VIII. Hirnnerv	Vestibulariskerne
somatosensorisches System	für Berührung, Druck, Schmerz, Temperatur, Dehnung	Hinterstrang- und anterolaterales System, Trigeminussystem	primäres somatosensorisches Rindenfeld

14.41 Sensorische Systeme des somatischen Nervensystems

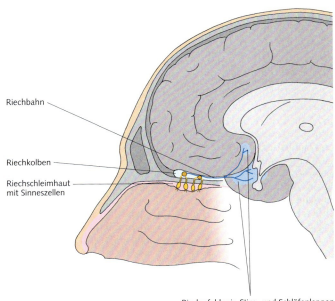

14.42 Geruchssystem als Beispiel eines sensorischen Systems

Motorische Systeme

Pyramidal-motorisches System [Tab. 14.43].
Willkürliche Bewegungen werden in sekundären motorischen Rindenfeldern des Stirnlappens (▶ S. 404) geplant und in Pyramidenzellen im primären motorischen Rindenfeld in Nervenimpulse umgewandelt. Die Nervenfasern ziehen in der **Pyramidenbahn** durch die innere Kapsel (▶ S. 404) zu Hirnstamm und Rückenmark.

Die Fasern zum Hirnstamm kreuzen im Hirnstamm auf die Gegenseite [Abb. 14.44]. 90 % der Fasern zum Rückenmark kreuzen im verlängerten Mark auf die Gegenseite, die übrigen 10 % in ihrem Zielsegment des Rückenmarks.

Die Nervenimpulse werden dann in den Hirnnervenkernen des Hirnstamms und im Rückenmark auf **Motoneurone** umgeschaltet [Abb. 14.44]. Diese innervieren die Skelettmuskulatur von Kopf, Rumpf und Extremitäten.

In dieses pyramidal-motorische System sind zahlreiche weitere Hirnzentren einbezogen, z. B. Thalamus (▶ S. 410) und Kleinhirn (▶ S. 416), die die motorischen Rindenfelder beeinflussen.

Extrapyramidal-motorisches System [Tab. 14.43]. Das extrapyramidal-motorische System ist wichtig für die unbewusste Koordination der Gesamtmotorik und die Harmonisierung von Bewegungen. Insgesamt ist es als Serviceeinrichtung für die Pyramidalmotorik zu verstehen.

Zum extrapyramidal-motorischen System gehören u. a. Basalganglien (▶ S. 410), der rote Kern (▶ Abb. 14.31), die schwarze Substanz (▶ Abb. 14.31), bestimmte Kleinhirnkerne (▶ S. 416) und die Formatio reticularis des Hirnstamms (▶ S. 412). Die Bahnen des extrapyramidal-motorischen Systems verlaufen im Rückenmark gesondert, aber in enger Nähe zur Pyramidenbahn und enden ebenfalls an Motoneuronen.

Lähmungen

Häufige Lähmungsursache ist eine Schädigung der motorischen Bahnen in der inneren Kapsel beim Schlaganfall (Apoplex). Da die Fasern noch nicht gekreuzt haben, tritt bei einer rechtsseiten Hirnschädigung eine linksseitige Lähmung auf (und umgekehrt). Weil außerdem (hemmende) extrapyramidal-motorische Bahnen geschädigt sind und der Reflexbogen im Rückenmark noch funktioniert (▶ S. 420), wird die Muskelgrundspannung der gelähmten Muskeln nach einiger Zeit zu hoch (sog. **spastische Lähmung**). In aller Regel sind krankhafte Reflexe auszulösen, v. a. der **Babinski-Reflex** (Heben der Großzehe bei Bestreichen des seitlichen Fußrandes).

Sind die Motoneurone im Rückenmark geschädigt, etwa bei einer Rückenmarkverletzung, erreichen keine Impulse mehr die davon versorgten Muskeln, und eine gleichseitige **schlaffe Lähmung** ist die Folge.

Limbisches System

Das limbische System liegt v. a. um den Balken (limbus = Saum). Zum limbischen System zählen zahlreiche Hirnstrukturen, die untereinander und mit anderen Hirngebieten zahlreiche Verbindungen aufweisen, u. a. [Abb. 14.45]:

- **Hippocampus** im Schläfenlappen
- **Area entorhinalis** des Schläfenlappens
- **Mandelkern** (▶ S. 410)
- **Mammillarkörper** (Corpora mammillaria) des Zwischenhirns (▶ Abb. 14.31)
- **Gürtelwindung** (Gyrus cinguli)
- Kerne des Thalamus (▶ S. 410).

Wesentliche Funktionen sind u. a.:

- Steuerung und Kontrolle von Gemütsbewegungen (Emotionen) und deren Einbindung in körperliche, hormonelle und vegetative Funktionen
- Lernen und Gedächtnis
- Antrieb und Aktivierung.

	Ursprung	Leitung (Efferenzen)	Zielneurone
pyramidal-motorisches System	primäres motorisches Rindenfeld	Pyramidenbahn	Motoneurone in Hirnstamm und Rückenmark
extrapyramidal-motorisches System	verschiedene Kerngebiete des Gehirns	extrapyramidal-motorische Bahnen	Motoneurone in Hirnstamm und Rückenmark

14.43 Motorische Systeme des somatischen Nervensystems

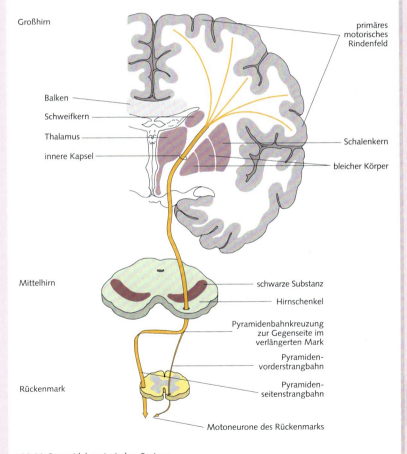

14.44 Pyramidal-motorisches System

Lernen und Gedächtnis

Lernen und Gedächtnis sind Voraussetzungen für sinnvolles Handeln und Anpassung des Menschen an seine Umwelt. **Lernen** bedeutet Handlungen gezielt zu wiederholen, zu verbessern und Wissen zu vermehren. Hierfür wird das **Gedächtnis** benötigt, in dem die entsprechenden Informationen gespeichert sind und aus dem sie bei Bedarf abgerufen werden können.

Das Gedächtnis ist in mehreren Stufen organisiert: Das **sensorische Gedächtnis** befindet sich in den primären sensorischen Rindenfeldern (▶ S. 406). **Kurz- und Langzeitgedächtnis** als nachfolgende Stufen sind wohl in den zahlreichen Assoziationsgebieten (▶ S. 406) der Hirnrinde lokalisiert.

Sensorisches Gedächtnis. Über die Sinnesorgane erreicht ständig eine Flut von Informationen das Gehirn. Diese gelangen ins sensorische Gedächtnis mit großer Speicherkapazität. In weniger als einer Sekunde werden die Weichen für die weitere Informationsverarbeitung gestellt: Die eingegangenen Informationen werden mit den Daten in den folgenden Gedächtnisstufen verglichen und unbewusst gewichtet. Unwichtige Informationen verblassen, bedeutsame Informationen lösen eine Zuwendung der Aufmerksamkeit aus und werden in die nächste Gedächtnisstufe überführt.

Kurzzeitgedächtnis. Die aus dem sensorischen Gedächtnis eingespeisten Informationen werden durch das Kurzzeitgedächtnis für Sekunden bis viele Minuten gespeichert. Seine Speicherkapazität ist viel geringer als im sensorischen Gedächtnis.

Grundlage des Kurzzeitgedächtnisses sind wahrscheinlich Nervenzellverbände, in denen Erregungen kreisen, evtl. von der Hirnrinde zu Thalamus und Hippocampus und wieder zurück zur Hirnrinde.

Diese kreisenden Erregungen können durch inhibitorische Synapsen (▶ S. 390) gelöscht werden. Damit ist auch die Information aus dem Kurzzeitgedächtnis gelöscht.

Die kreisenden Erregungen können aber auch verstärkt werden. Diese **Langzeitpotenzierung** (LTP) kann Stunden bis Tage anhalten und wurde u. a. im Hippocampus nachgewiesen. Solche Informationen werden aus dem Kurzzeitgedächtnis in das Langzeitgedächtnis überführt.

Langzeitgedächtnis. An der Überführung von Informationen ins Langzeitgedächtnis sind Strukturen des limbischen Systems, z. B. Hippocampus und Mandelkern (▶ S. 410), maßgeblich beteiligt: Patienten mit beidseitiger Zerstörung des Hippocampus können sich zwar an zurückliegende Dinge erinnern, jedoch keine neuen Informationen mehr ins Langzeitgedächtnis einspeisen (**anterograde Amnesie**). Die Langzeitpotenzierung stimuliert die Proteinsynthese, feine Dendritenäste sprossen aus und es werden neue Synapsen gebildet [Abb. 14.46]. Grundlage des Langzeitgedächtnisses sind also strukturelle Veränderungen der Nervenzellen, wodurch bestimmte Nervenzellgruppen funktionell für unterschiedlich lange Zeit miteinander verknüpft werden.

Eine wahrscheinlich riesige Zahl miteinander verknüpfter Nervenzellgruppen bilden die Speichereinheiten des Langzeitgedächtnisses. Die in solchen Speichereinheiten abgelegten und wieder abrufbaren Informationen heißen **Engramme.**

Die Speicherkapazität des Langzeitgedächtnisses ist sehr groß, und Informationen können im Extrem lebenslang gespeichert bleiben. Besonders stark verhaftet bleiben Informationen, die mit großer Aufmerksamkeit abgespeichert oder häufig abgerufen werden (Üben).

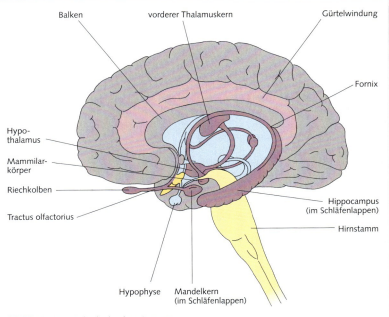

14.45 Strukturen des limbischen Systems

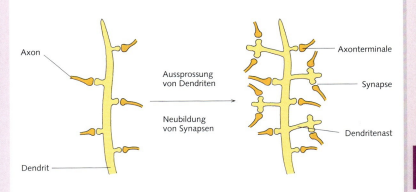

14.46 Ausbildung neuer Dendritenäste und Synapsen als strukturelle Grundlage des Langzeitgedächtnisses

14.5 Hirn- und Rückenmarkshäute

Zwischen knöchernem Schädel bzw. Wirbelkanal einerseits und Gehirn bzw. Rückenmark andererseits befindet sich ein Hüllsystem aus überwiegend bindegewebigen Blättern, den **Hirn-** bzw. **Rückenmarkshäuten** (Meningen). Beide gehen kontinuierlich ineinander über [Abb. 14.47, 14.48]. Zu unterscheiden sind:

- **Harte Hirn-** bzw. **Rückenmarkshaut** (Dura mater)
- **Weiche Hirn-** bzw. **Rückenmarkshaut**, die aus **Spinnwebenhaut** (Arachnoidea mater) und **Pia mater** besteht.

Harte Hirn- und Rückenmarkshaut. Die harte Hirn- bzw. Rückenmarkshaut ist aus straffem kollagenfaserigem Bindegewebe aufgebaut (▶ S. 62) und hat Bedeutung vor allem als Organkapsel.

Sie ist im Bereich des Gehirns ein einheitliches, mit den Schädelknochen verwachsenes Bindegewebeblatt, das sich nur im Bereich venöser Blutleiter (▶ S. 434) in zwei Blätter aufspaltet.

Im Wirbelkanal hingegen ist die harte Rückenmarkshaut nicht mit dem knöchernen Wirbelkanal verwachsen, sondern bildet einen Schlauch, der das Rückenmark mit den Spinalnervenwurzeln umhüllt und im Kreuzbeinkanal endet. Dadurch besteht zwischen der Wand des Wirbelkanals und der harten Rückenmarkshaut ein **Epiduralraum** (Spatium epidurale), den es im Bereich des Gehirns normalerweise nicht gibt.

Im Gehirn bildet die harte Hirnhaut nicht nur eine Hüllstruktur, sondern kammert die Schädelhöhle außerdem durch Ausbildung plattenförmiger Septen:

- Die **Großhirnsichel** (Falx cerebri) verläuft zwischen den Großhirnhemisphären von vorne nach hinten und reicht vom Schädeldach bis zum Balken [Abb. 14.49]
- Die Großhirnsichel geht am unteren Ende des Großhirns unter dem Hinterhauptlappen kontinuierlich in eine mehr horizontal stehende Platte über. Dieses **Kleinhirnzelt** (Tentorium cerebelli) überdeckt dachartig das Kleinhirn und die hintere Schädelgrube
- Die **Kleinhirnsichel** oder Falx cerebelli ist nur eine kurze, sichelförmige Platte.

Spinnwebenhaut. Die Spinnwebenhaut [Abb. 14.47] ist feinfaseriges Bindegewebe, das fest mit der harten Hirnhaut verwachsen ist. Sie weist als Besonderheit zottenartige Fortsätze auf, die **Arachnoidalzotten** (Granulationes arachnoideae). Diese wölben sich in venöse Blutleiter, v.a. in die venösen Blutsinus (▶ S. 434), vor und dienen der Abgabe von Liquor cerebrospinalis (▶ S. 430) ins Blut.

Pia mater. Die Pia mater ist feinfaseriges Bindegewebe, das fest mit der Oberfläche von Gehirn und Rückenmark verwachsen ist. Zwischen Arachnoidea und Pia befindet sich ein Spaltraum, der **Subarachnoidalraum** mit Gehirn-Rückenmarksflüssigkeit (▶ u.).

Epiduralhämatom

Beispielsweise bei einem Schädelbruch können Arterien zwischen harter Hirnhaut und Schädelknochen zerreißen. Am häufigsten ist die **mittlere Hirnhautarterie** (A. meningea media) betroffen, die seitlich am Schädel verläuft. Das austretende Blut wühlt sich zwischen harte Hirnhaut und Knochen, die normalerweise miteinander verwachsen sind. Dadurch entsteht ein blutgefüllter Raum, der das Gehirn zusammendrückt. Meist treten die Beschwerden, v.a. Bewusstseinstrübung und ungleiche Pupillenweite, einige Stunden nach dem Unfall auf. Einzige Behandlungsmöglichkeit ist die schnelle Ausräumung des Hämatoms.

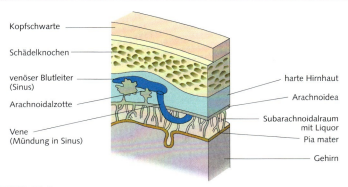

14.47 Hirnhäute

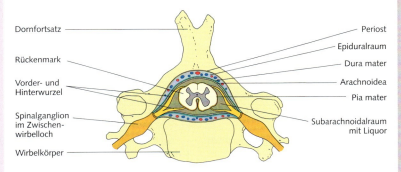

14.48 Rückenmarkshäute

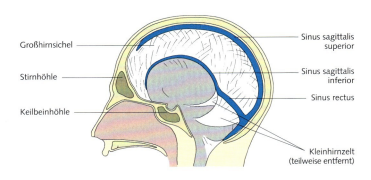

14.49 Großhirnsichel und Kleinhirnzelt

Subdurales Hämatom

Beim subduralen Hämatom blutet es zwischen harte Hirnhaut und Spinnwebenhaut.

Ursache ist meist ein verletzungsbedingter Abriss von Hirnvenen an der Durchtrittsstelle in die venösen Blutleiter (▶ S. 434). Die Beschwerden entstehen viel langsamer als bei der Epiduralblutung, oft erst Wochen später. Am wichtigsten sind Wesensveränderungen und Ausfälle wie etwa Lähmungen.

Meningeom

Meningeome sind gutartige, langsam wachsende Tumoren, die von der Spinnwebenhaut ausgehen. Sie können einzeln oder zu mehreren vorkommen und verdrängen mit zunehmendem Wachstum das Hirngewebe.

Die dabei entstehenden Beschwerden hängen von der Lokalisation des Tumors ab. Eine chirurgische Entfernung des Tumors führt meist zur Heilung.

Hirnhautentzündung

Bei der Hirnhautentzündung oder Meningitis gelangen Krankheitserreger, z.B. auf dem Blutweg, ins Gehirn und führen zu einer Entzündung der weichen Hirnhaut. Typische Zeichen sind Kopfschmerzen, Fieber und Nackensteifigkeit.

Eine Hirnhautentzündung kann auf das Gehirn übergreifen. Diese Entzündung von Hirnhäuten und Gehirn heißt Meningoenzephalitis.

Liquorräume

Im Gehirn befindet sich ein kommunizierendes Hohlraumsystem. Darin fließt eine Flüssigkeit, die Gehirn-Rückenmarks-Flüssigkeit oder der Liquor cerebrospinalis, kurz **Liquor.** Er ist eiweißarm und nahezu zellfrei.

Dieses Hohlraumsystem im Gehirn wird als **innerer Liquorraum** bezeichnet. Er steht mit dem Subarachnoidalraum, der den **äußeren Liquorraum** bildet, in offener Verbindung [Abb. 14.52].

Innerer Liquorraum. Der innere Liquorraum besteht aus vier Hirnkammern oder **Ventrikeln** [Abb. 14.50]. Feinzottige, gut durchblutete Strukturen ihrer Wände, die **Adergeflechte** oder Plexus choroidei [Abb. 14.52], produzieren ständig Liquor.

In den beiden Großhirnhemisphären befinden sich **I. und II. Ventrikel** (Seitenventrikel, seitliche Hirnkammer). Der schlauchförmige Seitenventrikel beginnt im Stirnlappen mit dem **Vorderhorn,** zieht mit seinem **Zentralteil** durch den Scheitellappen und zeigt im Hinterhauptlappen eine starke Krümmung nach unten. Hier teilt sich der Seitenventrikel in ein kleineres **Hinterhorn,** welches im Hinterhauptlappen liegt, und ein größeres **Unterhorn,** das durch den Schläfenlappen nach vorne zieht und im vorderen Teil des Schläfenlappens endet. Jeder Seitenventrikel mündet im Bereich des Zwischenhirns über ein **Zwischenkammerloch** (Foramen interventriculare) in den unpaaren **III. Ventrikel** [Abb. 14.50, 14.52].

Die seitlichen Wände des III. Ventrikels werden im Wesentlichen durch Anteile des Zwischenhirns gebildet. Der III. Ventrikel mündet in einen Kanal, den Aqueductus cerebri oder kurz **Aquädukt,** der durch das Mittelhirn (▶ S. 412) zieht. Der Aquädukt öffnet sich schließlich in den **IV. Ventrikel** des Rautenhirns, der vom Kleinhirn bedeckt wird. Sein Boden wird aufgrund seiner Form als **Rautengrube** bezeichnet.

Der IV. Ventrikel verjüngt sich am Ende des verlängerten Marks sehr stark und geht kontinuierlich in den engen **Zentralkanal** des Rückenmarks über. Der Zentralkanal endet am Ende des Rückenmarks blind und nimmt nicht an der Liquorzirkulation teil. Darüber hinaus besitzt der IV. Ventrikel zwei seitliche und eine mittlere Öffnung zum Subarachnoidalraum.

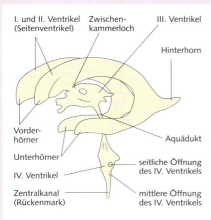

14.50 Innerer Liquorraum von der Seite

14.51 Lumbalpunktion

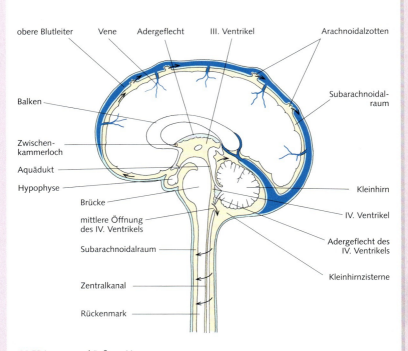

14.52 Innerer und äußerer Liquorraum

Äußerer Liquorraum. Der äußere Liquorraum entspricht dem Subarachnoidalraum zwischen Arachnoidea und Pia (▶ o.). Er ist stellenweise, v.a. an der Hirnbasis, zu **Zisternen** erweitert. Die größte Zisterne ist die **Kleinhirnzisterne** (Cisterna cerebellomedullaris). Im Wirbelkanal unterhalb des Rückenmarks befindet sich die **Cisterna lumbalis** [Abb. 14.51].

Der Liquor umfließt im Subarachnoidalraum Gehirn und Rückenmark und wird schließlich über die Arachnoidalzotten (▶ S. 428) in Venen aufgenommen.

Lumbalpunktion
Insbesondere bei Verdacht auf Hirnhautentzündung ist eine Untersuchung des Liquors hilfreich. Die Liquorgewinnung durch Lumbalpunktion [Abb. 14.51] im unteren Lendenwirbelsäulenbereich ist risikoarm, vorausgesetzt, der Hirndruck ist nicht erhöht. Das Rückenmark endet höher und ist somit nicht gefährdet, die Nervenwurzeln im Subarachnoidalraum weichen der Nadel aus. Eine Lumbalpunktion wird auch durchgeführt, um Medikamente in den Subarachnoidalraum einzubringen, etwa bei der **Spinalanästhesie**.

Hydrozephalus
Liquorproduktion und -abgabe stehen normalerweise im Gleichgewicht. Beim Hydrozephalus ist der Liquor vermehrt, wobei die Vergrößerung der Liquorräume auf Kosten des Hirngewebes geht. Es können die inneren Liquorräume, die äußeren oder beide erweitert sein.

Klinisch am wichtigsten ist der **Verschluss-Hydrozephalus** durch Verschluss der Liquor-leitenden Wege. Bei Erwachsenen führt die Erweiterung der Liquorräume zu **Hirndrucksymptomatik** mit Kopfschmerzen, Übelkeit, Erbrechen und Bewusstseinstrübung. Bei Kindern vor Verschluss der Schädelnähte (▶ S. 102) vergrößert sich zudem der Kopf.

14.6 Blutgefäße des ZNS
Die Nervenzellen haben einen hohen Sauerstoffbedarf. Entsprechend hoch ist die Gehirndurchblutung: Das Gehirn wiegt nur 2 % des Körpergewichts, erhält aber etwa 15 % des Herz-Zeit-Volumens!

Arterien des Gehirns
Das Gehirn wird über vier Arterien versorgt [Abb. 14.53]: die beiden **inneren Halsarterien** (Aa. carotideae internae) und die beiden **Wirbelarterien** (Aa. vertebrales).

Die inneren Halsarterien gelangen jeweils über ein eigenes Loch in der Schädelbasis (▶ S. 104, Abb. 4.27) in die Schädelhöhle, die Wirbelarterien über das große Hinterhauptsloch. Die Arterien treten somit von der Hirnbasis aus an das Gehirn. Die größeren Arterien verlaufen auf der Gehirnoberfläche und befinden sich damit im Subarachnoidalraum. Von der Oberfläche treten dann Gefäßäste ungefähr senkrecht ins Gehirninnere [Abb. 14.55].

Jede der beiden inneren Halsarterien gibt folgende Hauptäste ab:
- Arterien zur Hirnanhangsdrüse
- **Augenarterie** (A. ophthalmica)
- **Vordere Großhirnarterie** (A. cerebri anterior)
- **Mittlere Großhirnarterie** (A. cerebri media)
- **Hintere Verbindungsarterie** (A. communicans posterior).

Vordere, mittlere und hintere Großhirnarterie versorgen jeweils bestimmte Großhirnabschnitte [Abb. 14.56].

Die beiden Wirbelarterien vereinigen sich am Oberrand des verlängerten Marks zur **Schädelbasisarterie** (A. basilaris). Die Schädelbasisarterie zweigt sich mit ihren Endabschnitten in rechte und linke **hintere Großhirnarterie** (A. cerebri posterior) auf. Von den beiden Wirbelarterien und der Schädelbasisarterie gehen die **Kleinhirnarterien** (Aa. cerebellares) ab.

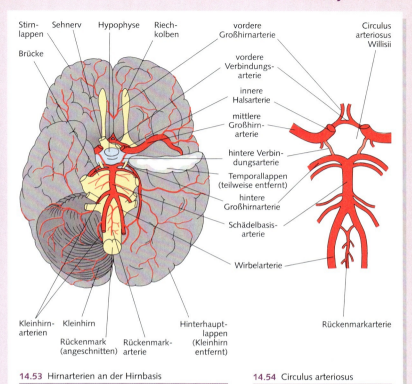

14.53 Hirnarterien an der Hirnbasis

14.54 Circulus arteriosus

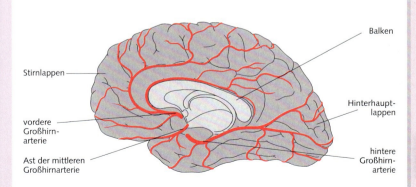

14.55 Hirnarterien (Ansicht von der Mitte) [S007-1-20]

Circulus arteriosus cerebri. Durch Verbindungsarterien zwischen Arterien der linken und rechten Hirnhälfte entsteht an der Hirnbasis ein arterieller Gefäßring, der **Circulus arteriosus cerebri** (Willisii). Dabei verbindet die hintere Verbindungsarterie (▶ o.) die innere Halsarterie mit der hinteren Großhirnarterie und die **vordere Verbindungsarterie** (A. communicans anterior) die beiden vorderen Großhirnarterien [Abb. 14.54]. Dieser Gefäßring kann einen Blutaustausch zwischen rechts- und linksseitigen Hirnarterien ermöglichen, ist jedoch sehr variabel ausgeprägt.

Arterien des Rückenmarks

Das Rückenmark wird hauptsächlich über Äste aus den beiden Wirbelarterien [Abb. 14.53, 14.54] sowie aus den Zwischenrippenarterien und aus den Lumbalarterien der Bauchaorta versorgt.

Venen des Gehirns

Die kleinen Venen aus der Rinde und der rindennahen weißen Substanz ziehen zur Gehirnoberfläche und münden dort in größere oberflächliche **obere und untere Hirnvenen** (Vv. superiores und inferiores cerebri), die im Subarachnoidalraum verlaufen. Diese wiederum durchbrechen die harte Hirnhaut und münden, nun **Brückenvenen** genannt, in verschiedene **venöse Blutleiter** [Abb. 14.58]. Der größte von diesen ist der **Sinus sagittalis superior**). Die äußere Wand dieser Blutleiter wird durch die harte Hirnhaut gebildet.

Die Blutsinus münden schließlich in die rechte und linke **innere Drosselvene** (V. jugularis dextra und sinistra), die jeweils über ein eigenes Loch in der Schädelbasis die Schädelhöhle verlassen.

Der Blutabfluss aus der Tiefe des Gehirns erfolgt über mehrere tiefe Hirnvenen, die alle über die **große Gehirnvene** (V. cerebri magna) schließlich in den geraden Blutleiter (Sinus rectus) münden [Abb. 14.58].

Hirnarterienaneurysmen

Aneurysmen sind Aussackungen von Arterien, im Bereich des Gehirns meist an der Hirnbasis (▶ o.). Ursache ist häufig eine angeborene Gefäßwandschwäche. Zerreißt ein solches Aneurysma, kommt es zu einer plötzlichen Blutung, bevorzugt in den Subarachnoidalraum (**Subarachnoidalblutung**). Dabei treten typischerweise heftigste Kopfschmerzen, Übelkeit und Erbrechen und je nach Ausprägung Bewusstseinsstörung bis zur Bewusstlosigkeit auf. Ca. 30 % der Aneurysmablutungen verlaufen bereits früh tödlich.

Schlaganfall

Beim Schlaganfall (Apoplex) ist die Gehirndurchblutung gestört. Am häufigsten ist er durch eine Mangeldurchblutung von Teilen des Gehirns bedingt (**Hirninfarkt**), seltener durch eine Massenblutung ins Gehirn hinein. Die Mangeldurchblutung wird durch Einengung oder Verschluss von Arterien hervorgerufen, v.a. infolge von:

- Arteriosklerose (▶ S. 172): Umbauvorgänge in der Arterienwand engen die Arterie zunehmend ein
- Thrombose (▶ S. 172): Meist auf dem Boden einer Arteriosklerose bildet sich ein Blutgerinnsel und verschließt das Gefäß
- Embolie (▶ S. 174): Blutgerinnsel aus dem linken Herz gelangen mit dem Blut ins Gehirn und verschließen eine oder mehrere Arterien.

Je nach Lokalisation und Ausmaß der Mangeldurchblutung erfolgt eine unterschiedlich starke Schädigung von Hirnanteilen.

Am häufigsten ist die mittlere Großhirnarterie betroffen. Häufige Folgen sind u.a. eine unterschiedlich ausgeprägte Halbseitenlähmung [Abb. 14.57], ebenfalls halbseitige sensorische Ausfälle, Sprachstörungen und Bewusstseinsstörungen.

Versorgungsgebiete:
vordere Großhirnarterie | mittlere Großhirnarterie | hintere Großhirnarterie

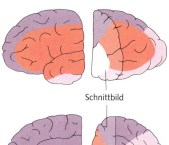

Schnittbild

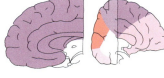

14.56 Arterielle Versorgungsgebiete des Großhirns oben Seitenansicht, unten Ansicht von der Mitte

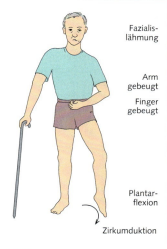

- Fazialislähmung
- Arm gebeugt
- Finger gebeugt
- Plantarflexion
- Zirkumduktion

14.57 Halbseitenlähmung (Hemiplegie) nach Schlaganfall

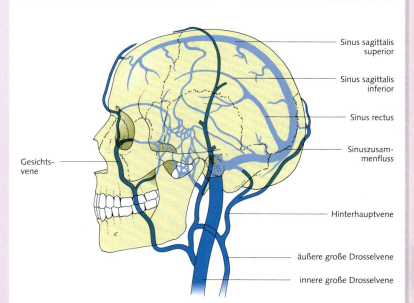

- Sinus sagittalis superior
- Sinus sagittalis inferior
- Sinus rectus
- Sinuszusammenfluss
- Gesichtsvene
- Hinterhauptvene
- äußere große Drosselvene
- innere große Drosselvene

14.58 Venen von Gehirn und Kopf

14.7 Peripheres Nervensystem

Zum peripheren Nervensystem, kurz PNS, gehören:
- **Hirnnerven**
- **Rückenmarknerven**
- **Ganglien,** umschriebene Nervenzellansammlungen außerhalb des ZNS, z. B. die Spinalganglien oder die Ganglien des autonomen Nervensystems.

Hirnnerven

Es gibt 12 Paar Hirnnerven (I–XII), die vor allem der Innervation des Kopfes dienen, teilweise aber – wie der X. Hirnnerv (N. vagus) – ausgedehnte Innervationsgebiete bis in die Bauchhöhle haben [Abb. 14.59].

Der Hirnnerv II ist eigentlich ein „ausgelagerter" Gehirnteil, während der Hirnnerv I aus Axonen der Riechzellen (▶ S. 450) besteht. Die Kerne für die Hirnnerven III bis XII befinden sich im Hirnstamm (▶ S. 412). Sind es Kerne, deren Nervenzellen Ursprung von Efferenzen bilden, handelt es sich um **Ursprungskerne.** Enden an den Kernen Afferenzen, so sind es **Endkerne.** Die einzelnen Hirnnerven können dabei überwiegend afferent, überwiegend efferent oder gemischt sein.

Die Nervenzellkörper afferenter (sensorischer) Anteile von Hirnnerven befinden sich in **sensorischen Ganglien** im hirnnahen Verlauf der Nerven. Die zentralen Fortsätze enden jeweils in den Endkernen des Hirnstamms, während die peripheren Fortsätze in die Peripherie zu Rezeptoren ziehen oder selbst rezeptive Endigungen bilden.

Die einzelnen Hirnnerven. Die einzelnen Hirnnerven sind [Abb. 14.59]:
- **I. Hirnnerv** (N. olfactorius, Riechnerv). Sensorischer Nerv für den Geruchssinn (▶ S. 450)
- **II. Hirnnerv** (N. opticus, Sehnerv). Sensorischer Nerv für den Sehsinn (▶ S. 452)
- **III. Hirnnerv** (N. oculomotorius, Augenbewegungsnerv). Motorischer Nerv für einen Teil der äußeren Augenmuskeln, parasympathisch für die Pupillenmotorik (▶ S. 454)
- **IV. Hirnnerv** (N. trochlearis, Augenrollnerv). Motorischer Nerv für einen äußeren Augenmuskel
- **V. Hirnnerv** (N. trigeminus, Drillingsnerv). Gemischter Nerv, sensorisch v.a. für große Teile des Gesichts, motorisch für die Kaumuskeln
- **VI. Hirnnerv** (N. abducens, Augenabziehnerv). Motorischer Nerv für einen Augenmuskel
- **VII. Hirnnerv** (N. facialis, Gesichtsnerv). Gemischter Nerv v.a. für die Gesichtsmuskulatur (motorisch) sowie Tränen- und Speicheldrüsen (parasympathisch)
- **VIII. Hirnnerv** (N. vestibulocochlearis, Vorhof-Schnecken-Nerv). Sensorischer Nerv für Hör- und Gleichgewichtsorgan
- **IX. Hirnnerv** (N. glossopharyngeus, Zungen-Rachen-Nerv). Gemischter Nerv v.a. für Rachen (sensorisch), Rachenmuskeln (motorisch) und Ohrspeicheldrüse (parasympathisch)
- **X. Hirnnerv** (N. vagus, umherschweifender Nerv). Bis in die Bauchhöhle ziehender gemischter Nerv für die sensorische und parasympathische Versorgung v.a. der inneren Organe
- **XI. Hirnnerv** (N. accessorius, zusätzlicher Nerv). Motorischer Nerv für einen Hals- und Rückenmuskel
- **XII. Hirnnerv** (N. hypoglossus, Unterzungennerv). Motorischer Nerv für die Zungenmuskeln.

Rückenmarknerven

Die Rückenmarknerven oder Spinalnerven sind für die Innervation vor allem von Rumpf und Extremitäten zuständig, in geringem Maße auch für die von Kopf und Hals.

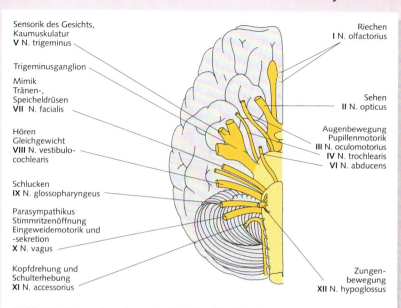

14.59 Hirnnerven und von ihnen vermittelte Hauptfunktionen

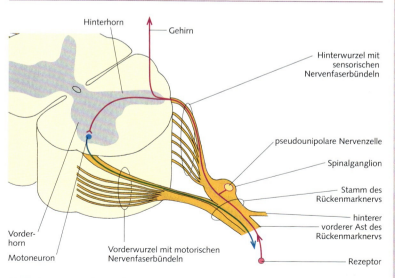

14.60 Bau eines Rückenmarknervs

Bau der Rückenmarknerven. Aus jedem Rückenmarksegment (▶ S. 418) treten rechts und links Bündel von Nervenfasern (**Wurzelfäden**) aus bzw. ein [Abb. 14.60]. Die seitlich nach vorne austretenden Faserbündel bilden die **Vorderwurzel,** die seitlich hinten eintretenden Fasern formen die **Hinterwurzel.**

- Die Vorderwurzeln entspringen aus der Vordersäule und enthalten somatomotorische Nervenfasern für die Skelettmuskulatur. In den Rückenmarkssegmenten C8–L3 und S2–S4 beinhalten sie außerdem viszeromotorische Nervenfasern für die Innervation der Eingeweide (▶ u.). Damit ist die Vorderwurzel efferent leitend
- Die Hinterwurzeln treten ins Hinterhorn ein. In jeder Hinterwurzel befindet sich ein sensorisches Spinalganglion. Es enthält pseudounipolare Nervenzellen (▶ S. 386), deren zentrale Fortsätze die Hinterwurzel bilden [Abb. 14.60]. Die peripheren Fortsätze gelangen über die Spinalnerven und deren Äste in Körperinneres und -peripherie. Sie enden an sensorischen Rezeptoren oder bilden als freie Nervenendigungen (▶ S. 446) selbst rezeptive Strukturen. Die Hinterwurzel ist damit afferent leitend oder sensorisch (somato- und viszerosensorisch).

Vorder- und Hinterwurzel treten in geringer Entfernung seitlich vom Rückenmark aufeinander zu und vereinigen sich zum **Stamm** eines Rückenmarknervs. Ein Spinalnerv führt somit immer verschiedene Faserqualitäten (motorische, sensorische, autonome) mit sich und ist stets ein gemischter Nerv. Außerdem folgt, dass die Anzahl der Rückenmarknerven mit 31–33 Paaren der der Rückenmarksegmente entspricht (▶ S. 418).

Der Stamm verzweigt sich vor allem in **vordere** und **hintere Äste** [Abb. 14.60].

Nervengeflechte. Die vorderen Äste haben die größten Versorgungsgebiete [Abb. 14.61].

Nur die mit dem Thorakalmark (T2–12) in Verbindung stehenden Nerven und deren Äste behalten ihre segmentale Gliederung und innervieren gürtelförmige Abschnitte der Rumpfwand.

Die übrigen vorderen Nervenästen vermischen sich nahe der Wirbelsäule und bilden **Nervengeflechte** (Plexus):

- **Halsgeflecht** (Plexus cervicalis) aus den vorderen Äste der Rückenmarknerven C1–C4 für die Innervation von Hals und Teilen des Kopfes
- **Armgeflecht** (Plexus brachialis) aus vorderen Äste der Rückenmarknerven C5–T1 für die Innervation der oberen Extremität
- **Lendengeflecht** (Plexus lumbalis) aus den vorderen Ästen der Rückenmarknerven T12–L4
- **Kreuzgeflecht** (Plexus sacralis) aus den vorderen Ästen der Rückenmarknerven L4–S3. Lenden- und Kreuzgeflecht versorgen v.a. die untere Extremität.

Periphere Nerven. Aus diesen Geflechten gehen dann die gemischten **peripheren Nerven** im engeren Sinn hervor. Jeder Nerv enthält somit motorische und sensorische Nervenfasern aus mehreren Rückenmarksegmenten. Die peripheren Nerven werden bei den entsprechenden Körperregionen abgehandelt.

Die einzelnen Rückenmarksegmente versorgen bestimmte Muskeln motorisch bzw. Hautbezirke sensorisch, und auch die Aufteilung der Nervengeflechte in die Nerven erfolgt sehr regelhaft. Daher lassen sich den Rückenmarksegmenten bestimmte von ihnen versorgte Kennmuskeln bzw. Hautbereiche (Dermatome) zuordnen [Abb. 14.62]. So sind bei Ausfällen Rückschlüsse auf den Schädigungsort möglich.

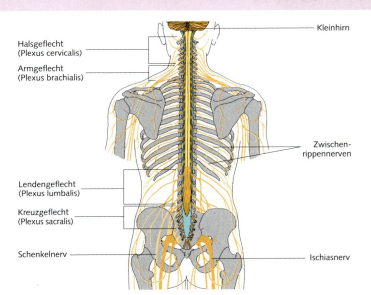

14.61 Rückenmarknerven und Nervengeflechte

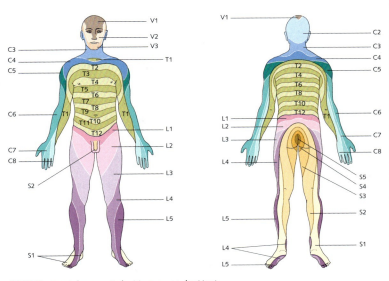

14.62 Segmentale sensorische Versorgung der Haut

14.8 Autonomes Nervensystem

Das autonome (vegetative, viszerale) Nervensystem regelt weitgehend selbstständig und unbewusst die Funktionen innerer Organe (autonom = griech. selbstständig, unabhängig), wobei aber somatisches und autonomes Nervensystem funktionell eng miteinander verknüpft sind. Das autonome Nervensystem dient v.a. der Innervation [Tab. 14.63]:

- Des Herzens
- Der Gefäßmuskulatur
- Der Eingeweidemuskulatur
- Von Drüsen
- Der Geschlechtsorgane
- Der Haarmuskeln (▶ S. 482).

Die Tätigkeit des autonomen Nervensystems erfolgt vor allem reflektorisch über Eingeweidereflexe (▶ S. 422).

Bestandteile

Das autonome Nervensystem besteht aus **autonomen Zentren** im ZNS, **Viszeroafferenzen** aus den inneren Organen zu diesen Zentren sowie **Viszeroefferenzen** von den autonomen Zentren im ZNS zu den inneren Organen. Zum autonomen Nervensystem gehört außerdem das **intramurale Nervensystem**.

Viszeroafferenzen. Viszeroafferente Nervenzellen sitzen mit ihren Zellkörpern in sensorischen Ganglien (▶ S. 436) der Hirnnerven VII (N. facialis), IX (N. glossopharyngeus) und X (N. vagus) sowie den Spinalganglien. Die zentralen Fortsätze dieser Nervenzellen ziehen ins Rückenmark und über Schaltstationen weiter zu autonomen Zentren des Hirnstamms (u.a. zur Formatio reticularis ▶ S. 414). Diese werden von Rindenzentren und limbischem System (▶ S. 424) mit beeinflusst.

Die peripheren Fortsätze der Neurone verlaufen zum einen mit den genannten Hirnnerven und ihren Ästen zu inneren Organen. Zum anderen schließen sie sich den Ästen des Sympathicus an und erreichen über diese die peripheren Organe.

Viszeroefferenzen. Die Viszeroefferenzen sind der **Sympathikus** und **Parasympathikus** [Tab. 14.63]. Sie bestehen wie die Efferenzen des somatischen Nervensystems aus zentralen und peripheren Anteilen. Ein Organ wird häufig von Sympathikus und Parasympathikus innerviert, wobei diese oft entgegengesetzte Funktionen haben. Der Sympathikus steigert z.B. die Herz- und vermindert die Darmtätigkeit, wohingegen der Parasympathikus die Herztätigkeit bremst und die Darmbewegungen steigert.

Das autonome Nervensystem unterscheidet sich aber im Aufbau der **efferenten Strecke** vom ZNS bis zum Erfolgsorgan erheblich vom somatischen Nervensystem. Die somatomotorische Efferenz beginnt im ZNS, z.B. den Motoneuronen des Rückenmarks, und zieht dann ohne Unterbrechung zum Erfolgsorgan, der Skelettmuskulatur.

Die efferente Strecke des autonomen Nervensystems (Viszeroefferenz) hingegen besteht aus zwei Nervenzellen [Abb. 14.64]. Die ersten oder **präganglionären Nervenzellen** sind im ZNS lokalisiert. Sie schicken ihre Axone ins periphere autonome Nervensystem zu den sympathischen oder parasympathischen **Ganglien**. In den Ganglien erfolgt die synaptische Übertragung auf die zweiten oder **postganglionären Nervenzellen**. Hier wird immer **Acetylcholin** als Überträgerstoff benutzt.

Die postganglionären Nervenzellen schicken ihre Axone zu den Erfolgsorganen. Hier unterscheiden sich Sympathikus und Parasympathikus in ihren Überträgerstoffen: Die postganglionäre synaptische Übertragung am Erfolgsorgan erfolgt beim Sympathikus vor allem mittels Noradrenalin und beim Parasympathikus mittels Acetylcholin.

Organ	Sympathikus	Parasympathikus
Tränendrüse	Steigerung der Sekretion	Steigerung der Sekretion
Pupille	Erweiterung	Verengung
Herzmuskel	Zunahme von Pulsrate und Kontraktionskraft	mäßige Abnahme von Pulsrate und Kontraktionskraft
Blutgefäße	Verengerung	keine Wirkung bekannt
Bronchien	Erweiterung	Verengung
Speicheldrüsen	Verminderung der Sekretion	Steigerung der Sekretion
Magen-Darm-Trakt	Verminderung von Tonus und Bewegungen, Sphinkteren kontrahiert	Steigerung von Tonus und Bewegungen, Sphinkteren entspannt
Verdauungsdrüsen	Verminderung der Sekretion	Steigerung der Sekretion
Sexualorgane beim Mann	Auslösung der Ejakulation	Auslösung der Erektion

14.63 Wirkungen von Sympathikus und Parasympathikus

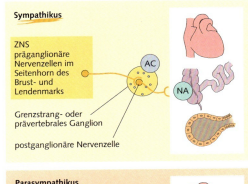

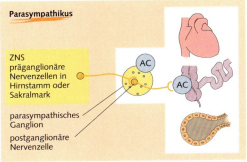

NA = Transmitter Noradrenalin

AC = Transmitter Acetylcholin

14.64 Efferente Strecke von Sympathikus und Parasympathikus

Sympathikus. Die präganglionären Nervenzellen des Sympathikus befinden sich in den Segmenten C8–L3 der Seitensäule (▶ S. 418) des Rückenmarks [Abb. 14.65].

Ihre Axone verlassen das Rückenmark über die Vorderwurzeln und ziehen zu **para- und prävertebralen sympathischen Ganglien,** welche die Zellkörper postganglionärer Nervenzellen enthalten.

Der größte Teil präganglionärer Fasern wird in paravertebralen Ganglien umgeschaltet. Sie bilden beidseits der Wirbelsäule (= paravertebral) eine Kette, den sog. **Grenzstrang des Sympathikus** (Truncus sympathicus) [Abb. 14.65].

Ein Teil der präganglionären Fasern wird erst in unpaaren prävertebralen Ganglien im Bereich großer arterieller Bauchgefäße auf postganglionäre Neurone umgeschaltet.

Nach Umschaltung in den Ganglien ziehen die postganglionären sympathischen Nervenfasern direkt über Nervenfasergeflechte (▶ u.) oder zusammen mit Blutgefäßen und Rückenmarknerven z. B. zu Haut und inneren Organen.

Parasympathikus. Der Parasympathikus hat Ursprünge in Hirnstamm und sakralem Rückenmark [Abb. 14.65].

Im Hirnstamm befinden sich die präganglionären Nervenzellen in **parasympathischen Kernen,** deren Axone mit Hirnnerven verlaufen. Die präganglionären Fasern werden in vier **parasympathischen Kopfganglien** umgeschaltet und die postganglionären Fasern erreichen über verschiedene Leitstrukturen die Zielorgane.

Die präganglionären Neurone des sakralen Parasympathicus sind in den Segmenten S2–S4 lokalisiert. Die präganglionären Fasern treten über die Vorderwurzeln des Rückenmarks aus und verlaufen in Nervengeflechten des kleinen Beckens. Ein Teil der präganglionären Fasern wird in kleinen Ganglien der Plexus, ein anderer Teil in Ganglien innerhalb der Erfolgsorgane umgeschaltet.

Autonome Plexus. Nervenfasergeflechte des autonomen Nervensystems befinden sich besonders in Brust-, Bauch- und Beckenraum, und hier vor allem um größere Gefäße. In diesen Geflechten ziehen sowohl viszeroafferente als auch viszeroefferente Fasern. Außerdem sind in die Geflechte vor allem prävertebrale sympathische Ganglien eingebaut. Aus diesen Geflechten heraus erfolgt die sympathische und parasympathische Innervation innerer Organe.

Intramurales Nervensystem. Das intramurale Nervensystem liegt in den Wänden (= intramural) verschiedenster Organe, zum Beispiel der Atemwege, Pankreasgänge, Gallenblase und Beckenorgane. Es setzt sich zusammen aus:

- Nervenfasergeflechten (Plexus)
- Ganglien (Nervenzellansammlungen)
- Einzelnen Nervenzellen.

Die größte Ausdehnung besitzt das intramurale Nervensystem im Rumpfdarm (▶ S. 254) und wird hier auch als **Darmwandnervensystem** oder enterisches Nervensystem (ENS) bezeichnet. Das Darmwandnervensystem dient vor allem der autonomen Steuerung von Beweglichkeit und Sekretion der Rumpfdarmwände. Zusätzlich zu dieser organeigenen Steuerung wird der Rumpfdarm durch Parasympathikus (fördert Beweglichkeit und Sekretion) und Sympathikus (hemmt Beweglichkeit und Sekretion) beeinflusst.

Strukturen des Darmwandnervensystems sind unter anderem Meißner-Plexus (Plexus submucosus) für die Schleimhautinnervation und Auerbach-Plexus (Plexus myentericus) für die glatte Muskulatur der Muscularis. Beide sind im gesamten Rumpfdarm vorhanden.

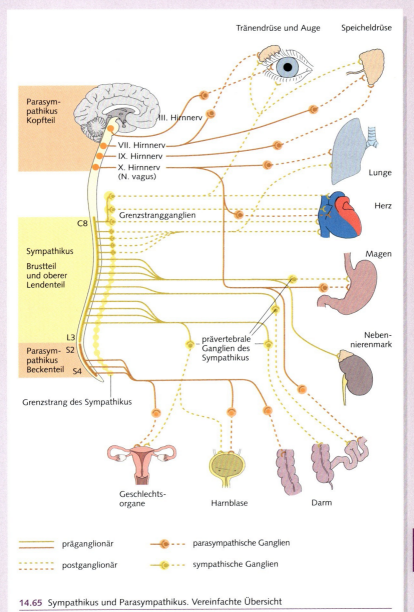

14.65 Sympathikus und Parasympathikus. Vereinfachte Übersicht

14.9 Untersuchungsmethoden

Bei Untersuchungen des ZNS und seiner Hüllstrukturen werden neben der Lumbalpunktion (▶ S. 432) häufig Bild gebende Verfahren eingesetzt, v.a.:

- Röntgenaufnahmen vor allem zur Darstellung von Schädelknochen und Wirbelkanal
- Computertomographie (CT), die zusätzlich eine Darstellung des Hirn- und Rückenmarkgewebes erlaubt. Sie ist eine der wichtigsten Untersuchungsmethoden des ZNS
- Magnetresonanztomographie (MRT). Die MRT ist aufgrund besserer Weichteildarstellung bei bestimmten Fragestellungen der CT überlegen
- Angiographie. Kontrastmittel wird in eine Halsarterie (Karotisangiographie) oder Wirbelarterie (Vertebralisangiographie) gespritzt. Sie wird vor allem bei Verdacht auf Gefäßeinengungen oder -aneurysmen eingesetzt
- **Myelographie.** Über eine Lumbalpunktion (▶ S. 432) wird Kontrastmittel in den Subarachnoidalraum des Rückenmarks gespritzt und dieser dadurch röntgenologisch dargestellt. Heute ist die Myelographie durch breite Verfügbarkeit der CT z. B. in der Diagnostik von Bandscheibenvorfällen (▶ S. 116) weitgehend zurückgedrängt.

Wiederholungsfragen

1. Welcher allgemeine Bauplan liegt bei Nervenzellen vor? (▶ S. 386)
2. Was ist Nissl-Substanz? (▶ S. 388)
3. Was sind die Bestandteile einer Synapse? (▶ S. 390)
4. Wie funktioniert eine chemische Synapse? (▶ S. 392)
5. Aus welchen Phasen besteht ein Aktionspotenzial? (▶ S. 392)
6. Wie ist eine Nervenfaser definiert? (▶ S. 392)
7. Welche Unterschiede bestehen zwischen einer myelinisierten und einer nicht myelinisierten Nervenfaser? (▶ S. 392)
8. Welche Gliazellen gibt es im ZNS und welche Bedeutung haben sie? (▶ S. 394)
9. Was unterscheidet autonomes und somatisches Nervensystem? (▶ S. 396)
10. Welche Bedeutung haben Afferenzen und Efferenzen im peripheren Nervensystem? (▶ S. 398)
11. Was ist graue und weiße Substanz und wie ist ihre Verteilung im ZNS? (▶ S. 400)
12. In welche Abschnitte ist das Gehirn gegliedert? (▶ S. 400)
13. Welche Großhirnlappen gibt es? (▶ S. 402)
14. Welche vier Wellentypen kommen im normalen EEG vor? (▶ S. 404)
15. Was unterscheidet primäre von sekundären Rindenfeldern? (▶ S. 406)
16. Wo befindet sich das primäre motorische Rindenfeld? (▶ S. 408)
17. Wie heißen die Basalganglien? (▶ S. 410)
18. Welche zwei wesentlichen Funktionen hat der Thalamus? (▶ S. 410)
19. Welche Hirnabschnitte bilden den Hirnstamm? (▶ S. 412)
20. Welche Hauptsymptome zeigt der Morbus Parkinson? (▶ S. 412)
21. Welche Schlafstadien gibt es und was kennzeichnet sie? (▶ S. 414)
22. Welche Bedeutung hat das Kleinhirn? (▶ S. 416)
23. Welche Segmente kommen beim Rückenmark vor? (▶ S. 418)
24. Wie unterscheiden sich Eigen- und Fremdreflexe? (▶ S. 420)
25. Welche Bedeutung hat das extrapyramidalmotorische System? (▶ S. 424)
26. Welche Gedächtnisstufen gibt es? (▶ S. 426)
27. Wie heißen die drei Hirnhäute? (▶ S. 428)
28. Was gehört zum inneren Liquorraum? (▶ S. 430)
29. Wie heißen die zwölf Hirnnerven, und welche Funktionen haben sie? (▶ S. 436)
30. Aus welchen Anteilen besteht das autonome Nervensystem? (▶ S. 440)

15 Sinnesorgane

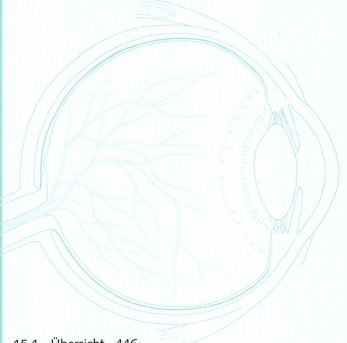

15.1 Übersicht 446
15.2 Oberflächensinn 446
15.3 Tiefensinn 448
15.4 Eingeweidesinn 450
15.5 Geruchssinn 450
15.6 Geschmackssinn 452
15.7 Auge und Sehsinn 452
15.8 Ohr und Hörsinn 468
15.9 Gleichgewichtssinn 474
     Wiederholungsfragen 476

15.1 Übersicht

Sinnesorgane bzw. Rezeptoren nehmen Informationen (Sinnesreize) aus der Umwelt und dem Körperinneren auf. Diese werden dann über Körperafferenzen (Somatosensorik) und Eingeweideafferenzen (Viszerosensorik) dem ZNS zugeleitet (▶ S. 400). Die meisten somatosensorischen Reizmeldungen werden zuerst im Thalamus zusammengefasst und abgestimmt (▶ S. 410). Erst dann werden sie zur Hirnrinde weitergeleitet, wo die bewusste Wahrnehmung entsteht.

Rezeptoren

Rezeptoren (Sensoren, Reizaufnehmer) sind sehr unterschiedlich gebaut: Es kann sich um freie Nervenendigungen, Sinneszellen oder Rezeptororgane handeln.

Freie Nervenendigungen. Die häufigen freien Nervenendigungen [Abb. 15.4] sind blind endende Nervenfasern.

Sinneszellen. Primäre Sinneszellen, z. B. Geruchszellen, besitzen ein eigenes Axon, das ins ZNS zieht [Abb. 15.2]. **Sekundäre Sinneszellen** besitzen kein eigenes Axon. Sie bilden zur Reizweiterleitung eine Synapse (▶ S. 390) mit einer afferenten Nervenfaser aus.

Rezeptororgane. In Rezeptor- oder Sinnesorganen bilden Sinneszellen mit „Hilfsstrukturen" ein Organ.

Rezeptorfunktion. Rezeptoren werden durch unterschiedliche physikalische und chemische Reize erregt, wobei jeder Rezeptor auf einen bestimmten Reiz reagiert. Durch den Reiz wird der Rezeptor depolarisiert. Dieses **Rezeptorpotenzial** führt in der anschließenden Nervenfaser zu einem ins ZNS fortgeleiteten Aktionspotenzial (▶ S. 390).

Rezeptortypen. Entsprechend der Reizqualitäten werden fünf Rezeptortypen unterschieden [Tab. 15.1]: Mechano-, Temperatur-, Schmerz-, Chemo- und Photorezeptoren.

Sinnessysteme

Ein auf einen bestimmten Reiz spezialisiertes System heißt Sinnessystem. Der Mensch hat folgende Sinnessysteme:
- Körper-Eingeweide-Sinne, die sich aus **Oberflächensinn, Tiefensinn** und **Eingeweidesinn** zusammensetzen
- **Geruchssinn**
- **Geschmackssinn**
- **Sehsinn**
- **Hörsinn**
- **Gleichgewichtssinn.**

15.2 Oberflächensinn

Die Rezeptoren für die Aufnahme des Oberflächensinns sind in der Haut lokalisiert. Es handelt sich dabei um:
- Mechanorezeptoren
- Temperaturrezeptoren
- Schmerzrezeptoren.

Mechanorezeptoren

Über die unterschiedlichen Mechanorezeptoren der Haut werden verschiedene **Berührungsqualitäten** registriert.

Merkel-Zellen. Merkel-Zellen registrieren Druck. Sie liegen vor allem in der basalen Zellschicht der Oberhaut (▶ S. 478) und sind synaptisch mit afferenten Nervenfasern verbunden [Abb. 15.4].

Meissner-Körperchen. Über Meissner-Körperchen werden Berührungsreize der Haut aufgenommen, die eine genaue Lokalisation der Berührung ermöglichen. Meissner-Körperchen sind kleine eiförmige Rezeptororgane in den Bindegewebepapillen der Leistenhaut (▶ S. 478), in denen freie Schwann-Zellen (▶ S. 396) gestapelt übereinander liegen. An die Meissner-Körperchen treten afferente Nervenfasern [Abb. 15.4], die dann ohne Myelinscheide zwischen den freien Schwann-Zellen verlaufen und sich verzweigen.

Haarfollikelrezeptoren. Haarfollikelrezeptoren registrieren Haarberührungen und damit Hautkontakt. Sie sind afferente Nervenfasern, die den Haarfollikel (▶ S. 482) umspinnen [Abb. 15.4].

15 Sinnesorgane

Rezeptortyp	Rezeptor	Sinnesreiz	Lokalisation
Mechanorezeptoren	Merkel-Zellen	Druck	Haut
	Meissner-Körperchen	Druck, Berührung	Haut
	Haarfollikelrezeptoren	Berührung, Hautkontakt	Haut
	Vater-Pacini-Körperchen	Vibration	Haut
	Muskelspindel	Muskeldehnung	Skelettmuskel
	Golgi-Sehnenorgan	Muskelspannung	Skelettmuskel
	freie Nervenendigungen	Hautkontakt	Haut
	Haarzellen (Hörorgan)	Schall	Innenohr
	Haarzellen (Gleichgewichtsorgan)	Lageveränderung des Kopfes	Innenohr
Temperaturrezeptoren	freie Nervenendigungen	Wärme, Kälte	Haut
Schmerzrezeptoren	freie Nervenendigungen	Gewebeschädigung	Haut, tiefe Gewebe, Eingeweide
Chemorezeptoren	Geschmackszellen	Geschmacksstoffe	Geschmacksknospen
	Riechzellen	Geruchsstoffe	Riechschleimhaut
Photorezeptoren	Stäbchen- und Zapfenzellen	Licht	Netzhaut

15.1 Rezeptortypen

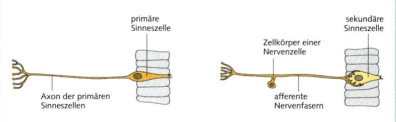

15.2 Sinneszellen

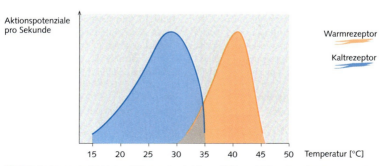

15.3 Entladungsrate (Zahl der Aktionspotenziale) von Kalt- und Warmrezeptoren [L106-R127]

Vater-Pacini-Körperchen. Die Vater-Pacini-Körperchen der Leder- und Unterhaut (▶ S. 480) werden durch Vibrationen gereizt. Sie sind länglich-oval und bis mehrere mm lang [Abb. 15.4]. Mehrere Lagen spezieller Zellen sind zwiebelschalenartig umeinander angeordnet. An das Vater-Pacini-Körperchen tritt eine afferente Nervenfaser.

Freie Nervenendigungen. Freie Nervenendigungen registrieren als Mechanorezeptoren Hautkontakte, die aber nicht genau lokalisierbar sind. Sie kommen in allen Hautschichten vor [Abb. 15.4].

Tastpunkte. Berührungsempfindungen lassen sich nur dort auslösen, wo Rezeptoren liegen. Diese Stellen heißen auch Tastpunkte. Je enger die Rezeptoren und damit die Tastpunkte beieinander liegen, desto genauer ist das räumliche Auflösungsvermögen. Es ist besonders hoch z. B. an Fingerspitzen und Lippen und gering z. B. im Bereich des Rückens.

Temperaturrezeptoren
Temperaturrezeptoren sind freie Nervenendigungen, die bis in die Oberhaut ziehen. Es gibt **Kalt-** und **Warmrezeptoren.** Kaltrezeptoren reagieren in einem Temperaturbereich von 15–35°C, Warmrezeptoren von 30–45°C [Abb. 15.3].

Schmerzrezeptoren (Nozizeptoren)
Der Schmerzsinn informiert das ZNS über schädigende Einflüsse und führt u. U. zu entsprechenden Abwehrreaktionen. Die Schmerzrezeptoren des Oberflächensinnes sind ausnahmslos freie Nervenendigungen in der Haut. Sie vermitteln den sog. **Oberflächenschmerz.** Es gibt den stechenden Schmerz und den brennenden, dumpfen Schmerz.

Rezeptortypen. Je nach Schädigungstypus unterscheidet man:
- Mechanosensorische Schmerzrezeptoren. Sie werden durch starke mechanische Reize aktiviert, z. B. Nadelstiche
- Hitzeempfindliche Schmerzrezeptoren. Sie werden bei Temperaturen über 45°C erregt
- Polymodale Schmerzrezeptoren. Sie reagieren auf unterschiedliche Reize, sofern diese gewebeschädigend sind.

Schmerz vermittelnde Stoffe (Mediatorstoffe). Häufig führt der Reiz nicht unmittelbar zur Schmerzempfindung, sondern zur Freisetzung von Überträger- oder Mediatorstoffen im Gewebe, welche dann die Schmerzrezeptoren aktivieren. Solche Mediatorstoffe sind z. B. Prostaglandine, Leukotriene, Serotonin oder Histamin.

15.3 Tiefensinn
Die Rezeptoren des Tiefensinnes befinden sich v. a. in tiefer gelegenen Geweben, z. B. in Skelettmuskeln, Sehnen, Gelenkkapseln oder Knochenhaut. Auch hier sind Mechano-, Temperatur- und Schmerzrezeptoren zu unterscheiden.

Mechanorezeptoren
Die Mechanorezeptoren vermitteln Informationen über z. B. Stellung (Stellungssinn) und Bewegungen (Bewegungssinn) von Gliedmaßen und Rumpf, die nur zum Teil bewusst werden. Sie werden als **Eigenrezeptoren** (Propriozeptoren) zusammengefasst.

Besonderer Erwähnung bedürfen die in Skelettmuskeln lokalisierten **Muskelspindeln** und **Golgi-Sehnenorgane,** die am Muskel-Sehnenübergang vorkommen.

Muskelspindel. Muskelspindeln sind mehrere mm lange, spindelförmige Rezeptororgane innerhalb des Skelettmuskels [Abb. 15.5]. Sie besitzen eine dünne zelluläre Kapsel. Im Innern befinden sich feine, spezialisierte Skelettmuskelfasern (▶ S. 78), die sog. Kernsack- und Kernkettenfasern. An die Muskelspindel treten afferente Nervenfasern.

Gereizt werden Muskelspindeln durch Muskeldehnung, (Eigenreflex, ▶ S. 420), sie messen also die Muskellänge.

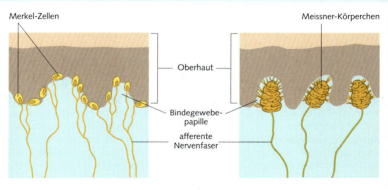

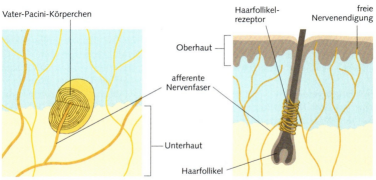

15.4 Mechanorezeptoren der Haut

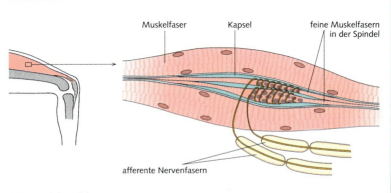

15.5 Muskelspindel

Golgi-Sehnenorgan. Die Golgi-Sehnenorgane liegen am Übergang des Skelettmuskels in seine Sehne. Unter einer zellulären Kapsel werden sie im Inneren von kollagenen Fasern der Sehne durchzogen. An die Golgi-Sehnenorgane treten afferente Nervenfasern. Gereizt werden die Golgi-Sehnenorgane durch Zug an der Sehne. Dadurch wird die Muskelspannung gemessen.

Temperatur- und Schmerzrezeptoren
Temperatur- und Schmerzrezeptoren sind freie Nervenendigungen. Die Temperaturrezeptoren führen zu keiner bewussten Empfindung, sondern dienen der Temperaturregulation. Die Schmerzrezeptoren werden durch starke mechanische Reize oder Entzündungen aktiviert. Sie vermitteln den dumpf-bohrenden, schlecht lokalisierbaren **Tiefenschmerz**.

15.4 Eingeweidesinn
Reize aus dem Körperinneren gelangen über den X. Hirnnerven (N. vagus) und weitere viszerosensorische Nervenfasern (▶ S. 440) zum ZNS. Häufig bleiben die Meldungen unbewusst und dienen der reflektorischen Steuerung von Verdauung, Kreislauf und Atmung. Die wichtigsten Rezeptoren sind Mechano-, Chemo- (▶ S. 248) und Schmerzrezeptoren.

Mechanorezeptoren
Bei Mechanorezeptoren handelt es sich um Dehnungs- und Druckrezeptoren in Blutgefäßen und Herz (▶ S. 178) sowie Dehnungsrezeptoren der Lunge (▶ S. 248). Auch im Magen-Darm-Trakt gibt es Mechanorezeptoren, die z. B. das Gefühl des Füllungszustands vermitteln.

Schmerzrezeptoren
Die Schmerzrezeptoren (freie Nervenendigungen) in den Wänden von Hohlorganen werden bei Wanddehnung und starken Muskelkontraktionen erregt. Die vermittelten Schmerzzustände können bewusst werden (etwa Koliken bei Abgang von Harnsteinen).

15.5 Geruchssinn
Die Geruchsrezeptoren befinden sich in der **Riechschleimhaut** im Bereich der oberen Nasenmuscheln [Abb. 15.6] und der oberen Nasenscheidewand. Die Riechschleimhaut ist nur wenige cm^2 groß.

Feinbau
Die Riechschleimhaut [Abb. 15.8] besteht aus einem mehrreihigen Epithel (▶ S. 52), das von einem Bindegewebestreifen (Lamina propria) unterfüttert wird. Das Epithel wird durch **Riech-, Stütz-** und **Basalzellen** aufgebaut.

Riechzellen. Riechzellen sind primäre Sinneszellen, deren Axone den I. Hirnnerv (Riechnerv, Fila olfactoria) bilden und durch die Siebbeinplatte (▶ S. 104, Abb. 4.27) in den Riechkolben (Bulbus olfactorius) eintreten (Geruchssystem ▶ S. 422). Zur Oberfläche hin besitzen die Riechzellen einen kolbenförmigen Fortsatz, der das Epithel überragt und unbewegliche Kinozilien (▶ S. 50) trägt [Abb. 15.7].

Stütz- und Basalzellen. Die Stützzellen flankieren die Riechzellen [Abb. 15.8]. Die unten im Epithel liegenden Basalzellen sind Stammzellen, die der Regeneration von Riechzellen dienen, welche nur eine begrenzte Lebensdauer haben.

Drüsen. Im Bindegewebe unter dem Epithel befinden sich Schleim bildende **Bowman-Drüsen**. Sie geben ihren Schleim über Ausführungsgänge auf die Epitheloberfläche ab. Der Schleim spült nicht nur die Riechschleimhaut, sondern hält durch Bindeproteine auch die vielen flüchtigen Duftstoffe fest.

Funktion
Riechzellen sind Chemorezeptoren. Die Kinozilien „schwimmen" im Schleim auf dem Riechepithel. In ihrer Zellmembran sind Rezeptormoleküle für Geruchsstoffe enthalten. Die Duftstoffe binden an die Rezeptormoleküle und lösen letztlich das Rezeptorpotenzial der Sinneszellen (▶ S. 446) aus.

15 Sinnesorgane

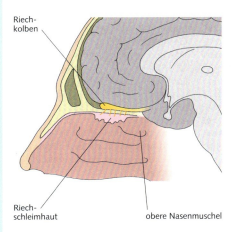

15.6 Lokalisation der Riechschleimhaut

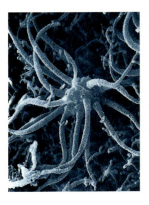

15.7 Kinozilien einer Riechzelle (REM) [C160]

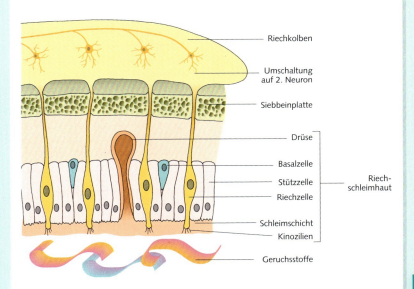

15.8 Bau der Riechschleimhaut

15.6 Geschmackssinn

Die Rezeptoren für Geschmack sind in den **Geschmacksknospen** lokalisiert [Abb. 15.9]. Diese befinden sich vor allem in Zungenpapillen (▶ S. 260), aber auch in weichem Gaumen und Rachenwand.

Feinbau

Die eiförmigen Geschmacksknospen sind in das mehrschichtige unverhornte Plattenepithel des Kopfdarms (▶ S. 52) eingebaut. Über den **Geschmacksporus** öffnen sie sich zur Mundhöhle. Die wichtigsten Zellen sind [Abb. 15.9]:

- **Geschmackszellen,** sekundäre Sinneszellen mit einer Lebensdauer von nur ca. zwei Wochen. Ihre Mikrovilli (▶ S. 50) ragen in den Geschmacksporus
- **Basalzellen,** Stammzellen, aus denen neue Zellen der Geschmacksknospen hervorgehen.

Seröse Spüldrüsen (▶ S. 260) in der Nähe der Geschmacksknospen spülen mit ihrem Speichel die Knospenöffnungen frei. Dadurch können stets neue Geschmacksstoffe wahrgenommen werden.

Funktion

Die Geschmackszellen sind Chemorezeptoren. Ihre Mikrovilli sind der Rezeptorort für Geschmacksstoffe, die auf unterschiedlichen Wegen zum Rezeptorpotenzial führen (Geschmackssystem ▶ S. 422).

Klassischerweise werden vier **Geschmacksqualitäten** unterschieden: süß, salzig, sauer und bitter. Durch ihre Kombination sind Mischempfindungen möglich, z. B. süß-sauer.

Geschmack wird vor allem in den Randpartien der Zunge registriert. Prinzipiell werden die oben genannten Qualitäten dort zwar überall registriert, es gibt aber Orte besonders hoher Empfindlichkeit: die Zungenspitze für süß, der Zungengrund für bitter, die seitlichen Zungenränder vor allem für sauer und salzig [Abb. 15.10].

15.7 Auge und Sehsinn

Das menschliche Sehsystem (▶ S. 422) erlaubt die bewusste Wahrnehmung von Bildern mit unterschiedlichen Helligkeiten und Farben.

Das Bildaufnahmeorgan ist der **Augapfel** (Bulbus oculi), der geschützt in der knöchernen **Augenhöhle** (▶ Abb. 4.23) untergebracht ist. Das eigentliche Rezeptororgan des Augapfels ist dabei die Netzhaut (▶ S. 458).

Außerdem besitzt der Augapfel **Hilfseinrichtungen** wie z. B. Augenlider, -brauen, Wimpern und Tränenapparat.

Augapfel

Der Augapfel hat Kugelform. Hinten geht medial der Sehnerv (Nervus opticus, II. Hirnnerv) ab. Der Augapfel besitzt eine Wand aus drei Schichten mit unterschiedlichen Abschnitten [Abb. 15.11]:

- **Äußere Augenhaut** (Tunica fibrosa bulbi), bestehend aus **Lederhaut** (Sklera) und **Hornhaut** (Kornea)
- **Mittlere Augenhaut** (Tunica vasculosa bulbi, Uvea) mit den Abschnitten **Aderhaut** (Choroidea), **Ziliarkörper** (Corpus ciliare, Strahlenkörper) und **Regenbogenhaut** (Iris)
- **Innere Augenhaut** (Tunica interna bulbi) oder **Netzhaut** (Retina). Sie besteht aus zwei Abschnitten: **Pars optica** (= sehender Abschnitt) und **Pars caeca** (= blinder Abschnitt), der die hintere Schichten von Ziliarkörper und Iris bildet.

Im Innern enthält der Augapfel:

- **Vorder-** und **Hinterkammer**
- **Linse** (Lens)
- **Glaskörper** (Corpus vitreum).

Lederhaut

Die Lederhaut ist derb. Sie wird aus straffem geflechtartigen Bindegewebe (▶ S. 62, Abb. 3.27) aufgebaut und bildet die Organkapsel des Augapfels. Die Lederhaut ist von weißlicher Farbe, die aufgrund des Reichtums an kollagenen Fasern entsteht.

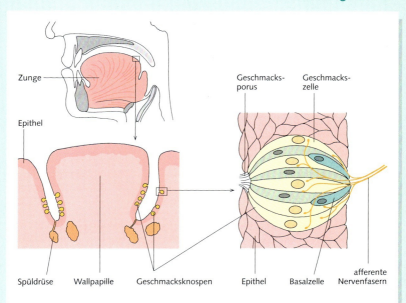

15.9 Lage und Bau der Geschmacksknospen

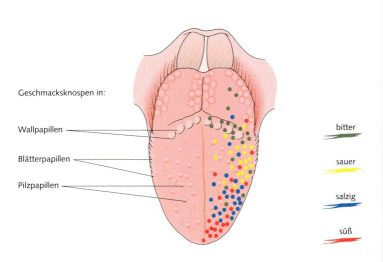

15.10 Hauptgeschmacksqualitäten und Gebiete erhöhter Empfindlichkeit

Hornhaut

Die Lederhaut setzt sich nach vorne in die uhrglasförmig gewölbte, durchsichtige Hornhaut fort [Abb. 15.11]. Sie ist das Einfallsfenster für Licht in den Augapfel. Die Hornhaut enthält keine Blutgefäße, sondern wird durch Tränenflüssigkeit (▶ S. 466) und Kammerwasser (▶ S. 458) ernährt.

Schichten der Hornhaut. Die Hornhaut besteht aus drei Schichten [Abb. 15.12]: **vorderem Hornhautepithel, Stroma** und **hinterem Hornhautepithel.**

Das vordere Hornhautepithel ist ein mehrschichtiges unverhorntes Plattenepithel (▶ S. 52), in dem viele freie Nervenendigungen vorkommen.

Das Stroma ist kollagenfaserreiches Bindegewebe, das reichlich Proteoglykane (▶ S. 60) enthält. Sie sind für den hohen Wassergehalt und damit die Durchsichtigkeit der Hornhaut zuständig.

Das hintere Hornhautepithel ist ein einschichtiges Plattenepithel.

Aderhaut

Die Aderhaut [Abb. 15.11] enthält reichlich Blutgefäße, die den äußeren Abschnitt der Netzhaut versorgen. Außerdem kommen hier viele Melanozyten vor (▶ S. 30, S. 480), die das braunschwarze Pigment Melanin enthalten.

Ziliarkörper

Der Ziliarkörper [Abb. 15.11, 15.12] ist ein ringförmiger Gewebewulst am Vorderrand der Aderhaut. Er weist in Richtung Linse zahlreiche **Ziliarfortsätze** auf.

Im Innern liegt der glatte **Ziliarmuskel** (M. ciliaris), der für die Akkomodation der Linse wichtig ist (▶ u.). Der Ziliarkörper wird nach hinten von zweischichtigem **Ziliarepithel** bedeckt. In diesem Epithel sind die Zonulafasern (▶ u.) der Linse verankert. Außerdem sezerniert dieses Epithel im Bereich der Ziliarfortsätze Kammerwasser (▶ S. 458).

Regenbogenhaut

Die Regenbogenhaut [Abb. 15.12] ist am Ziliarkörper angeheftet und besitzt eine zentrale Öffnung, die **Pupille.**

Schichten der Regenbogenhaut. Die Regenbogenhaut besteht von vorne nach hinten aus **Vorderfläche, Stroma** und **Irisepithel.** Die Vorderfläche besteht aus einem lückenhaften Flechtwerk aus Fibroblasten (▶ S. 58) und Melanozyten. Das Stroma ist lockeres Bindegewebe mit vielen Blutgefäßen, Fibroblasten und Melanozyten. Das zweischichtige Irisepithel enthält reichlich Melaninpigment (▶ S. 30).

Um die Pupille liegt im Stroma der ringförmige **Pupillenschließer** (M. sphincter pupillae) aus glatter Muskulatur. Er wird parasympathisch innerviert (▶ S. 436) und führt zur Pupillenverengung (Miosis). Der **Pupillenöffner** (M. dilatator pupillae) [Abb. 15.12] ist radiär ausgerichtet Er wird sympathisch innerviert (▶ S. 418) und erweitert die Pupille (Mydriasis).

Die **Augenfarbe** ist durch den Melaningehalt der Regenbogenhaut bedingt. Bei hohem Melaningehalt ist die Augenfarbe dunkel.

Pupillenreaktion. Die Pupille bildet für einfallendes Licht eine Lochblende vor der Linse. Ihre Weite wird durch Pupillenschließer und -öffner reguliert. Bei starkem Lichteinfall werden die Pupillen eng gestellt [Abb. 15.13]. Dadurch wird die Menge des in den Augapfel einfallenden Lichts begrenzt. Umgekehrt werden die Pupillen durch Tätigkeit des Pupillenöffners bei Helligkeitsabnahme weiter. Diese Einstellung der Pupillenweite erfolgt reflektorisch und wird u.a. über das Mittelhirn (▶ S. 412) gesteuert.

Prüfung der Pupillenreflexe. Die Pupillenreflexe können mit einer Lampe überprüft werden. Seitenungleiche oder ausgefallene Pupillenreaktionen sind krankhaft.

15 Sinnesorgane

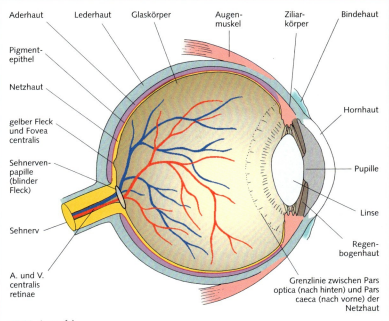

15.11 Augapfel

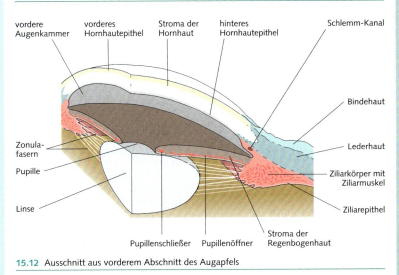

15.12 Ausschnitt aus vorderem Abschnitt des Augapfels

Linse

Die Linse ist beidseits nach außen (bikonvex) gekrümmt. Die gekrümmten Flächen laufen nach außen spitzwinklig aufeinander zu und treffen sich im **Linsenäquator** [Abb. 15.15]. Hier heften die Zonulafasern an, die am anderen Ende im Ziliarepithel verankert sind (▶ o.). Im Innern wird die Linse aus **Linsenfasern** aufgebaut.

Akkomodation. Akkomodation bedeutet, dass durch Formveränderung der Linse unterschiedlich weit entfernte Gegenstände scharf auf der Netzhaut abgebildet werden können [Abb. 15.14]. Genauer gesagt wird die Krümmung der Linse und damit deren Brechkraft verändert.

Bei der **Fernakkomodation**, also dem Sehen entfernter Gegenstände, ist der ringförmige Ziliarmuskel entspannt. Die Zonulafasern sind dementsprechend angespannt und ziehen am Äquator der Linse. Dadurch flacht die Linse ab und ihre Brechkraft nimmt ab.

Bei **Nahakkomodation** kontrahiert der Ziliarmuskel, die Zonulafasern werden entspannt. Die Linse nimmt aufgrund ihrer Eigenelastizität eine mehr kugelige Form an, und ihre Brechkraft nimmt zu.

Alterssichtigkeit (Presbyopie). Mit zunehmendem Alter nehmen die Eigenelastizität der Linse und damit die (Nah-)Akkomodationsfähigkeit ab [Abb. 15.16]. Der Betroffene kann in der Nähe nicht mehr scharf sehen. Dies kann durch eine Brille korrigiert werden, deren Gläser als Sammellinsen wirken.

Grauer Star. Bei Störungen der Linsenfasern kommt es zur Linsentrübung. Dieser graue Star (Katarakt) ist meist altersbedingt. Folge ist eine zunehmende Verschlechterung des Sehvermögens. Die Behandlung erfolgt durch operatives Entfernen des Linsenkerns und Ersatz durch eine Kunststofflinse.

Glaskörper

Der Glaskörper [Abb. 15.11] ist eine viskose (zähflüssige) Masse, die zu 99 % aus Wasser besteht. Er erfüllt den größten Teil des Binnenraums des Augapfels.

Brechkraft des Auges

Zum abbildenden System des Auges (dioptrischer oder **optischer Apparat**) gehören Hornhaut, Kammerwasser, Linse und Glaskörper. Durch die Brechung der Lichtstrahlen an den gekrümmten Flächen (vor allem der Hornhaut, zum geringeren Teil der Linse) wird ein umgekehrtes und verkleinertes Bild auf der Netzhaut erzeugt [Abb. 15.15]. Die Brechkraft wird in **Dioptrien** (dpt) angegeben: Brechkraft (dpt) = 1/Brennweite (m). Die Brechkraft des gesamten dioptrischen Apparates beträgt 60–80 dpt.

Brechungsanomalien des Auges

Bei Brechungsanomalien ist das Bild auf der Netzhaut durch Veränderungen des optischen Apparates unscharf. Am wichtigsten sind **Kurzsichtigkeit** (Myopie), **Weitsichtigkeit** (Hyperopie) und **Stabsichtigkeit** (Astigmatismus).

Kurzsichtigkeit. Der Kurzsichtigkeit liegt meist eine Verlängerung des Augapfels zugrunde. Folge sind unscharfe Bilder bei Fernakkomodation (▶ o.), da eine Scharfabbildung bereits im Glaskörper erfolgt. Das Nahsehen ist normal. Zur Korrektur wird z.B. eine Brille mit bikonkaven Gläsern (Zerstreuungslinse, Minusgläser) verwendet [Abb. 15.16].

Weitsichtigkeit. Bei Weitsichtigkeit ist meist der Augapfel zu kurz. Dadurch entsteht bei Fernakkomodation das scharfe Bild nicht auf, sondern hinter der Netzhaut [Abb. 15.16]. Bereits zum Sehen in der Ferne ist somit Nahakkomodation nötig. Für das Nahsehen reicht die Brechkraft des optischen Apparats meist nicht mehr aus. Die Korrektur erfolgt u.a. durch eine Brille mit bikonvexen Gläsern (Sammellinse, Plusgläser).

15 Sinnesorgane

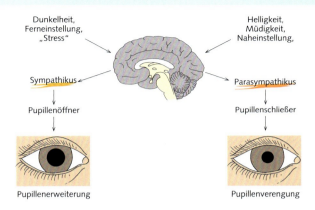

15.13 Pupillenreaktion

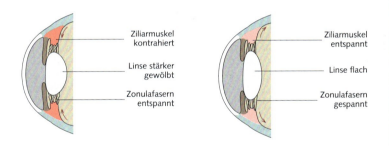

15.14 Nahakkomodation (links) und Fernakkomodation (rechts) [L106-R127]

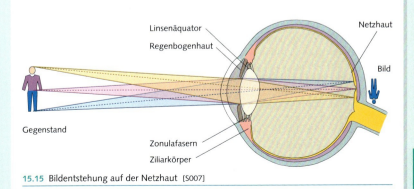

15.15 Bildentstehung auf der Netzhaut [S007]

Stabsichtigkeit. Bei Stabsichtigkeit ist meist die Vorderfläche der Hornhaut ungleichmäßig gekrümmt. Dadurch werden Gegenstände auf der Netzhaut verzerrt abgebildet, z.B. Punkte als Linien. Die Korrektur erfolgt durch eine Brille mit zylindrischen Gläsern oder Kontaktlinsen.

Augenkammern und Kammerwasser

Bei den Augenkammern werden eine **Vorderkammer** und eine **Hinterkammer** unterschieden [Abb. 15.17].

- Die Vorderkammer befindet sich zwischen Hornhaut nach vorne und Iris und Linse nach hinten
- Die Hinterkammer entspricht dem Raum zwischen Iris, Linse und Ziliarkörper.

Beide Augenkammern enthalten Kammerwasser, eine klare Flüssigkeit mit Nährstoffen, die kontinuierlich vom Ziliarepithel der Ziliarfortsätze (▶ S. 454) gebildet wird. Das Kammerwasser fließt aus der hinteren Augenkammer über die Pupille in die vordere Augenkammer. Hier gelangt es in den engwinkligen Raum zwischen Regenbogenhaut und Hornhaut (**Kammerwinkel**). Über den Kammerwinkel fließt das Kammerwasser schließlich in den **Schlemm-Kanal**. Dieser ist ein ringförmiger Kanal um die Hornhaut, der die Kammerflüssigkeit schließlich in Venen abgibt.

Augeninnendruck. Der Augeninnendruck hängt u.a. vom Verhältnis zwischen Kammerwasserproduktion und -abfluss ab. Er beträgt durchschnittlich 15 mmHg. Ist dieses Verhältnis gestört, steigt der Augeninnendruck.

Grüner Star. Beim grünen Star oder Glaukom ist der Augeninnendruck erhöht. Häufige Ursache ist bei älteren Menschen eine Abflussbehinderung im Kammerwinkel. Unbehandelt führt der erhöhte Augeninnendruck zu Netzhaut- und Sehnervschädigungen und schließlich Erblindung.

Netzhaut

Die Pars optica der Netzhaut kleidet den Augapfel von innen bis zum Ziliarkörper aus. Sie besteht nach außen aus einer Schicht **Pigmentepithel** (Stratum pigmentosum) mit reichlich Melanin und nach innen aus einem **vielschichtigen Nervengewebe** (Stratum nervosum). Beide sind nicht fest miteinander verbunden. Vielmehr besteht zwischen ihnen ein sehr dünner Spalt. Bei der **Netzhautablösung** kommt es hier zur krankhaften Ablösung des Stratum nervosum.

Augenhintergrund. Der hintere Abschnitt der Netzhaut, der Augenhintergrund oder Fundus, kann durch Augenspiegelung (▶ S. 476) betrachtet werden. Wichtig sind vor allem Papille, gelber Fleck und Netzhautgefäße [Abb. 15.11, 15.18].

- Die **Papille** befindet sich nasenwärts. Hier sammeln sich die Axone der Ganglienzellen (▶ S. 460) der Netzhaut und treten als Sehnerv aus dem Augapfel. Die Papille heißt auch **blinder Fleck**, da hier beide Schichten der Netzhaut fehlen
- Außerdem treten über die Papille die **Netzhautgefäße** vom Sehnerv in den Augapfel, die **zentrale Netzhautarterie** (A. centralis retinae) und die **zentrale Netzhautvene** (V. centralis retinae). Sie versorgen zusammen mit den Gefäßen der Aderhaut (▶ S. 454) die Netzhaut. Die Netzhautgefäße verlaufen zwischen Netzhaut und Glaskörper und zeigen typische Verzweigungsmuster. Insbesondere bei Bluthochdruck oder Diabetes mellitus (▶ S. 382) sind Veränderungen der Netzhautarterien nicht selten
- Der **gelbe Fleck** (Macula lutea) liegt schläfenwärts im Augenhintergrund und weist eine zentrale Vertiefung (**Zentralgrube** oder Fovea centralis) auf. Er ist der Ort des schärfsten Sehens.

15 Sinnesorgane

Alterssichtigkeit	Kurzsichtigkeit	Weitsichtigkeit
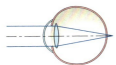	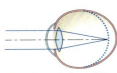	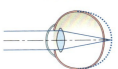
Die Linse hat Eigenelastizität verloren und kann sich nicht mehr ausreichend krümmen. Das scharfe Bild naher Objekte liegt hinter der Netzhautebene.	Die Linse ist funktionsfähig, der Augapfel aber zu lang. Das scharfe Bild ferner Objekte liegt vor der Netzhautebene.	Die Linse ist funktionsfähig, der Augapfel aber zu kurz. Das scharfe Bild naher Objekte liegt hinter der Netzhautebene.
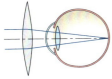	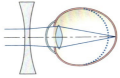	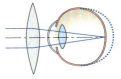
Eine Sammellinse gleicht fehlende Linsen-Krümmung aus	Eine Zerstreuungslinse verlegt das scharfe Bild auf die Netzhaut	Eine Sammellinse verlegt das scharfe Bild auf die Netzhaut

15.16 Strahlengang beim altersweitsichtigen, beim kurzsichtigen und beim weitsichtigen Auge

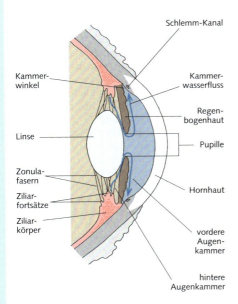

15.17 Augenkammern und Kammerwasserfluss

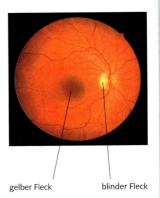

15.18 Augenhintergrund [T132]

Makuladegeneration. Bei der Makuladegeneration kommt es zum fortschreitenden Funktionsverlust des gelben Flecks, also dem Ort des schärfsten Sehens. Am häufigsten tritt sie bei älteren Menschen auf. Folge ist eine starke Sehverschlechterung mit Verlust von Scharfsehen und Lesevermögen. In Spätstadien können auch Netzhautabschnitte außerhalb des gelben Flecks betroffen sein, sodass der Erkrankte erblindet.

Zellen der Netzhaut. Die Netzhaut enthält die ersten drei Nervenzellstationen der Sehbahn. Von außen nach innen sind dies [Abb. 15.19]:
- Photorezeptorzellen (1. Nervenzelle)
- Bipolare Zellen (2. Nervenzelle)
- Ganglienzellen (3. Nervenzelle).

Die **Photorezeptorzellen** sind Sinneszellen. Es gibt zwei Typen, Stäbchen- und Zapfenzellen [Abb. 15.20]:
- Die **Stäbchenzellen** sind mit ca. 120 Millionen die häufigsten Sinneszellen in der Netzhaut. Sie besitzen eine hohe Lichtempfindlichkeit und nehmen Helligkeits-, nicht aber Farbunterschiede wahr. Damit sind die Stäbchenzellen für das **Dämmerungssehen** („Nachtsehen") wichtig. Farbeindrücke sind hier nicht möglich („bei Nacht sind alle Katzen grau")
- Die **Zapfenzellen** kommen mit ca. sechs Millionen deutlich seltener vor als Stäbchenzellen. Zapfenzellen besitzen eine geringere Lichtempfindlichkeit als Stäbchenzellen. Neben der Wahrnehmung von Helligkeitsunterschieden sind sie für das **Farbsehen** notwendig, nur bei gutem Licht kann man also Farben sehen. Die Zapfenzellen ermöglichen eine hohe Bildauflösung, das heißt scharfes Sehen. Dies erklärt auch die höchste Sehschärfe im gelben Fleck, wo nur Zapfenzellen vorliegen.

Stäbchen- und Zapfenzellen besitzen einen äußeren stäbchen- oder zapfenförmigen Fortsatz, das **Außensegment,** der oberflächlich in die Pigmentepithelzellen eintaucht. Hier befindet sich in unterschiedlich geformten Membransystemen der Sehfarbstoff, der der Lichtaufnahme dient (▶ S. 462). An den Zellkörper der Photorezeptoren schließt sich nach innen das Axon an.

Bipolare Zellen besitzen zwei Fortsätze, einen Dendrit und ein Axon [Abb. 15.19].

Die ca. eine Million **Ganglienzellen** liegen in der Netzhaut weit innen. Sie besitzen viele Dendriten und je ein Axon.

Neben diesen hauptsächlichen Nervenzellen gibt es noch zwei weitere Nervenzelltypen, die **Horizontal-** und die **amakrinen Zellen** [Abb. 15.19]. Sie bilden Verschaltungen der genannten Nervenzellen untereinander und tragen zur Informationsverarbeitung innerhalb der Netzhaut bei.

Schichten der Netzhaut. Die wichtigsten Schichten der Netzhaut sind von außen nach innen [Abb. 15.19]:
- **Pigmentepithelschicht**
- **Schicht der Stäbchen** und **Zapfen** = Außenglieder der Photorezeptoren
- **Äußere Körnerschicht** = Zellkörper der Photorezeptoren
- **Äußere plexiforme Schicht** = Synapsenzone, vor allem zwischen den Axonen der Photorezeptoren und Dendriten der bipolaren Zellen (Synapsen sind spezielle Kommunikationskontakte zwischen Nervenzellen, ▶ S. 386)
- **Innere Körnerschicht** = Zellkörper vor allem von bipolaren Zellen
- **Innere plexiforme Schicht** = Synapsenzone, u. a. zwischen Axonen der bipolaren Zellen und Dendriten der Ganglienzellen
- **Ganglienzellschicht** = Zellkörper der Ganglienzellen
- **Nervenfaserschicht** = Axone der Ganglienzellen.

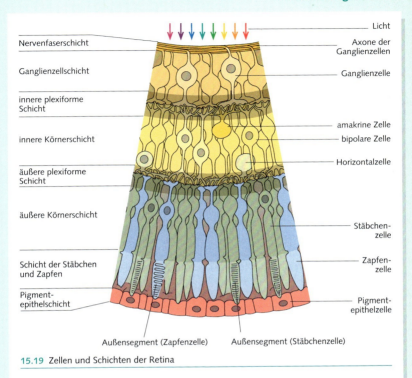

15.19 Zellen und Schichten der Retina

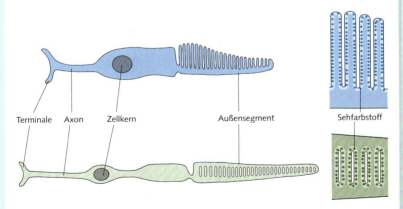

15.20 Photorezeptoren, oben Zapfenzelle, unten Stäbchenzelle [E261]

Signalentstehung und -verarbeitung in der Netzhaut. Das einfallende Licht durchdringt zuerst nahezu alle Schichten der Netzhaut, erregt schließlich die Außensegmente der Photorezeptoren und wird dann durch das schwärzliche Melanin der Pigmentepithelzellen absorbiert (gelöscht). Aufgrund dieses Strahlengangs wird störendes Streulicht vermieden [Abb. 15.19].

In den Photorezeptoren der Netzhaut werden die elektromagnetischen Wellen (Licht) in elektrochemische Signale umgewandelt (sog. Signalentstehung) und dann zu den folgenden Nervenzellen der Netzhaut weitergeleitet und verarbeitet (Signalverarbeitung).

Die Erregung der Photorezeptoren [Abb. 15.20] erfolgt über die **Sehfarbstoffe** der Außensegmente. Sehfarbstoff der Stäbchenzellen ist das **Rhodopsin**, das aus dem Protein **Opsin** und dem Vitamin A-Abkömmling **Retinal** besteht.

Die Zapfenzellen haben ähnliche Sehfarbstoffe, jedoch mit Unterschieden im Opsin. Dadurch gibt es drei verschiedene Zapfentypen mit unterschiedlichen Erregungsmaxima [Abb. 15.21]: **Blauzapfen** (440 nm), **Grünzapfen** (535 nm) und **Rotzapfen** (565 nm). Die Wahrnehmung verschiedenster Farbtöne erfolgt dann durch die unterschiedlich starke Erregung der drei verschiedenen Zapfentypen [Abb. 15.21].

Vereinfacht ausgedrückt führt Lichteinfall auf die Photorezeptoren zu deren Ruhigstellung (Hyperpolarisation). Nach Verschaltung der Impulse in der Netzhaut werden die Ganglienzellen als „Ausstrombahn" der Netzhaut als Ergebnis entweder erregt (Depolarisation ▶ S. 390) oder ruhig gestellt (Hyperpolarisation).

Farbsinnstörungen. Durch Störungen der Zapfenzellen kommt es zur Farbenschwäche bis zur Farbenblindheit (▶ S. 44).

Sehschärfe. Das Auflösungsvermögen der Netzhaut ist die Sehschärfe (Visus). Sie gibt an, aus welcher Entfernung zwei helle Punkte noch getrennt wahrgenommen werden können (▶ S. 456). Das schärfste Sehen ist im Bereich des gelben Flecks möglich.

Zeitliches Auflösungsvermögen der Netzhaut. Aufeinander folgende Bilder können von der Netzhaut nur dann als Einzelbilder aufgenommen werden, wenn zwischen den Bildern ein gewisser zeitlicher Abstand besteht. Dies wird als zeitliches Auflösungsvermögen bezeichnet. Ist der zeitliche Abstand zwischen Einzelbildern zu gering, verschmelzen sie zu einem einheitlichen Bildeindruck. Dies hängt mit der Trägheit der Photorezeptoren zusammen, die bei Dämmerung größer ist als bei Helligkeit.

Hell-Dunkel-Anpassung. Die Netzhaut passt sich an die Umgebungshelligkeit an. Bei Dunkelanpassung findet ein Übergang von Zapfensehen (Tagessehen) auf das Stäbchensehen (Dämmerungssehen) statt, und Umgekehrtes bei der Hellanpassung. Eine vollständige Anpassung an Dämmerungssehen dauert relativ lang, während die Anpassung an Hellsehen nach einer kurzen Blendungsphase sehr schnell erfolgt.

Nachtblindheit. Da aus Vitamin A das Retinal des Sehfarbstoffs entsteht, kommt es bei Vitamin A-Mangel (▶ S. 296) vor allem in den Stäbchenzellen nach einiger Zeit zu einem Mangel an Sehfarbstoff und dadurch zu eingeschränktem Sehvermögen bei Dämmerung (Nachtblindheit).

Gesichtsfeld. Zur Bestimmung des Gesichtsfeldes wird ein Auge (monokular) auf einen Blickpunkt fixiert. Die nun um den Blickpunkt wahrgenommene Umgebung wird Gesichtsfeld genannt. Beim Fixieren eines Blickpunktes mit beiden Augen (binokular) überschneiden sich die Gesichtsfelder beider Augen weitgehend.

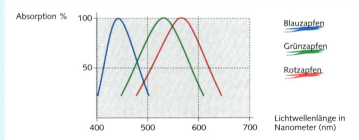

15.21 Empfindlichkeit und Erregungsmaxima der drei Zapfentypen [E261]

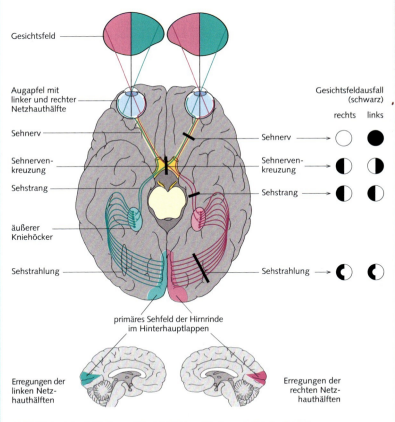

15.22 Verlauf der Sehbahn und Gesichtsfeldausfälle je nach Ort der Schädigung

Sehbahn. Bilder aus dem seitlichen Gesichtsfeld eines Auges werden auf der Nasenseite der Netzhaut abgebildet, aus dem mittleren Gesichtsfeld auf der Schläfenseite [Abb. 15.22]. Die Nervenfasern ziehen mit dem Sehnerv zur **Sehnervenkreuzung** (Chiasma opticum). Dort kreuzen die Axone der mittleren Netzhautanteile, sodass in **Sehstrang** (Tractus opticus) und **Sehstrahlung** (Radiatio optica) die Bilder der linken Netzhauthälften (= rechte Gesichtsfeldhälften) in der linken, die der rechten Netzhauthälften (= linke Gesichtsfeldhälften) in der rechten Gehirnhälfte verlaufen. Die Verarbeitung erfolgt dann in der primären Sehrinde des Hinterhauptlappens (▶ auch S. 406).

Gesichtsfeldausfälle. Entsprechend kommt es bei Schädigung der Sehbahn zu charakteristischen Gesichtsfeldausfällen, die einen Rückschluss auf den Schädigungsort erlauben [Abb. 15.22].

Blindheit. Bei völliger Blindheit (Amaurose) ist kein Sehvermögen mehr vorhanden. Bei der sog. Rindenblindheit ist eine Schädigung der primären Sehfelder die Ursache (▶ S. 406). Häufiger liegt eine Netzhauterkrankung zugrunde, z. B. Makuladegeneration (▶ S. 460) oder Diabetes mellitus (▶ S. 380).

Räumliches Sehen. Die Bilder beider Augen unterscheiden sich aufgrund des Augenabstands geringfügig. In der primären Sehrinde werden die Bilder zu einem einzigen dreidimensionalen Bild vereinigt. So ermöglicht beidäugiges (binokulares) Sehen eine räumliche Tiefenwahrnehmung und eine Abschätzung von Entfernungen.

Schielen. Beim Schielen (Strabismus) weichen die Sehachsen (▶ u.) beider Augen stärker voneinander ab. Folge sind Doppelbilder oder Unterdrückung des „nicht passenden" Bildes. Bei schielenden Kindern kann längerfristig kein räumliches Sehen ausgebildet werden.

Äußere Augenmuskeln

Die äußeren Augenmuskeln bilden das Bewegungssystem [Abb. 15.23] der Augäpfel zur Einstellung der Sehachsen. Sie sind dünne Skelettmuskeln, die unterschiedlich am Augapfel ansetzen und durch drei Hirnnerven innerviert werden [Tab. 15.24]. Eingebettet sind die äußeren Augenmuskeln in das Fettgewebe der Augenhöhle. Dieses umhüllt allseits den Augapfel und hält ihn in seiner Position.

Die Augäpfel können durch äußere Augenmuskeln bewusst auf Sehziele ausgerichtet werden. Gleichzeitig erfolgt reflektorisch eine Koordination der Muskeln beider Augäpfel, um eine Abbildung auf übereinstimmenden Netzhautorten zu ermöglichen.

Konvergenzreaktion. Bei Fernsicht stehen die Sehachsen beider Augen parallel. Bei Nahsicht werden die Sehachsen beider Augen durch die äußeren Augenmuskeln nasenwärts verlagert (Konvergenzreaktion). Gleichzeitig erfolgen eine Pupillenverengung (▶ S. 454) und eine Nahakkomodation (▶ S. 456).

Hilfs- und Schutzeinrichtungen des Auges

Die Hilfs- und Schutzeinrichtungen des Auges haben Erhaltungsfunktion insbesondere für die Hornhaut. Am wichtigsten sind Augenlider (Palpebrae), Bindehaut (Konjunktiva) und Tränenapparat.

Augenlider. Die Augenlider bestehen aus **Ober-** und **Unterlid.** Zwischen beiden befindet sich die **Lidspalte,** die bewusst oder reflektorisch geöffnet und geschlossen werden kann.

Funktion. Die Augenlider:
- Schützen die vorderen Augenanteile
- Begrenzen den Lichteinfall in den Augapfel (z. B. Engstellung der Lidspalte bei grellem Licht)
- Verteilen die Tränenflüssigkeit durch reflektorischen Lidschlag auf der Hornhaut.

15 Sinnesorgane

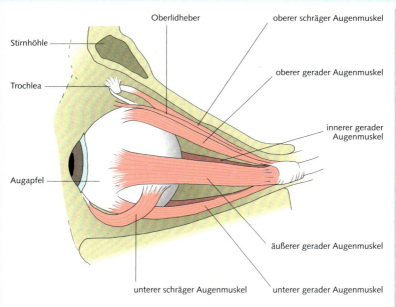

15.23 Äußere Augenmuskeln und Oberlidheber

Augenmuskel	Funktion	Innervation
oberer gerader Augenmuskel (M. rectus superior)	Heben und Einwärtsrollen des Auges	III. Hirnnerv (N. oculomotorius, Augenbewegungsnerv)
unterer gerader Augenmuskel (M. rectus inferior)	Senken und Außenrollen des Auges	III. Hirnnerv (N. oculomotorius, Augenbewegungsnerv)
äußerer gerader Augenmuskel (M. rectus lateralis)	Bewegen des Auges zur Seite	VI. Hirnnerv (N. abducens, Augenabziehnerv)
innerer gerader Augenmuskel (M. rectus medialis)	Bewegen des Auges zur Mitte	III. Hirnnerv (N. oculomotorius, Augenbewegungsnerv)
oberer schräger Augenmuskel (M. obliquus superior)	Senken und Einwärtsrollen des Auges, Bewegen des Auges zur Seite	IV. Hirnnerv (N. trochlearis, Augenrollnerv)
unterer schräger Augenmuskel (M. obliquus inferior)	Heben und Außenrollen des Auges, Bewegen des Auges zur Seite	III. Hirnnerv (N. oculomotorius, Augenbewegungsnerv)

15.24 Funktion und Innervation (Nervenversorgung) der äußeren Augenmuskeln

Aufbau der Augenlider. Außen sind die Lider von Körperhaut bedeckt. Innen, zum Augapfel hin, besitzen die Lider eine spezielle Haut, die Bindehaut (▶ u.).

Im Innern der Lider liegt der **Augenringmuskel** (M. orbicularis oculi, ▶ Abb. 4.29). Er verschließt die Lidspalte. Die **Lidöffner** setzen am Oberlid an. Ein wichtiger Öffner ist der **Oberlidheber** (M. levator palpebrae). Bei Lähmung der Lidöffner hängt das Oberlid herab (**Ptosis**). Im Inneren enthalten die Lider neben dem Augenringmuskel Bindegewebe und Drüsen. Bemerkenswert ist eine Platte aus straffem Bindegewebe, die **Lidplatte** oder der Tarsus. Sie versteift die Augenlider.

Liddrüsen. Im Innern der Lidplatte liegen reichlich Talgdrüsen, die **Meibom-Drüsen,** die den Talg auf die Lidkante abgeben. Der Talg verbessert den Schluss der Lidspalten. Bei Entzündung der Meibom-Drüse kommt es zum **Hagelkorn.**

Außerdem befinden sich noch kleine Schweißdrüsen (**Moll-Drüsen**) und Talgdrüsen (**Zeis-Drüsen**) an den Follikeln der Wimpern, die in die Haartrichter (▶ S. 482) der Wimpern münden. Eine Entzündung der Zeis-Drüsen führt zum schmerzhaften **Gerstenkorn** am Lidrand.

Bindehaut. Die Bindehaut bedeckt die Rückseite der Lider und schlägt dann auf den Augapfel um, dessen Vorderfläche sie bis zur Hornhaut bedeckt. Auf diese Weise entsteht ein **oberes und unteres Bindehautgewölbe** [Abb. 15.25].

Die Bindehaut besteht aus lockerem Bindegewebe (▶ S. 58) mit vielen Blutgefäßen und wird oberflächlich von Epithel überzogen.

Bindehautentzündung. Eine Bindehautentzündung oder Konjunktivitis kann infektiös durch Erreger (z. B. Bakterien) oder nicht infektiös (z. B. durch Fremdkörper) bedingt sein.

Die Bindehaut ist gerötet und geschwollen. Außerdem treten Schmerz, Juckreiz und Fremdkörpergefühl auf. Die Behandlung erfolgt durch örtliche Gabe von Augentropfen oder -salben.

Augenbrauen und -wimpern. Über den Oberlidern befinden sich die **Augenbrauen** und an den freien Rändern der Lider die **Wimpern**. Sie sollen herablaufenden Stirnschweiß von der Lidspalte fernhalten.

Tränenapparat. Der Tränenapparat setzt sich zusammen aus [Abb. 15.26]:
- **Tränendrüsen** (Glandulae lacrimales)
- **Tränenabflusswegen.**

Die Tränendrüse ist eine mandelgroße, seröse Drüse (▶ S. 56), die am seitlichen Dach der Augenhöhle lokalisiert ist. Sie gibt die Tränenflüssigkeit über Ausführungsgänge in das seitliche obere Bindehautgewölbe (▶ o.) ab.

Die **Tränenflüssigkeit** befeuchtet die Hornhaut. Sie ist isoton (▶ S. 194) und enthält u. a. Bakterien abtötende Substanzen (z. B. Lysozym ▶ S. 206), Wachstumsfaktoren zur Wundheilung, Immunglobulin A (▶ S. 210) zur immunologischen Abwehr und Nährstoffe zur Ernährung der Hornhaut (▶ S. 454). Die Tränenflüssigkeit gelangt durch Lidschlag (▶ o.) zum nasenwärts gelegenen Augenwinkel und hier in die Tränenabflusswege.

Die Tränenabflusswege bestehen aus:
- **Tränenpünktchen** (Punctum lacrimale) in Ober- und Unterlid, welche die Tränenflüssigkeit aufnehmen
- **Tränenkanälchen** (Canaliculus lacrimalis) im Ober- und Unterlid. Sie überführen die Tränenflüssigkeit in den Tränensack
- **Tränensack** (Saccus lacrimalis), der die Tränenflüssigkeit sammelt
- **Tränennasengang** (Ductus nasolacrimalis), der aus dem Tränensack entspringt und in den unteren Nasengang mündet (▶ S. 226).

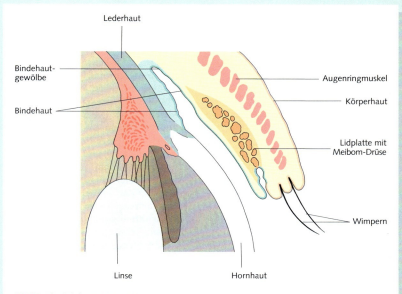

15.25 Oberlid des Auges [E261]

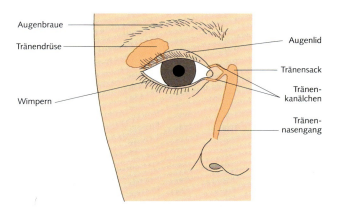

15.26 Tränenapparat

15.8 Ohr und Hörsinn

Das Ohr besteht aus drei Abschnitten [Abb. 15.29]: **äußerem Ohr, Mittelohr** und **Innenohr**. Mittel- und Innenohr liegen dabei gut geschützt im **Felsenbein** des Schläfenbeins (▶ Abb. 4.27).

Das äußere Ohr dient der Schallaufnahme. Durch die Schallwellen wird das Trommelfell in Schwingungen versetzt. Die Gehörknöchelchen im Mittelohr übertragen die Schwingungen auf das Innenohr. Hier ist das Rezeptororgan für das Hören lokalisiert. Gleichzeitig beherbergt das Innenohr die Rezeptoren für den Gleichgewichtssinn (▶ S. 474). Ableitender Nerv beider Rezeptororgane ist der VIII. Hirnnerv (N. vestibulocochlearis, Vorhof-Schnecken-Nerv).

Äußeres Ohr

Die **Ohrmuschel** (Auricula) hat ein Grundgerüst aus elastischem Knorpel (▶ S. 66), der von Körperhaut bedeckt ist [Abb. 15.27].

Der anschließende **äußere Gehörgang** (Meatus acusticus externus) hat im äußeren Teil eine Wand aus hyalinem Knorpel (▶ S. 66), im inneren Teil aus Knochen. Ausgekleidet wird er von Haut, die u.a. **Ohrschmalzdrüsen** enthält. Sie bilden das **Ohrschmalz** (Cerumen).

Das **Trommelfell** (Membrana tympani) ist eine dünne Membran, die schräg im äußeren Gehörgang steht und diesen vom Mittelohr trennt. Im Innern enthält das Trommelfell eine dünne Schicht aus kollagenen und elastischen Fasern. Auf beiden Seiten wird das Trommelfell von Epithel bedeckt.

Mittelohr

Paukenhöhle. Der Hauptraum des Mittelohrs ist die luftgefüllte **Paukenhöhle** (Cavum tympani). Sie wird von einer Schleimhaut ausgekleidet und enthält die Gehörknöchelchen [Abb. 15.29].

Auf einer Seite der Paukenhöhle befindet sich das Trommelfell, nach schräg unten ist sie durch die Ohrtrompete mit dem Nasenrachen (▶ S. 264) verbunden.

Gehörknöchelchen. Die drei Gehörknöchelchen **Hammer** (Malleus), **Amboss** (Incus) und **Steigbügel** (Stapes) sind gelenkig miteinander verbunden. Der Hammer ist ins Trommelfell, der Steigbügel ins **ovale Fenster** (Fenestra vestibuli) des Innenohrs eingelassen.

Ohrtrompete. Die Ohrtrompete (Tuba auditiva) ist ein mit Schleimhaut ausgekleideter Gang [Abb. 15.29]. Sie belüftet das Mittelohr und sorgt für einen **Luftdruckausgleich,** ohne den das Trommelfell durch den entstehenden Unterdruck nach innen gezogen und nahezu unbeweglich würde.

Mittelohrentzündung. Verschiedene Viren und Bakterien können zu einer Mittelohrentzündung (Otitis media) führen. Diese geht mit einer Schleimhautentzündung und häufig Eiterbildung einher und wird von Ohrschmerzen, Fieber und Schwerhörigkeit begleitet.

Innenohr

Das Innenohr wird durch ein kompliziertes Hohlraumsystem innerhalb des Felsenbeins gebildet, das **knöcherne Labyrinth** [Abb. 15.28]. Es besteht aus drei Abschnitten: **Vorhof** (Vestibulum) als zentraler Hohlraum, **Bogengängen** (Ductus semicirculares, ▶ S. 474) und **Schnecke** (Cochlea). Im knöchernen Labyrinth liegt das **häutige Labyrinth**.

Zwischen knöchernem und häutigem Labyrinth bestehen unterschiedlich weite Spalträume. Diese werden von einer Flüssigkeit erfüllt, der **Perilymphe**. Diese ähnelt in ihrer Zusammensetzung einer zwischenzelligen Flüssigkeit (hohe Na^+-, niedrige K^+-Konzentration).

Im häutigen Labyrinth befindet sich als Flüssigkeit die **Endolymphe** mit umgekehrten Ionenverhältnissen, d.h. hoher K^+- und niedriger Na^+-Konzentration. In der Wand des häutigen Labyrinths sitzen die Sinnesepithelien von Gehör- und Gleichgewichtsorgan (▶ S. 474).

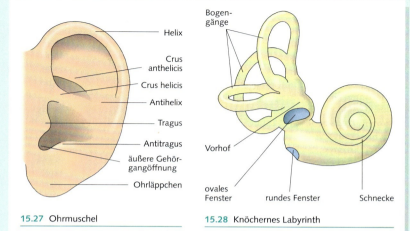

15.27 Ohrmuschel

15.28 Knöchernes Labyrinth

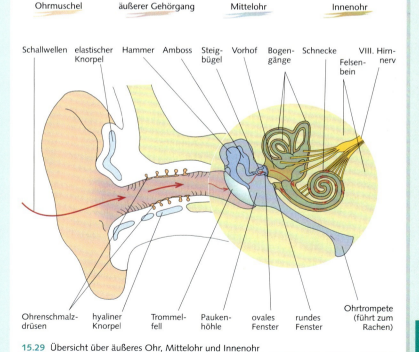

15.29 Übersicht über äußeres Ohr, Mittelohr und Innenohr

Schnecke. Die Schnecke ist das knöcherne Labyrinth des Hörorgans. Der knöcherne **Schneckenkanal** windet sich mit zweieinhalb Windungen um die knöcherne **Schneckenspindel** (Modiolus). Der Schneckenkanal verjüngt sich zur **Schneckenspitze** und ist von oben nach unten in drei Etagen gegliedert [Abb. 15.30]:

- **Vorhoftreppe** (Scala vestibuli)
- **Schneckengang** (Ductus cochlearis)
- **Paukentreppe** (Scala tympani).

Vorhof- und Paukentreppe sind mit Perilymphe (▶ o.) gefüllt. Beide gehen an der Schneckenspitze im **Schneckenloch** (Helicotrema) ineinander über. Die Paukentreppe endet am **runden Fenster** (Fenestra cochleae). Dieses ist durch eine elastische Membran verschlossen und grenzt an das Mittelohr [Abb. 15.28, 15.29].

Vorhof- bzw. Paukentreppe flankieren von oben bzw. unten den Schneckengang, der das häutige Labyrinth der Schnecke darstellt. Der Schneckengang enthält Endolymphe (▶ o.) und das Rezeptororgan für Hören (**Corti-Organ**).

Der Schneckengang ist im Schnittbild dreieckig [Abb. 15.31]. Nach oben wird er durch die **Reissner-Membran** bedeckt. Die seitliche Wand bildet ein gefäßhaltiges Epithel (**Stria vascularis**). Hier wird die Endolymphe gebildet. Die Wand nach unten bildet die **Basilarmembran**, die an der Schneckenbasis schmal ist und zur Schneckenspitze hin zunehmend breiter wird [Abb. 15.32].

Corti-Organ. Auf der Basilarmembran sitzt das wulstförmige Corti-Organ [Abb. 15.31]. Es besteht aus Sinnes- und Stützzellen und wird von einer Membran überdeckt, der **Deckmembran** oder Membrana tectoria.

Die Sinneszellen des Corti-Organs sind die **Haarzellen**. Es sind sekundäre Sinneszellen (▶ S. 446). Die Haarzellen besitzen als Oberflächendifferenzierung steife **Stereozilien** (▶ S. 50). Diese Stereozilien stehen in direktem Kontakt mit der Deckmembran. Am gegenüberliegenden (basalen) Ende treten Fortsätze bipolarer Ganglienzellen an die Haarzellen heran. Die Nervenzellkörper dieses ersten Neurons der Hörbahn bilden in der Schneckenspindel ein spiraliges Ganglion (Spiralganglion oder **Ggl. spirale**) [Abb. 15.30]. Ihre Axone bilden den Cochlearisanteil des VIII. Hirnnerven.

Schallwellen, Schall- und Lautstärke

Schallwellen sind periodische Schwankungen des Luftdrucks. Diese Schwankungen treten pro Zeiteinheit mit unterschiedlicher Häufigkeit oder **Frequenz** auf. Hohe Töne haben eine hohe, tiefe Töne eine niedrige Frequenz. Angegeben wird die Frequenz in **Hertz** (Hz = Anzahl von Schwingungen pro Sekunde). Der menschliche Hörsinn kann Frequenzen zwischen etwa 16 und 20 000 Hz wahrnehmen [Abb. 15.32].

Die **Schallstärke** eines Tons [Abb. 15.33] wird durch den **Schalldruck** vermittelt. Die Höhe des Schalldrucks entspricht der Größe (Amplitude) der periodischen Luftdruckschwankungen. Je höher die Amplitude, desto größer die Schallstärke. Maß für den Schalldruck und damit die Schallstärke ist der **Schalldruckpegel** in Dezibel (**dB**). Schallwellen gleichen Schalldrucks werden jedoch je nach ihrer Frequenz unterschiedlich laut empfunden. Maß für die subjektive **Lautstärke** ist der **Lautstärkenpegel**, gemessen in **Phon**. Nur bei 1000 Hz stimmen objektive Schallstärke in dB und subjektiv empfundene Lautstärke in Phon überein, ober- und unterhalb von 1000 Hz weichen sie voneinander ab.

Der Schalldruck, der gerade noch gehört wird, heißt **Hörschwelle**. Sehr laute Töne werden als unangenehm oder sogar schmerzhaft empfunden. Diese **Schmerzgrenze** liegt bei ca. 120 dB.

15 Sinnesorgane

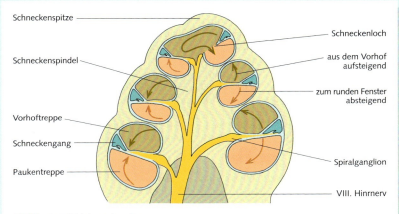

15.30 Schnittbild der Schnecke

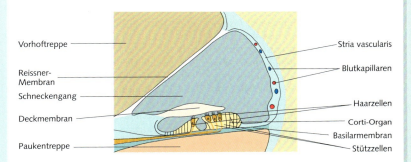

15.31 Schnittbild des Schneckengangs

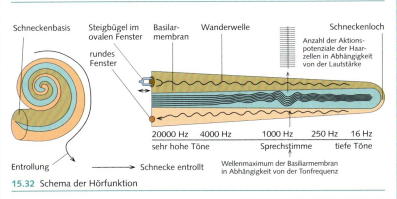

15.32 Schema der Hörfunktion

Hörvorgang

Schallübertragung zum Innenohr. Die durch Schallwellen ausgelösten Schwingungen des Trommelfells werden auf die Gehörknöchelchen des Mittelohrs übertragen [Abb. 15.29] und dabei durch Hebelarmwirkung gleichzeitig verstärkt. Der Steigbügel leitet die Schwingungen über das ovale Fenster ins Innenohr weiter. Diese Leitung über Trommelfell und Gehörknöchelchen heißt **Luftleitung**.

Wird der Schädelknochen, z. B. durch eine Stimmgabel, in Schwingungen versetzt, die weitergeleitet werden und Schallempfindungen auslösen, spricht man von **Knochenleitung**.

Wanderwelle in der Schnecke. Die Schwingungen werden über den Steigbügel auf die Perilymphe der Vorhoftreppe übertragen. Da Flüssigkeit nicht zusammendrückbar ist, wird der pulsierende Druck in einer **Wanderwelle** über die Vorhoftreppe auf die Paukentreppe und zum runden Fenster geleitet [Abb. 15.32]. Dort wird die Membran des runden Fensters (▶ S. 470) rhythmisch in Richtung Mittelohr ausgelenkt. Damit erfolgt ein Druckausgleich.

Erregung der Haarzellen. Da die Wände des häutigen Labyrinths nicht starr sind, führen die Druckschwankungen der Perilymphe, die Wanderwelle, zu Schwingungen der Basilarmembran. Das Ausmaß der Schwingungen ist an verschiedenen Abschnitten der Basilarmembran unterschiedlich und hängt von der Tonfrequenz ab [Abb. 15.32]. Bei hohen Tönen sind die Schwingungen der Basilarmembran an der Schneckenbasis besonders hoch. Tiefere Töne haben die stärksten Schwingungen, das **Wellenmaximum,** im breiteren Teil der Basilarmembran nahe der Schneckenspitze.

Im Bereich des (frequenzabhängigen) Wellenmaximums [Abb. 15.32] werden durch die Bewegungen der Basilarmembran die Stereozilien der Haarzellen gegenüber der Deckmembran ausgelenkt. Diese Auslenkung der Stereozilien löst in den Haarzellen ein Rezeptorpotenzial (eine Erregung) aus.

Die Lautstärke wird über die Zahl der Aktionspotenziale verschlüsselt, die Tonhöhe durch den Ableitungsort von der Basilarmembran.

Hörbahn. Die Axone der bipolaren Ganglienzellen ziehen im VIII. Hirnnerven zu Kernen im Hirnstamm. Von dort werden die Impulse über untere Hügel der **Vierhügelplatte, innere Kniehöcker** (Corpora geniculata medialia) und **Hörstrahlung** (Radiatio acustica) zum primären Hörfeld geleitet (▶ auch S. 406).

Richtungshören. Voraussetzung für das Richtungshören und damit das Orten einer Schallquelle ist das Hören mit beiden Ohren. Befindet sich die Schallquelle z. B. seitlich des Kopfes, empfängt das von der Schallquelle weiter entfernte Ohr den Schall später und leiser als das Ohr näher zur Schallquelle. Durch reflektorische Wendung des Kopfes zur Schallquelle und Verrechnung der Schallsignale aus beiden Ohren in der Hörrinde ist ein Orten der Schallquelle möglich.

Schwerhörigkeit. Bei der Schwerhörigkeit werden zwei Formen unterschieden:

- **Schallleitungs-Schwerhörigkeit.** Bei der Schallleitungs-Schwerhörigkeit ist die Übertragung der Schallwellen auf das Innenohr eingeschränkt, etwa bei einem Ohrschmalzpfropf, einer Mittelohrentzündung oder **Otosklerose** (Verknöcherung im Bereich des ovalen Fensters mit „Einwachsen" des Steigbügel im ovalen Fenster)
- **Innenohrschwerhörigkeit.** Die Ursache einer Innenohrschwerhörigkeit liegt im Innenohr. Häufig sind z. B. ein Verlust von Haarzellen infolge Schallschädigungen (Explosionen) oder Durchblutungsstörungen (**Hörsturz**).

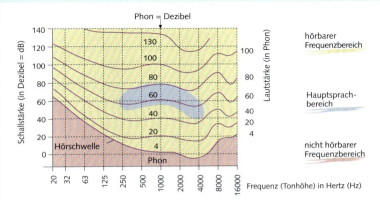

15.33 Beziehung zwischen messbarer Schallstärke und empfundener Lautstärke

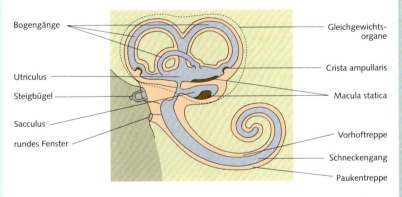

15.34 Gleichgewichtsorgane (Räume: Endolymphe blau, Perilymphe orange) [S010-2-16]

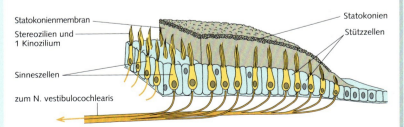

15.35 Bau der Macula statica

15.9 Gleichgewichtssinn

Der Gleichgewichtssinn vermittelt Informationen über Lage und Drehung des Kopfes und sorgt in Zusammenarbeit mit dem Sehsystem und dem Tiefensinn (▶ S. 448) für Orientierung im Raum, Körper- und Kopfhaltung. Die **Gleichgewichtsorgane** (Vestibularapparat) liegen im Innenohr nahe der Schnecke [Abb. 15.29]. Sie setzen sich ebenfalls aus einem knöchernen und häutigen Labyrinth (mit Endolymphe) zusammen.

Bestandteile der Gleichgewichtsorgane. Zum häutigen Labyrinth der Gleichgewichtsorgane gehören [Abb. 15.34]:

- **Sacculus** und **Utriculus**, säckchenförmige Strukturen im Vorhof des Innenohrs
- Drei halbkreisförmige, senkrecht zueinander stehende **Bogengänge** (Ductus semicirculares). Der vordere Bogengang steht frontal, der hintere sagittal und der seitliche horizontal.

Die Bogengänge münden in den Utriculus und der Utriculus ist über einen Gang mit dem Sacculus verbunden.

Sacculus und Utriculus

Rezeptororgan. Rezeptororgan in Sacculus und Utriculus ist jeweils die **Macula statica** [Abb. 15.35], ein kleiner Gewebewulst aus Sinnes- und Stützzellen. Die sekundären Sinneszellen besitzen als Oberflächendifferenzierung steife Stereozilien (▶ S. 50) und zusätzlich ein Kinozilium (▶ S. 50) pro Zelle. Diese ragen in eine gallertige Masse auf der Oberfläche der Makula. Die Gallerte enthält Kalziumkarbonat-Kristalle (**Statokonien**), beide zusammen heißen **Statokonienmembran**. Sie ist schwerer als Endolymphe und lastet auf der Makula.

Funktion. Bei aufrechter Kopfhaltung steht die Makula im Utriculus fast horizontal, die im Sacculus nahezu vertikal. Beschleunigungen in eine Richtung (**Linearbeschleunigung**) verschieben die Statokonienmembran und lenken so die Stereozilien aus. Dies führt zum Rezeptorpotenzial.

Beispielsweise werden der Schwerkraft folgend beim Wechsel vom Liegen zum Stehen die Stereozilien der vertikalen Makula im Sacculus nach unten ausgelenkt und erregt, während beim Wechsel vom Stehen ins Liegen die horizontale Macula des Utriculus nach unten ausgelenkt wird [Abb. 15.36].

Bogengänge

Rezeptororgan. Jeder Bogengang besitzt am Übergang in den Utriculus eine Erweiterung (**Ampulle**) mit einem leistenförmigen Wulst aus sekundären Sinneszellen und Stützzellen, die **Crista ampullaris** [Abb. 15.38, 15.39]. Die Gallerte besitzt keine Statoliten und ragt kuppelförmig (daher **Cupula**) von der Crista quer durch die Ampulle, an deren Wand sie mit ihrer Spitze befestigt ist.

Funktion. Der geeignete Reiz für die Sinneszellen ist die **Drehbeschleunigung** des Kopfes [Abb. 15.37]. Aufgrund der Trägheit der Endolymphe bleibt diese gegenüber den Bogengängen zurück. Dadurch wird die Cupula und damit die Stereozilien des betreffenden Bogenganges durchgebogen. Dies führt zum Rezeptorpotenzial (▶ o.).

Weiteres zum Gleichgewichtssystem ▶ S. 422

Nystagmus

Bei Störungen des Vestibularapparats, der Vestibulariskerne (▶ S. 436) oder des Kleinhirns (▶ S. 416) kommt es zu rhythmischen Hin- und Herbewegungen der Augäpfel, dem Nystagmus.

Bewegungskrankheiten (Kinetosen)

Da das Gleichgewichtssystem auch mit vegetativen Zentren verbunden ist, kommt es bei ungewohnten Bewegungen zu Übelkeit, Erbrechen und Schwindel. Beispiel ist die Reisekrankheit bei Reisen mit Auto, Schiff oder Flugzeug.

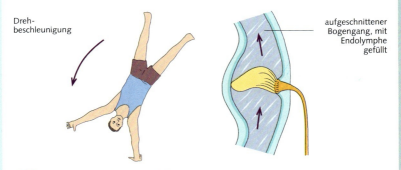

15.36 Auslenkung der Macula statica bei Linearbeschleunigung durch Lagewechsel

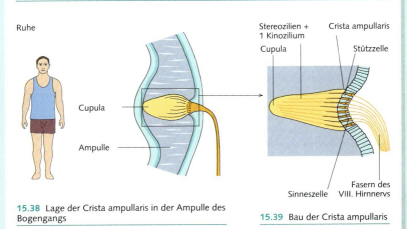

15.37 Auslenkung der Cupula durch Drehbeschleunigung

15.38 Lage der Crista ampullaris in der Ampulle des Bogengangs

15.39 Bau der Crista ampullaris

15.10 Untersuchungsmethoden

Untersuchungen des Auges. Bei Untersuchungen am Auge werden u. a. folgende Methoden angewandt:

- **Messungen des Augeninnendrucks.** Der Augeninnendruck wird mittels **Tonometrie** gemessen. Dabei wird z. B. ein Messfühler direkt auf die Hornhaut gesetzt und der Augeninnendruck bestimmt
- **Spiegelung des Augenhintergrunds.** Nach Pupillenweitstellung durch entsprechende Augentropfen kann der Augenhintergrund mit dem **Ophtalmoskop** oder Funduskop direkt eingesehen werden. Es entspricht im Prinzip einem Vergrößerungsglas mit Beleuchtungsquelle
- **Sehschärfenprüfung.** Normalerweise können zwei Punkte im Abstand von 2,5 mm aus einer Entfernung von 5 m getrennt wahrgenommen werden. Die Sehschärfe kann mit Sehprobentafeln überprüft werden. Ein normaler Visus wird mit der Zahl 1,0 angegeben
- **Elektroretinogramm.** Das Elektroretinogramm wird bei unklaren Sehstörungen eingesetzt. Dabei werden Kontaktlinsen-Elektroden auf die Hornhaut aufgesetzt und die elektrischen Spannungen gemessen, die nach Hell-Dunkel-Anpassung (▶ S. 462) der Netzhaut auftreten. Es können Reizantworten von Stäbchen- und Zapfenzellen getrennt untersucht werden.

Untersuchung des Gehörs. Für die Untersuchung von **Hörstörungen**, z. B. Lärm- und Altersschwerhörigkeit, kommt die **Audiometrie** zum Einsatz. Hierbei werden mit einem Audiometer Töne bestimmter Frequenz und Schallstärke erzeugt, und der Patient gibt an, wann er erstmalig einen Ton hört. Die subjektiven Messwerte des Patienten werden dann graphisch als Audiogramm dargestellt.

Wiederholungsfragen

1. Welche Strukturen haben Rezeptorfunktion? (▶ S. 446)
2. Welche Mechanorezeptoren der Haut gibt es? (▶ S. 446)
3. Wie ist ein Vater-Pacini-Körperchen aufgebaut? (▶ S. 448)
4. Wo kommen Muskelspindeln vor und welche Bedeutung haben sie? (▶ S. 448)
5. Wie ist die Riechschleimhaut aufgebaut? (▶ S. 450)
6. Wo gibt es Geschmacksknospen und wie ist ihr Bau? (▶ S. 452)
7. Welche Schichten und deren Abschnitte bilden die Wand des Augapfels? (▶ S. 452)
8. Wie ist der Kammerwasserfluss im Augapfel? (▶ S. 454)
9. Welche Bedeutung hat die Linse des Augapfels? (▶ S. 456)
10. Was ist der graue Star? (▶ S. 456)
11. Was liegt einer Kurzsichtigkeit zugrunde? (▶ S. 456)
12. Welche Bedeutung hat der gelbe Fleck der Netzhaut? (▶ S. 458)
13. Wie heißen die Sinneszellen der Netzhaut und welche Bedeutung haben sie? (▶ S. 460)
14. Welche Netzhautschichten gibt es? (▶ S. 460)
15. Was ereignet sich bei Hell-Dunkel-Anpassung? (▶ S. 462)
16. Wie ist der Bau der Augenlider? (▶ S. 466)
17. Wie ist der Weg der Tränenflüssigkeit? (▶ S. 466)
18. Welche Abschnitte des Ohrs gibt es und welche Bedeutung haben sie? (▶ S. 468)
19. Wie ist der Bau der Hörschnecke? (▶ S. 470)
20. Was ist das Corti-Organ und welche Bedeutung hat es? (▶ S. 470)
21. Was liegt Schallwellen zugrunde und was bewirken sie im Innenohr? (▶ S. 470, 472)
22. Wie ist der Bau des häutigen Labyrinths des Vestibularapparats? (▶ S. 474)

16 Haut

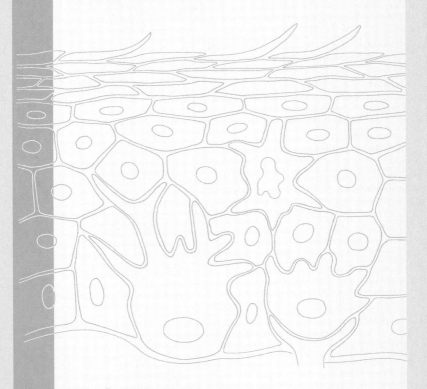

16.1 Übersicht 478
16.2 Oberhaut 478
16.3 Lederhaut 480
16.4 Unterhaut 480
16.5 Hautanhangsgebilde 482
16.6 Untersuchungsmethoden der Brust 488
Wiederholungsfragen 488

16.1 Übersicht

Die **Haut** (Kutis) bedeckt die Körperoberfläche. Sie hat beim Erwachsenen eine Fläche bis zu 2 m². Die prozentuale Verteilung dieser Fläche auf die einzelnen Körperregionen (wichtig zur Abschätzung von Verbrennungen) zeigt Abb. 16.3.

Die Haut setzt sich aus zwei Hauptschichten zusammen [Abb. 16.1, 16.2], der **Oberhaut** (Epidermis) aus Epithel und der bindegewebigen **Lederhaut** (Dermis, Korium). Darunter schließt sich die **Unterhaut** (Subkutis) an. Haut und Unterhaut gehören funktionell zusammen und werden als **Hautdecke** bezeichnet.

Zu den **Hautanhangsgebilden** zählen Haare, Nägel, Hautdrüsen (Talg-, Duft- und Schweißdrüsen) sowie die Brustdrüse. Sie gehen wie die Oberhaut aus dem Oberflächenektoderm (▶ S. 352) hervor.

Funktionen. Haut- und Unterhaut haben vielfältige Funktionen, vor allem:
- Schutz vor schädigenden Umwelteinflüssen, vor Wasserverlust sowie vor Krankheitserregern (mechanische Barriere, unterstützt durch immunologische Mechanismen, ▶ S. 212)
- Sinneswahrnehmungen aus der Umwelt (Oberflächensinn ▶ S. 446)
- Temperaturregulation durch unterschiedliche Hautdurchblutung zur Wärmeabstrahlung und Schweißabgabe zur Erzeugung von Verdunstungskälte
- Wärmeisolation, Energiespeicher und Polsterung durch das Fettgewebe der Unterhaut.

16.2 Oberhaut

Die Oberhaut (Epidermis) ist ein mehrschichtiges, verhorntes Plattenepithel (▶ S. 52) ohne Blutgefäße. Sie ist je nach mechanischer Beanspruchung sehr unterschiedlich dick.

Die Zellen der Oberhaut sind die **Keratinozyten.** Sie werden ständig in der untersten Schicht des Epithels, der **Basalschicht** (Stratum basale) neu gebildet. Die Zellen wandern nach oben, verhornen in der **Körnerschicht** (Stratum granulosum) und werden nach ca. vier Wochen als **Hornlamellen** von der oberflächlichen **Hornschicht** (Stratum corneum) abgestoßen. Sichtbare Hautschuppen entsprechen größeren Paketen von Hornlamellen. Neben Keratinozyten gibt es in der Oberhaut [Abb. 16.4] folgende Zellen:
- **Melanozyten**, welche die Hautfarbe bestimmen und durch vermehrte Melaninbildung die Sonnenbräunung hervorrufen (▶ S. 30)
- **Merkel-Zellen** für Druckregistrierung (▶ S. 446)
- **Langerhans-Zellen.** Antigen-präsentierende Zellen (▶ S. 208) als Bestandteil der Haut-Immunabwehr.

Die Oberhaut ist mit Bindegewebepapillen der Lederhaut [Abb. 16.1] verzapft, was die Oberhaut u. a. vor Abscherung von der Lederhaut schützt.

Hautformen

Nach der Oberflächengestalt gibt es zwei Hautformen, nämlich Felder- und Leistenhaut.

Felderhaut. Die Felderhaut bedeckt den größten Teil des Körpers. Die Oberhaut ist durch feine Furchen in unterschiedlich gestaltete kleine Felder gegliedert. In der Felderhaut kommen Haare, Schweiß- und Talgdrüsen vor.

Leistenhaut. Die Leistenhaut [Abb. 16.1, 16.2] ist auf Innenseite von Hand und Fingern sowie Fußsohle und Zehen beschränkt. Hier bildet die Oberhaut feine, unterschiedlich verlaufende Leisten.

Das **Leistenmuster** ist genetisch festgelegt. Da es sich von Mensch zu Mensch unterscheidet, wird es beim Fingerabdruck zur Personenidentifizierung genutzt. In der Leistenhaut gibt es keine Haare, Duft- und Talgdrüsen, sondern nur Schweißdrüsen als Anhangsgebilde.

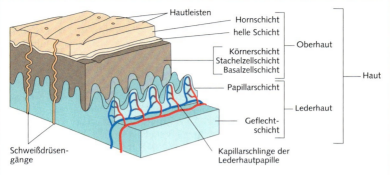

16.1 Aufbau der Haut (hier Leistenhaut)

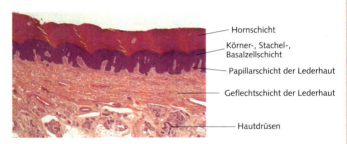

16.2 Leistenhaut im histologischen Schnitt [X141]

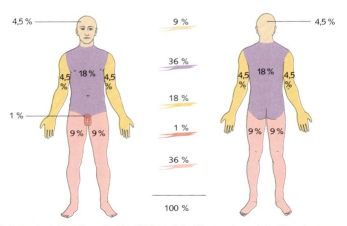

16.3 Prozentuale Verteilung der Hautfläche auf die Körperregionen beim Erwachsenen

Sommersprossen
Sommersprossen sind kleine, unterschiedlich stark pigmentierte Flecke der Haut. Bei Sonnenbestrahlung nimmt die Pigmentierung zu.

Hauterkrankungen

Neurodermitis. Eine häufige Hauterkrankung, die sich bereits im Kindesalter zeigt, ist die Neurodermitis. Die Krankheitsentstehung ist nicht völlig geklärt, erbliche Veranlagung und Immunvorgänge spielen eine Rolle. Die Haut ist entzündet und juckt stark. Das Ekzem tritt vor allem in der Haut von Gesicht, Hals, Ellenbeuge, Kniekehle und Handrücken auf.

Kontaktekzem. Bei Erwachsenen häufig ist ein Kontaktekzem [Abb. 16.6], dem oft eine Allergie zugrunde liegt. Häufig sind die Hände befallen, besonders gefährdet sind z.B. Friseure.

Schuppenflechte. Die Schuppenflechte (Psoriasis) ist durch herdförmig überschießende Zellbildung und Verhornung der Oberhaut gekennzeichnet. Die Herde sind schuppend und gerötet. Sie treten bevorzugt an den Streckseiten der Extremitäten auf.

Warzen. Eine häufige Virusinfektion der Haut erfolgt durch Papillom-Viren. Sie führen vor allem im Bereich von Fingern, Händen und Fußsohle [Abb. 16.5] zu übermäßig verhornten Hautknötchen, die eine zerklüftete Oberfläche aufweisen, den Warzen oder Verrucae. Meist heilen Warzen spontan ab, teils aber erst nach Jahren.

Schwarzer Hautkrebs. Beim schwarzen Hautkrebs (malignem Melanom) handelt es sich um einen sehr bösartigen Tumor der Haut, der aus entarteten Melanozyten hervorgeht. Typisch sind unterschiedlich pigmentierte, erhabene Herde mit unscharfem Rand. Die Herde vergrößern sich und führen zur Bildung von Tochtergeschwülsten (Metastasen).

16.3 Lederhaut

Unter der Oberhaut liegt die Lederhaut (Dermis, Korium). Sie ist mechanisch besonders widerstandsfähig und reichlich mit Blutgefäßen versorgt.

Die Lederhaut besteht aus zwei Schichten [Abb. 16.1], der **Papillarschicht** (Stratum papillare) und der **Geflechtschicht** (Stratum reticulare).

Papillarschicht. Die Papillarschicht ragt in Papillen aus lockerem Bindegewebe (▶ S. 62) in die Oberhaut. Jede Papille enthält Blutkapillaren. Diese sind im Bereich des Lippenrots besonders ausgeprägt, wodurch die rote Farbe der Lippen zustande kommt. Außerdem liegen hier viele freie Nervenendigungen, die bis in die Oberhaut ziehen, und in der Leistenhaut auch Meissner-Tastkörperchen (▶ S. 446).

Geflechtschicht. Die Geflechtschicht ist straffes, geflechtartiges kollagenes Bindegewebe (▶ S. 62) mit eingelagerten elastischen Fasern. Diese Schicht macht die hohe Belastungsfähigkeit der Haut aus. Die Geflechtschicht wird bei tierischen Häuten zu Leder gegerbt.

16.4 Unterhaut

Die Unterhaut (Subkutis) ist eine Verbindeschicht zwischen der Haut und tiefer gelegenen Geweben, z.B. Knochenhaut (▶ S. 86) oder Muskulatur.

Die Unterhaut besteht aus lockerem Bindegewebe und unterschiedlich viel Fettgewebe (▶ Abb. 16.7). Dieses Fettgewebe hat Bedeutung als Energiespeicher, Wärmeisolator und Polsterung.

Haarwurzel und Hautdrüsen können bis in die Unterhaut reichen. Auch kommen hier Vater-Pacini-Körperchen vor (▶ S. 448).

Die Unterhaut enthält als Zwischenzellsubstanz reichlich Wasser bindende Proteoglykane (▶ S. 60). Dadurch entsteht der Spannungszustand der Haut (Hautturgor).

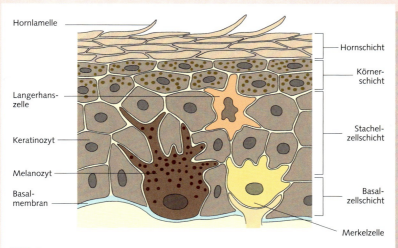

16.4 Zelltypen der Oberhaut [S018]

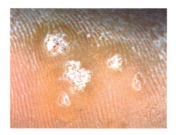

16.5 Warzen der Fußsohle. Deutlich erkennbar die Leisten der Leistenhaut [M123]

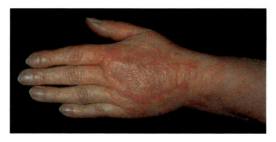

16.6 (Allergisches) Kontaktekzem [M123]

16.5 Hautanhangsgebilde

Hautanhangsgebilde [Abb. 16.7] sind Haare, Nägel, Talg-, Duft- und Schweißdrüsen sowie die weibliche Brustdrüse.

Haare

Haare (und auch Nägel) sind Verhornungsprodukte der Oberhaut. Sie sind jedoch deutlich härter als die Hornschicht der Oberhaut.

Flaumhaare und Langhaare. Es gibt grundsätzlich zwei Typen von Haaren: Flaumhaare und Langhaare (Terminalhaare).

Flaumhaare kommen bei der kindlichen Haut vor und bedecken den größten Teil des weiblichen Körpers. Flaumhaare sind dünn, wenig pigmentiert und ihre Haarwurzeln reichen nur bis in die Lederhaut. Flaumhaare entsprechen den feinen **Lanugohaaren** der fetalen Haut.

Langhaare sind demgegenüber dick, unterschiedlich stark pigmentiert und reichen mit der Haarwurzel bis in die Unterhaut. Langhaare bilden nicht nur die Haupthaare, sondern auch die Wimpern, Augenbrauen, Schamhaare und beim Mann zusätzlich die Barthaare.

Feinbau eines Haares. Bestandteile eines Haares sind Haarschaft, Haarfollikel, Haarwurzel, Haarzwiebel und Haarpapille [Abb. 16.8].

Der **Haarschaft** ist der verhornte Abschnitt des Haares. Er ragt zum größten Teil schräg aus der Oberhaut heraus. Der Abschnitt des Haarschaftes, der (ebenfalls schräg) in der Haut steckt, wird von Wurzelscheiden (▶ u.) umhüllt. Haarschaft und Wurzelscheiden werden zusammen als **Haarfollikel** bezeichnet [Abb. 16.8].

Der Haarfollikel bildet im unteren Abschnitt die **Haarwurzel,** die mit einer epithelialen Auftreibung, der **Haarzwiebel** (Bulbus), endet. Hier befinden sich die teilungsaktiven Zellen, die für das Haarwachstum zuständig sind [Abb. 16.8]. Diese Zellen verhornen im Verlauf der Haarwurzel zum Haarschaft. Außerdem kommen in der Haarzwiebel **Melanozyten** vor (▶ S. 30), deren Melanin den Haaren die Farbe verleiht.

Die Haarzwiebel weist am Ende eine napfförmige Einstülpung auf, in die zellreiches Bindegewebe hineinragt, die **Haarpapille.** Sie enthält zur Ernährung der Haarzwiebel ein Blutgefäß.

Der Haarfollikel besitzt außen mehrere Epithelschichten, die **äußere** und **innere epitheliale Wurzelscheide.** An diese schließt sich eine **bindegewebige Wurzelscheide** an.

An der Eintrittsstelle des Haarschaftes stülpt sich die Oberhaut im **Haartrichter** trichterförmig ein [Abb. 16.8] und geht dann nahtlos in die äußere epitheliale Wurzelscheide über. Bei jedem Haar mündet hier eine Talgdrüse. Unterhalb der Talgdrüse setzt ein dünner, glatter Muskel an der bindegewebigen Wurzelscheide an, der **Haaraufrichter** (M. arrector pili). Der Haaraufrichter entspringt im oberen Teil der Epidermis. Er wird vom Sympathikus innerviert und richtet das Haar bei Kontraktion auf („Haarsträuben", „Gänsehaut").

Haarwachstum und -zyklus. Das Wachstum der Haupthaare beträgt ca. 1 cm/Monat und erfolgt durch Zellteilung der Haarzwiebel (▶ o.) und anschließender Verhornung zum Haarschaft.

Alle Haare durchlaufen einen Zyklus [Abb. 16.9], der aus **Wachstumsphase** (anagene Phase), **Rückbildungsphase** (katagene Phase), **Ruhephase** (telogene Phase) und **Ausfall** des Haares besteht. Die längste Phase ist dabei die Wachstumsphase, die bei Haupthaaren bis zu acht Jahren betragen kann. Die anderen Phasen dauern nur unterschiedlich viele Wochen.

Da sich die Haarfollikel in unterschiedlichen Phasen befinden, fallen pro Tag nur ca. 100 Haupthaare aus.

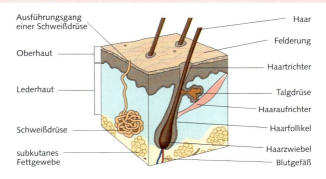

16.7 Felderhaut mit einigen Hautanhangsgebilden

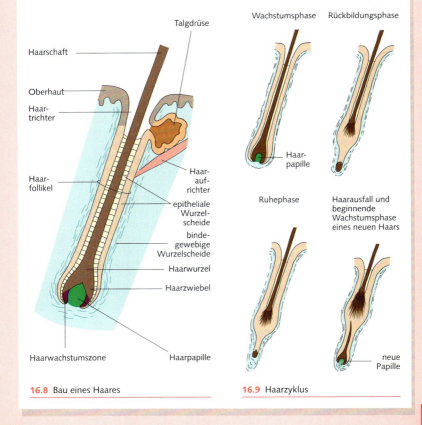

16.8 Bau eines Haares

16.9 Haarzyklus

Nägel

Auch Nägel sind Verhornungsprodukte der Oberhaut: Ihre Hartsubstanz besteht aus dicht gepackten Hornschuppen. Die Nägel bilden einen mechanischen Schutz und ein Widerlager beim Tasten und Greifen. Finger- und Zehennägel sind prinzipiell gleich aufgebaut aus [Abb. 16.10]:

- **Nagelplatte,** deren Seiten- und Hinterränder in Hauttaschen (**Nagelfalz**) stecken und von einer wallförmigen Hautfalte (**Nagelwall**) gerahmt werden
- **Nagelwurzel,** die unter dem hinteren Nagelwall liegt und vom **Nagelhäutchen** schützend bedeckt wird
- **Nagelbett,** das die Nagelplatte epithelial unterfüttert. Es hat keine Unterhaut und ist fest mit der Knochenhaut der Finger-/Zehenendglieder verwachsen
- **Nagelmatrix,** die den Hinterrand des Nagelbetts bildet und von der das Nagelwachstum erfolgt.

Talgdrüsen

Talgdrüsen münden meist in einen Haartrichter [Abb. 16.8]. Freie Talgdrüsen ohne Bezug zu Haaren sind selten (z. B. in Lippenrot, kleinen Schamlippen, Brustwarzenregion). Talgdrüsen bestehen aus Drüsenläppchen [Abb. 16.11]. Die Zellen am Läppchenrand vermehren sich ständig und werden ins Zentrum verschoben. Auf diesem Weg lagern sie zunehmend Fetttröpfchen ein. Zellkern und Organellen gehen dabei zugrunde. Die Zellen lösen sich auf und der so durch Holozytose (▶ S. 56) entstandene **Talg** wird in den Haartrichter freigesetzt. Talg ist sehr fetthaltig und hält Haut wie Haare geschmeidig und glänzend.

Akne. Bei Rückstau von Talg in die Talgdrüsen entsteht ein Mitesser (Comedo) [Abb. 16.12]. Bakterien können zu einer örtlichen Entzündung mit Eiterbildung führen. Am häufigsten ist die Pubertätsakne, begünstigt durch die Produktion männlicher Geschlechtshormone.

Schweißdrüsen

Schweißdrüsen, genauer ekkrine Schweißdrüsen, gibt es überall in der Haut [Abb. 16.7], v.a. Stirn, Handinnenfläche und Fußsohle. Sie liegen in der Lederhaut und reichen z. T. bis in die Unterhaut. Eine Schweißdrüse ist ein Epithelschlauch, der am Ende aufgeknäuelt ist (**Knäueldrüse**). Der geknäuelte Abschnitt sondert Schweiß ab, der gestreckte bildet den Ausführungsgang. Die Schweißdrüsen werden vom Sympathikus (▶ S. 442) innerviert. Bei erhöhter Sympathikusaktivität wird vermehrt Schweiß abgegeben („Angstschweiß").

Zusammensetzung und Funktionen des Schweißes. Schweiß ist eine hypotone Flüssigkeit (▶ S. 194), die zu 99% aus Wasser besteht. Er enthält u. a. 0,2–0,3% NaCl (Blut hat 0,9% NaCl). Schwitzen bedeutet also einen Salzverlust.

In Ruhe beträgt das Schweißvolumen ca. 200 ml/Tag, bei Hitzebelastung oder körperlicher Aktivität 10 l und mehr. Schweiß ist geruchlos. Erst bei Einwirkung von Bakterien entstehen im Schweiß Geruchsstoffe.

Schweiß hat zwei Hauptfunktionen:
- **Temperaturregulation.** Verdunstung des Schweißes führt zu Verdunstungskälte und damit zur Abkühlung des Blutes in den Hautgefäßen
- **Säureschutzmantel.** Der pH des Schweißes beträgt ca. 4,5. Der saure Schweiß hat für die Körperoberfläche Barrierefunktion (▶ S. 204).

Duftdrüsen

Duftdrüsen, auch als apokrine Schweißdrüsen bezeichnet, treten vor allem in der Achsel- und der Genitoanalregion auf. Sie sind ähnlich gebaut wie die ekkrinen Schweißdrüsen, aber meist an Haare gebunden. Ab der Pubertät produzieren die Duftdrüsen ein alkalisches Sekret, das vor allem unter dem Einfluss von Bakterien einen intensiven Geruch entwickelt.

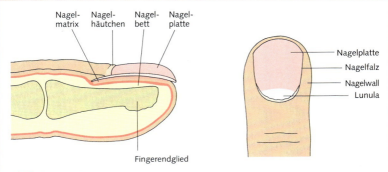

16.10 Bau eines Fingernagels

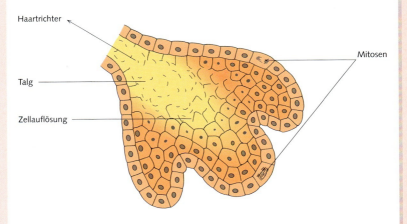

16.11 Mehrlappige Talgdrüse

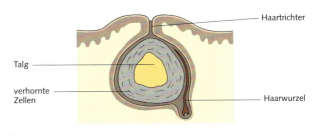

16.12 Mitesser

Weibliche Brustdrüse

Die weiblichen **Brüste** (Mammae) liegen auf dem großen Brustmuskel (▶ S. 132). In ihnen sind die beiden **Brustdrüsen** (Glandulae mammariae) aus je 10–20 Einzeldrüsen in Bindegewebe eingebettet, das auch unterschiedlich viel Fettgewebe enthält. **Brustwarze** und **Warzenhof** [Abb. 16.13] sind meist stärker pigmentiert.

Der Lymphabfluss erfolgt überwiegend in die Lymphknoten in der Achsel (axilläre Lymphknoten), zum geringeren Teil in Lymphknoten neben dem Brustbein (parasternale Lymphknoten).

Entwicklung. Die Brustdrüsen gehen aus Teilen der rechten und linken **Milchleiste** hervor, zwei leistenförmigen Verdickungen der Oberhaut vorne am Rumpf. Bis zur Geburt wachsen je 10–20 Milchgänge aus einer Knospe der Milchleiste bis in die Unterhaut.

Beim Mann bleiben die Brustdrüsen in diesem Entwicklungsstadium (hemmende Wirkung der männlichen Geschlechtshormone). Bei der Frau wachsen in der Pubertät unter dem Einfluss der weiblichen Geschlechtshormone (▶ S. 342) Milchgänge, Bindegewebe und Fetteinlagerungen. Die Ausbildung der Brust in der Pubertät wird als **Thelarche** bezeichnet [Abb. 16.14].

Bei der erwachsenen Frau werden die Brustdrüse ohne Milchproduktion (**nicht-laktierende Brustdrüse**) und nach der Geburt eines Kindes die Brustdrüse mit Milchbildung (**laktierende Brustdrüse**) unterschieden.

Feinbau der nicht-laktierenden Brustdrüse. Jede der 10–20 Einzeldrüsen ist durch Bindegewebe zu einem **Lappen** (Lobus) abgegrenzt. Die Einzeldrüse besteht von außen nach innen aus verschiedenen Abschnitten [Abb. 16.15]:

- **Hauptausführungsgang** (Ductus lactifer colligens). Er mündet auf der Brustwarze
- **Milchsäckchen** (Sinus lactifer), Erweiterungen des Hauptausführungsganges. Die Milchsäckchen befinden sich in Höhe der Brustwarze
- **Milchgänge** (Ductus lactiferi). Dies sind Äste aus dem Hauptausführungsgang, die von einem einschichtigen, kubischen oder säulenförmigen Epithel ausgekleidet werden
- **Endstücke**, die feinen, blind endenden Endabschnitte der Milchgänge. Sie liegen in Gruppen zusammen (**Läppchen**).

Die Epithelien von Milchgängen und Endstücken sind außen von kontraktilen Myopepithelzellen (▶ S. 58) bedeckt.

Feinbau der laktierenden Brustdrüse. Unter dem Einfluss vor allem von Geschlechtshormonen aus der Plazenta (▶ S. 354) kommt es bereits ab dem 1. Schwangerschaftsdrittel zu einem starken Wachstum der Einzeldrüsen und damit zu einer zunehmenden Vergrößerung der Brust.

Dabei wächst und verzweigt das Gangsystem und die Endstücke werden zu weiten Röhren und Säckchen (**tubulo-alveoläre Endstücke** ▶ S. 56) [Abb. 16.15]. Durch die starke Vergrößerung der Endstücke liegen diese eng aneinander. Hier erfolgen nach der Geburt Milchbildung und -abgabe. Das Wachstum des Gangsystems wird durch Östrogene, die Ausbildung der tubulo-alveolären Endstücke vor allem durch Progesteron gesteuert.

Milchbildung und -abgabe (Laktation). Nach Geburt des Kindes und Ausstoßung der Plazenta (▶ S. 364) kommt es zu einem Anstieg von **Prolaktin** aus der Hypophyse (▶ S. 372), da der hemmende Einfluss von Progesteron entfällt. Prolaktin regt die Milchbildung an, sodass das tägliche Milchvolumen ab dem 3. Tag nach Geburt rasch ansteigt und während der Stillzeit ca. 800–1000 ml pro Tag beträgt.

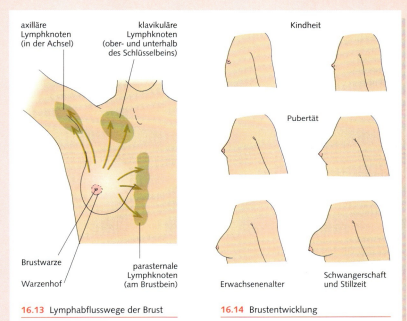

16.13 Lymphabflusswege der Brust

16.14 Brustentwicklung

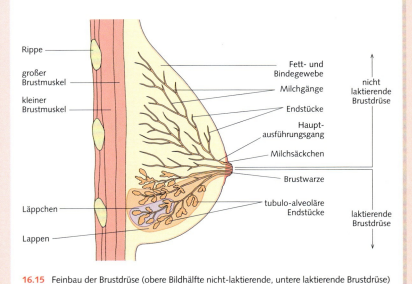

16.15 Feinbau der Brustdrüse (obere Bildhälfte nicht-laktierende, untere laktierende Brustdrüse)

Zusammensetzung der Muttermilch. Muttermilch ist eine isotone Flüssigkeit mit 88% Wasser, 7% Milchzucker, 4% Milchfett und 1% Proteinen. Weitere Bestandteile der Muttermilch sind u.a. Kalzium- und Phosphat-Ionen sowie Immunglobulin A (▶ S. 210).

Stillen und Abstillen. Bei Berührung der Brustwarzen durch die Lippen des Säuglings wird reflektorisch Oxytozin (▶ S. 370) aus der Hypophyse abgegeben. Dadurch kontrahieren sich die Myoepithelzellen, und die Milch wird ausgestoßen. Die Berührung der Brustwarzen beim Säugen regt außerdem die Ausschüttung von Prolaktin an, das die Milchbildung aufrecht erhält.

Wird das Stillen länger unterbrochen, hört die Milchbildung auf. Das Drüsengewebe bildet sich zurück, und nimmt wieder den Bau der nicht-laktierenden Brustdrüse an.

Brustkrebs. Der Brustkrebs (das Mammakarzinom) ist der häufigste bösartige Tumor bei Frauen. Er entsteht aus Epithel des Drüsengewebes. Die genaue Ursache ist nicht bekannt, diskutiert werden v.a. erbliche und hormonelle Faktoren. Der Brustkrebs ist meist im oberen äußeren Brustviertel lokalisiert und je nach Lage und Größe als schmerzloser, derber Knoten tastbar. Problematisch ist die frühzeitige Bildung von Tochtergeschwülsten (Metastasen).

16.6 Untersuchungsmethoden der Brust

Die wichtigsten Untersuchungsmethoden der Brust sind:
- **Manuelle Brustabtastung** zur Feststellung von knotigen Veränderungen
- **Sonographie** (Ultraschalluntersuchung)
- **Mammographie**, die röntgenologische Darstellung der Brust mittels weicher Röntgenstrahlen.

Wiederholungsfragen

1. Aus welchen Schichten besteht die Haut (Kutis)? (▶ S. 478)
2. Welche Funktionen hat die Haut? (▶ S. 478)
3. Welche vier Zelltypen kommen in der Oberhaut (Epidermis) vor? (▶ S. 478)
4. Welche Hautformen gibt es? (▶ S. 478)
5. Was ist Neurodermitis? (▶ S. 480)
6. Welche Hautveränderungen treten bei Schuppenflechte (Psoriasis) auf? (▶ S. 480)
7. Aus welchen Schichten setzt sich die Lederhaut (Korium) zusammen? (▶ S. 480)
8. Was sind die Bestandteile der Unterhaut (Subkutis)? (▶ S. 480)
9. Wie ist der Feinbau eines Langhaares? (▶ S. 482)
10. In welchem Abschnitt des Haares erfolgt das Haarwachstum? (▶ S. 482)
11. Welche Funktion haben die Nägel? (▶ S. 484)
12. Wie heißen die wichtigsten Anteile eines Nagels? (▶ S. 484)
13. Wie entsteht der Talg in den Talgdrüsen? (▶ S. 484)
14. Welche Zusammensetzung und Funktionen hat Schweiß? (▶ S. 484)
15. Warum kommt es beim Mann normalerweise zu keiner Brustdrüsenentwicklung? (▶ S. 486)
16. Wie ist der Feinbau der laktierenden Brustdrüse? (▶ S. 486)
17. Welche Hormone beeinflussen Milchbildung und -abgabe? (▶ S. 486)
18. Welche Zusammensetzung hat die Milch? (▶ S. 488)
19. In welcher Brustregion entsteht am häufigsten Brustkrebs? (▶ S. 488)
20. Was sind die wichtigsten Untersuchungsmethoden der Brust? (▶ S. 488)

17 Abkürzungen, Maße, Einheiten und Laborwerte

17.1 Abkürzungen 490
17.2 Maße und Einheiten 490
17.3 Laborwerte 492

17.1 Abkürzungen

▶	siehe, Querverweis
A., Aa.	Arterie, Arterien
Abb.	Abbildung
ADP	Adenosindiphosphat
ATP	Adenosintriphosphat
bzw.	beziehungsweise
ca.	circa (ungefähr)
Ca^{2+}	Kalziumkation
Cl^-	Chloridanion
CO_2	Kohlendioxid
d. h.	das heißt
DNA, DNS	Desoxyribonukleinsäure
EKG	Elektrokardiogramm
gr.	griechisch
H_2O	Wasser
H_2O_2	Wasserstoffperoxid
K^+	Kaliumkation
lat.	lateinisch
LM	Lichtmikroskop(ie)
M., Mm.	Muskel, Muskeln
Min., min	Minute(n)
Mio.	Million
mittl.	mittlere(r)
ms	Millisekunde(n)
N., Nn.	Nerv, Nerven
Na^+	Natriumkation
NO	Stickstoffmonoxid
pH	Wasserstoffionenkonzentration
Pi	anorganisches Phosphat
O_2	Sauerstoff
®	Handelsname, eingetragenes Warenzeichen
REM	Rasterelektronenmikroskop(ie)
RNA, RNS	Ribonukleinsäure
s (Sek.)	Sekunde(n)
sog.	so genannte(r)
u. a.	unter anderem
V., Vv.	Vene, Venen
v. a.	vor allem
z. B.	zum Beispiel

17.2 Maße und Einheiten

Zur Beschreibung chemischer und physikalischer Größen gibt es konventionelle Maßeinheiten, die für bestimmte Größen z. T. unterschiedlich sind. Zur Vereinheitlichung wurden die international gültigen SI-Einheiten (SI = Système International d'Unités) geschaffen. In der Medizin werden nicht selten beide benutzt.

Standardvorsilben

Für dezimale Vielfache und Bruchteile von SI-Einheiten werden Standardvorsilben und Abkürzungen verwendet:

- Tera (T) = billionenfach = 10^{12} = 1 000 000 000 000
- Giga (G) = milliardenfach = 10^9 = 1 000 000 000
- Mega (M) = millionenfach = 10^6 = 1 000 000
- Kilo (k) = tausendfach = 10^3 = 1 000
- Hekto (h) = hundertfach = 10^2 = 100
- Deka (da) = zehnfach = 10^1 = 10
- Einfach = 10^0 = 1
- Dezi (d) = Zehntel = 10^{-1} = 0,1
- Zenti (c) = Hundertstel = 10^{-2} = 0,01
- Milli (m) = Tausendstel = 10^{-3} = 0,001
- Mikro (μ = mü) = Millionstel = 10^{-6} = 0,000 001
- Nano (n) = Milliardstel = 10^{-9} = 0,000 000 001
- Piko (p) = Billionstel = 10^{-12} = 0,000 000 000 001
- Femto (f) = Billiardstel = 10^{-15} = 0,000 000 000 000 001

Länge

SI-Einheit der Länge ist der Meter (m).

- 1 Zentimeter (cm) = 10^{-2} m
- 1 Millimeter (mm) = 10^{-3} m
- 1 Mikrometer (μm) = 10^{-6} m
- 1 Nanometer (nm) = 10^{-9} m
- 1 Angström = 0,1 nm = 10^{-10} m

Masse

SI-Einheit der Masse ist das Kilogramm (kg)

- 1 Gramm (g) = 10^{-3} kg
- 1 Milligramm (mg) = 10^{-3} g = 10^{-6} kg
- 1 Mikrogramm (μg) = 10^{-6} g = 10^{-9} kg

Einheit der relativen Atommasse ist das Dalton (Da).

Druck

Die SI-Einheit für den Druck ist das Pascal (Pa). 1 Kilopascal (kPa) = 10^3 Pa.
Der Druck ist die Kraft in Newton (N), die auf eine bestimmte Fläche (m^2) wirkt, wobei die Kraft (N) gleich Masse (kg) × Beschleunigung (m/s^2) ist.
Daneben gibt es in der Medizin zusätzlich konventionelle Einheiten:

- 1 Pascal (Pa) = 0,0075 mmHg = 0,01 mbar = 0,01 cm H_2O
- 1 Millimeter Quecksilbersäule (mmHg) = 133 Pa = 1,33 mbar = 1,33 cm H_2O
- 1 Zentimeter Wassersäule (cm H_2O) = 1 mbar = 0,75 mmHg = 100 Pa

Volumen- und Massenkonzentration

Die Konzentration ist der Volumen- oder Massenanteil eines Stoffes in 1 Liter (oder Milliliter) Lösung. Die abgeleitete SI-Einheit für die Massenkonzentration ist Kilogramm/Kubikmeter (kg/m^3) bzw. Kilogramm/Liter (kg/l).
Die Volumenkonzentration wird in Milliliter pro Liter (ml/l) angegeben.

Stoffmengenkonzentration

Die SI-Einheit für Stoffmenge ist das Mol (mol). Die Stoffmengenkonzentration gibt die Zahl der Teilchen (Moleküle) an, die in 1 Liter Lösung (z.B. Blutserum) enthalten sind. Die abgeleitete SI-Einheit für die Stoffmengenkonzentration ist Mol/Liter (mol/l).

- 1 mol pro Liter (mol/l) = 1 mmol/ml

Strom und Spannung

Die Wanderung elektrisch geladener Teilchen wird als Strom bezeichnet. Die elektrische Stromstärke, d.h. die Menge der pro Zeiteinheit bewegten Teilchen, ist die SI-Einheit Ampere (A). Voraussetzung für einen elektrischen Stromfluss ist das Vorliegen einer Spannung (SI-Einheit Volt), die den Stromfluss antreibt.

- 1 Ampere (A) = 10^3 Milliampere (mA)
- 1 Volt (V) = 10^3 Millivolt (mV)

Volumen

Die SI-Einheit für das Volumen ist der Kubikmeter (m^3).

- 1 Liter (l) = 10^{-3} m^3
- 1 Deziliter (dl) = 10^{-1} l = 10^{-4} m^3
- 1 Milliliter (ml) = 10^{-3} l = 10^{-6} m^3
- 1 Mikroliter (μl) = 10^{-6} l = 10^{-9} m^3
- 1 Nanoliter (nl) = 10^{-9} l = 10^{-12} m^3
- 1 Pikoliter (pl) = 10^{-12} l = 10^{-15} m^3
- 1 Femtoliter (fl) = 10^{-15} l = 10^{-18} m^3

Zeit

SI-Einheit der Zeit ist die Sekunde (s).

- 1 Stunde (h) = 60 min = 3600 s
- 1 Minute (min) = 60 s
- 1 Sekunde (s) = 10^0 s
- 1 Millisekunde (ms) = 10^{-3} s
- 1 Mikrosekunde (μs) = 10^{-6} s

Temperatur

Die SI-Einheit für Temperatur ist Kelvin (K), die konventionelle Maßeinheit Grad Celsius (^0C). 0 ^0C = 273,15 K.

Lichtstärke

Die SI-Einheit für Lichtstärke ist Candela (cd).

Energie

Die abgeleitete SI-Einheit für Energie ist Joule (J), die ältere, konventionelle Einheit Kalorie (cal).

- 1 cal = 4,185 J
- 1 J = 0,2389 cal
- 1 Kilokalorie (kcal) = 10^3 cal = 4185 J

Leistung

Die abgeleitete SI-Einheit für Leistung ist Watt (W).

Frequenz

Die abgeleitete SI-Einheit für die Frequenz ist Hertz (Hz = 1/s).

Enzymaktivitäten

Enzymaktivitäten werden in Einheiten (Units = U)/l ausgedrückt. 1 U/l bezeichnet die Enzymaktivität, die unter standardisierten Bedingungen einen Umsatz von 1 μmol Substrat pro Minute bewirkt.

17.3 Laborwerte

Aufgeführt sind häufig benötigte **Normalwerte im Blut** in alphabetischer Reihenfolge. Werte in Klammern sind SI-Einheiten. Stimmen SI-Einheiten und konventionelle Werte überein, fehlt der Klammerausdruck. m = Werte für Männer, w = Werte für Frauen.

Blutplättchen (Thrombozyten)
- **Thrombozytenzahl**
  $150–350 \times 10^3/\mu l$ (150–350 G/l)
  Erniedrigt z. B. bei verminderter Bildung im Knochenmark

Blutzucker (Blutglukose)
- **Glukose**
  70–100 mg/dl (3,89–5,55 mmol/l)
  Erhöht bei Diabetes mellitus

Eiweiß (Proteine)
- **Eiweißelektrophorese**
  Albumin 45–65 % (35–50 g/l)
  Erniedrigt z. B. bei Leberkrankungen
  α_1-Globulin 2–5 % (1–4 g/l)
  α_2-Globulin 7–10 % (5–9 g/l)
  Erhöht z. B. bei akuten Entzündungen
  β-Globulin 9–12 % (6–11 g/l)
  γ-Globulin 12–20 % (8–15 g/l)
  Erhöht bei z. B. chronischen Entzündungen
- **Gesamteiweiß**
  6–8,4 g/dl (60–84 g/l)

Entzündungsdiagnostik
- **Blutkörperchen-Senkungsgeschwindigkeit (BKS, BSG)**
  m: bis 15 mm, w: bis 20 mm (1 h)
  Erhöht z. B. bei Infektionen, Tumoren
- **C-reaktives Protein (CRP)**
  bis 0,5 mg/dl (bis 0,005 g/l)
  Erhöht z. B. bei Entzündungen

Enzyme (37 °C)
- **Alkalische Phosphatase (AP)**
  w: bis 105 U/l, m: bis 130 U/l (methodenabhängig)
  Erhöht z. B. bei Knochenerkrankungen
- **Creatinkinase (CK)**
  m: bis 170 U/l, w: bis 150 U/l
  Erhöht z. B. bei Herzinfarkt
- **γ-Glutamyl-Transferase (γ-GT)**
  m: bis 60 U/l, w: bis 40 U/l
  Erhöht z. B. bei Leberschäden
- **Alanin-Aminotransferase (ALT, früher Glutamat-Pyruvat-Transaminase, GPT)**
- m: bis 50 U/l, w: bis 35 U/l
  Erhöht z. B. bei Leberentzündung
- **Aspartat-Aminotransferase (AST, früher Glutamat-Oxalacetat-Transaminase, GOT)**
  m: bis 50 U/l, w: bis 35 U/l
  Erhöht z. B. bei Leberentzündung oder Herzinfarkt
- **Lactat-Dehydrogenase (LDH)**
  bis 250 U/l
  Erhöht z. B. bei Herzinfarkt
- **Lipase**
  bis 60 U/l (methodenabhängig)
  Erhöht z. B. bei Entzündung der Bauchspeicheldrüse.

Elektrolyte (Ionen)
- **Chlorid**
  98–112 mmol/l
- **Kalium**
  3,5–5,0 mmol/l
- **Kalzium**
  9,2–10,5 mg/dl (2,3–2,63 mmol/l)
- **Natrium**
  135–150 mmol/l

Fette
- **Gesamtcholesterin**
  bis 200 mg/dl (bis 5,2 mmol/l)
- **HDL-Cholesterin**
  über 50 mg/dl (über 1,3 mmol/l)
- **LDL-Cholesterin**
  bis 135 mg/dl (bis 3,5 mmol/l)
- **Triglyzeride**
  74–160 mg/dl (0,84–1,82 mmol/l)
  Verändert bei Fettstoffwechselstörungen

Blutgase, Sauerstoffsättigung
- **Blutgase (arteriell)**
  pH 7,35–7,45

pCO_2 35–45 mmHg (4,67–6,00 kPa)
PO_2 65–100 mmHg (8,66–13,3 kPa)
- **O_2-Sättigung**
  90–96% (0,9–0,96)
- **Standard-Bikarbonat**
  22–26 mmol/l

Gerinnung
- **Partielle Thromboplastinzeit (PPT)**
  bis 40 s
  Erhöht z. B. bei Heparinbehandlung
- **Plasmathrombinzeit (PTZ)**
  14–21 s
- **Thromboplastinzeit (Quick-Test)**
  70–120%
  Erniedrigt z. B. bei Marcumar®-Behandlung oder Lebererkrankungen

Rote Blutkörperchen (Erythrozyten)
- **Erythrozytenzahl**
  m: 4,5–5,9 M/µl (4,5–5,9 T/l)
  w: 4,1–5,1 M(µl (4,1–5,1 T/l)
  Erniedrigt z. B. bei Blutarmut
- **Hämatokrit**
  m: 41–50% (0,41–0,50)
  w: 37–46% (0,37–0,46)
  Erniedrigt z. B. bei Blutarmut
- **Hämoglobin**
  m: 14–18 g/dl (8,69–11,16 mmol/l)
  w: 12–16 g/dl (7,45–9,93 mmol/l)
  Erniedrigt z. B. bei Anämien
- **MCH** = HbE (mittl. Hb-Gehalt des einzelnen Erythrozyten)
  27–34 pg (1,67–2,11 fmol)
- **MCHC** (mittl. Hb-Konzentration der Erythrozyten)
  30–36 g/dl Ery (19–22 mmol/l)
- **MCV** (mittl. Erythrozytenvolumen)
  80–100 µm^3 (80–100 fl)
- **Retikulozyten**
  0,5–1,5% (20000–75000/µl)
  Erhöht z. B. bei Blutverlust

Nierenfunktion
- **Harnstoff**
  10–55 mg/dl (1,7–9,3 mmol/l)
  Erhöht z. B. bei Niereninsuffizienz
- **Kreatinin**
  0,5–1,2 mg/dl (44–106 µmol/l)
  Erhöht z. B. bei Niereninsuffizienz

Schilddrüsenhormone
- **Thyroidea stimulierendes Hormon (TSH)** basal
  0,3–3,5 mU/l
- **Freies Thyroxin (FT$_4$)**
  10–23 ng/l (13–30 pmol/l)
- **Freies Trijodthyronin (FT$_3$)**
  3,5–8 ng/l (5,4–12,3 pmol/l)

Weiße Blutkörperchen (Leukozyten)
- **Differenzialblutbild**
  Stabkernige Granulozyten 3–5%
  Segmentkernige Granulozyten 50–70%
  Erhöht z. B. bei Infektionen
  Eosinophile Granulozyten 2–4%
  Erhöht z. B. bei Allergien
  Basophile Granulozyten 0–1%
  Monozyten 2–6%
  Lymphozyten 25–45%
  Erhöht z. B. bei Virusinfektionen
- **Leukozytenzahl**
  4000–9000/µl (4–9 G/l)
  Erhöht z. B. bei Entzündungen, Infektionen

Sonstige
- **Bilirubin**
  Gesamt bis 1,1 mg/dl (bis 18,8 µmol/l)
  Erhöht z. B. bei Leberentzündung
  Direkt bis 0,3 mg/dl (bis 5,1 µmol/l)
  Erhöht z. B. bei Gallenwegsverschluss
  Indirekt bis 0,8 mg/dl (bis 13,7 µmol/l)
  Erhöht z. B. bei Hämolyse (Auflösung der roten Blutkörperchen)
- **Harnsäure**
  2,6–6,4 mg/dl (155–384 µmol/l)
  Erhöht z. B. bei Gicht

Sachverzeichnis

Kursive Ziffern verweisen auf Begriffe in Abbildungen

A
α-Amylase 288
A-Bande 80, *81*
α-Fetoprotein
– Untersuchung 364
A-Zellen 380, *381*
AB0-System 184, *185*
Abbaustoffwechsel 2
Abdomen 110
Abduktion *9*, 10
– Schultergelenk 132
Aberration
– Chromosomen 46, *47*
Abgabeseite
– Golgi-Apparat 28, *29*
Abkürzungen 490
ableitende Harnwege 320, *321*
– Tumoren 322
Abwehr
– zellulär *207*
Abwehrkaskade 206
Abwehrschwäche 212
Abwehrsystem 204, *205*
– humoral 206, 210
– spezifisch 206, *211*
– unspezifisch 204
– zellulär 204, 210
ACE-Hemmer 314
Acetabulum 140
Acetylcholin 270, 440, *441*
Acetylsalicylsäure 198
Achillessehne 146, *147*
Achse 8
Achselarterie 136, *137*, 170, *171*
Achsellymphknoten
– Schwellung 136
Achselnerv *135*, 136
Achselvene *177*
ACTH 372, *373*, 378
Adduktion *9*, 10
– Schultergelenk 132
Adenin 32, *35*
Adenohypophyse 372
Adenosintriphophat 16
Aderhaut 455
ADH 316, 370
Adipositas 298
Adipozyt 64
Adiuretin 370
Adrenalin 380
Adrenocorticotropes Hormon (ACTH) 372
Adventitia 172, *173*, 254, 255
Äquatorialplatte 36, *37*

Afferenz 398
After 275, 276
Agglutination 184
Agranulozytose 192
AIDS 212
Akinesie 412
Akkomodation 456, *457*
Akne 484
Akromegalie 88, 372
Akrosom 328, *329*
Akrosomreaktion 346
Aktinfilamente 22, *23*, 78, *79*
Aktionspotenzial 390, *391*
Aktivierungssystem, retikuläres 414
Aktivitätshypertrophie 102
– Knochen 90
Akustikusneurinom 396
Alanin-Aminotransferase
– Normalwert 492
Albinismus 30
Albumin *195*, *197*
Aldosteron 314, *315*, 378
Aleveolarscheidewände 238
Alkalische Phosphatase
– Normalwert 492
Alkalose 318, *319*
– Kompensation 318
– metabolisch 318
– respiratorisch 318
Allele 40
Allergen 212
Allergie 212
Alles-oder-Nichts-Gesetz
– Depolarisation 390
Allokortex 402
ALT
– Normalwert 492
Altersinvolution
– Thymus 222
Alterspigment
– Nervenzellen 388
Alterssichtigkeit 456, *459*
alveolär
– Drüse 56
Alveolardeckzellen 236, *239*
Alveolargang 234
Alveolarsäckchen 236, *237*
Alveole 236, *237*
– Epithel 236
Alzheimer, Morbus 408
Amaurose 464
Amboss 468, *469*
Aminosäuren *295*
– essentiell 294
– tubulärer Transport 312

Ammoniak 284
Amnesie
– anterograd 426
– retrograd 414
Amnionhöhle 350, *351*, 358
Amniozentese 364
Ampere
– Einheit 491
Amphiarthrose 92
Ampulla recti 274
Ampulle 474, *475*
Anabolismus 2
Anämie 188
Analkanal 274, *275*, 276
Anaphase
– Meiose 38
– Mitose 36, *37*
Anastomose 176
Anatomie 4
Androgen
– Knochen 74
Androgene 328
Aneurin 297
Aneurysma 174
– Hirnarterien 434
Angina pectoris 166
– Schmerzausstrahlung *167*
Angina tonsillaris 222
Angiotensin 314, *315*
Angiotensin-converting-Enzym (ACE) 314
Angiotensinogen 314, *315*
Anspannungsphase
– Herzzyklus 158, *159*
Anspannungston
– Herz 158
Antebrachium 128
anterior 8, *9*
Anteversion *9*, 10
– Schultergelenk 132
Anti-D-Prophylaxe 186
Anticodon 34, *35*
Antidiurese 316
Antigen 204
Antigen D 184
Antigenpräsentation 208, *211*
Antigenrezeptor 208
Antikoagulation 198
Antikörper 204, 210
Antithrombin III 198
Antrum 266, *267*
Anulus fibrosus 116
Anus *139*, 276
Aorta 152, *153*, *155*, 170, *171*
– Wand *61*

Sachverzeichnis

Aortenbogen 170
Aortenenge *267*
Aortenklappe 154, *157*
Aphasie
– motorisch 408
– sensorisch 408
Apnoe 250
Apolipoprotein 274, 284, 292
Apophyse 88
Apoplex 424, 434
Apozytose 54, *55*, 56
Apparat, juxtaglomerulärer 314, *315*
Appendices epiploicae 274
Appendix vermiformis *273*, 274
Appendizitis 276
Aquädukt *403*, *413*, 430, *431*
Aquaporine 16
Arachnoidalzotten 428, *429*, *431*
Arachnoidea 428, *429*
ARAS 414
Arbor vitae 416
Archicerebellum 416
Archikortex 402
Arcus
– aortae 170
– costalis 118
– vertebrae 114
Area
– striata 406
Arm
– Arterien 136, *137*
– Beuger 134
– Lymphgefäße 136
– Nerven 136
– Strecker 134
– Venen 136, *137*
Armarterie 136, 170, *171*
Armgeflecht *135*, 438, *439*
Arrhythmie 162
– absolut 162, *163*
Arteria(-ae)
– arcuatae 304
– axillaris 136, 170, *171*
– basilaris 432
– brachialis 136, 170, *171*
– carotides internae 432
– carotis 170, *171*
– carotis communis 110
– carotis externa 110
– carotis interna 110
– centralis retinae 458
– cerebellares 432
– cerebri posterior 432
– communicans anterior 434
– coronaria *165*
– coronaria dextra 164
– coronaria sinistra 164
– corticales radiatae 304
– epigastrica 126
– facialis 108
– femoralis 148, 170, *171*
– fibularis 148
– gluteae 148
– hepatica *171*, *279*
– hepatica propria 278, 280
– iliaca 126, 148, 170, *171*
– intercostales 126
– interlobares 304
– interlobulares 304
– interlobularis 280
– lienalis 218
– maxillaris 108
– mesenterica 170, *171*, 276
– obturatoria 148
– peronea *171*
– poplitea 148, *171*
– profunda femoris 148
– profunda penis 334
– pulmonales 155
– radialis 136, *171*
– renales *171*
– renalis *171*, *303*, 304
– splenica *171*, 218
– subclavia 126, 136, 170, *171*
– testicularis 326
– thoracica 126
– tibialis 148, *171*
– ulnaris 136, *171*
– umbilicales 358
– vertebrales 432
– vertebralis *171*
– vesicales 320
Arterie 168
– elastischer Typ 172
– muskulärer Typ 172
– Wandschichten 172, *173*
Arterienverkalkung 172
Arteriole 168, 174
Arteriosklerose 166, 172, *173*
Arthrose 94
Arthroskopie 150
Articulatio
– cubiti 130
– genus 142
– humeri 126
– mediocarpea 130
– radiocarpea 130
Ascorbinsäure *297*
Aspartat-Aminotransferase
– Normalwert *492*
Asphyxie 250
Assoziationsbahnen 404
Assoziationsfeld 406
AST
– Normalwert *492*
Asthma bronchiale 236
– allergisch 236
Astigmatismus 456
Astrozyt 394, *395*
Aszites *285*
Ataxie 416
Atelektasen 238
Atemhilfsmuskulatur 120
Atemmechanik 244
Atemmuskulatur 118
Atemnotsyndrom 238
Atemreize, unspezifische 250
Atemruhelage 242, *243*
Atemstellung *231*
Atemstillstand 250
Atemstoßtest 244
Atemsystem 226
Atemvolumina 242, *243*
Atemwege
– obere 226
– untere 228
Atemwegswiderstand 244
Atemzeitvolumen *241*, 242
Atemzentrum 248, *249*
Atemzugvolumen 242, *243*
Atlantoaxialgelenk 114, 116, *117*
Atlantookzipitalgelenk 114, 116
Atlas 114, *117*
Atmung
– Druck-Volumen-Beziehung *245*
Atmungsgrößen 242
Atmungsregulation 248, *249*
Atmungswiderstand 244
Atmungszentrum 414
ATP 16, 24, *25*
Atrioventrikularklappe 154
Atrioventrikularknoten 160
Atrium 152
– dextrum 154, *155*
– sinistrum 154, *155*
Atrophie
– Muskel 102
Audiometrie 476
Auerbach-Plexus 278, 442
Aufbaustoffwechsel 2
Aufnahmeseite
– Golgi-Apparat 28, *29*
Aufspaltungsregel *41*, 42
Auge 452, *455*
– Aderhaut 454
– Augapfel 452, *455*
– Augenhaut 452
– Augenlider 464
– Bildentstehung *457*
– Hornhaut 454
– Lederhaut 452
– Linse *455*
– Linsenäquator 456
– Netzhaut 452, *455*
– Regenbogenhaut 452
– Retina 452
– Untersuchungen 476
– Ziliarkörper 452
Augenabziehnerv 436
Augenbewegungsnerv 436
Augenbrauen 466
Augenhintergrund 458, *459*
– Untersuchung 476
Augenhöhle *103*, 106
Augenhöhlennerv *109*
Augeninnendruck 458
– Messung 476
Augenkammern 458, *459*
Augenlid 464, *467*
Augenmuskeln 464, *465*
Augenringmuskel 106, *107*, 466, *467*

496 Sachverzeichnis

Augenrollnerv 436
Auricula 468
Ausatmung 119, 240, 241
Ausführungsgang 263
- Drüse 58, 59
- Kopfspeicheldrüse 262
Auskultation
- Herz 158, 161
Ausscheidungsurographie 324
Austreibungsphase 364, 365
- Herzzyklus 158, 159
Austreibungswehen 364
Außenknöchel 143
Außenrezeptor 398
Außenrotation 9, 10
- Schultergelenk 132
Autoimmunerkrankung 212
Autoimmunreaktion 212
autokrin 368
Autolyse
- Zelle 26
Autophagolysosom 26, 27
Autophagosom 26, 27
Autoregulation
- Nierendurchblutung 306
Autoregulation, myogene 178
autosomal-dominant 44, 45
autosomal-rezessiv 42, 43
Autosomen 38
AV-Block 165
- Gradeinteilung 164
AV-Klappe 154
AV-Knoten 160, 161
Avitaminose 296
Axis 114, 117
Axolemm 388, 389
Axon 386, 388, 389
- Regeneration 388
Axoplasma 388, 389
Azidose 318, 319
- Kompensation 318
- metabolisch 318
- respiratorisch 318

B

B-Gedächtniszellen 210
B-Lymphozyten 208, 209, 211
B-Region
- Lymphknoten 217
B-Zellen 380, 381
Babinski-Reflex 424
Backenzahn 256, 257
Bahnen
- Großhirn 404
- Rückenmark 418, 421
Bakterizide 190
Balken 403, 409, 411
Balkenarterie 218, 219
Balkenvene 218, 219
Ballaststoffe 296
Bandscheibenvorfall 116, 117
Bartholin-Drüse 342
Basalganglien 410

Basalkörperchen 51
Basallamina 62, 65
Basalmembran 50, 51, 53, 62, 65
Basalplatte 356, 357
Basalzelle 51, 451, 452
Basalzellschicht 52, 53, 478, 479, 481
Basilarmembran 470, 471
Basophilie 192
Bauch 110, 113
Bauchdeckenarterie 126
Bauchfell 254
Bauchhautreflex 420
Bauchhöhle 6, 7, 254, 255
Bauchmuskel 123
Bauchmuskeln 120, 121
Bauchpresse 122
Bauchspeichel 288
- Enzyme 287
Bauchspeicheldrüse 279, 286, 287
- Drüsenfunktion 286
- endokrin 286
- Entzündung 288
- exokrin 286
- Insuffizienz 288
- Steuerung 287
Bauchspeichelgang 282, 286
bauchwärts 8, 9
Bauchwand 120
Baufett 64
Baustoffwechsel 290
Becherzellen 56, 57, 272, 273
Becken 112, 113, 138
Beckenarterie 126, 148, 170, 171
Beckenboden 139, 140
Beckeneingangsebene 138
Beckengürtel 138, 139
Beckenhöhle 6
Beckenkamm 138
Beckenvene 176, 177
Befruchtung 346, 347
Bein
- Arterien 148, 149
- Lymphgefäße 148
- Nerven 149
- Venen 148, 149
Belegknochen 70
Belegzellen 268, 269
- Steuerung 270
Beta-Carotin 297
Bewegungsapparat 86
- Untersuchungen 150
Bewegungskrankheit 474
Bifurcatio tracheae 230
Bikarbonat 316
- tubulärer Transport 311, 312
Bikarbonat-Puffersystem 197
Bilirubin 186, 284
- Normalwert 493
Bindegewebe 51, 58
- faserreich 62
- Formen 61, 62

- gallertig 62
- locker 62, 63
- retikulär 62, 63
- spinozellulär 62
- straff 62, 63
- zellreich 62
Bindegewebeknochen 70
Bindehaut 467
- Auge 466
Bindehautentzündung 466
Biochemie 4
Biotin 297
Bizepssehnenreflex 420
BKS (Blutkörperchensenkungsgeschwindigkeit) 184
Bläschendrüse 332, 333
Blätterpapillen 260, 261, 453
Blasendreieck 320, 321
Blasenentzündung 322
Blasenpunktion, suprapubische 324
Blasensprung 364
Blasenwand
- Dehnungsrezeptoren 323
Blastomeren 348, 349
Blastozyste 347, 348
Blauzapfen 462, 463
Blinddarm 273, 274
blinder Fleck 458
Blindheit 464
Blut 182
- Funktionen 182
- Plasma 182
- Serum 182
- Untersuchung 200
- Zellen 182, 183
- Zusammensetzung 183
Blut-Hirn-Schranke 386
Blut-Luft-Schranke 238, 239, 247
Blutbild 200
- Normwerte 201
Blutbildung 183
Blutdruck 174
- Messung 174, 175
Blutentnahme 136
Bluterkrankheit 44
Blutfluss, renaler 306
Blutgase
- Normalwerte 492
Blutgaswerte, arterielle 248
Blutgefäße 168
Blutgerinnung 198, 199
- extrinsisches System 198
- Hemmung 198
- intrinsisches System 198
- Untersuchung 200
Blutgruppen 184
- -bestimmung 200, 201
- Häufigkeit 185
Bluthochdruck
- nierenbedingt 314
Blutkörperchen
- rot 182
- weiß 188

Sachverzeichnis 497

Blutkörperchensenkungsgeschwindigkeit (BSG, BKS) 184
– Normalwerte 492
Blutplättchen 194
Blutplasma 194
Blutsinus 428
Blutstillung 196
Bluttransfusion 184
Blutungsneigung, verstärkte 198
Blutungszeit 196
Blutzuckerspiegel
– Regulation 383
BMI 298, 299
body mass index (BMI) 298, 299
Bodyplethysmographie 244
Bogenarterie 304, 305
Bogengang 468, 469, 474
Bogenvene 304, 305
Boten-RNA 34
Bowman-Drüsen 450
Bowman-Kapsel 306, 307
Brachium 128
Bradykardie 162
Bradypnoe 250
Brechkraft 456
Brennwert 290
Broca-Formel 298
Broca-Sprachzentrum 407, 408
Bronchialbaum 230, 234, 235, 237
– Blutgefäße 240
– Strömungswiderstand 245
Bronchialdrüsen 234
Bronchialkarzinom 234
Bronchiektasien 236
Bronchioli 234, 237
– Querschnitt 235
– respiratorii 234, 237
– terminales 234
Bronchitis 234
Bronchographie 252
Bronchopneumonie 238
Bronchoskopie 251, 252
Bronchus
– principalis 230
Bruchheilung
– primär 76
– sekundär 76
Brücke 400, 403, 412, 413
Brunner-Drüsen 272
Brust 110, 113
Brust, weibliche 486, 487
– Untersuchung 488
Brustarterie 126
Brustatmung 118, 119
Brustbein 118, 119
Brustbein-Schildknorpel-Muskel 108
Brustbein-Zungenbein-Muskel 108
Brustdrüse 486, 487
– Milchfett 56

Brustentwicklung 487
Brustfell 232, 233
Brustfellentzündung 232
Brusthöhle 7, 152
Brustkorb 6, 118, 119
– Röntgen 167
Brustkrebs 488
Brustkyphose 112, 113
Brustmuskel 120, 123, 124, 132, 133
Brustwandableitungen 162, 163
Brustwarze 486
Brustwirbel 115
Brustwirbelsäule 112, 113
BSG (Blutkörperchensenkungsgeschwindigkeit) 184
Bürstensaum 50, 53, 272, 273
Bulbus
– Haar 482
– oculi 452
– olfactorius 450
Bursa(-ae)
– synoviales 94

C

C-reaktives Protein
– Normalwert 492
C-Zellen 374, 375
Caecum 274
Calcaneus 142
Calcitriol 297, 314
– Knochen 74
Calices renales 320
Canaliculus lacrimalis 466
Canalis
– analis 274
– caroticus 104
– inguinalis 122
– nervi hypoglossi 104
– opticus 104
Candela
– Einheit 491
Capitulum
– humeri 128
Capsula
– articularis 94
– interna 404
Caput 6
– costae 118
– femoris 140
– radii 128
– ulnae 128
Carboanhydrase 316
Cardia 266, 267
Carrier 16
Cartilago(-ines)
– articularis 94
– arytenoideae 228, 229
– cricoidea 228, 229
– epiglottica 228
– thyroidea 228, 229
Cauda equina 418

Cavitas
– abdominalis 110, 254
– articularis 94
– infraglottica 228
– medullaris 88, 89
– thoracis 110
Cavitates nasi 226
Cavum tympani 468
Cellulae
– ethmoidales 100, 106, 226
Cementum 256, 259
Centrum tendineum 120
Cerebellum 400, 403, 416
Cerebrum 400
Cerumen 468
Cervix uteri 340
Chemokine 205, 206
Chemorezeptor 450
Chemorezeptoren 447
– Atmungsregulation 250
Chemotaxis 206
Chlorid
– Bedeutung 317
– Normalwert 492
Cholesterin 292
– Normalwert 492
– Synthese 292
Cholezystokinin 271
Chondroblast 66
Chondrodystrophie 44
Chondroitinsulfat 61, 66
Chondron 66, 67
Chondrozyt 66
Chorda dorsalis 350
Chorion 354
Chorionbiopsie 364
Choriongonadotropin, humanes 348
Chorionhöhle 350, 351
Chorionplatte 356, 357
Chorionzotten 350, 351, 354, 356, 357
Choroidea 452
Chrom 299
Chromatide 32, 33
Chromatin 32, 33
Chromosom 30, 32, 33
Chromosomenaberration 46, 47
Chromosomensatz 38, 39
Chronotropie 160
Chylomikronen 274
Chymotrypsin 288
Circulus arteriosus Willisii 433, 434
Cis-Seite
– Golgi-Apparat 28
Cisterna
– cerebellomedullaris 432
– chyli 214
– lumbalis 432
Clavicula 126
Clitoris 342, 343
Co-Rezeptor 208
Cobalamin 297

Cochlea 468
Code, genetischer 34
Codon 34, *35*
Colitis ulcerosa 276
Collum 108
– femoris 140
Colon
– ascendens 273, 274
– descendens 273, 274
– sigmoideum 273, 274
– transversum 273, 274
Comedo 484
Commotio cerebri 414
Computertomographie
– Verdauungssystem 298
Concha nasalis 102, *103*, 106, 226
Condylus 88, *89*, 140
Conn-Syndrom 378
Connexin 20, *21*
Cor 152
– pulmonale 238
Corpus
– amygdaloideum 410
– callosum *403*
– cavernosum penis *327*, 334
– luteum 338
– Magen 266, *267*
– spongiosum penis *327*, 334
– sterni 118
– striatum 410
– vertebrae 114
Corpuscula renalia 306
Cortex
– renalis 302
Corti-Organ 470, *471*
Costae 118
– fluctuantes 118
– spuriae 118
– verae 118
Cotransporter 16, *17*
Cowper-Drüse *327*, 332
Coxarthrose 140
Cranium 102
Creatinkinase
– Normalwert 492
CRH *373*, 378
Crista *91*
– ampullaris *475*
– iliaca 138
– sacralis 114
Cristatyp
– Mitochondrien 24
crossing over 38, *39*
Crura cerebri 412
Cupula 474, *475*
Curvatura
– major und minor 266, *267*
Cushing-Syndrom 378
Cytosin 32, *35*

D

D-Zellen 380, 381
Damm *343*
Dammregion 140
Darm
– Wandbau 254, *255*
Darmbein 138, *139*
Darmbein-Lenden-Muskel 144
Darmbein-Rippen-Muskel 124
Darmbeinmuskel *123*
Darmbeinstachel 138, *145*
Darmwandnervensystem 278, 442
Dauergebiss 256, *257*
Daumenballenmuskeln *133*
Daumenmuskeln 134
Deckknochen 70
Deckzellen *53*, 54
Defäkation 274, 276
Dehnungsrezeptoren
– Aorta 178
– Lunge 248, *249*
Deka
– Vorsilbe 490
Deletion 46, *47*
Demenz 408
Dendrit 386, 388, *389*
Dens axis 114, *117*
Dentes 256
Dentin 258, *259*
Depolarisation 390, *391*
Dermis 480
Descensus testis 326, *327*
Desensibilisierung
– Allergie 212
Desmodontium 258, *259*
Desmosom 20, *21*, 52
Desoxyribonucleinsäure 32
dexter 8, *9*
Dezi
– Vorsilbe 490
Dezibel 470
Dezidua 350, 356, *357*
Diabetes insipidus 316
Diabetes mellitus
– Folgekrankheiten 382
– Typ 1 380, *383*
– Typ 2 382, *383*
Diakinese 38
Diaphragma 120
– Kontrazeption 344
Diaphragma pelvis 140
Diaphyse 72, *73*, 86, *89*
Diarthrose 92, *93*
– Arten *97*
Diastole 158, *159*
Diathese, hämorrhagische 198
Dickdarm 274
– Blutversorgung *277*
– Divertikel 276
– Funktion 276
– Schleimhaut 274
– Tumoren 276

Diencephalon 400, *403*, 410
Differenzialblutbild 188, 200
– Normalwerte 493
Diffusion 14, *15*
– Atemgase 246
Dihydrotestosteron 328, *331*
Dioptrie 456
diploid 30
Diplosom 22
Diplotän 38
Disaccharid 294, *295*
Disaccharidase 288
Discus(-i) 94, *95*
– intercalares 82
– intervertebralis 116
Disse-Raum 280, *281*
disseminierte endokrine Zellen 278, *279*
distal 8, *9*
distaler Tubulus *305*, *309*
Diurese 312, 316
Diuretikum(-a) 312
Divertikelkrankheit 276
Divertikulitis 276
DNA 32, *33*, 35
Döderlein-Bakterien 342
dominant
– Genetik 40, *41*
Doppelhelix 32, *35*
Dornfortsatz 114, *115*
dorsal 8, *9*
Dorsum 112
Dottersack 350, *351*
Down-Syndrom 46
Drehbeschleunigung 474, *475*
Drehung 10
Dreieckbein *131*
Dreiecksbein 130
Drillingsnerv 108, *109*, 436
Dromotropie 160
Drosselvene 110, *111*, 176, *177*, 434, *435*
Druck
– Einheit 491
– intrapulmonal 244
– kolloidosmotisch 16
– osmotisch 16
Druckbelastung
– Herzklappenfehler 154
Druckrezeptoren *179*
– Aorta 178
Drüse
– Ausführungsgang 58, *59*
– endoepithelial 54, *55*, 56, *57*
– endokrin 54, 56, *57*
– exoepithelial 54, *55*, 56, 58
– exokrin 54, *55*, 56, *57*
Drüsenendstück 56
– gemischt 56, *57*
– mukös 56, *57*
– serös 56, *57*, *59*
Drüsenepithel 54, *55*
Ductuli efferentes 330

Sachverzeichnis

Ductus
- alveolares 234
- arteriosus 359, 360, *361*
- choledochus 278, 282, *283*
- cochlearis 470
- cysticus 282, *283*
- deferens *327*, 330
- ejaculatorius 330
- epididymidis 330
- hepaticus 282, *283*
- interlobularis 280
- lactifer colligens 486
- lactiferi 486
- lymphaticus dexter 216
- nasolacrimalis 466
- pancreaticus 282, 286
- papillaris 310
- parotideus *263*
- thoracicus 214
- venosus 358, *359*, *361*
Dünndarm 272
- Blutversorgung *277*
- Krypten 272, *273*
- Resorption 275
- Sekret 274
- Zotten 272, *273*
Duftdrüse 484
Dunkelanpassung 462
Duodenum 272, *273*
Duplikation 46, *47*
Dura mater *429*
Durchblutung
- Regulation 178
Dynein 22
Dysmetrie 416
Dysplasie 54
Dyspnoe 250

E

Ebene 8
Eckzahn 256, *257*
EEG 404, *405*
- Veränderungen 404
Effektorhormon 372
Efferenz 398
Eichel *335*
Eierstock 336, *337*, *339*, *341*
Eifollikel 336
Eigelenk 96, *97*
Eigenreflex 420, *421*
Eigenrezeptor 398, 448
Eihäute 354
Eileiter *337*, 338, *341*
Eileiterruptur 348
Eileiterschwangerschaft 348
Einatmung *119*, 240, *241*
Einfachzucker 295
Eingeweideafferenz 398, *399*
Eingeweidearterie 170, *171*
Eingeweideefferenz 398, *399*
Eingeweidefläche
- Leber 278
Eingeweidereflexe 422
Eingeweiderezeptor 398

Eingeweidesinn 450
Eingeweidevene 176, *177*
Einheiten 490
Einnistung 348
Einsekundenkapazität 244
Eisen 299
- Transport *187*
Eisenmangel 188
Eisenpigmente 30
Eisprung 338
Eiter 190
Eiweiße 294, *295*
- Verdauung 288, *289*
Eiweißelektrophorese
- Normalwerte 492
Eizellbildung 336
Eizelle
- Befruchtung 346
Ejakulat 334
Ejakulation 334
EKG *159*, 162, *163*
Ektoderm 350, 352, *353*
elastische Fasern 60, *61*
Elektroenzephalogramm (EEG) 404, *405*
Elektrokardiogramm (EKG) 162, *163*
Elektrolyte 296
- Bedeutung *317*
- Blutplasma 194, *195*
- Normalwerte 492
- tubulärer Transport 311
Elektrolythaushalt 316
Elektrolytstörungen
- EKG-Veränderung *164*
Elektrophorese
- Blutserum *195*, 196, 202
Elektroretinogramm 476
Elle *127*, 128, *129*
Ellen-Hakenfortsatz *127*
Ellenarterie 136, *137*, *171*
Ellenbogen 128
Ellenbogengelenk *127*, 130
Ellenkopf *127*
Ellennerv *135*, 136, *137*
Ellenvene *137*, *177*
Elliptozytose 188
Embolie 174
Embryo 352, *355*
Embryoblast 348, *349*
Embryologie 346
Embryonalzeit 352
Empfängnisverhütung 344
Enamelum 256, *259*
Encephalon 400
Encephalopathie *285*
Endglied
- Finger 132
Endharn 312
Endhirn 400
Endoderm 350, 352, *353*
Endokard 156, *157*
Endokarditis 156
endokrines System 368
Endolymphe 468
Endomysium 78, *79*, 83

endoplasmatisches Retikulum (ER) 26, *27*
- glatt 28
- rau 28, *29*
Endost 70
Endothel 50, 172
Endozytose 18, *19*
Endstück *263*
Energie
- Einheit 491
Energiebedarf 290, *291*
Energiestoffwechsel 2, 290
Energieumsatz 290
Engramm 426
enterohepatischer Kreislauf 284, *285*
Entgiftungsfunktion
- Leber 284
Entspannungsphase
- Herzzyklus 158, *159*
Entwicklung
- pränatal 346
Enzymaktivität
- Einheit 491
Eosinophilie 192
Ependymzelle 396
Epicondylus 88, *91*, 128
Epidermis 478
- Entwicklung 352
Epididymis 330
Epiduralhämatom 428
Epiduralraum 428
Epiglottis 228, *229*
Epikard 156, *157*
Epilepsie 408
Epimysium 80, *83*
Epineurium 394, *395*
Epipharynx 226, *227*, 264
Epiphyse 72, *73*, 75, 86, *89*, 382
- Ossifikation 72
Epiphysenfuge 72, *73*, 86
Epithalamus 410, *411*
Epithel
- hochprismatisch 52
- isoprismatisch 52
- kubisch 52, *53*
- mehrreihig 52
- respiratorisch 228, *231*
Epithelgewebe 50, *51*
- einschichtig 50
- mehrschichtig 50
Erbgang 40
Erbkrankheiten 42
Erbrechen 270
Erbsenbein 130, *131*
Erektion 334
Ergastoplasma 28
Ernährung 290
Eröffnungsphase *363*
- Geburt 362
Eröffnungswehen 362
Erosion
- Schleimhaut 270
Erosionslakune 68
Erregungsbildung
- Herz 160

Sachverzeichnis

Erregungsbildungs-/
-leitungssystem
- Herz 161
Erregungsleitung
- Blockade 164
- Herz 160
- kontinuierlich 395
- saltatorisch 394, 395
Erregungsübertragung
- Synapse 392
Ersatzknochen 72
Erythroblast 187
Erythroblastose, fetale 186
Erythropoese 186, 187
- Steuerung 187
Erythropoetin 186, 314
Erythrozyten 182, 183
- Abbau 186, 187
- Lebenszyklus 186, 187
- Normalwert 493
Erythrozyturie 308
Euchromatin 31, 32
Euler-Liljestrand-Mechanismus 248
Eupnoe 250
Eustachii-Röhre 226
Euthyreose 374
Exozytose 18, 19, 54, 55
Extension 9, 10
Exterozeptor 398
extrapyramidalmotorisches System 424, 425
Extrasystole 162
- supraventrikulär 162
- ventrikulär 162
Extremitätenableitungen 162, 163

F

Facies
- diaphragmatica 278
- visceralis 278
Fadenpapillen 260
Falx cerebelli 428
Falx cerebri 428
Farbenblindheit 462
Farbsinnstörung 44
Fascia
- adhaerens 82
Faser
- elastisch 60, 61
- kollagen 60, 61
- retikulär 60
Faserknorpel 66
Faserring 116
Faserstoffe 296
Fazialisparese 106
Fehlbildungen
- Embryonalzeit 354, 355
Fehlgeburt 354
Felderhaut 478
Femto
- Vorsilbe 490
Femur 91, 140, 141
Fenestra cochleae 470
Fenestra vestibuli 468

Fenster
- oval 468, 471
- rund 469, 470, 471
Fernakkomodation 456, 457
Ferritin 30, 186
Fersenbein 142, 143
Fersenbeinhöcker 142
Fetalkreislauf 358, 359
Fetalzeit 354
Fett
- Resorption 274
Fette 292, 293
- Verdauung 288, 289
Fettgewebe 51, 64
- braun 64, 65
- Tumoren 64
- weiß 64, 65
Fettsäuren 292
- essentiell 292
Fettspeicherzellen
- Leber 280
Fettstoffwechsel
- Leber 284
Fettstoffwechselstörungen 292
Fettsucht 298
Fettzelle 64, 65
- plurivakuolär 64
- univakuolär 64
Fetus
- Wachstum 355
Fibrin 198
Fibrinogen 198
Fibrinolyse 198, 199
Fibroblast 58, 59, 60, 61, 63
- Tumoren 60
Fibrose
- Lunge 239, 240
- zystisch (Mukoviszidose) 42, 236
Fibula 142
fibular 8
Fieber 410
Fila olfactoria 104, 450
Filamente 22
Filamentgleiten 80
Filtration 16, 17
Filtrationsdruck, glomerulärer 307, 308
Filtrationsfraktion 308
Filtrationsrate, glomeruläre 308
Finger 131, 132
Fingerabdruck 478
Fingerglieder 132
Fingermuskeln 134
Fingernagel 484, 485
Fingerstrecker 137
Fissura
- orbitalis superior 104
Flaumhaare 482
Fleck
- blind 458, 459
- gelb 458, 459
Flexion 9, 10
Flimmerepithel 50

Flimmerhaare 50
Flügelmuskel 108, 109
Fluor 299
Follikel 336
Follikel-stimulierendes Hormon (FSH) 328, 338, 372
Follikelreifung 338
Follikelstadien 336
Follikulogenese 336, 338
Folsäure 297
Folsäuremangel 188
Fontanelle 102, 103
Fonticulus
- anterior 102
- posterior 102
Foramen(-ina) 88
- interventriculare 430
- intervertebralia 114
- jugulare 104
- magnum 104
- nutricia 88
- nutrientes 70
- obturatum 138
- ovale 104, 358, 359, 361
- rotundum 104
- sacralia 114
- vertebrale 114
Formatio reticularis 412, 414, 415
Fossa(-ae) 88, 91
- coronoidea 129
- cranii 104
- mandibularis 103
- olecrani 129
- radialis 129
Fovea centralis 458
Foveolae gastricae 268
Fraktur 76
Frank-Starling-Mechanismus 160
Freisetzungshormon 372
Fremdreflex 420, 421
Frequenz 470
- Einheit 491
Fresszellen 204
Frontalebene 7, 8
Fruchtwasser 358
- Untersuchung 364
Fruchtwasseruntersuchung 364
Frühentwicklung 346
Frühgeborenes 354
FSH 328, 338, 339, 372, 373
FT_3
- Normalwert 493
FT_4
- Normalwert 493
Füllungsphase
- Herzzyklus 158, 159
Fundus 266, 267
- Auge 458
Funduskop 476
Funiculi 418
Fußskelett 143
Fußwurzelknochen 142

G

G$_0$-Phase
- Zellzyklus 36

G$_1$-Phase
- Zellzyklus 36

G$_2$-Phase
- Zellzyklus 36

Galaktose 294
Galle 284, *285*
Gallenblase *279*, 282, *283*
Gallenblasengang 282, *283*
Gallengang 278
Gallensalze 284, *285*
Gallensteine 282
Gallenwege 282, *283*
Gallertkern 116
Gallesekretion 284, *285*
Gamma-GT
- Normalwert 492

gap junction 20, 78, 82
Gasaustausch 168, *185*
- alveolär 246

Gaspartialdruck 246
Gaster 266
gastrale Phase *271*
Gastransport
- Blut 246, *247*

Gastrin *269*, 270, *271*
gastrische Phase 270
Gastritis 270
Gastrulation 350
Gaumen *257*
- harter und weicher 256, *265*

Gaumenbein 102, *107*
Gaumenbogen 256
Gaumenmandel 220, *221*, *227*, *261*
Gebärmutter 340, *341*
- Schleimhaut *339*, 340
- Stand während Schwangerschaft *361*
- Tumor 342

Geburt 362
- Herz-Kreislauf-Veränderungen 360, *361*

Geburtstermin
- Berechnung 360

Gedächtnis 426
Gefäßendothel 172, *173*
Gefäßlichtung 168
Gefäßpol
- Glomerulus 306, *307*

Geflechtknochen 70
Geflechtschicht *479*, 480
Gegenstromprinzip 312
Gehirn 400, *403*
- Arterien 432, *433*
- Gewicht 400
- Gliederung 400
- Großhirnrinde 323
- Venen 434, *435*

Gehirnerschütterung 414
Gehörknöchelchen 102, 468
Gelbkörper *337*, 338, *339*
Gelbsucht 286

Gelenk 92
- Arten 96, *97*
- Aufbau *93*, 94

Gelenkerguss 94
Gelenkfortsatz 114
Gelenkkapselschrumpfung 94
Gelenkknorren 88, 140, *141*
Gelenkklippen 94
Gen 34
Generallamellen 70, *71*
Genetik 4, 38
- Krankheiten 42

Genitalorgane 326
Genom 30
Genotyp 38
Gerinnungsfaktoren 196
Gerinnungsfaktormangel 198
Gerinnungskaskade 198
Gerinnungssystem *199*
Gerinnungszeit 198
Gerstenkorn 466
Geruchsrezeptor 450
Geruchssinn 450
Geruchssystem 422, *423*
Gesäßarterien 148
Gesäßmuskel 144
Geschlechtsbestimmung
- Befruchtung 348

Geschlechtschromsomen 38
Geschlechtshormone
- Frau 336
- Mann 328

Geschlechtsorgane 326
- Frau 336, *337*
- Mann 326, *327*, *335*

Geschlechtswege
- Frau 338
- Mann 330, *331*

Geschmacksknospe 452, *453*
Geschmacksporus 452, *453*
Geschmackssinn 452
- Qualitäten 452, *453*

Geschmackssystem 422
Geschmackszelle 452, *453*
Gesichtsarterie 108, *109*
Gesichtsfeld 462, *463*
- Ausfälle *463*, 464

Gesichtsnerv *109*, 436
Gesichtsschädel 102
Gesichtsvene *111*
Gestose 362
Gewebethromboplastin 198
GFR 308
GH *373*
GH-RH *373*
Giga
- Vorsilbe 490

Gingiva 256, *259*
Gingivitis 258
glandotropes Hormon 372
Glandula(-ae)
- bronchiales 234
- bulbourethrales 332
- gastricae 268
- gastricae propriae 268
- lacrimales 466
- oesophageae 266
- parathyroideae 376
- parotis 260, *263*
- pinealis 382
- sublingualis 260, *263*
- submandibularis *263*
- suprarenales 378
- suprarenalis *303*
- thyroidea 374
- vesiculosa 332

Glans 334
Glanzstreifen *77*, 82
Glaskörper *455*, 456
Glaukom 458
Gleichgewichtsorgan *473*, 474
Gleichgewichtssystem 422
Gleitfilamentmechanismus 80
Gliafilamente 22
Gliazellen 392, 394
Gliazelltumoren 396
Glied, männliches 334, *335*
Gliedmaßen 6
Glioblastom 396
Gliom 396
Glisson-Trias 280, *281*
Globuline *195*, *197*
Globus pallidus 410
Glomerulonephritis 308
Glomerulus 306, *307*
Glomus caroticum *249*, 250
Glottis 228
Glukagon 380
Glukokortikoide 378
- Knochen 74
- Regelkreis *379*
- Wirkungen 378

Glukoneogenese 282
Glukose *295*
- Normalwert 492
- tubulärer Transport 312

Glukosurie 312
Glutamat-Oxalacetat-Transaminase
- Normalwert 492

Glutamat-Pyruvat-Transaminase
- Normalwert 492

Glykogen 282, 294
Glykokalyx 14
Glykolipide 12
Glykoproteine 60
Glykosaminoglykane 60, 66
Gn-RH 328, *373*
Golgi-Apparat *25*, *27*, 28, *29*
Golgi-Sehnenorgan 450
Golgi-Zellen 416
Gonadotropin-releasing-Hormon 328
Gonosomen 38
GOT
- Normalwert 492

GPT
- Normalwert 492

Sachverzeichnis

Graaf-Follikel 336, *337*
Grand-mal-Anfall 408
Granulosazellen 336
Granulozyten 188, *189*
– basophil 190, *191*
– Entwicklungsstufen *191*
– eosinophil *59*, 190, *191*
– neutrophil 190, *191*, 204
graue Substanz 400, *401*
– Rückenmark 418, *419*
grauer Star 456
Gravidität 360
Grenzstrang
– Sympathikus *443*
Griffelfortsatz *103*, 128, *129*
Griffelfortsatz-Zungen-Muskel *261*
Griffelfortsatz-Zungenbein-Muskel 108
Grimmdarm *273*, 274
Großhirn 400, 402, *403*
Großhirnarterie 432, *433*
Großhirnkerne 410, *411*
Großhirnlappen 402, *403*
Großhirnrinde 402
Großhirnsichel 428, *429*
grüner Star 458
Grünzapfen 462, *463*
Grundglied
– Finger *132*
Grundnährstoffe 290
Grundumsatz 290
Guanin *32*, *35*
Gynäkologie
– Untersuchungsmethoden 344
Gyrus
– postcentralis *403*
– precentralis *403*, 408

H

Haare 482
– Feinbau 482, *483*
Haarfollikelrezeptor 446, *447*, *449*
Haarzelle 470, *471*, 472
Haarzyklus 482, *483*
Häm 182
Hämatokrit (Hk) 182, *183*, 200
– Normalwert 493
Hämatom
– subdural 430
Hämoglobin (Hb) 182, 200
– Gasaustausch *185*
– Normalwert 493
Hämolyse 188
Hämophilie 44
Hämorrhoidalzone 276
Hämosiderin 30, 186
Hämostase 196
Haftkontakt
– Zellen 20
Haftstiel 350
Hagelkorn 466

Hakenbein 130, *131*
Halbdornmuskel 124
Halbsehnenmuskel *145*, 146
Halbseitenlähmung 435
Hals 6, 108
– Lymphknoten 110, *111*
– Muskeln 108
– Muskulatur *109*, *111*
Halsgeflecht 438, *439*
Halshautmuskel 106, *109*
Halslordose 112, *113*
Halsschlagader *109*, 110, 170, *171*
Halswirbel *115*
Halswirbelsäule 112, *113*
Hammer 468, *469*
Hand *131*
Handbeuger *133*, 134
Handgelenk *127*, 130, *131*
– Muskeln 134
Handmuskulatur 134
Handrücken 132
Handstrecker *133*, 134
Handteller 132
Handwurzelknochen 130, *131*
haploid 30
Harn 312
– Untersuchung 324
– Zusammensetzung *313*
Harnblase *303*, 320, *321*
– Entleerung 322, *323*
Harnfarbstoffe 312
Harnkonzentrierung 312
Harnleiter *303*, 320, *321*
Harnpol
– Glomerulus 306, *307*
Harnröhre *303*, *321*, 322
Harnröhrenschwellkörper *327*, 334, *335*
Harnsäure
– Normalwert 493
Harnstoff
– Ausscheidung 312
– Bildung 284
– Normalwert 493
Harnsystem 302, *303*
– Untersuchung 324
Harnwege, ableitende 320, *321*
– Tumoren 322
Harnwegsinfekte 322
Hassall-Körperchen 222
Hauptbronchus 230, *231*, *233*, *237*
Hauptgallengang 282, *283*
Hauptlymphgang 216
Hauptzellen 268, *269*
– Steuerung 270
Haustre *274*, *275*
Haut 478, *479*
– Funktion 478
Hautanhangsgebilde 482, *483*
– Entwicklung 352
Havers-Kanal 68, *71*
Havers-System 68

HCG 348
HDL 292
HDL-Cholesterin
– Normalwert 492
Hekto
– Vorsilbe 490
Helicobacter pylori 270
Helicotrema 470
Hellanpassung 462
Hemisphärendominanz 408
Hepar 278
Heparin 198
Hepatozyten 280
Hering-Breuer-Reflex 248
Hertz
– Einheit 491
Herz 152
– Binnenräume 154
– Druckverlauf *159*
– Entzündungen 156
– Erregungsbildungleitung 160, *161*
– Lage *153*
– Nervenversorgung 160
– Röntgen *167*
– Untersuchung 166
Herz-Kreislauf-System 152, 168, *169*
Herzbeutel 156, *157*
Herzdilatation 166
Herzfrequenz 158
Herzgeräusche 158
Herzgewicht, kritisches 156
Herzhälfte 152
Herzinfarkt 166, *167*
Herzinsuffizienz 166
Herzkatheteruntersuchung 166
Herzklappen 154
– Auskultation *161*
Herzklappenfehler 154
Herzkrankheit, koronare (KHK) 166
Herzkranzarterie *157*, 164, *165*
– Verschluss 166, *167*
Herzminutenvolumen (HMV) 158
Herzmuskel 156, *157*
Herzmuskelgewebe *77*, 82, *83*
– Erregungsbildung und -leitung 82
Herzmuskelhypertrophie 156
Herzrhythmusstörungen 162
Herzscheidewand 152
Herzschlauch 352, *353*
Herzschrittmacher 164
– Lage *165*
Herzskelett 156, *157*
Herzspitze 152, *153*
Herztöne 158, *159*
– Auskultation *161*
Herzwand
– Aufbau 156, *157*
Herzzeitvolumen 158
– Verteilung 170

Sachverzeichnis 503

Herzzyklus 158, *159*
Heschl-Querwindungen 406
Heterochromatin *31*, 32
Heterophagolysosom 26, *27*
Heterophagosom 26, *27*
heterozygot 40
Heuschnupfen 212
Hiatus
– oesophageus 266
Hilum
– Lunge 232, *233*
Hinterhauptbein 102, *103*
Hinterhauptfontanelle 102, *103*
Hinterhauptlappen 402, *403*, *407*, *409*
Hinterhauptloch 104, *105*
Hinterhauptvene *111*
Hinterhirn 400
Hinterhorn 418, *419*
Hinterkammer
– Auge 458
Hinterkopfarterie *109*
Hinterwurzel *437*, 438
Hirnanhangdrüse 370, 410
Hirnbläschen 352, *353*
Hirndrucksymptomatik 432
Hirnhaut 428, *429*
Hirnhautentzündung 430
Hirninfarkt 434
Hirnnerven 436, *437*
– Durchtrittsstellen 104, *105*
Hirnschädel 102
Hirnschenkel 412, *413*
Hirnstamm 400, 412, *413*
His-Bündel *157*, 160, *161*
Histamin 212, 448
Histiozyt 190
Histologie 50
Histon *33*
HIV 212
Hkt 182
HLA (human leucocyte antigen) 208
Hochdrucksystem 168
Hoden 326, *327*
Hodenabstieg 326, *327*
Hodenhochstand 326
Hodensack 332
Hodentumoren 330
Hörbahn 472
Hörfeld, primäres 406
Hörfunktion *471*
Hörschwelle 470
Hörsinn 468
Hörsturz 472
Hörsystem 422
Hörvorgang 472
Hohlvene 154
– obere 152
– obere/untere *153*, *169*, *177*
– untere 152
Holozytose 54, *55*, 56
homolog 38
homozygot 40
Homunculus 406, *407*

Horizontalachse *7*, 8
Horizontalebene *7*
Hormone 368
– Knochen 74
– Stoffgruppen *371*
– Wirkung 368, *369*
Hormonsystem 368, *369*
– Regulation 370, *371*
– Untersuchungen 384
Hornhaut 455
Hornlamellen 52, *53*
Hornschicht 52, *53*, 478, *479*, *481*
Howship-Lakune 68
Hüftbein 138
Hüftbeinloch 138
Hüftbeinlocharterie 148
Hüftgelenk *95*, 140, *141*
– Arthrose 140
– Muskeln 144, *145*
Hüftgelenkpfanne *139*, 140
Hüftnerv 146, 148, *149*
Hüftschraube, dynamische *141*
Hülsenkapillaren 218
humanes Choriongonadotropin (HCG) 348
Humeroradialgelenk 130
Humeroulnargelenk 130
Humerus *91*, *127*, 128
Hustenreflex 230
Hyaloplasma 12
Hyaluronsäure *61*
Hydrolase, saure 26
hydrophil 12, *13*
Hydroxylapatit 68
Hydrozephalus 432
Hymen 342
Hyperemesis
– gravidarum 362
Hyperkaliämie
– EKG 164
Hyperlipoproteinämie 292
Hypernephrom 314
Hyperopie 456
Hyperparathyroidismus 376
Hyperpnoe 250
Hypertension, portale 286
Hyperthyreose 374, 376, *377*
Hypertonie 174
– Lösung 16, *17*
– renal 312
Hypertrophiezone
– Knochen 72, *75*
Hyperventilation 250
Hypokaliämie
– EKG 164
Hypoparathyroidismus 376
Hypopharynx 226, *227*, 264, *265*
Hypophyse 370, *373*, 410, *411*
– Erkrankungen 372
– Hinterlappen 370
– Mittellappen 372
– Tumoren 372
– Vorderlappen 372

Hypothalamus 370, *373*, 410, *411*
– Hormone 370
Hypothenar 134
Hypothyreose 374, 376, *377*
Hypotonie 174
– Lösung 16, *17*
Hypoventilation 250
Hypovitaminose 296
Hypoxie 248
HZV (Herzzeitvolumen) 158

I
I-Bande 80, *81*
IgA *213*
IgD *213*
IgE *213*
IgG *213*
IgM *213*
Ikterus 286
Ileum 272, *273*
Immunelektrophorese 202
Immunglobuline 210, *213*
Immunisierung
– aktiv 212
– passiv 212
Immunität 212
Immunsystem 204
Impfung 212
Implantation 348
Inaktivitätsatrophie 102
– Knochen 90
Incisura 88, *89*
– radialis 128
– trochlearis 128, *129*
– ulnaris 128
– vertebralis 114
Incus 468
inferior 8
Inguinallymphknoten 148
Inhibin 328
Innenknöchel 140, *143*
Innenohr 468, *469*
Innenohrschwerhörigkeit 472
Innenrotation *9*, 10
– Schultergelenk 132
Innervation
– viszeromotorisch 76
Inotropie 160
Insel 402, *405*
Inselzellen 380
Inspirationskapazität 242
Insulin 380
Insulinmangel *383*
Intentionstremor 416
Interferon 206
Interkostalmuskeln 118, *119*
Interkostalräume 118, *119*
Interleukin 206
intermediär
– Erbgang 40
Intermediärfilamente 22
Intermediärsinus 216
Intermediärtubulus *309*, 310

Sachverzeichnis

Intermediärzellen 53, 54
Interna *173*
Interneuron 388
Internodium *392*
Interphase 36, *37*
Interterritorium 66, *67*
Interzellularsubstanz 60, 64
– hyaliner Knorpel 66
– Knochen 68
intestinale Phase 270, *271*
Intestinum
– crassum 274
– tenue 272
Intima *172*
intraperitoneal 254, *255*
Intrauterinpessar 344
Intrinsic-Faktor 268
Ionenkanal *19*
Iris 452, 454
Ischiasnerv 146
Isokortex 402
– Schichten *405*
isoton 16, *17*
Isthmus
– Schilddrüse 374, *375*

J

Jejunum 272, *273*
JGA 314
Jochbein 102, *103*
Jochbeinmuskel *107*
Jod 299
Joule
– Einheit 491
Jungfernhäutchen 342
juxtaglomerulärer Apparat 314, *315*

K

Käseschmiere 354
Kahnbein 130, *131*, 142, *143*
Kalium
– Bedeutung 317
– Normalwert 492
Kallus *75*, 76
Kalorie
– Einheit 491
Kalorimetrie 290
Kaltrezeptor *447*, 448
Kalzitonin 374
– Knochen 74
Kalzium
– Bedeutung 317
– Normalwert 492
Kalziumhaushalt 316
Kammer
– Herz 152, *153*, 154, *155*
Kammerflattern 162
Kammerflimmern 162, *163*
Kammerschenkel 160, *161*
Kammertachykardie 162
Kammerwinkel 458, *459*
Kapazität
– Lungenvolumina 242

Kapazitätsgefäß 168
Kapillare 168, 176
Kapsel, innere *411*
Kapselband *143*
Kapuzenmuskel 124, *125*, *133*
Kardiotokographie 364
Karies 258
Karotisangiographie 444
Karotissinus 178, *179*
Karzinom 50
– Lunge 234
Katabolismus 2
Katalase 24
Katarakt 456
Katecholamine 380
Katheterismus 324
Katzenschrei-Syndrom 46
kaudal 8, *9*
Kaumuskel 108
Kaumuskulatur 108, *109*
Kehldeckel 228, *229*, 231
Kehlkopf 228, *229*, 231
– Muskulatur 230
Kehlkopfrachen 226, *227*
Keilbein 102, *103*, 142, *143*
Keilbeinhöhle 106, *107*, 226, 227
Keimblätter 350, *351*
– Abkömmlinge *353*
Keimdrüsen 326
Keimepithel 326
Keimscheibe 350, *351*, *353*
Keimzelltumoren 330
Kelvin
– Einheit 491
kephale Phase *271*
kephalische Phase 270
Keratinozyten 478
Kerckring-Falten 272, *273*
Kern-Plasma-Relation 30
Kernhülle *32*
Kernkörperchen *31*, 32
Kernmembran *31*, 32
Kernpore *31*, 32
Ketoazidose 294
KHK 166
Kieferarterie 108, *109*
Kiefergelenk 106, *107*
Kiefergelenkpfanne *103*
Kieferhöhle 226, *227*
Kieferorthopädie 258
Killerzelle, natürliche *189*, 204
Kilo
– Vorsilbe 490
Kilogramm
– Einheit 490
Kinesin 22
Kinetochor *32*
Kinetose 474
Kinn-Zungen-Muskel *261*
Kinn-Zungenbein-Muskel 108
Kinozilien 50, *51*, *451*
Kitzler 342, *343*

Klappenebene 156
Klappeninsuffizienz 154
Klappenstenose 154
Klappenton
– Herz 158
Kleinfingerballenmuskeln *133*
Kleinhirn 400, *403*, *415*, 416
– Schädigungen 416
Kleinhirnarterie 432
Kleinhirnsichel 428, *429*
Kleinhirnwurm 416
Kleinhirnzelt 428, *429*
Kleinhirnzisterne *431*, 432
Klimakterium 338
Klinefelter-Syndrom 46
Knäueldrüse 484
Kniegelenk *95*, 142, *143*
– Muskulatur 146
Kniekehlenarterie 148, *171*
Kniekehlenvene *177*
Kniescheibe *147*
Knochen 86
– Aufbau 86
– Eigenschaften 88
– Entwicklung 70
– Formen 86
– Gefäßversorgung 70
– Geflechtknochen 70
– Lamellenknochen 68, *71*
– Tumoren 74
– Wachstum 72, 74
Knochenbälkchen 68, 70
Knochenbruch
– Heilung *75*, 76
Knochengewebe *51*, 66, *69*
– Interzellularsubstanz 68
Knochenhaut 70
Knochenkanälchen 66
Knochenleitung 472
Knochenmark 72, *73*, 86
Knochenmarkpunktion 86
Knochenumbau 90
Knochenwachstum
– Störungen 88
Knöchelgabel 142
Knorpel
– elastisch 66, *67*
– Faserknorpel 66, *67*
– hyalin 66, *67*
– Interzellularsubstanz 66
Knorpelgewebe 66
– Tumoren 66
Knorpelhaut 66
Knorpelhöhle 66
Knorpelspangen 230, *231*
Kobalt 299
Kodominanz 40
Körnerschicht 53, 478, *479*, *481*
– Netzhaut 460, *461*
Körnerzellen 416, *417*
Körper
– Organisation *3*
Körperafferenz 398, *399*
Körperefferenz 398, *399*

Sachverzeichnis

Körperfett 298
Körpergewicht 298
Körperkreislauf 152, *153*, 168
– Arterien 170
Körpermasseindex (BMI) 298, *299*
Kohlendioxid
– Blut *247*
– Partialdruck 246
Kohlenhydrate 294
– Bedarf 294
– Verdauung 288, *289*
Kohlenmonoxid
– Vergiftung 184
Kohlrauschfalte 275
kollagene Fasern 60, *61*
Kollagenfasern *63*
Kollaterale
– Axon 388, *389*
Kolloid 374, *375*
Kolonkontrasteinlauf 298
Koloskopie 298
Koma
– diabetisch 382
– hepatisch 286
– urämisch 308
Kommissurenbahnen 404
Kommunikationskontakt
– Zellen 20
Kompakta 68, *69, 71*, 86, *89*
Komplementkaskade *207*
Komplementsystem 205, 206
Kompositbauweise
– Knochen 90
Kondom 344
Konduktorin 44, *45*
Konjunktivitis 466
Konkavseite
– Golgi-Apparat 28
Kontaktekzem 480, *481*
Kontraktion 100, *101*
– isometrisch 100, *101*
– isotonisch 100, *101*
Kontrazeption 344
Konvergenzreaktion 464
Konvexseite
– Golgi-Apparat 28
Konvolut
– distal 310
– proximal 308
Konzentration
– Einheit 491
Konzeption 346
Kopf 6, 102
– Muskulatur 106
Kopfbein 130, *131*
Kopfdarm 254
Kopfgelenk 114, 116
kopfwärts 8, *9*
Kopfwender 108, *109*
Korbzellen 416, *417*
Korium 480
Kornea 452
Koronarangiographie 166
Koronararterie 164

Koronare Herzkrankheit (KHK) 166
Korotkow-Geräusche 174, *175*
Kortikalis 68, 86, *89*
Kortisol 378
Krampfadern 148
kranial 8, *9*
Kranzfurche 152
Kranznaht *103*, 104
Kreatinin
– Normalwert 493
Kreislauf 152
– Fetus 358, *359*
– Regulation 178
– Zentralisation 170
Kreislaufschock 170
Kreislaufzentrum 414
Kretinismus 376
Kreuzband 142, *143*
Kreuzbein 112, *113*, 115, 138
Kreuzbein-Darmbein-Gelenk 138
Kreuzbeinkamm 114
Kreuzbeinkanal *115*
Kreuzgeflecht *149*, 438, *439*
Kronenfortsatz 128, *129*
Kropf 376
Krummdarm 272
Kryptorchismus 326
Kubikmeter
– Einheit 491
Kugelform
– hypotone Lösung 16
Kugelgelenk 96, *97*
– Bewegungsrichtungen 97
Kupfer *299*
Kupffer-Zelle 280, *281*
Kurvatur
– Magen 266, *267*
Kurzsichtigkeit 456, *459*
Kurzzeitgedächtnis 426
Kutis 478

L

L-System 80, *81*
Labien 342
Labyrinth
– häutig 468
– knöchern 468, *469*
Lachmuskel *107*
Lactat-Dehydrogenase
– Normalwert 492
Lacuna musculorum 146
Lähmung 424
– schlaff 424
– spastisch 424
Länge
– Einheit 490
Längsachse 8
Längsband
– Wirbelsäule 116, *117*
Längsgewölbe
– Fuß *143*, 144

Längsleiter *429*, 435
Lagebezeichnungen 8, *9*
Laktation 486
Laktobazillen 342
Lakunen 350, *351*
Lambdanaht *103*, 104
Lamellenknochen 68, *71*
Lamina
– cribrosa 104
– fibroreticularis 62, *65*
– propria 326
– tecti quadrigemina 414
Langerhans-Inseln 286, 380
Langerhans-Zelle 478, *481*
Langhaare 482
Langzeitgedächtnis 426, *427*
Langzeitpotenzierung 426
Lanugohaare 482
Lappenbronchien *233*, 234, *237*
– Querschnitt *235*
Larynx 228
lateral 8, *9*
Lautbildung 230
Lautstärke 470, *473*
LDH
– Normalwert 492
LDL 292
LDL-Cholesterin
– Normalwert 492
Lebendigsein 2
Lebensbaum 416
Leber 278, *279*
– Entgiftungsfunktion 284
– Fettstoffwechsel 284
– Harnstoffbildung 284
– Stoffwechselleistung 282, *283*
Leberarterie *171*, 278
Leberband, rundes 278, *279*
Lebergang *279*, 282, *283*
Leberläppchen 280, *281*
Leberlappen 278
Leberpforte 278
Lebersinusoide 280
Lebervenen 176, *177*, 280
Leberzirrhose *285*, 286
Lederhaut 455, *479*, 480
– Auge 452
Leerdarm 272
Leistenband 120, 122, *123*
Leistenbruch 122, *123*
– direkt 122
– indirekt 122
Leistenhaut 478, *479*, *481*
Leistenkanal 122, *123*
Leistenlymphknoten 148
Leistenring *123*
Leistung
– Einheit 491
Leitungsbogen *399*
– ZNS 398
Leitungsgeschwindigkeit
– Nervenfaser 394
Lendengeflecht *149*, 438, *439*
Lendenlordose 112, *113*

506 Sachverzeichnis

Lendenmuskel 122, *123*
Lendenwirbel 115
Lendenwirbelsäule 112, *113*
Leptin 64, 298
Leptotän 38
Lernen 426
Lesezentrum *407*
Leukämie 192
– lymphatisch 192
– myeloisch 192
Leukotrien 448
Leukozyten 183, 188
– Normalwert 493
– Typen *189*
Leukozytopenie 192
Leukozytopoese *189*
Leukozytose 192
Leydig-Zellen 326, 328, *329*
LH 328, 338, *339*, 372, *373*
Lichtstärke
– Einheit 491
Lidöffner 466
Lidspalte 464
Ligamentum
– collaterale 142
– cruciatum 142
– falciforme 278
– flavum 116
– hepatoduodenale 278
– inguinale 122
– interspinale 116
– latum uteri 340, *341*
– longitudinale 116
– patellae 146
– Portio vaginalis *341*
– teres hepatis 278, *279*
Liganden 18
limbisches System 424, *427*
Linea *91*
Linea alba 120, *121*, 123
Linea terminalis 138, *139*
Linearbeschleunigung 474, *475*
Linksverschiebung
– weißes Blutbild 192
Linse *455*, 456
Linsenkern 410
Lipase 268, 288
– Normalwert 492
Lipid-Doppelschicht 14, *15*
Lipofuszingranula 388
Lipom 64
lipophil 12, *13*
Lipoproteine 292, *293*
Lipoproteinlipasen 274
Liposarkom 64
Lippen 256
Liquor 430
Liquorraum 430, *431*
Lobärpneumonie 238
Lobuli testis 326
Lobus(-i)
– caudatus 278, *279*
– cerebri 402
– frontalis 402, *403*
– hepatis dexter *279*

– hepatis sinister *279*
– insularis 402
– limbicus 402
– Lunge 232
– occipitalis 402, *403*
– parietalis 402, *403*
– quadratus 278, *279*
– renalis 304
– temporalis *403*
Longitudinalachse *7*, 8
Luftleitung 472
Luftröhre 230, *231*
Luftwege 226
Lumbalpunktion *431*, 432
Lumbosakralgelenk 114, *115*
Lumen 168
Lunge 232, *233*
– Aufbau 232, *235*
– Blutgefäße 240
– Durchblutung 248
– Untersuchung 252
Lungenarterien *153*, 155
Lungenarterienstamm 152
Lungenbläschenscheidewand *239*
Lungendehnungsreflex 248
Lungenembolie 240
Lungenemphysem 238, *239*
Lungenentzündung 238
Lungenfell 232, *233*
Lungenfibrose *239*, 240
Lungenfunktionsprüfung 244
Lungenkarzinom 234
Lungenkreislauf 152, *153*, 168, *169*
Lungenödem 238, *239*
Lungenszintigraphie *251*, 252
Lungenvenen 152, *153*, 155, *177*
Lungenvolumina 242, *243*
luteinisierendes Hormon (LH) 372
Luteinisierungshormon 328, 338
Lymphadenitis 216
Lymphangitis 216
lymphatisches System 214
Lymphdrainage *179*
– -gebiete *215*
Lymphe 214
Lymphfollikel 214
Lymphgefäße 214, *215*, 275
Lymphgefäßsystem 168, *169*
Lymphkapillaren 274
Lymphknoten *215*, 216, *217*
Lymphödem 216
Lymphographie 224
Lymphom 216
Lymphozyt *59*
Lymphozyten *189*, *191*, 192
– B-Lymphozyten 208, *209*
– Selektion 208
– T-Lymphozyten 208, *209*
Lymphozytopoese 192
Lymphozytose 192

Lymphszintigraphie 224
Lymphzisterne 214
Lymphzysterne *215*
Lysosomen 26, *27*, 29
– Enzyme 26
Lysozym *205*, 206

M

m-RNA 34, *35*
M-Zellen 220
Macula
– adhaerens 82
– densa *309*, 310, 314, *315*
– lutea 458
– statica *473*, 474, *475*
Magen 266, *267*
– Abschnitte 266
– Blutversorgung *277*
– Drüsen 268
– Peristaltik 268
– Schleimhaut 268, *269*
– Wandbau *269*
Magen-Darm-Passage 298
Magengeschwür 270, *271*
Magengrübchen 268, *269*
Magenkarzinom 270, *271*
Magensaft 266, 268
– Sekretion 268, *269*, 270, *271*
Magenschleimhautentzündung 270
Magenspiegelung 299
Magnesium
– Bedeutung *317*
Magnetresonanztomographie
– Verdauungssystem 298
Mahlzahn 256, *257*
Makroangiopathie
– diabetisch 382
Makrophage *59*, 205
Makrophagen 204
Makuladegeneration 460
Malleolengabel 142
Malleolus 88, *89*
– -medialis 140
Malleus 468
Malpighi-Körperchen 306
Mamillarkörper *413*
Mamma 486
Mammakarzinom 488
Mammographie 488
Mandelentzündung 222
Mandelkern 410
Mandeln 220
– Feinbau *221*
Mandibula 102, *103*
Mangan 299
Mantelzelle 396
Manubrium sterni 118
Marcumar® 198
Mark
– Lymphknoten 216, *217*
– Thymus 222, *223*
Mark, verlängertes 400, *403*
Markpyramide
– Niere 302

Sachverzeichnis

Markraum 88, *89*
Markscheide *389*, *393*
Marksinus 216
Masse
– Einheit 490
Massenkonzentration
– Einheit 491
Mastdarm 273, 274, *275*
Mastzelle 59, 60
Maßeinheiten 490
Maxilla 102, *103*, 259
MCH 200
– Normalwert 493
MCHC 200
– Normalwert 493
MCV 200
– Normalwert 493
Meatus acusticus 468
Meatus nasi 226
Mechanorezeptor 446, 448, *449*, 450
Media 172, *173*
medial 8
median 8
Medianebene *7*, 8
Mediastinum 152
Mediatorstoff 448
Medulla
– oblongata 400, *403*, 412
– renalis 302
– spinalis 418
Mega
– Vorsilbe 490
Megakaryoblast *193*
Megakaryozyt *193*, 194
Meibom-Drüse 466, *467*
Meiose 38, *39*
Meissner-Körperchen 446, *449*
Meißner-Plexus 278, 442
Melanin 30, *31*
Melanom, malignes 480
Melanosom 30, *31*
Melanozyt 30, *31*, 478, *481*
Melanozyten stimulierendes Hormon (MSH) 372
Melatonin 382
Membran
– semipermeabel 16
Membrana
– elastica 172
– fibrosa 94
– interossea *89*, 128, *129*, 140, *143*
– synovialis 94
– tectoria 470
– tympani 468
Membranangriffskomplex 206, *207*
Membrankanäle 16
Membranlipide 12
Membranpotenzial 18, *19*
Membranproteine 14, *15*
Membranpumpe 18
Membranrezeptor 18, *19*
Membranskelett 22

Membrantransporter 16
Menarche 338
Mendel-Gesetze 40
Mengenelemente 296
Meningen 428
Meningeom 430
Meningitis 430
Meniskus 94, *95*, 142, *143*
Menopause 338
Menstruation *339*, 340
Menstruationszyklus 338, *339*
Merkel-Zelle 446, *449*, 478, *481*
Merkel-Zellen 447
Mesangium 306
– extraglomerulär 314, *315*
Mesangiumzelle 306
Mesencephalon 400, *403*, 412
Mesenchym 62
Mesenchymzelle 58, *59*
Mesenterium 272
Mesoderm 350, 352
Mesopharynx 226, *227*, 264, *265*
Mesothel 50
Metaphase
– Meiose 38
– Mitose 36, *37*
Metaphyse 86, *89*
Metaplasie 54
Metastasierung
– Lymphbahnen 216
Metencephalon 400
Meter
– Einheit 490
MHC-Molekül 208
Mikro
– Vorsilbe 490
Mikroangiopathie
– diabetisch 382
Mikroglia 396
Mikrotubuli 22, *23*
Mikrovilli 50, 272, *273*
Mikrozirkulation 168
Milchbildung 486, 488
Milchbrustgang *169*, 214, *215*
Milchgänge 486, *487*
Milchgebiss *257*
Milchleiste 486
Milchsäurebakterien 342
Milchzähne 256
Milchzucker 294
Milli
– Vorsilbe 490
Milz 218, *219*, 279
– Blutversorgung 277
– Entfernung 220
Milzarterie *171*, 218
Milzvene 176, *177*, 218
mimische Muskulatur 106, *107*
Minderwuchs, hypophysärer 88
Mineralokortikoide 378

Mineralstoffe 296
Miosis 454
Mitesser 484, *485*
Mitochondrien 24
– Cristatyp *25*
– Energiegewinnung 24, *25*
– Enzyme 24
Mitose 36, *37*
Mitralklappe 154, *157*
Mittelarmnerv *135*, 136, *137*
Mittelfell 152
Mittelfußknochen *143*, 144
Mittelglied
– Finger 132
Mittelhandknochen 130, *131*
Mittelhirn 400, *403*, 412, *413*
Mittelohr 468, *469*
Mittelohrentzündung 468, 472
Mittelstück 310
Mizellen 284
Modiolus 470
Mol
– Einheit 491
Moll-Drüse 466
Molybdän *299*
Mondbein 130, *131*
Monoblast *189*
Monosaccharid 294, *295*
Monosomie 46
Monozyt *189*, 190, *191*
Monozytopoese 192
Monozytose 192
Morbus
– Addison 378
– Alzheimer 408
– Basedow 376
– Crohn 276
– Parkinson 412
Morula *347*, 348, *349*
Motoneuron 420, 424
motorisches System 424, *425*
Motorprotein 22
MPS (monozytäres Phagozytensystem) 192
MSH (Melanozyten stimulierendes Hormon) 372
mukös
– Drüse 56, *57*
Mukosa 254, *255*
Mukoviszidose 42, 236
Multiple Sklerose 394
Mumps 264
Mundboden
– Muskulatur 108
Mundbodenmuskulatur *261*
Mundhöhle 106, 256, *257*
Mundrachen 226, *227*
Mundringmuskel 106
Mundschleimhaut 256
Mundwinkelheber *107*
Muraminidase 206
Musculus(-i)
– abductor pollicis longus 134
– adductor 144, *145*

508 Sachverzeichnis

- arrector pili 482
- biceps brachii 134
- biceps femoris 146
- brachialis 134
- brachioradialis 134
- bulbospongiosus 139
- ciliaris 454
- cremaster 332
- cricoarytenoideus posterior 230
- cricothyroideus 109
- deltoideus 132
- detrusor vesicae 320
- digastricus 108, 109
- dilatator pupillae 454
- erector spinae 124, 125
- extensor carpi radialis 134
- extensor carpi ulnaris 134
- extensor digitorum 134, 146
- extensor hallucis 146
- extensor pollicis 134
- fibularis 146
- flexor carpi radialis 134
- flexor carpi ulnaris 134
- flexor digitorum 134, 146
- flexor hallucis 146
- flexor pollicis longus 134
- frontalis 106
- gastrocnemius 146, 147
- gemelli 144
- geniohyoideus 108
- gluteus maximus 144
- gluteus medius 144
- gluteus minimus 144
- gracilis 144
- iliocostalis 124, 125
- iliopsoas 144, 145
- infraspinatus 132
- intercostales 118
- interspinales 124
- ischiocavernosus 139
- latissimus dorsi 122, 132
- levator ani 139
- levator palpebrae 466
- levator scapulae 109, 124
- longissimus 124, 125
- longus capitis 124
- longus colli 124
- masseter 108
- multifidi 124
- mylohyoideus 108, 109
- obliqui capitis 124
- obliquus externus abdominis 120
- obliquus inferior 465
- obliquus internus abdominis 120
- obliquus superior 465
- obturatorius 144, 145
- omohyoideus 108, 109
- orbicularis oculi 106, 466
- orbicularis oris 106
- palmaris longus 137
- papillares 154
- pectoralis 120, 122, 124, 132
- piriformis 144, 145
- pronator 134
- pronator teres 133, 137
- pterygoideus 108
- quadratus femoris 144, 145
- quadratus lumborum 122
- quadriceps 144
- quadriceps femoris 146
- rectus abdominis 122
- rectus capitis 124
- rectus femoris 144, 146
- rectus inferior 465
- rectus lateralis 465
- rectus medialis 465
- rectus superior 465
- rhomboidei 124
- rotatores 124
- sartorius 144
- scaleni 108
- semimembranosus 146
- semispinales 124
- semispinalis 125
- semitendinosus 146
- serratus 120
- soleus 146
- sphincter ani 276
- sphincter ani externus 139
- sphincter pupillae 454
- sphincter urethrae 322
- spinales 124
- spinalis 125
- splenii 124
- splenius 125
- sternocleidomastoideus 108
- sternohyoideus 109
- sternothyroideus 108, 109
- stylohyoideus 108, 109
- suboccipitales 124
- subscapularis 132
- supinator 134
- supraspinatus 132
- temporalis 108
- tensor fasciae latae 145
- teres major 132
- teres minor 132
- thyrohyoideus 108
- tibialis anterior 146
- tibialis posterior 146
- transversus abdominis 120
- transversus perinei 139
- trapezius 124
- triceps brachii 132, 134
- triceps surae 146
- vastus 146

Muskel
- Aufbau 100, 101
- Formen 100, 101

Muskeldystrophie, progressive 44, 102
Muskelfaser 78
Muskelfaszie 80, 83, 100, 101
Muskelgewebe 76
- glatt 76, 77
- quergestreift 77
Muskelkater 100
Muskelkontraktion 81
Muskellehre 100
Muskelpumpe 178, 179
Muskelspindel 420, 421, 448, 449
Muskeltonus 100
Muskelzelle 76
- glatt 78
Muskularis 254, 255
Muskulatur
- Übersicht 99
Mutterband 340, 341
Muttermilch 488
Muttermund 340
Muzin
- Speichel 262
Muzine 56
Mydriasis 454
Myelencephalon 400, 412
Myelinscheide 392, 395
Myeloblast 189
Myelographie 444
Myoepithel 58
Myofibrille 78, 79, 81
Myofilament 76
Myokard 82, 156, 157
Myokardinfarkt 166
Myokarditis 156
Myologie 100
Myom
- Gebärmutter 342
Myopie 456
Myosine 22
Myosinfilamente 22, 78, 79

N

Na^+/K^+-ATPase 17, 18
Na^+/Ka^+-ATPase 308
Nabelarterie 358, 359, 361
Nabelschnur 62, 356, 357
Nabelvene 358, 359, 361
Nachgeburtsphase 364, 365
Nachgeburtswehen 364
Nachtblindheit 462
Naegele-Regel 360
Nährstoffbedarf 291
Nagel 484
Nahakkomodation 456, 457
Nano
- Vorsilbe 490
Nasenbein 102, 103, 107
Nasenhöhle 106, 226, 227
Nasenmuschel 102, 103, 106, 226
Nasennebenhöhlen 106, 107, 226, 227
Nasennebenhöhlenentzündung 228
Nasenrachen 227
Nasenscheidewand 105, 106, 226, 227

Nasopharynx 226, 264, *265*
Natrium
- Bedeutung *317*
- Normalwert 492
Natriumhaushalt 316
Nebenhoden *327, 330, 331*
Nebenniere *303,* 378, *379*
- Mark *379,* 380
- Rinde 378, *379*
Nebennierenrinde
- Überfunktion 378
- Unterfunktion 378
Nebenschilddrüsen 376, *377*
- Überfunktion 376
- Unterfunktion 376
Nebenzellen 268, *269*
Neocerebellum 416
Neokortex 402
Nephron 306, *307*
Nephropathie
- diabetisch 382
Nerv 394
- peripher 438
Nervenendigung, freie 446, *449*
Nervenfaser *392, 393, 395*
- Leitungsgeschwindigkeit 394
- markhaltig 392
- marklos 392
- myelinisiert 392
- nicht myelinisiert 392
Nervengeflecht 438
Nervengewebe *51,* 386
Nervensystem 386, *387*
- autonom 396, 440
- Entwicklung 352
- Gliederung 396, *397*
- peripher 386, 436
- somatisch 396
- zentral 386, 400
Nervenzelle 386, *387, 389*
- multipolar *389*
Nervus(-i)
- abducens 436, *437*
- accessorius 110, 436, *437*
- axillaris 136
- facialis 108, 436, *437*
- femoralis 146
- fibularis communis 148
- glossopharyngeus 110, 436, *437*
- hypoglossus 436, *437*
- ischiadicus 146
- mandibularis *259*
- maxillaris *259*
- medianus 136
- oculomotorius 436, *437*
- olfactorius 436, *437*
- opticus 436, *437*
- phrenicus 110
- radialis 136
- saphenus 149
- suralis *149*
- tibialis 148
- trigeminus 108, *259,* 436, *437*
- trochlearis 436, *437*
- ulnaris 136
- vagus 110, 436, *437*
- vestibulocochlearis 436, *437*
Netz
- großes und kleines *255,* 266
Netzhaut 455, *457*
- Gefäße 458
- Pars optica 458
- Schichten 460, *461*
- Zellen 460, *461*
Netzhautablösung 458
Neuralrohr 352, *353*
Neurinom 396
Neurit 388
Neurocranium 102
Neurodermitis 480
Neuroektoderm 352
Neurofilamente 22
Neurogliazellen 394
Neurohypophyse 370
Neuron 386
Neurosekretion 370
Neurotransmission 392
Neurotransmitter 390, *391, 393*
- Acetylcholin 390
- Adrenalin 390
- Amine 390
- Aminosäuren 390
- Dopamin 390
- Neuropeptide 390
Neurulation 352
Neutralfette *293*
Neutropenie 192
Newton
- Einheit 491
Nexus 20, *21,* 78, 82
Niazin *297*
Niederdrucksystem 168
Niere 302, *303*
- Anatomie 302
- Blutgefäße 304, *305*
- Durchblutung 306
- Feinbau 306
- Hormone 314
- Kapsel 302, *305*
- Mark 302, *305*
- Rinde 304, *305*
- Tumoren 314
- Untersuchung 324
Nierenarterie 170, *171, 303,* 304, *305*
Nierenbecken *305,* 320
Nierenbeckenentzündung 322
Nierenkanälchen 308, *309*
Nierenkapsel 302
Nierenkelch *305,* 320
Nierenkörperchen *305,* 306, *307*
Nierenlappen 304
Nierensäule 304, *305*
Nierensinus 304

Nierenvene 176, *303,* 304, *305*
Nierenversagen 308
Nierenzellkarzinom 314
Nikotinsäureamid *297*
Nischenzellen 236, *239*
Nissl-Substanz 388, *389*
Non-REM-Schlaf 414
Noradrenalin 380, 440, *441*
Normalgewicht 298
Normoblast 186, *187*
Normoventilation 250
Nozizeptor 448
Nucleolus 32
Nucleus(-ei) 30
- basales 410
- caudatus 410
- lentiformis 410
- pulposus 116
- ruber *413*
Nukleotid 32
Nystagmus 474

O

Oberarm 128, *135*
Oberarm-Ellen-Gelenk 130
Oberarm-Speichen-Gelenk 130
Oberarm-Speichen-Muskel 134
Oberarmarterie *137*
Oberarmknochen 128
Oberarmknorren *127,* 128, *129*
Oberarmvene *177*
Oberflächenektoderm 352
Oberflächenepithel 50, *51*
Oberflächenschmerz 448
Oberflächensinn 446
Obergrätenmuskel 132, *135*
Oberhaut 478, *479, 481*
Oberkiefer 102, *103, 259*
Oberkieferhöhle 106
Oberkiefernerv *109*
Oberschenkel
- Muskulatur *147*
Oberschenkelarterie 148, 170, *171*
Oberschenkelknochen 140, *141*
Oberschenkelmuskel 144, *147*
Oberschenkelvene *177*
Odontoblast *259*
Odontoblasten 258
Ödem 176
- Lunge 238, *239*
Ösophagitis 266
Ösophagogastroduodenoskopie 298
Ösophagus 266
Ösophagusvarizen *285,* 286
Östrogene 336, *339*
- hormonaler Zyklus 339
- Knochen 74
- Wirkung *341*

510 Sachverzeichnis

Ohr 468, *469*
Ohrmuschel *469*
Ohrspeicheldrüse 260, 262, *263*
Ohrtrompete 226, *227*, 468, *469*
Olecranon *127*, 128, *129*
Oligodendrozyt 392, 396
Omentum
- majus 255, 266
- minus 255, 266
Oogenese 336
Ophtalmoskop 476
Opsin 462
Opsonierung 204, *205*
Orbita *103*, 106
Organellen
- Zelle 24
Organismus 2, *3*
Organsystem 2, 4
- Übersicht *5*
Orthostase 178
Os(-sa) 86
- capitatum 130, *131*
- carpalia 130
- coccygis 112, 114
- coxae 138
- cranii 102
- cuboideum 142
- cuneiformia 142
- ethmoidale 102, *103*
- frontale 102, *103*
- hamatum 130, *131*
- ilium 138
- ischii 138
- lacrimale *103*
- lacrimalia 102
- lunatum 130, *131*
- nasale 102, *103*
- naviculare 142
- occipitale 102, *103*
- palatinum 102
- parietale *103*
- parietalia 102
- pisiforme 130, *131*
- pubis 138
- sacrum 114, 138
- scaphoideum 130, *131*
- sphenoidale *103*
- sphenoidalia 102
- tarsi 142
- temporale *103*
- temporalia 102
- trapezium 130, *131*
- trapezoideum 130, *131*
- triquetrum 130, *131*
- zygomaticum 102, *103*
Osmolalität 16, *17*, 316
Osmorezeptoren 316
Osmose *15*, 16
Ossicula auditiva 102
Ossifikation
- chondral 72, *73*
- desmal 70, *73*
- enchondral 72
- Epiphyse 72

- perichondral 72
- Störungen 74
Osteoblast 66
Osteoid 68
Osteoklast 68, *69*
Osteologie 86
Osteom 74
Osteon 68, *71*
Osteonlamellen 68
Osteoporose 90
Osteosarkom 74
Osteozyt 66, 68, *69*
Otitis media 468
Otosklerose 472
Ovar 336, *341*
Ovulation 338
Ovulationshemmer 344
Oxytozin 362, 370

P

p-Arm
- Chromosom 32, *33*
P-Welle 162, *163*
Pachytän 38
Paläokortex 402
Paleocerebellum 416
Pallium 402
palmar 8, *9*
Palpation
- bimanuell 344
Palpebrae 464
PALS 218, *219*
Paneth-Körnerzellen 272
Pankreas 286, *287*
Pankreasinseln 380, *381*
Pankreatisches Polypeptid 380
Pankreatitis 288
Pantothensäure *297*
Papilla(-ae)
- duodeni major 282
- filiformes 260
- foliatae 260
- fungiformes 260
- renales 302
- vallatae 260
Papillarmuskeln 154, *155*
Papillarschicht *479*, 480
Papille
- Auge 458
Papillengang 310
Papillom 54
Papillom-Viren 480
Paradontium *259*
Parakortikalzone
- Lymphknoten 216
parakrin 368
Parasympathikus 440, *441*, 442, *443*, 457
- Herz 160
- Magen-Darm-Trakt 278
- Wirkung *441*
Parathormon 376
- Knochen 74
Parenchym 4

Parkinson, Morbus 412
Parodontitis 258
Parodontium 258
Parodontose 258
Pars membranacea
- Harnröhre 322
Pars prostatica
- Harnröhre 322
Pars pylorica 266
Pars spongiosa
- Harnröhre 322
Partialdruck
- Gasaustausch 246, *247*
Pascal
- Einheit 491
Patellarsehne 146, *147*
Patellarsehnenreflex 420
Pathologie 4
Pathophysiologie 4
Paukenhöhle 468
Paukentreppe 470, *471*
Pellagra *297*
Pelves renales 320
Pelvis 112, 138
Pendelblut 154
Penis 334, *335*
Penisschwellkörper *327*, 334, *335*
Pepsin 268
Pepsinogen 268, 270
Peptide *295*
Peptidhormone 368
Perforine *211*
periarterielle Lymphozytenscheide 218
Perichondrium 66
Perikard 156, *157*
Perilymphe 468
Perimysium 80, *83*
Perineurium 394, *395*
perinukleärer Raum *31*, 32
Periost 70, *71*, 89
- Aufbau *71*
peripher 8
Periportalfeld 280, *281*
Peristaltik
- Dünndarm 274
- Magen 268
- Speiseröhre 266
Peritoneum 254, 255
Peroxisomen 24
Petechien 194
Peyer-Plaques 222, 274
Pfeilachse 8
Pfeilnaht *103*, 104
Pferdeschweif 418
Pflugscharbein 102, *103*, *105*
Pförtner
- Magen 266, *267*
Pfortader *153*, 176, *177*, 276, *277*, 278, *279*
Pfortaderhochdruck 286
Phänotyp 38
Phagozyt 204
- monozytär 190, 192
Phagozytose 18, *19*, 204, *205*

Sachverzeichnis 511

Phalangen 131, 132
Pharynx 226
Phenylketonurie 42
Phimose 334
Phon 470
Phonation 230, 231
Phosphat
– Bedeutung 317
– -haushalt 316
Phospholipid 12, 13, 292
Photorezeptoren 447
Photorezeptorenzelle 461
Photorezeptorzelle 460
Phyllochinon 297
Phyridoxin 297
Pia mater 428, 429
Pigmente 30
Pigmentepithel 458
Piko
– Vorsilbe 490
Pilzpapillen 260, 261, 453
Pinealozyten 382
Pinozytose 18, 19
Pinselarteriole 218
Pituizyten 370
plantar 8
Plaque 258
– Arteriosklerose 173
Plasma
– Blut 183
Plasmaelektrolyte 194, 195
Plasmafluss, renaler 306
Plasmaionen 194, 195
Plasmalemm 12
Plasmamembran 12
Plasmaproteine 196, 197, 282
Plasmathrombinzeit
– Normalwert 493
Plasmazelle 59, 210, 211
Plasmin 198
Plasminogen 198
Plattenepithel 50
– Karzinom 54
– mehrschichtig 52, 53
Plattsehnenmuskel 145, 146
Platysma 106
Plazenta 354, 357
– Entwicklung 354
– Funktion 356
– Hormone 356
– praevia 348
Plazentaschranke 354
Pleura 232, 233
– costalis 232
– parietalis 232
– visceralis 232
Pleuraerguss 232
Pleuraspalt 232, 233
Pleuraverwachsungen 232
Pleuritis 232
Plexus 438
– brachialis 438, 439
– cervicalis 438, 439
– intramural 442
– lumbalis 438, 439

– myentericus 278, 442
– pampiniformis 332
– sacralis 438, 439
– submucosus 278, 442
Plicae
– circulares 272
– semilunares 274
– vestibulares 228
– vocales 228
Pneumonie 238
Pneumothorax 232
Pneumozyten 236
PNS 386, 397, 398, 399, 436
Podozyten 306, 307
Pollex 134
Polydaktylie 44
Polydipsie 316
Polygenie 40
Polyglobulie 186
Polymyositis 102
Polyneuropathie
– diabetisch 382
Polypen 222
Polypeptidhormone 368
Polyribosomen 34
Polysaccharid 294, 295
Polyspermieblock 346
Polyurie 316
Pons 400, 403, 412
Portio vaginalis 340
Portiokappe 344
posterior 8, 9
Potenzial
– evoziert 404
PP-Zellen 380, 381
PPT
– Normalwert 493
PQ-Strecke 162, 163
Präputium 334
Presbyopie 456
Pressorezeptoren
– Aorta 178
Pressorezeptorenreflex 178
Presswehen 364
PRIF 373
Primärfollikel 214, 215, 336, 337
Primärharn 305, 306
Primitivstreifen 350
Primordialfollikel 336, 337
Processus 88, 89
– articularis 114
– coronoideus 128
– mastoideus 103
– palatinus 105
– spinosus 114
– styloideus 103, 128
– transversus 114
– xiphoideus 118
Proerythroblast 187
Progesteron 338, 339
– Wirkung 341
Projektionsbahnen 404
Projektionsneuron 388
Prolaktin 372, 373, 486
Proliferationsphase 339, 340

Proliferationszone
– Knochen 72, 75
Promonozyt 189
Promontorium 112, 113
Promyelozyt 189
Pronation 9, 10
– Unterarm 130
Prophase
– Meiose 38
– Mitose 36, 37
Propriozeptor 398, 448
Prosencephalon 400
Prostaglandin 448
Prostata 327, 332, 333
– Adenom 332
– Hyperplasie 332
– Karzinom 332
– rektale Untersuchung 333
Protease 288
Protein
– Reabsorption 312
Proteinbanden 195
Proteine 294
– Bedarf 294
– Blutplasma 196
Proteinurie 308
Proteoglykane 60, 61, 66
Prothrombin 198
Protofilament 22, 23
Provitamine 296
proximal 8, 9
proximaler Tubulus 305, 309
Pseudarthrose 76, 92
Psoriasis 480
Ptosis 466
Pubertät 342, 343
Puffersystem
– Blut 196, 197
Pulmo 232
Pulmonalklappe 154, 157
Pulpa
– rot 218, 219
– weiß 218
– -höhle 258, 259
– -vene 218
Puls
– Beurteilung 174, 175
– Tastung 174
Punctum
– lacrimale 466
– nervosum 110
Pupille 454, 455, 459
Pupillenreaktion 454, 457
Purkinje-Fasern 160, 161
Purkinje-Zellen 416, 417
Putamen 410
Pyelonephritis 322
Pylorus 266, 267
pyramidalmotorisches System 424, 425
Pyramidenbahn 408, 412, 424, 425
Pyramidenzelle 402, 405
Pyrogene 410

512 Sachverzeichnis

Q
q-Arm
– Chromosom 32, *33*
QRS-Komplex 162, *163*
Querachse 8
Querbrückenzyklus *81*
Querfortsatz 114, *115*
Quergewölbe
– Fuß 144
Quick
– Normalwert 493
Quick-Test 200

R
r-RNA 34
RAAS 314
Rabenschnabelfortsatz *127*
Rachen 226, *227*, 264, *265*
– Muskulatur 264
Rachenmandel 220, *221*, *227*
Rachenring, lymphatischer 220, *221*
Radgelenk 96, *97*
radial 8, *9*
Radioulnargelenk *127*, 128
Radius 128
Radiuskopf *127*
Ramus(-i)
– circumflexus 164, *165*
– interventricularis anterior 164, *165*
– interventricularis posterior 164
Randsinus 216
Randwall
– Sekundärfollikel 214, *215*
Rankenarterie 334, *335*
Ranvier-Knoten *389*, 392, *393*
Raucherbronchitis 234
Rautengrube 430
Rautenhirn 400
Rautenmuskel 124, *125*
RBF 306
Reduktion
– Meiose 38
Reduktionsteilung
– Meiose 38
Reflex 420
– Prüfung 420
Reflexbogen 420
Regenbogenhaut 454, *455*
Regeneratknoten 286
Regio olfactoria 228
Regulation
– Hormonsystem 370, *371*
Reifeteilung *39*
– Meiose 38
Reisekrankheit 474
Reissner-Membran 470, *471*
Rekombination *39*
– Meiose 38
Rektum *273*, 274
Rektusscheide 120, *121*, *123*
release-inhibiting-factor 372

releasing hormone 372
REM-Schlaf 414, *415*
Renin 314, *315*
Renin-Angiotensin-Aldosteron-System 314, *315*
Repolarisation 390, *391*
Reservevolumen
– exspiratorisch 242, *243*
– inspiratorisch 242, *243*
Reservezone
– Knochen 72, *75*
Residualkapazität, funktionelle 242, *243*
Residualvolumen 242, *243*
Resistenz, osmotische 194, *195*
Resorption
– Dünndarm 275
Resorptionszone
– Knochen 72, *75*
Rete testis *327*, 330
retikuläre Fasern 60
Retikulozyt 186, *187*
Retikulozyten
– Normalwert 493
Retikulum
– endoplasmatisch 26, *27*
– sarkoplasmatisch 76, 80, *81*
– -zelle *59*, 60, *63*
Retinol 297
Retinopathie
– diabetisch 382
retroperitoneal 254, *255*
Retroversion *9*, 10
– Schultergelenk 132
Rezeptor 446
– Hormone 368
– PNS 398
– Typen *447*
rezessiv 40
RH 372, *373*
Rhabdomyom 80
Rhabdomyosarkom 80
Rhesus-Inkompatibilität 186
Rhesussystem 184
Rhinitis 228
Rhodopsin 462
Rhombencephalon 400
Riboflavin 297
Ribonukleinsäure 34
Ribosom 26, *27*, 28, *31*, 35
Richtungsbezeichnungen *9*, 10
Richtungshören 472
Riechbahn 423
Riechkolben *423*, 450, *451*
Riechnerv 436
Riechschleimhaut 228, 450, *451*
Riechzelle 450, *451*
Riemenmuskel 124
Riesenwuchs 372
Riesenwuchs, hypophysärer 88
RIF 372, *373*

Rigor 412
Rima
– glottidis 228
Rinde
– Lymphknoten 216, *217*
– Thymus 222, *223*
Rindenfeld 406
– motorisch 407, 408, *409*
– somatosensorisch 406, *407*, *409*
Ringfalten 272
Ringknorpel 228, *229*, *231*
Ringknorpelenge 267
Rippen 118, *119*
Rippenfell 232, *233*
Rippenfortsatz 114, *115*
Riva-Rocci
– Blutdruckmessung 174
RNA 34
Röhrenknochen 86
– Aufbau *89*
Rohrzucker 294
Rollhügel 88, *91*, 140, *141*
Rosenvene 148
Rotation 10
Rotzapfen 462, *463*
Rücken 112
– Muskulatur 122
Rückenmark 400, *401*, 418, *419*
– Eigenapparat 420
– Segmente 418, *419*, 438, *439*
Rückenmarknerv 400, 436, *437*
Rückenmarkshaut 428, *429*
Rückenmuskeln
– autochthon 124, *125*
rückenwärts 8, *9*
Rückkopplung, negative 370, *375*
Rückresorption 310
Rückstrom, venöser 178
Ruhemembranpotenzial 18, *19*, 390, *391*
Ruhetonus 100
Rumpf 6, 110, *113*
Rumpfdarm 254
Rundmuskel *133*, *135*

S
S-Phase
– Zellzyklus 36
Saccharose 294
Sacculus(-i) *473*, 474
– alveolares 236
– Golgi-Apparat 28
Saccus lacrimalis 466
Sacroiliacalgelenk *139*
Sägemuskel 120, *125*, *133*
Säulenepithel 50, 52, *53*
Säure-Basen-Haushalt 316
– Regulation *319*
– Störungen 318, *319*
Sagittalachse *7*, 8

Sachverzeichnis

Sagittalebene 7, 8
Sakralkyphose 112, *113*
Sakroiliakalgelenk 114, *115*, 138
saltatorische Erregungsleitung 394
Salzsäure
– Magensaft 268
Samenkanälchen 326
Samenleiter 327, 330
Samenstrang 122, *123*
Samenzellbildung 328, *329*
Samenzelle 328, *329*
– Befruchtung 346
Sammellinse 459
Sammellymphknoten 216
Sammelrohr 305, 310
Sarkolemm 76, *79*, 83
Sarkomer 78, *79*, 80, *81*
Sarkoplasma 76
Sarkosom 76
Satellitenzelle 396
Sattelgelenk 96, *97*
Sauerstoff
– Blut 247
– Hämoglobin 182
– Partialdruck 246
Sauerstoffbindungskurve
– Hämoglobin 248, *249*
Sauerstoffsättigung 248
– Normalwert 493
Saumzellen 272, *273*
Scala
– tympani 470
– vestibuli 470
Scalenusmuskeln 108
Scapula 126
Schädel 102, *103*
Schädelbasis 104, *105*
Schädelbasisarterie 432, *433*
Schädeldach 104, *105*
Schädelgrube 104, *105*
Schädelhöhle 6, *7*
Schädelknochen 102
Schalenkern 410, *411*
Schalldruckpegel 470
Schallleitungs-Schwerhörigkeit 472
Schallstärke *473*
Schallwelle 470
Schaltlamellen 70, *71*
Schaltstück 59, 262
– Bauchspeicheldrüse 286
Schambein 138, *139*
Schambeinfuge 138, *139*
Schamlippen 342, *343*
Scharniergelenk 96, *97*
Scheide 341, 342
Scheitelbein 102, *103*
Scheitellappen 402, *403*, 407, *409*
Schenkelbindenspanner 144
Schenkelhals 140, *141*
Schenkelhalsfraktur 140
– Osteosynthese *141*
Schenkelkopf 140

Schenkelnerv 146, *149*
Schielen 464
Schienbein 89, 140, *141*, *143*
Schienbeinarterie 148, *171*
Schienbeinmuskel 146, *147*
Schienbeinnerv 148, *149*
Schienbeinvene 177
Schilddrüse 374, *375*
– Erkrankungen 374
– Überfunktion 376, *377*
– Unterfunktion 376, *377*
– Untersuchung 384
Schilddrüsenarterie 109
Schilddrüsenfollikel 374, *375*
Schilddrüsenhormone 374
– Regelkreis *375*
Schildknorpel 228, *229*, *231*
Schildknorpel-Zungenbein-Muskel 108
Schläfenarterie *109*
Schläfenbein 102, *103*
Schläfenlappen 402, *403*, 407, *409*
Schläfenmuskel 108, *109*
Schläfenvene *111*
Schlaf-Wach-Rhythmus 414
Schlafstadien 414, *415*
Schlagader *s.* Arterie
Schlaganfall 424, 434, *435*
Schlagvolumen 158
Schleim
– Becherzellen 56
Schleimbeutel 94
Schlemm-Kanal 455, 458, 459
Schließmuskel
– After 275, 276
Schluckvorgang 264
Schlüsselbein *119*, 126, *127*
Schlüsselbeinarterie 126, 136, *137*, 170, *171*
Schlüsselbeinvene *137*, 176, *177*
Schlundheber 264
Schlundschnürer 264
Schmerzgrenze
– Dezibel 470
Schmerzrezeptor 447, 448, 450
– hitzeempfindlicher 448
– mechanosensorischer 448
– polymodaler 448
Schmerzsinn 448
Schnecke 468, *469*, 470, *471*
Schneidermuskel 144, *145*, *147*
Schneidezahn 256, *257*
Schnupfen 228
Schock
– anaphylaktisch 170, 212
– hypovolämisch 170
– kardiogen 170
– septisch 170
Schollenmuskel 146, *147*
Schrittmacherfunktion
– Sinusknoten 160

Schulterblatt 126, *127*
Schulterblatt-Zungenbein-Muskel 108
Schulterblattgräte *127*
Schulterblattheber 124, *125*
Schultergelenk 126, *127*
Schultergürtel 126, *127*
Schultergürtelmuskulatur 125
Schuppenflechte 480
Schuppennaht *103*
Schutzbarrieren 204, *205*
Schutzepithel 52
Schutzreflex 420
Schwangerschaft 360
– Gewichtszunahme 362, *363*
– Untersuchungen 364
– Veränderungen 362, *363*
– Verlauf 360
Schwangerschaftserbrechen 362
Schwangerschaftsflecken 362
Schwangerschaftsstreifen 362
Schwann-Zelle 389, 392, *393*, 396
Schweifkern 410
Schweiß 484
Schweißdrüse *483*
Schwellkörper 334, *335*
Schwerhörigkeit 472
Schwertfortsatz 118, *119*
Scrotum 332
Segelklappen 154, *155*
Segment
– Lunge 235
Segmentbronchien 233, 234, 237
Sehbahn 463, 464
Sehfarbstoff 462
Sehfeld, primäres 406, *409*
Sehfurche 406, *409*
Sehnen 100
Sehnenzelle *63*
Sehnerv 436
Sehnervkanal 104, *105*
Sehschärfe 462
Sehsinn 452
Sehstrahlung 463, 464
Sehsystem 422
Seitenbahn 142, *143*
Seitenfontanelle *103*
Seitenhorn 418, *419*
Seitenstrang 220
Seitenventrikel 430, *431*
Sekretgranula 368
– Zelle 28
Sekretion 54, *55*
Sekretionsphase *339*, 340
Sekundärfollikel 214, *215*, 336, *337*
Sekundärharn 305
Sekunde
– Einheit 491
Selektion
– Lymphozyten 208

Sachverzeichnis

Selen 299
Sella turcica 104
Seminalplasma 334
Seminom 330
semipermeabel 16
Senkniere 302
sensorisches System 422, *423*
Septum
- cordis 152
- interatriale 152
- interventriculare 152
- nasi 106, 226
serös
- Drüse 56, *57*
- Kopfspeicheldrüse 262
seromuköS
- Drüse 56, *57*
- Kopfspeicheldrüse 262
Serotonin 448
Sertoli-Zellen 326, *329*
Serum
- Blut *183*
Serumelektrophorese *195*, *196*, 202
Sharpey-Fasern 70, *71*, 258, *259*
SI-Einheiten 490
Sichelband 278
Sichelzellanämie 188
Siebbein 102, *103*
Siebbeinplatte *105*
Siebbeinzellen 106, *107*, 226, *227*
Signaltransduktion 18
sinister 8, *9*
Sinnesepithel 58
Sinnesorgane 446
Sinnessystem 446
Sinneszelle 446, *447*
Sinus *429*
- coronarius 164
- ethmoidales *227*
- frontalis 106, 226, *227*
- lactifer 486
- Lymphknoten 216
- maxillaris 106, 226, *227*
- Milz 218, *219*
- paranasales 226
- rectus 434
- renalis 302
- sagittalis superior 434
- sphenoidalis 106, 226, *227*
Sinusarrhythmie 162
Sinusitis 228
Sinusknoten 160, *161*
Sinusoide 176
Sitzbein 138, *139*
Skelett *87*
Skelettmuskel
- Aufbau *79*
- Hüllgewebe *83*
Skelettmuskelgewebe 77, 78
Skelettmuskelzelle 78
Skelettmuskulatur s. Muskulatur
Sklera 452

Skoliose 112, *113*
Skorbut 258, *297*
Solitärfollikel 220
Soma 386
Somatoafferenz 398, *399*
Somatoefferenz 398, *399*
somatosensorisches System 422
Somatostatin 380
somatotropes Hormon (STH) 372
Sommersprossen 480
Sonnenbräune 30
Sonographie
- Verdauungssystem 298
Sorbit 294
Spannung
- Einheit 491
Spannungspneumothorax 232
Spatium epidurale 428
Speiche *127*, 128, *129*
Speichel
- Bestandteile *263*
- Funktion 262
- Sekretion 262
Speicheldrüsen 260, 262, *263*
- Entzündung 264
- Feinbau 262, *263*
Speichelstein 264
Speichen-Ellen-Gelenk 128, *129*, 130
Speichenarterie 136, *137*, *171*
Speichennerv *135*, 136, *137*
Speichenvene *137*, *177*
Speicherfett 64
Speichersubstanzen
- Zelle 28
Speiseröhre 266, *267*
- Engen *267*
- Entzündung 266
- Peristaltik 266, *267*
Spekulumuntersuchung 344
Sperma 334
Spermatogenese 328, *329*
Spermatogonien 328
Speziallamellen 68
Sphärozytose 188
Spider naevi *285*
spikes and waves *405*
Spina iliaca 138
Spina ischiadica 138
Spinalanästhesie 432
Spinalganglion *437*
Spinalnerv 436, *437*
Spindelapparat 22, 36, *37*
Spinnwebenhaut 428
Spiralarterien 356, *357*
Spirale 344
Spiralganglion 470, *471*
Spirometer *243*
Spirometrie 244
Splen *218*
Spongiosa 68, *69*, 70, *71*, 86, *89*, 90, *91*
Sprachbildung 230

Spritzkanälchen 330
Sprungbein 142, *143*
Sprungbeinrolle 142
Sprunggelenk *141*
- oberes 142, *143*
- unteres 142
Spurenelemente 296, *299*
SRIF *373*
ST-Strecke 162, *163*
Stabsichtigkeit 458
Stachelzellschicht 52, *53*, *479*, *481*
Stäbchenzelle 460, *461*
Stärke 294
Stammzellen
- Dünndarmkrypten 272
- Leukozytopoese *189*
- lymphatisch 209
Standard-Bikarbonat
- Normalwert 493
Standardvorsilben 490
Stapes 468
Star
- grau 456
- grün 458
Statokonienmembran *473*, 474
Steigbügel 468, *469*
Steinleiden
- Niere 322
Steißbein 112, *113*, 114, *115*
steißwärts 8, *9*
Stellknorpel 228
Steran *293*
Stereozilien 50, *51*, 470
Sterkobilin 284
Sternum 118
Sternzelle 394, 416, *417*
Steroidhormone 368
Steuerhormon 372
STH 372, *373*
Stillen 488
- Abstillen 488
Stimmbänder 228, *229*, 230
Stimmbildung 230
Stimmfalten 228, *229*
Stimmmuskel *229*
Stimmritze 228, *231*
Stimmritzenöffner 230
Stirnbein 102, *103*
Stirnfontanelle 102
Stirnhöhle 106, *107*, 226, *227*
Stirnlappen 402, *403*, *407*, *409*
Stirnmuskel 106, *107*
Stoffmengenkonzentration
- Einheit 491
Stoffwechsel 2, 290
Strabismus 464
Stratum
- basale 52, 340, 478
- corneum 52, 478
- fibrosum 70
- functionale 340
- granulosum 52, 478
- intermedium 52

Sachverzeichnis

– nervosum 458
– osteogenicum 70
– papillare 480
– pigmentosum 458
– reticulare 480
– spinosum 52
– superficiale 52
Streifenkörper 410
Streifenstück 59, 262, 263
Stressreaktion 380, 381
Stria vascularis 470
Strömungswiderstand
– Atmung 244, 245
Stroma 4, 58, 62
Stromstärke
– Einheit 491
Strukturstoffwechsel 2
Struma 374
Stützgewebe 51, 58, 64
Stützzelle 451
Stuhlentleerung 276
Subarachnoidalblutung 434
Subarachnoidalraum 428, 429, 431
Subduralhämatom 430
Subkutis 480
Submukosa 254, 255
Substantia
– alba 400
– grisea 400
– nigra 412, 413
Sulcus 88
– calcarinus 406
– centralis 403
– coronarius 152
– interventricularis anterior/posterior 152
– lateralis 403
– nervi ulnaris 129
– terminalis 260
Superfizialschicht 52, 53
superior 8
Supination 9, 10
– Unterarm 130
Surfactant 236, 239
Sutura 102
– coronalis 104
– lambdoidea 104
– sagittalis 104
Sympathikus 440, 441, 442, 443, 457
– Herz 160
– Magen-Darm-Trakt 278
– Wirkung 441
Symphyse 92, 93, 321
Symphysis pubica 138
Synapse 390, 391
– chemisch 390, 391
– Hemmung 392
Synarthrose 92
Synchondrose 92, 93
Syndesmose 92, 93
Synostose 92
Synovia 94
Synzytiotrophoblast 348, 351
Synzytium 30

Systole 158, 159
Szintigraphie 384

T

T-Gedächtniszellen 210
T-Helferzelle 209, 210, 211
T-Killerzellen 210
T-Lymphozyten 208, 209
– zytotoxisch 209, 210, 211
T-Region
– Lymphknoten 217
t-RNA 34, 35
T-Suppressorzellen 210
T-Tubulus 80, 81
T-Welle 162, 163
T-Zellrezeptor 208, 209
T_3 374, 375
T_4 374, 375
Tachykardie 162
Tachypnoe 250
Tänie 274, 275
Talgdrüse 56, 483, 485
Talus 142
Taschenfalten 228, 229
Taschenklappe 154, 155
– Vene 176
Tastpunkt 448
Tawara-Schenkel 160
Tectum 412, 413
Tegmentum 412, 413
Tela
– submucosa 254
Telencephalon 400, 403
Telolysosom 26
Telophase
– Meiose 38
– Mitose 36, 37
Temperatur
– Einheit 491
Temperaturrezeptor 448, 450
tensor fasciae latae 144
Tentorium cerebelli 428
Tera
– Vorsilbe 490
Terminale
– Axon 388, 391
Terminalhaare 482
Tertiärfollikel 336, 337
Testes 326
Testosteron 328, 331
Thalamus 410, 411
Theca 336
Thelarche 486
Thenar 134
Thiamin 297
Thorax 118
– Röntgen 167
Thoraxapertur 118
Thromben 172
Thrombin 198
Thrombinzeit 200
Thromboplastinzeit 200
– Normalwert 493
Thromboplastinzeit, partielle 200

– Normalwert 493
Thromboseprophylaxe
– Heparin 198
Thrombozyten 183, 193, 194
– Normalwert 492
Thrombozytenaggregationshemmer 198
Thrombozytenpfropf 196, 197
Thrombozytopenie 194
Thrombozytopoese 193
Thrombozytose 194
Thymin 32, 35
Thymozyten 222
Thymus 222, 223
Thyreoglobulin 374
Thyroidea-stimulierendes Hormon (TSH) 372
Thyroxin
– Normalwert 493
Tibia 140
tibial 8
Tiefenschmerz 450
Tiefensinn 448
Tiefertreten
– Kopf bei Geburt 364, 365
Tiffeneau-Test 244
tight junction 20
Tod
– biologisch 250
– klinisch 250
Tokopherol 297
Tonofilamente 22
Tonometrie 476
Tonsilla
– lingualis 220, 221
– palatina 220, 221
– pharyngea 220
– pharyngealis 221
– tubaria 220
Tonsillen 220
Tonsillitis 222
Totalkapazität 242, 243
Totgeburt 354
Totraumventilation 241, 242, 244
Trabekelarterie 218
Trachea 230, 231
Tractus 418
– opticus 464
Trägerelektrophorese 196, 202
Tränenabflusswege 466
Tränenapparat 466, 467
Tränenbein 102, 103
Tränendrüse 466, 467
Tränenflüssigkeit 466
Tränenkanälchen 466
Tränennasengang 466, 467
trajektorielle Bauweise
– Knochen 90
Trans-Golgi-Netzwerk 28
Trans-Seite
– Golgi-Apparat 28
Transferrin 186
Transkription 34

Sachverzeichnis

Translation 34
Translokation 46, *47*
Transmembranprotein 14, *15*, 21
Transmittersignal 392
Transport
– aktiv 16, *19*
– passiv 14
– tubulär *313*
– Zellmembran *17*
Transportproteine *197*
Transversalachse *7*, 8
Transversalebene *7*, 8
Transzytose 18
Traubenzucker 294
Tremor
– Morbus Parkinson 412
Treppenmuskel 108, *109*, *111*
TRH *373*, 374, *375*
Triglyzeride 284, 292, *293*
– Normalwert 492
Trigonum vesicae 320
Trikuspidalklappe 154, *157*
Trisomie 21 46
Trochanter 88, *91*, 140
Trochlea
– Auge *465*
– humeri 128, *129*
– tali 142, *143*
Trommelfell 468
Trophoblast 348, *349*
Tropomyosin 78
Truncus 6, 110
– brachiocephalicus 170, *171*
– coeliacus 170, *171*, 276
– encephali 412
– pulmonalis 152, 155
Trypsin 288
TSH 372, *373*, 374, *375*
– Normalwert 493
Tuba auditiva 226, 468
Tuba uterina 338, *341*
Tubenmandel 220
Tuber calcanei 142
Tuber ischiadicum 138
Tuberculum 88, *91*
– costae 118
– majus *129*
– minus *129*
– pubicum 138
Tuberositas 88, *89*
Tubuli seminiferi 326
Tubulin 22, *23*
tubulös
– Drüse 56
Tubulus
– distal 310
– Ionentransport 310, *311*
– proximal 308
– Wassertransport 310, *311*
Tubulustyp
– Mitochondrien 24
Türkensattel 104, *105*, *107*
Tumor
– Bindegewebe 60

– Epithelgewebe 54
– Fettgewebe 64
– Gebärmutter 342
– Hoden 330
– Knochengewebe 74
– Knorpelgewebe 66
– Muskelgewebe, glattes 78
– Prostata 332
– Skelettmuskelgewebe 80
Tumor-Nekrose-Faktor 206
Tunica
– adventitia 172, *173*, 254
– albuginea 326, *327*, *335*, 336
– dartos 332
– interna 172, *173*
– media 172, *173*
– mucosa 254
– muscularis 254
Turner-Syndrom 46
Tyrosin 30
Tyrosinase 30

U

Übergangsepithel 50, *53*, 54
Übergewicht 298
Überleitungsstück 310
Ulkus *271*
– Magen 270
Ulna 128
ulnar 8, *9*
Unabhängigkeitsregel 42, *43*
Uniformitätsregel 40, *41*
Unit
– Enzymaktivität 491
Unterarm 128
Untergrätenmuskel 132, *135*
Unterhaut 480
Unterkiefer 102, *103*, *259*
Unterkiefer-Zungenbein-Muskel 108
Unterkiefernerv *109*
Unterkieferspeicheldrüse 262
Unterschenkel
– Muskulatur *147*
Unterschulterblattmuskel 132, *135*
Unterzungennerv 436
Unterzungenspeicheldrüse 262
Uracil 34
Urämie 308
Ureter *303*, 320
– Wandbau 320
Urethra *303*, 322
Urin 312
– Untersuchung 324
– Zusammensetzung *313*
Urochrome 312
Urolithiasis 322
Uroplakine 54
Urothel 50, 54
Urothelkarzinom 54
Urothelkarzinome 322
Urothelpapillome 322

Ursegmente 352
Ursprungskegel
– Axon 388, *389*
Uterus 340, *341*
Utriculus *473*, 474
Uvea 452

V

Vagina 342
Valva(-ae)
– aortae 154
– cuspidales 154
– mitralis 154
– semilunares 154
– tricuspidalis 154
– trunci pulmonalis 154
Varizen 148
Vas(-a)
– afferens 304, 306, *307*
– afferentia 216, *217*
– efferens 216, *217*, 304, 306, *307*
– nutricia 70
– recta 304, *305*
Vasa vasorum 172, *173*
Vasodilatation 178
Vasokonstriktion 196, *197*
Vater-Pacini-Körperchen 448, *449*, 480
Vena(-ae)
– angularis *111*
– axillaris *177*
– basilica 136, *137*
– brachialis *177*
– brachiocephalica 176, *177*
– cardiaca 164
– cava *177*
– cava inferior 152, *153*, 155
– cava superior 152, *153*, 155
– centralis 280
– centralis retinae 458
– cephalica 136, *137*, *177*
– cerebri magna 434
– femoralis *177*
– fibularis *177*
– hepaticae 176, *177*, 280
– iliaca 176, *177*
– inferiores cerebri 434
– interlobularis 280
– jugularis 110, 176, *177*, 434
– lienalis 218
– mesenterica 176, *177*
– poplitea *177*
– portae 176, *177*
– pulmonales 155, *177*
– radialis *177*
– renales 176, *303*, 304
– retromandibularis *111*
– saphena 148, *149*, *177*
– splenica 176, *177*, 218
– subclavia 176, *177*
– superiores cerebri 434

Sachverzeichnis

- suprarenalis *303*
- testicularis 326
- tibialis *177*
- ulnaris *177*
- umbilicalis 358

Vene 168
- Wandbau 176

Venenklappen 176, *179*
Venenplexus
- Nase 228

Venenstern *177*
Venenwinkel *169*, *177*, 216
Ventilation 240
- alveolär 244

Ventilationsgrößen 242
Ventilationsstörungen 244
Ventilebene 156, *157*
ventral 8, *9*
Ventriculus 266
- dexter 154, *155*
- laryngis 228, *229*
- sinister 154, *155*

Ventrikel 152, 430, *431*
Venule 168, 176
Venushügel *343*
Verbindungstubulus *305*, *309*, 310
Verdauung
- Eiweiße 288, *289*
- Fette 288, *289*
- Kohlenhydrate 288, *289*

Verdauungssystem 254, *255*
- Steuerung 278
- Untersuchung 298
- Wandbau 254, *255*

Vererbung
- monogen 42

Vererbungslehre 38
Verhornungszone 52
Verknöcherungszone 72, *75*
Vermis cerebelli 416
Verrucae 480
Verschluss-Hydrozephalus 432
Verschlusskontakt
- Zellen 20, *21*

Vertebra 112
Vertebralisangiographie 444
Vertikalachse *7*, 8
Vesica
- biliaris 282
- fellea *283*
- urinaria *303*, 320

Vesikel
- Golgi-Apparat 28, *29*
- Synapse 390, *391*

Vestibularapparat 474
Vestibulum
- laryngis 228

Vieleckbein
- groß 130, *131*
- klein 130, *131*

Vielfachzucker 295
Vierhügelplatte *413*, 414
Vierzellstadium *349*
Vimentin 22

Virushepatitis 284
Viscerocranium 102
Visus 462
- Untersuchung 476

Viszeroafferenz 398, *399*, 440
Viszeroefferenz 398, *399*, 440
Vitalkapazität 242, *243*
Vitamin-B_{12}-Mangel 188
Vitamin-K-Antagonisten 198
Vitamin(-e) 296, *297*
- Bedarf 297
- -D 314
- fettlöslich 296, *297*
- Knochen 74
- Mangel 296
- wasserlöslich 296, *297*

VLDL 292
volar 8, *9*
Volkmann-Kanal 68, *71*
Volumen
- Einheit 491

Volumenbelastung
- Herzklappenfehler 154

Vomer 102, *103*
Vorderhirn 400
Vorderhorn 418, *419*
Vorderkammer
- Auge 458

Vorderwurzel *437*, 438
Vorhaut 334
Vorhof
- Herz 152, *153*, 154, *155*

Vorhof-Schnecken-Nerv 436
Vorhofflattern 162, *163*
Vorhofflimmern 162
Vorhoftachykardie 162, *163*
Vorhoftreppe 470, *471*
Vorkern 346, *347*
Vorläuferzelle
- Lymphozyten 209

Vorsteherdrüse *327*, 332

W

Wachheit 414
Wachstum
- appositionell 74

Wachstumshormon
- Knochen 74

Wachstumsplatte 72, *73*, *75*
Wadenbein 89, *141*, 142, *143*
Wadenbeinarterie 148, *171*
Wadenbeinmuskel 146, *147*
Wadennerv 148, *149*
Wadenbeinvene *177*
Wallpapille 453
Wallpapillen 260, *261*
Wanderwelle *471*, 472
Warmrezeptor *447*, 448
Warzen 480, *481*
Warzenfortsatz *103*
Warzenhof 486, *487*
Wasser
- tubulärer Transport 311

Wasserbedarf 296
Wasserdiurese 316

Wasserhaushalt 296, 316, *317*
Wasserumsatz *297*
Watt
- Einheit 491

Wechseljahre 338
Wehen 362
Weisheitszahn 256, *257*
weiße Substanz 400, *401*
- Rückenmark 418, *419*

Weitsichtigkeit 456, *459*
Wernicke-Sprachzentrum *407*, 408
Widerstandsgefäße 174
Wiederbelebung 250
Wimper 466, *467*
Windkesselfunktion 172, *173*
Winkelplatte *141*
Wirbel 114, *115*
Wirbelarterie 432, *433*
Wirbelbogen 114, *115*
Wirbelkörper 114
Wirbelloch 114, *115*
Wirbelsäule 112, *113*
- Bänder 116
- Gelenke 116

Wirbelsäulenarterie *171*
Wirbelsäulenaufrichter 124
Würfelbein 142, *143*
Wunderblume
- Mendel-Gesetze 40, *41*

Wurmfortsatz *273*, 274, 276
Wurzelhaut 258, *259*
Wurzelkanal 258, *259*

X

X-chromosomal-rezessiv 44, *45*
Xylit 294

Z

Z-Streifen *79*, 80, *81*
Zahn
- Anatomie 256, *259*
- Nervenversorgung *259*

Zahnbein 258
Zahnfleischentzündung 258
Zahnhalteapparat 258
Zahnkaries 258
Zahnschema 256, *257*
Zahnwechsel 256
Zahnzement 258
Zapfenzelle 460, *461*
Zehen 144
Zehennagel 484
Zehenstrecker *147*
Zeis-Drüse 466
Zeit
- Einheit 491

Zelle 2, 12
- Aufbau *13*
- Teilung 36

Zellkern 30, *31*
Zellkontakte 20, *21*, 25

Sachverzeichnis

Zellmembran 12, *13*
- Transport 14
- Transportprozesse *17*
Zellorganelle 24, *25*
Zelluloseazetatfolie *195*
Zellzyklus 36, *37*
Zementoblast *259*
Zementozyten 258
Zenti
- Vorsilbe 490
zentral 8
Zentralarterie
- Milz 218, *219*
Zentralfurche *403*
Zentralgrube 458
Zentralisation
- Kreislauf 170
Zentralkanal 430, *431*
Zentralvene 280, *281*
Zentralvenenläppchen 280
Zentralwindung *403*
Zentriole 22, *23*
Zentroblasten 210
Zentromer 32, *33*
Zentrosom 22, *23*, 36, *37*
Zentrozyten 210
Zerstreuungslinse *459*
Zervixkarzinom 342
Ziliarepithel 454
Ziliarkörper 454, *455*
Ziliarmuskel 454
Zink *299*
Zirbeldrüse 382, *411*
zirkadiane Rhythmik 382
Zirkumferenzlamellen 68
Zisterne
- Golgi-Apparat *29*
Zitratzyklus *25*
ZNS 386, 396, *397*, *399*, 400
- Blutgefäße 432

- Schutzeinrichtungen 400, *401*
- Untersuchung 444
Zona
- fasciculata 378, *379*
- glomerulosa 378, *379*
- pellucida 336
- reticularis 378, *379*
Zonula
- adhaerens 20, *21*
- -fasern *455*
- occludens 20
Zucker 294
Zuckerkrankheit 380
Zugschrauben *141*
Zunge 260, *261*
- Muskulatur 260, *261*
- -papillen *453*, 260
Zungen-Rachen-Nerv 110, 436
Zungenarterie *109*
Zungenbein 229
Zungenbein-Zungen-Muskel *261*
Zungenbeinmuskeln 108
Zungenmandel 220, *221*, *261*
Zweifachzucker 294, *295*
Zweizellstadium *349*
Zwerchfell 120, *121*, 152, *241*, 303
Zwerchfellatmung *119*, 120
Zwerchfellenge 267
Zwerchfellfläche
- Leber 278
Zwerchfellnerv 110
Zwillinge 348
- eineiig 348, *349*
- zweieiig 348, *349*
Zwillingsmuskel 144, *145*
Zwillingswadenmuskel 146
Zwischenbogenband 116

Zwischenhirn 400, *403*, 410, *411*
Zwischenkammerloch 430, *431*
Zwischenknochenmembran 128
Zwischenläppchenarterie 280, *281*, 304, *305*
Zwischenläppchenvene 280, *281*, 304
Zwischenlappenarterie 304, *305*
Zwischenlappenvene 304
Zwischennervenzelle 388
Zwischenrippenarterien 126
Zwischenrippenmuskeln 118, *241*
Zwischenrippenräume 118
Zwischenwirbelscheibe 116
- Wirbelsäule *117*
Zwölffingerdarm 272, *273*
Zwölffingerdarmpapille, große *283*, 286
Zygotän 38
Zygote 346, *347*, 349
Zylinderepithel 52
Zymogengranula 286
zystische Fibrose 236
Zystitis 322
Zystoskopie 324
Zytokeratine 22
Zytokine 206
Zytokinese 36
Zytologie 12
Zytolyse-Komplex 206
Zytoplasma 12
Zytoprozesse 16
Zytoseprozesse 16
Zytoskelett 22
Zytosol 12
Zytotrophoblast 348, *351*